U0852447

通过**病例**学习掌握

消化内镜系列丛书

# 大肠
# 肿瘤诊断

**通过丰富的照片提高诊断能力，**
**通过病例分析磨炼操作能力**

修订版

（日）田中信治　主编
林香春　译

北方联合出版传媒（集团）股份有限公司
辽宁科学技术出版社

**敬告**

作者及出版者对于本书中的诊断法、治疗法的记载是基于出版发行时的最新研究结果，并努力追求准确。随着医学及医疗技术的进步，所记载的内容有可能不是完全正确的。

因此，当诊断法、治疗法中有不熟悉或没有广泛使用的新药、检查及判读结果时，请先参考药品、器械、试剂的使用说明书。采用本书中介绍的诊疗技术时，请在慎重考虑后谨慎实施。

在本书出版后，由于医学研究及医疗技术的进步使本书中记载的诊断法、治疗法、药品、检查法、有关疾病适应证等发生变化时，作者及出版社不承担由于诊断法、治疗法、药品、检查法、有关疾病适应证引起的不良事件产生的后果。



**图书在版编目（CIP）数据**

大肠肿瘤诊断：通过丰富的照片提高诊断能力，通过病例分析磨炼操作能力：修订版 /（日）田中信治主编；林香春译.—沈阳：辽宁科学技术出版社，2025.4

ISBN 978-7-5591-3508-7

Ⅰ. ①大… Ⅱ. ①田… ②林… Ⅲ. ①大肠肿瘤—诊断 Ⅳ. ①R735.34

中国国家版本馆CIP数据核字（2024）第061894号

出版发行：辽宁科学技术出版社
（地址：沈阳市和平区十一纬路 25 号 邮编：110003）
印 刷 者：河南瑞之光印刷股份有限公司
经 销 者：各地新华书店
幅面尺寸：185mm × 260mm
印 张：18.75
字 数：350 千字
出版时间：2025 年 4 月第 1 版
印刷时间：2025 年 4 月第 1 次印刷
责任编辑：丁 一 卢山秀
封面设计：袁 舒
版式设计：袁 舒
责任校对：闻 洋

书 号：ISBN 978-7-5591-3508-7
定 价：238.00 元

联系电话：024-23284363 13386835051
邮购热线：024-23284502
E-mail:1601145900@qq.com
http://www.lnkj.com.cn

# 修订版序

在大肠肿瘤的内镜诊疗中，“内镜插入技术、诊断学、治疗技术”三者在正确诊断疾病中都很重要，缺一不可。不能很顺利地插入内镜就不能做出正确的诊断及治疗；即使掌握了内镜插入技术，如果没有丰富的诊断学知识也不能够选择正确的治疗方法；治疗技术不熟练，就不能做到精准的治疗。基于此，羊土社在2008年出版了《大肠肿瘤诊断》，这本基于掌握结肠镜诊断学的入门级图书受到很多内镜医生的好评，并有众多的医生购买阅读。

2012年4月，大肠ESD纳入日本保险适应证，使ESD和EMR一样广泛应用于临床，根据正确的术前诊断，有选择性地使用两种治疗方法变得很重要，ESD的广泛应用也使SM（T1）癌的临床诊治策略迎来了新的拓展。在这样日新月异的时代，作为内镜诊断，不仅要求年轻医生掌握普通内镜、超声内镜技术，还必须要充分理解放大内镜、最新的图像增强内镜（NBI、BLI等）等精细检查下的诊断学，需要掌握的内容变得很多。最近很多年轻医生热衷于掌握ESD技术，出现了轻视ESD术前诊断的趋势。选择正确的治疗措施的前提是必须有正确的诊断，因此需要充分掌握诊断学的基本概念，培养好针对于每一个病例的诊治实践能力。为了让医生们更好地掌握诊断技能，各地都在举办很多的病例讨论会，但是由于病例资料准备不充分或者没有指导医生的参与，这样的讨论收效甚微。

为了使内镜医生能够更轻松地掌握最新的大肠肿瘤的内镜诊断学，我们决定修订原来的这本入门级的图书。在修订版中，仍以基础知识为中心，邀请这一领域的专家给初学者讲解指南等最新信息，力求浅显易懂。本书最大的特点是和前一版一样，在第5章的“病例学习：Q&A”中让大家更有临床实践的感觉。为了让大家掌握更多的实战能力，我们尽可能地更换了新的病例。同时采用精美的图表、示意图、病例图片等详细介绍诊断要点以及可能的误区。值得一提的是，本书还详细介绍了内镜插入法以及流行病学、筛查等内容。我相信从事大肠肿瘤的诊断、内镜治疗的医生反复阅读本书，一定会对今后的诊疗工作有所帮助。希望本书能够成为废寝忘食地钻研内镜治疗的年轻医生的宝典。

最后，衷心感谢在忙碌的工作之余接受邀请并执笔参编的各位医生，也感谢给予我们这样机会的羊土社的各位。


日本广岛大学大学院医齿药保健学研究科内镜医学

日本广岛大学病院内镜诊疗科

田中信治

# 初版序

结肠癌的患病率及死亡率逐年增加，基于结肠镜的结肠肿瘤的诊疗需求及重要性日益增加。在结肠肿瘤的内镜诊疗中，“内镜插入技术、诊断学、治疗技术”这三者缺一不可。如果不能很顺畅地插入内镜，就不能做出正确的诊断及治疗；即使掌握了内镜插入技术，如果没有掌握正确的诊断学也不可能选择正确的治疗方法。

近年来，内镜治疗技术飞速进步，很多内镜医生努力地学习EMR和ESD等技术，学会组织的病例录像汇报以及各地的现场演示也非常盛行。我感觉到目前有很多年轻医生只是热衷于学习内镜治疗技术，并出现轻视诊断学的倾向。但是，选择正确的治疗方法前一定要有正确的诊断，不仅要了解总论和概念性的内容，而且需要掌握能够应用于每一个病例的实际诊断能力。目前诊断学的进步突飞猛进，在普通内镜、超声内镜等基本操作的基础上，放大内镜、NBI/FICE等图像增强内镜观察（Image-Enhanced Endoscopy：IEE）等众多的精细诊断学逐渐在临床上普及，需要理解相当多的微细结构的变化，我感觉会有些年轻医生因没有与时俱进而错失诊断能力进步的良机。

基于这样的背景，我们以高年住院医生及以上的具有学习意愿的医生为对象，策划了学习掌握内镜诊断最前沿的入门级图书。

本书为初学者介绍了诊断学基础知识和以病例为中心的诊断方法，力求浅显易懂。另外，通过使用技巧、误区、要点、记录方法、内镜用语等介绍了诊断方面的注意点或者记忆的要点。本书最大的特点是第5章的“病例学习：Q＆A”，力求具有临床实践感，在解答中采用图表、参考病例等形式对要点、重点、鉴别诊断做出翔实的回答。本书的内容深入浅出，我相信对于从事大肠肿瘤的诊断、内镜治疗的医生来讲，熟读这本书，一定会对大家的临床诊疗有所帮助。希望本书能成为废寝忘食地钻研内镜治疗的年轻医生们的宝典。

最后，衷心感谢在百忙中受邀参编本书的各位医生，同时感谢给予我参与策划机会的羊土社的嶋田達哉和林理香。

日本广岛大学病院光学医疗诊疗部
田中信治
2008年 9月

通过病例学习掌握
消化内镜系列丛书

# 大肠肿瘤诊断 修订版

目录

## 附录

# 作者名单

## 主编

田中信治　日本広島大学大学院医歯薬保健学研究科内視鏡医学／日本広島大学病院内視鏡診療科

## 参编者（按出版内容顺序）

田中信治　日本広島大学大学院医歯薬保健学研究科内視鏡医学／広島大学病院内視鏡診療科
五十嵐正広　日本がん研有明病院消化器内科
神津隆弘　日本豊洲キュービックガーデン神津クリニック
松田尚久　日本国立がん研究センター中央病院内視鏡科
斉藤大三　日本橋大三クリニック
河野弘志　日本聖マリア病院消化器内科
鶴田　修　日本久留米大学病院消化器病センター
池上雅博　日本東京慈恵会医科大学病理学講座
藤井隆広　日本藤井隆広クリニック
岡　志郎　日本広島大学大学院医歯薬保健学研究科内視鏡医学／広島大学病院内視鏡診療科
中村尚志　日本調布外科·消化器科内科クリニック
大野康寛　日本国立がん研究センター東病院消化管内視鏡科
山村彰彦　日本東京都がん検診センター検査科
斎藤彰一　日本東京慈恵会医科大学内視鏡科
田尻久雄　日本東京慈恵会医科大学消化器·肝臓内科
佐田美和　日本北里大学医学部消化器内科
小林清典　日本北里大学医学部新世紀医療開発センター
小泉和三郎　日本北里大学医学部消化器内科
樫田博史　日本近畿大学医学部消化器内科
林　奈那　日本広島大学病院内視鏡診療科
吉田直久　日本京都府立医科大学附属病院消化器内科
内藤裕二　日本京都府立医科大学附属病院消化器内科
伊藤義人　日本京都府立医科大学附属病院消化器内科
趙　栄済　日本洛和会丸太町病院消化器内科
安立英矢　日本洛和会丸太町病院消化器内科
中川善雄　日本洛和会丸太町病院消化器内科
斉藤裕輔　日本市立旭川病院消化器病センター
藤谷幹浩　日本旭川医科大学消化器血液腫瘍内科
永田信二　日本地方独立行政法人広島市立病院機構広島市立安佐市民病院内視鏡内科
田村　智　日本田村クリニック胃腸科·内科
佐野　亙　日本佐野病院消化器センター
佐野　寧　日本佐野病院消化器センター
寺崎元美　日本広島大学病院内視鏡診療科
池松弘朗　日本国立がん研究センター東病院消化管内視鏡科
渡邊　真　日本渡辺医院
日下利広　日本京都桂病院消化器センター消化器内科
安原裕美子　日本京都桂病院病理診断科
中土井鋼一　日本広島大学病院内視鏡診療科
金尾浩幸　日本広島赤十字·原爆病院消化器内科
坂本直人　日本順天堂大学消化器内科
寺井　毅　日本順天堂大学消化器内科／寺井クリニック
渡辺純夫　日本順天堂大学消化器内科
佐野村　誠　日本北摂総合病院消化器内科
平賀裕子　日本県立広島病院内視鏡内科
猪又寛子　日本東京慈恵会医科大学内視鏡科
根本大樹　日本福島県立医科大学会津医療センター小腸·大腸·肛門科
歌野健一　日本福島県立医科大学会津医療センター小腸·大腸·肛門科
冨樫一智　日本福島県立医科大学会津医療センター小腸·大腸·肛門科
林　芳和　日本自治医科大学消化器内科
山本博徳　日本自治医科大学消化器内科
清水誠治　日本大阪鉄道病院消化器内科
吉田成人　日本広島大学病院内視鏡診療科
井出大資　日本東京慈恵会医科大学消化器·肝臓内科
坂本　琢　日本国立がん研究センター中央病院内視鏡科
斎藤　豊　日本国立がん研究センター中央病院内視鏡科
松本健史　日本順天堂大学消化器内科
藤盛孝博　日本医療法人社団神鋼会神鋼病院病理診断センター
和田祥城　日本東京医科歯科大学医学部附属病院光学医療診療部
大塚和朗　日本東京医科歯科大学医学部附属病院光学医療診療部
渡辺　守　日本東京医科歯科大学医学部附属病院消化器内科
味岡洋一　日本新潟大学大学院医歯学総合研究科分子·診断病理学分野（臨床病理学分野）

注：原书名为《大腸腫瘍診断》。

从解剖角度，大肠包括结肠、直肠和盲肠。按照临床用语习惯，在本书中“大肠”和“结肠”说法混用，不做统一要求。

从小标题“Point”译为“要点”，“Pitfall”译为“误区”，“MEMO”译为“备忘录”，正文不再翻译。

通过病例学习掌握

消化内镜系列丛书

# 大肠肿瘤诊断

通过丰富的照片提高诊断能力，
通过病例分析磨炼操作能力

修订版

# 第1章

# 大肠的解剖及内镜插入法

五十嵐正広

在开始做结肠镜前掌握解剖学知识非常重要。内镜的插入困难部位往往是乙状结肠或者横结肠，重要的是要使用解襻的基本操作拉直内镜后再进镜。

## 大肠的解剖

大肠是由盲肠、结肠及直肠组成的，在《结肠癌诊治规约》[1]中还包括阑尾及肛门。如图1所示，大肠又进一步被分为盲肠、升结肠、横结肠、降结肠和乙状结肠。盲肠（C）：为回盲瓣以下的部分，与升结肠的分界线位于回盲瓣的高度。升结肠（A）：指从盲肠到右侧结肠（结肠肝曲）的部分。横结肠（T）：结肠肝曲到结肠脾曲之间的部分。降结肠（D）：结肠脾曲到乙状结肠起始部（相当于髂嵴的高度），被后腹膜固定。乙状结肠（S）：是连接降结肠的部分，从髂嵴对应的部

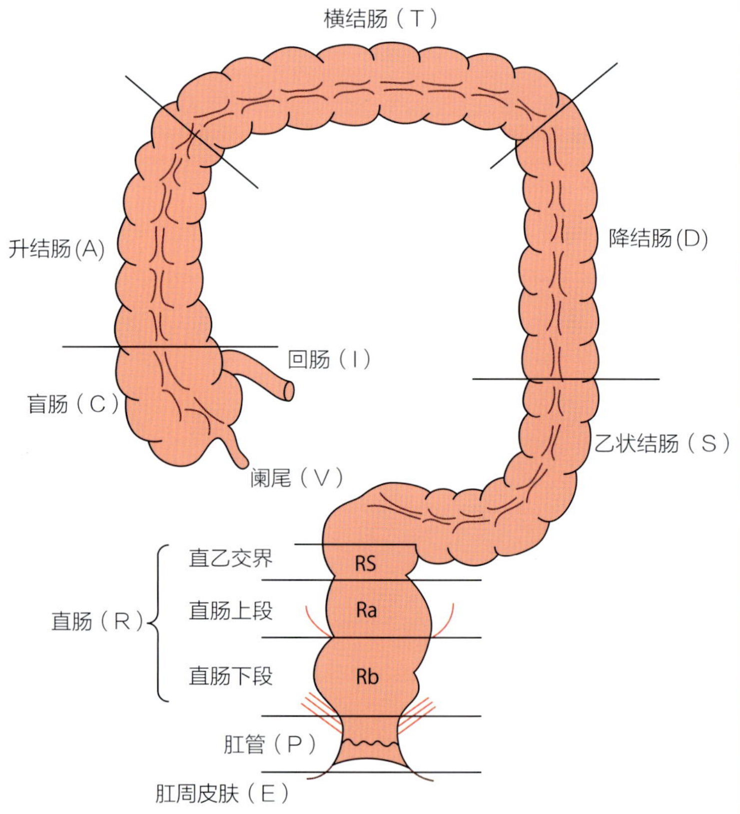


图1 ◆ 《结肠癌诊治规约》中的大肠组成

位到骶骨角的高度。直肠（R）进一步分为3个部分：直乙交界（RS）为从骶骨角到第2骶骨下缘，直肠上段（Ra）为第2骶骨的下缘到腹膜反折，直肠下段（Rb）为从腹膜反折到耻骨直肠筋膜附着部上缘。肛管（P）是指从耻骨直肠筋膜附着部上缘开始到肛缘的管状部分。

## 各部位的解剖与内镜图像的对比

### 1 肛管

在内镜下不能确认耻骨直肠筋膜附着缘，所以内镜下的肛管可以认为是柱状上皮与鳞状上皮交界的齿状线到肛缘的部分。在顺镜状态下常常不好观察，可以反转内镜观察（图2）。

### 2 直肠

直肠有3个横行皱襞，自下而上称为下、中、上休斯敦瓣。内镜下各个部位的分界如下：直肠下段（Rb）是指从肛缘到中休斯敦瓣之间的部分（图3A），直肠上段（Ra）是指中休斯敦瓣到上休斯敦瓣之间的部分（图3B），直乙交界（RS）指从直肠到乙状结肠的弯曲部（图3C）。

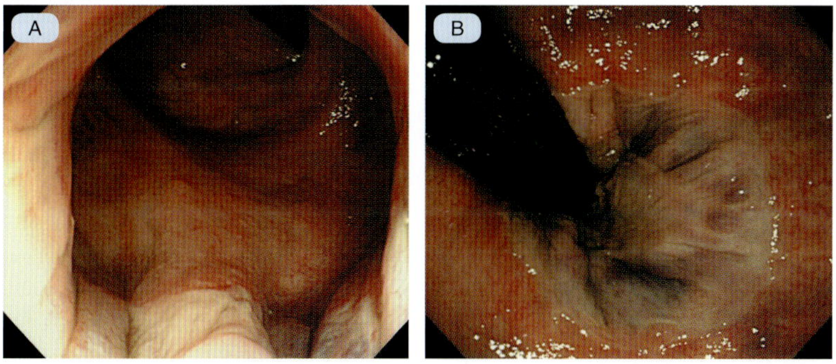


**图2 ◆ 肛管**
A）肛管的顺镜观察
B）肛管的反转观察

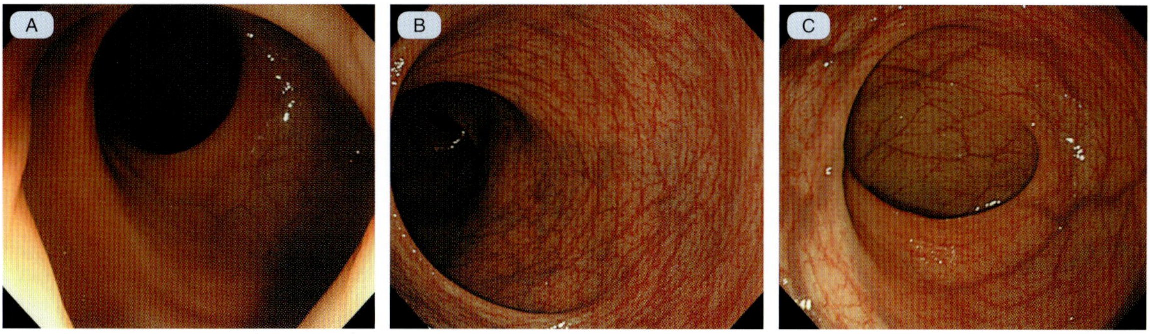


**图3 ◆ 直肠**
A）直肠下段（Rb）
B）直肠上段（Ra）
C）直乙交界（RS）

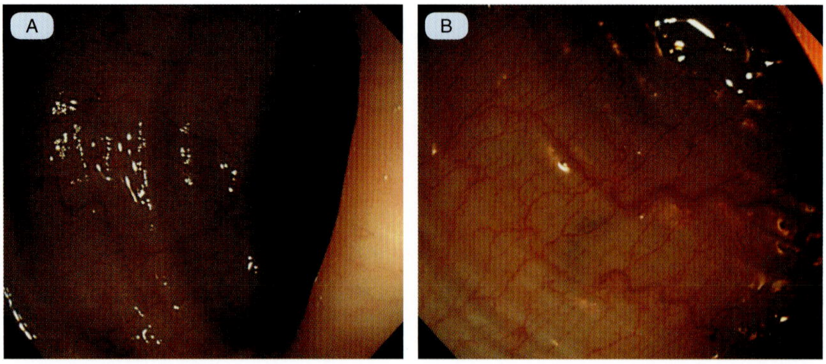


**图4 ◆ 降乙交界（SD交界）急剧弯曲**

A）直乙交界弯曲部的肛侧

B）直乙交界的弯曲部

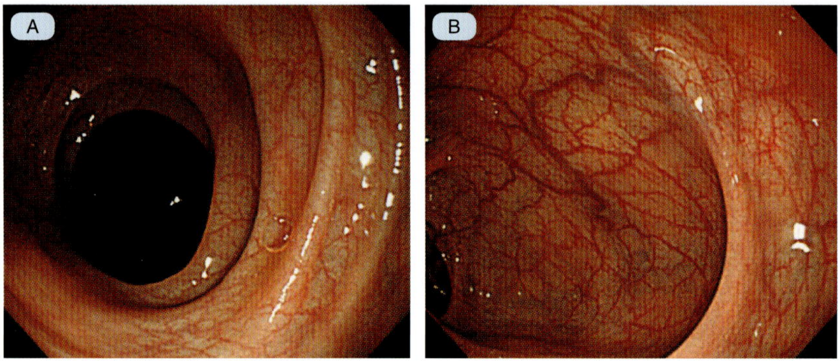


**图5 ◆ 降结肠**

A）降结肠

B）接近脾曲

### 3 乙状结肠

乙状结肠是个体差异较大的肠段，存在乙状结肠系膜并游离于腹腔，其形态容易随着体位及内镜的插入发生变化。在进镜过程中如何顺利通过降乙交界（图4）是重点，降乙交界位于髂嵴的高度。

### 4 降结肠

特点是被后腹膜固定，不可移动（图5A）。

### 5 结肠脾曲

降结肠较直，容易识别，在脾曲形成明显的弯曲（图5B）。

### 6 横结肠

通过脾曲后可以观察到有3个顶点的三角形管腔（图6A），横结肠附着于横结肠系膜但没有被固定，常会下垂到腹部。在进镜时，如何通过横结肠中段的弯曲部（图6B）是决定下一步进镜难度的要点。

### 7 结肠肝曲

是进镜过程中的最后一个弯曲，从腹侧向背侧弯曲。内镜下紧邻肝脏处可以看到蓝色斑（图6C）。

### 8 升结肠

被后腹膜固定，结肠袋常又深又厚（图7A）。

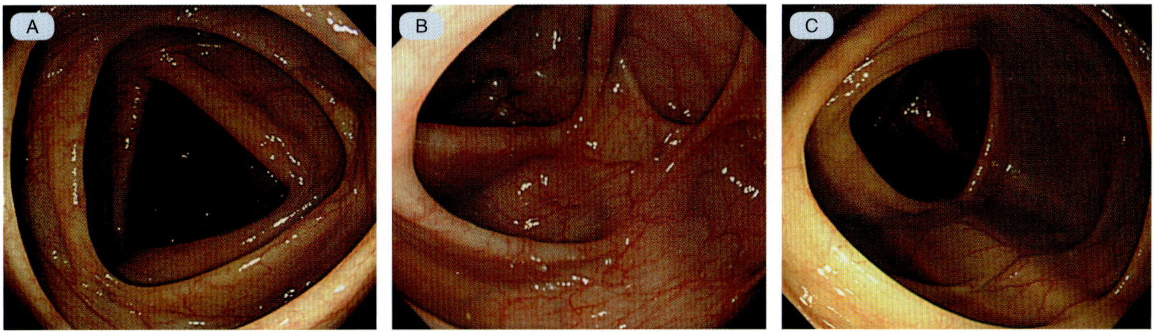


**图6 ◆ 横结肠**

A）横结肠
B）横结肠中段弯曲
C）肝曲的蓝色斑

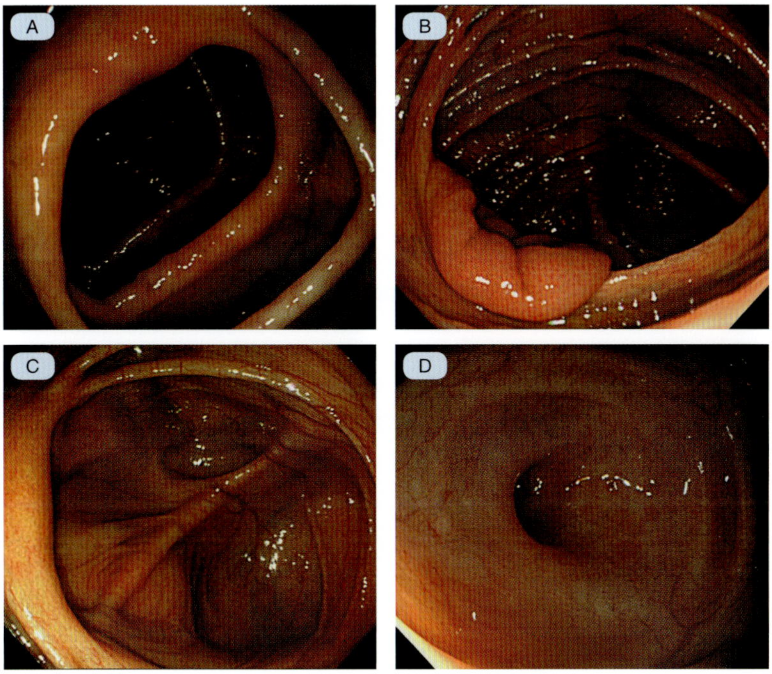


**图7 ◆ 升结肠・盲肠**

A）结肠袋
B）回盲瓣
C）回盲瓣及盲肠
D）阑尾开口

## 9 回盲瓣和盲肠

由于回肠黏膜从回盲瓣脱出，回盲瓣就会看起来较厚，也有的人回盲瓣不显眼，因此个体差异较大（图7B、C）。

## 10 盲肠

是回盲瓣下方的空间，阑尾开口是确认回盲部的标志（图7D）。

## 11 回肠末端

回盲瓣口侧是小肠黏膜，呈绒毛状，与结肠的黏膜表面形态不同。在回肠末端可以看到淋巴丛和淋巴滤泡（图8A、B）。

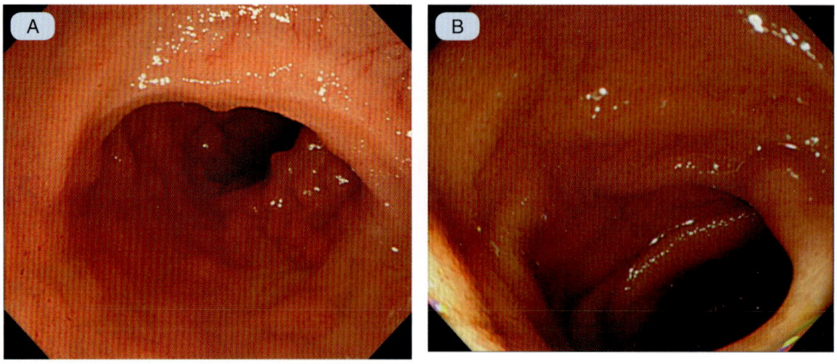


**图 8 ◆ 回肠末端**
A）淋巴滤泡
B）回肠黏膜

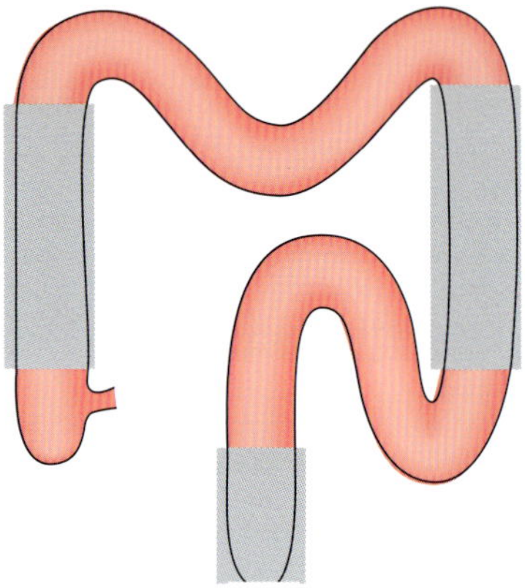

**图 9 ◆ 结肠的固定部分及可移动部分**
▭为固定部分，▭为游离的部分。因可移动部分容易打弯或者结襻而造成进镜困难，进镜的要点是把可移动部分拉直

## 结肠的固定部分和可移动部分

如图9所示，在进镜到盲肠的过程中，理解结肠的固定部分和可移动部分是很重要的，要利用好固定部分并将可移动部分直线化。攻克可移动部分是进镜技术成熟的必要条件。

## 检查前的工作到术前用药

### 1 适应证与禁忌证

结肠镜检查的适应证是有必要观察大肠的患者。禁忌证是不同意做结肠镜检查或者判定为存在检查风险。因此根据进镜技术不同，其适应证及禁忌证会有所不同。

### 2 知情同意

结肠镜检查不仅要获得进镜带来的侵入性检查的同意，还要获得受检查者接受术前准备、术前用药、在检查过程中发现息肉后切除息肉等治疗的同意。在预约检查时还要问询患者合并的疾病及其治疗措施，尤其是抗凝药、抗血小板药物的服用情况，并要求患者停药。在建议患者停药时，要充分权衡由于停药造成疾病加重的可能性以及结肠镜检查的必要性，有时候还需要咨询其他科室的医生。结肠镜检查前需要获得在充分告知后的患者亲笔签字同意。发生纠纷往往是告知不足，充分的知情同意在构建医患之间的良好关系方面最为重要。



**Pit fall** **即使医生详细地告知患者，但是患者没有理解也会被判定为告知不足。对于高龄患者，对陪护人员做出详尽的告知也是非常重要的。有些患者在知情同意时并没有服药史，但是等候检查期间有可能从其他医院的医生处开具了药物服用，因此，一定要在检查当日再次确认服药史。**

## 3 肠道准备

结肠镜检查前良好的肠道准备是缩短检查时间、减轻患者痛苦、降低进镜难度、正确诊断病变的必要条件。下面介绍我们医院的常规做法。

### ● 聚乙二醇法

前一天3餐检查餐

↓

前一天睡前：番泻叶甙3粒　12mg/粒

↓

当日早晨：肠道动力药物（甲氧氯普胺2片　5mg/片）

↓

来院时：聚乙二醇2L（2h内服用完）

### ● 枸橼酸镁®等渗液法

前一天3餐检查餐

↓

前一天睡前：番泻叶甙3粒　12mg/粒

↓

当日早晨：肠道动力药物（甲氧氯普胺2片　5mg/片）

↓

来院时：枸橼酸镁等渗液1.8L（2h内服用完）

在此基础上，要随时观察排便情况，准备不充分时需追加服用药物。但是怀疑存在狭窄、出现恶心呕吐等症状时，要判断是否需要中止服药。

**Pit fall** **当患者选择在家服药时，要与患者说清楚在出现恶心、呕吐时一定要与医院联系。有可能由于服用缓泻剂以及清肠药物造成肠梗阻、贲门黏膜撕裂、缺血性结肠炎等，甚至有可能造成肠穿孔。**

**另外，选择在家服药后，仅根据患者的描述判定肠道清洁状态有可能由于肠道残渣较多而不能完成检查。因此有必要在患者来医院后再次观察患者排便状况。**

## 4 术前用药

术前用药包括是否使用抗胆碱药物、镇静药物、镇痛药物等，取决于不同的医院、医生及患者的要求。最近希望减少检查痛苦的需求逐渐增加，因此，使用术前用药的医院逐渐增加。在使用时，需要关注药物的药理作用、使用注意事项，做好应对并发症的对策等准备。另外，在使用镇静药物过程中，必须要监测血压、脉搏、血氧饱和度。我们经常使用的药物如下：

- **镇静药物**

  地西泮：常用量5~7.5mg/次　咪唑安定常用量2~4mg/次

  拮抗药：氟马西尼0.5mg/瓶，使用0.5~1瓶

- **镇痛药物**

  盐酸哌替定：常用量35mg/次，拮抗剂为盐酸纳洛酮0.2mg/瓶，使用0.5~1瓶

**Pit fall** 使用镇静药物和镇痛药物后，要充分观察后再让患者回家，因为患者在回家过程中出现问题属于医院的责任。严禁患者在检查后做开车等需要集中注意力的活动。

## 结肠镜进镜的基本操作

**a）左右手的协调运动**

· 左手操控镜角、注气、注水、吸引按钮。

· 右手进出内镜以及旋镜。

· 在右手不离开内镜的状态下左右手协调运动很重要。

**b）保持管腔可见**

· 掌握口侧肠管的走行。

· 越过皱襞后稍微退镜。

· 缓慢操控内镜。

· 当内镜不能前进、镜子打弯或者结襻时要采取对策（后述）。

**c）采用调整镜角和轻微推进内镜的方式越过弯曲部**

· 采用轻微推进的方式越过皱襞后，顺时针旋镜并尽可能退镜至所能退出的程度。

· 重复这一操作进镜（图10）。

**d）尽可能减少注气**

· 当口侧肠管走向不明时，可以注入少量气体。

· 如果管腔维持可见，要抽出多余的空气。

**e）在轻松的状态下进行检查（切忌慌张）**

## 各部位的插入法

### 1 通过肛管

用手指涂上润滑剂后，将内镜前端垂直于肛门方向轻推入肛门，边观察肛管边推进内镜。抵抗消失了就进入了直肠。

**Point** 建议使用润滑剂，有时候由于肛管的摩擦造成插入内镜不顺畅。

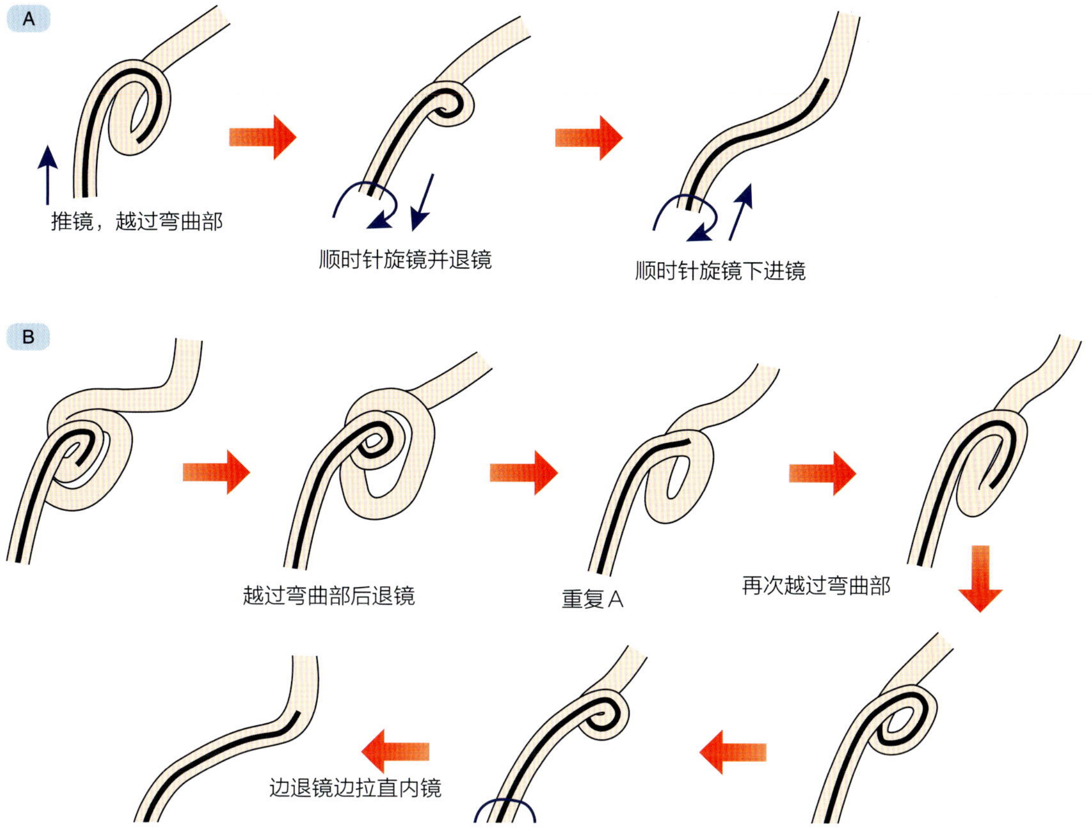


**图10◆ 越过弯曲部的基本操作**
A）简单弯曲时
B）数个弯曲、结襻时

## 2 通过直肠

边确认直肠管腔方向边推进内镜就会到达肠道拐弯处，这就是直乙交界（RS），越过弯曲部的皱襞就是乙状结肠。当难以通过RS时，从左侧卧位转换为仰卧位常常有效。

> **Point**
> 如果进镜过程中不能保持视野，要尽可能退出内镜；进镜和操控镜角出现阻力时也是一样的操作。很重要的是要寻找没有阻力的方向。

## 3 从乙状结肠到降结肠

有人说“能够顺利通过乙状结肠到降结肠就已经把控了全大肠的进镜方法”，这样说并不过分，因为这里是进镜最困难的部位。基本进镜过程如图11所示。有两种进镜方法：A）结襻进镜的方法；B）不结襻进镜的方法。

### a）结襻进镜的方法（图11A）

在乙状结肠向逆时针旋镜并推进内镜，这样就会形成α襻进入降结肠。这一

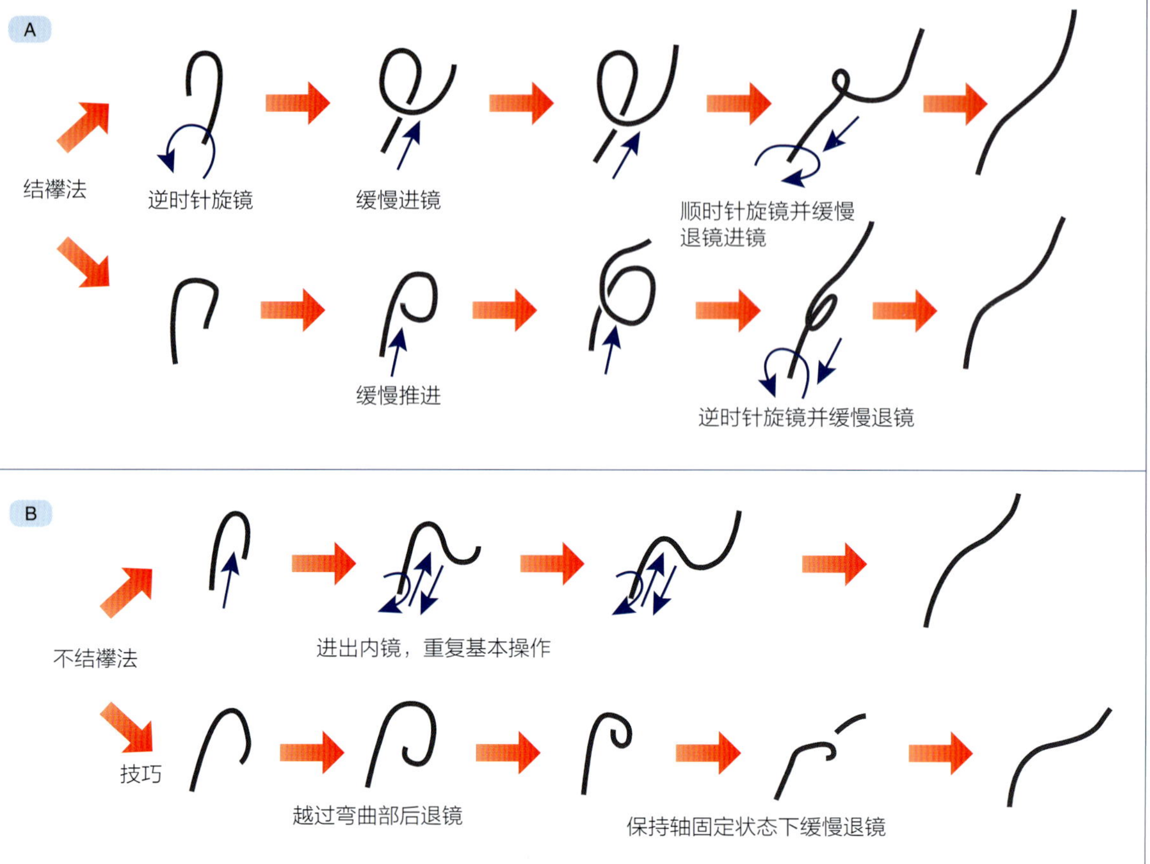


**图11 ◆ 通过乙状结肠的基本手法**

方法的优点是将SD弯曲变小，更容易进入降结肠，并可直接推进到结肠脾曲。这时候重要之处在于如何拉直内镜。顺时针旋镜并拔镜就可以拉直内镜。如果顺时针旋镜并拔镜不能拉直，而逆时针旋镜并拔镜可以拉直内镜，往往是形成了反α襻。采用什么样的襻进镜并不重要，重要的是尽快将内镜进到降结肠并拉直内镜。

**技 巧**

- 为了使镜身直线化，有时需要将结襻的部分通过旋镜退出来。退镜不充分会使镜身没有完全拉直。可以试着进退内镜，在屏幕上看图像和镜身的移动是否一致，如果一致就说明镜身已经拉直。
- 在拉直镜身时，要确认正确的旋镜方向。可以左右旋镜试一下，没有阻力的方向就是合适的方向。

**Point**

推进内镜及调整镜角，越过弯曲部。

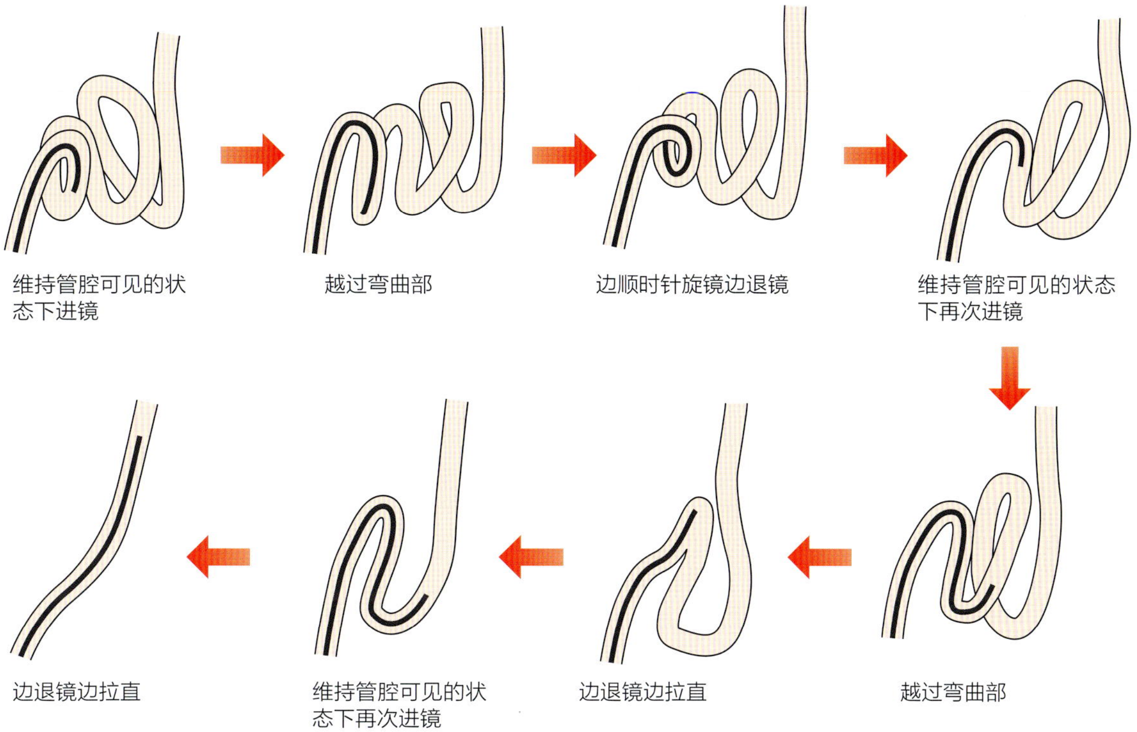


**图12 ◆ 乙状结肠冗长患者的进镜法**

### b）不结襻进镜的方法（图11B）

这一方法需要连贯的动作，对于初学者是比较困难的，需要一定的内镜操作熟练程度并具备一定的经验后才有可能完成这一操作法。要点是尽量避免打气，越过弯曲部后将内镜轴固定，一点点进出内镜，使内镜前端前进。要像挑开皱襞一样进镜，不要使劲儿推进内镜，右手把持内镜的力度不要过大，仅仅保持内镜不脱出的状态即可。要轻轻进镜，重复上述内镜基本操作进镜。

## 4 降结肠到横结肠

如果在降结肠拉直内镜，就很容易向口侧推进，只要在直视管腔的状态下进镜，就会进入横结肠。

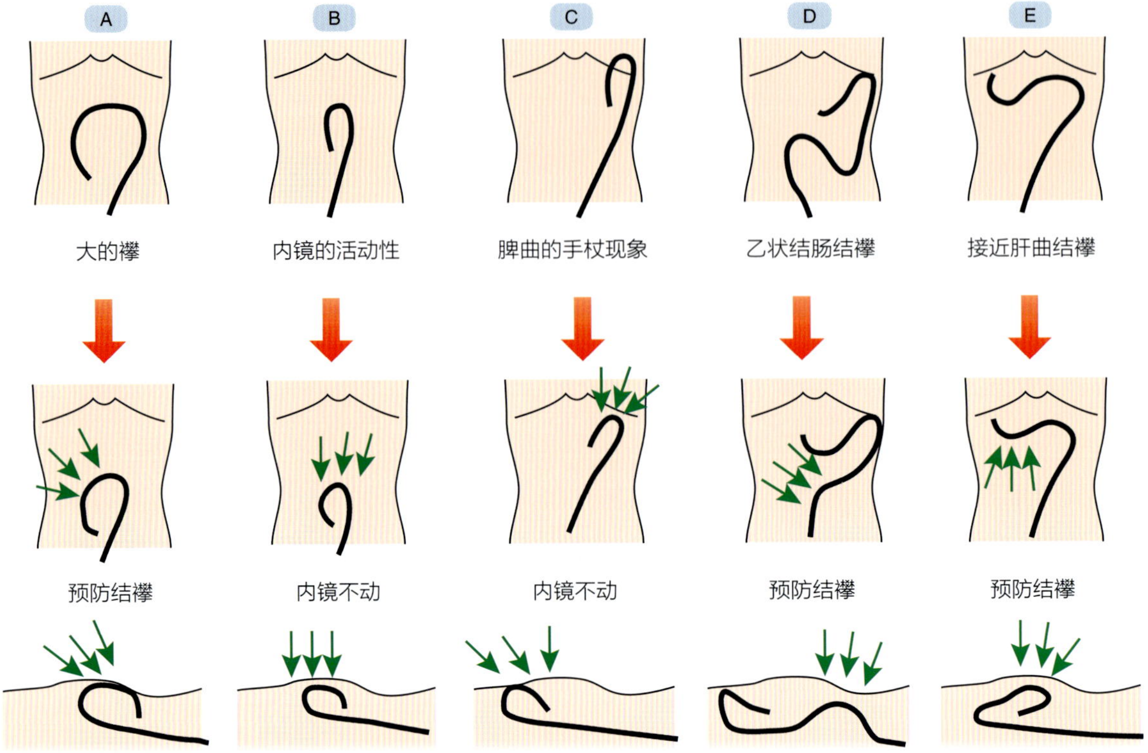


**图13 ◆ 用手压迫的作用**

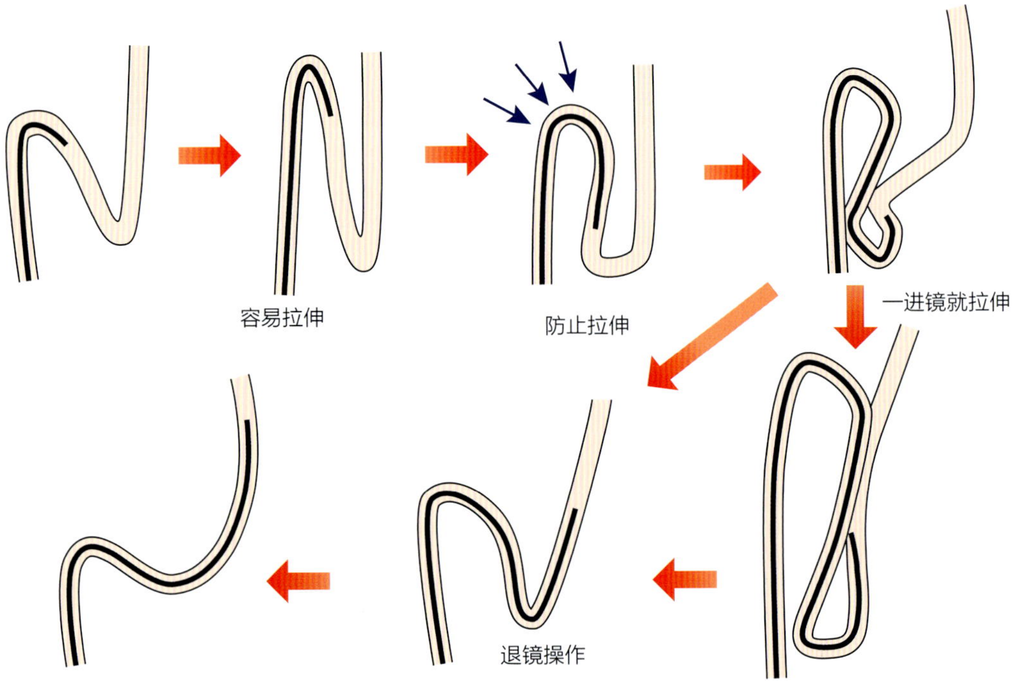


**图14 ◆ 消瘦体型患者的进镜法**

消瘦体型的患者，肠管容易被拉伸，因此要点是要采用用手压迫腹部的方式预防肠管被拉伸，越过弯曲部后要通过退镜来拉直内镜

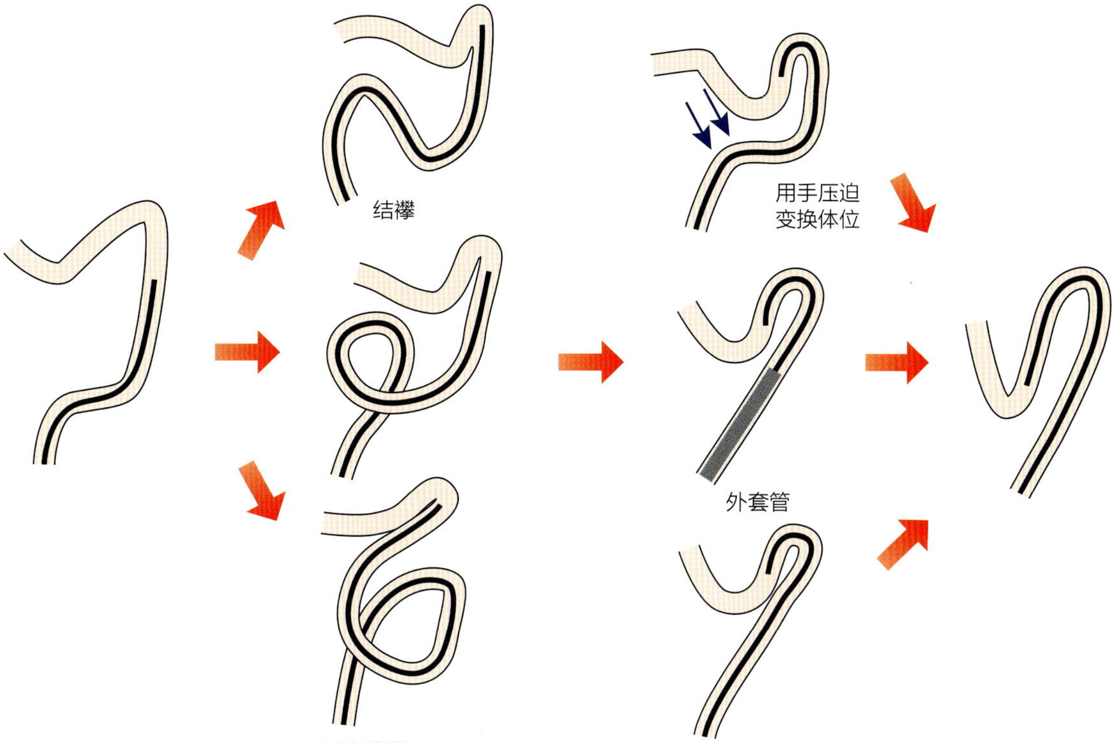


**图15 ◆ 通过脾曲困难病例及其对策**

通过脾曲困难的原因是乙状结肠结襻以及再结襻。可以采用用手压迫、变换体位、使用外套管以及选择可变硬度内镜等方法

**Point**

乙状结肠进镜困难病例及其对策

- 乙状结肠冗长的病例：对于乙状结肠冗长的病例，在通过弯曲后重复基本操作是非常重要的（图12）。在内镜不前进的时候，需要先在推镜状态下超过弯曲后再寻求拉直内镜。由于需要重复同样的操作，常要花费一些时间。
- 乙状结肠粘连的病例：存在粘连使内镜的进出及镜角操作有抵抗时，绝不能勉强进镜。可以更换细的内镜，退到没有抵抗的位置后尝试再次进镜。再次进镜时，可以尝试用手压迫（图13A、B）以及变换体位等各种辅助手段解决问题[2]。初学者发现有明显的粘连时，聪明的做法是交给上级医生。
- 体型消瘦的病例：消瘦的患者往往肠道弯曲较急剧、肠管容易被拉长导致进镜困难。要注意不要过分推镜，另外越过弯曲部后要注意退镜，以免结襻。消瘦的患者进镜时还容易出现手杖现象※1，用手压迫（图14）很重要。

**用语解说**

※1 手杖现象：内镜不随着进镜前进反而退出来的现象。

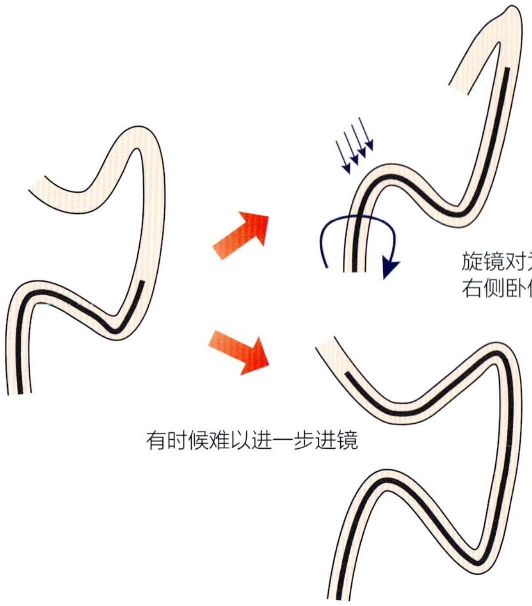


**图16 ◆ 肥胖体型进镜困难病例的对策**

肥胖体型患者往往是由于乙状结肠结襻造成进镜困难。其对策如图所示，向顺时针方向旋镜以及用手压迫是有效的。进镜时可以采取如图所示的方法

**Point**

通过脾曲困难时的对策

- 乙状结肠再次结襻：这是最常见的状况。可以再次拉直内镜后进镜。不好解襻时，可以尝试使用外套管（图15）。
- 乙状结肠弯曲：当乙状结肠向右侧腹部方向弯曲时，往往会导致内镜插入困难。这种现象在肥胖体型的人群中更为常见。通过保持内镜的直线化，并向右旋镜以预防内镜结襻，还可以向左上方压迫腹部。这样往往会解决问题（图16）。
- 手杖现象：是脾曲向上拉伸造成的，可以尝试在脾曲附近像插入手指一样向下压（图13C），有时候采取右侧卧位也可能有效。
- 在降结肠结襻：可以采用可变硬度的内镜把内镜调硬来解决。有时候可以用手压迫右季肋部。

**技 巧**

· 在通过降乙交界及通过脾曲困难的情况下，采取右侧卧位会有效。主要是肠液流动以及肠管本身重力使降乙交界及脾曲的角度变钝，容易进镜。

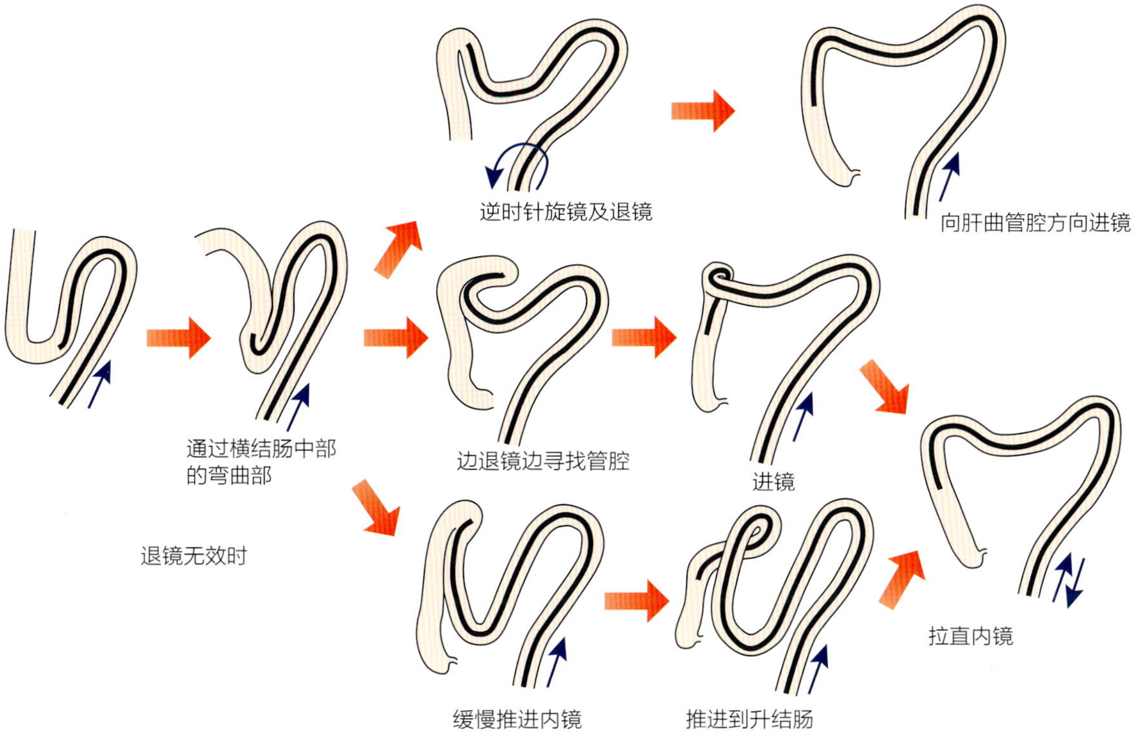


**图17 ◆ 通过肝曲的基本操作**

## 5 从横结肠到升结肠

横结肠到升结肠的基本进镜方法如图17所示。通过脾曲后一直到横结肠中部的弯曲部呈直线，可以直接进镜，采用推进式进镜及镜角的调整检测就可以通过结肠中部的弯曲部。在保持管腔可见的状态下逆时针旋镜、吸气并退镜就可以达到肝曲。通过调整镜角沿管腔进镜就能到达升结肠。有时候右手的力量不能很好地传到内镜前端，虽然向里推进内镜，镜子却远离肝曲（手杖现象），这时候必须一直进镜，直到内镜前端向前移动。一旦进镜到升结肠，要马上退镜并拉直内镜，这样可以减轻患者的痛苦。

**Point**

通过结肠肝曲困难的状况及其解决方法

- 看到了肝曲，内镜却不前进：最多见的是乙状结肠结襻（图13D）及横结肠的弯曲。可以拉直乙状结肠后再进镜。另外，横结肠有时候向前弯曲，因此逆时针旋镜并退镜就可以预防镜子打弯。有时候会由于肝曲远端的弯曲造成内镜不能前进，可以用手压迫肝曲远端（图13E）。重要的是要查找压迫哪个位置可以让内镜前进[3]。
- 进到升结肠却不能再前进：退镜并拉直内镜后再次进镜。如果还不行，可以让患者深呼吸用膈肌压迫内镜并推进。这时候再加上内镜下的吸气会更有效。

**技 巧**

· 内镜进入升结肠后不能到达盲肠，常常是内镜将横结肠扭向前方形成弯曲造成的，如果将内镜向逆时针旋转并进镜，一般都可以解决。加上用手压迫横结肠效果会更明显。

### 6 进入回肠末端

确认回盲瓣下唇后，就像用内镜将回盲瓣挑开一样，将内镜镜角移向回盲瓣方向就可以进入回肠末端。

## 观察法

我们经常强调进镜方法，有时候会忽略退镜观察法，但是在进镜后不要忘记观察这件最重要的事情。检查时一定要花充分的时间去观察盲点。容易形成观察盲点的部位包括盲肠、回盲瓣的背面、肝曲、脾曲的腹侧、弯曲明显的内侧、降乙交界、肛门周围等，同时要注意观察半月瓣的背面。对于粘连的病例、痉挛明显的病例、肠管冗长等患者，进镜时被短缩明显的肠管突然伸长后就有可能造成观察不充分，这样的患者再次进镜会困难，因此需要重视。另外，凹陷型病变以及平坦型病变容易漏诊，因此一旦发现可疑之处，要随时进行靛胭脂染色。

**Point**

升结肠和直肠的皱襞背面容易成为盲点，反转观察会有所帮助。

**Pit fall**

在直肠做反转观察时，当感觉到明显的阻力或者不顺畅时不要勉强反转，因为有可能造成穿孔，也有可能诱发迷走反射造成休克。

**参考文献**

[1]「大腸癌取扱い規約 第8版」(大腸癌研究会/編)，金原出版，2013.

[2]「日本のコロノスコピー エキスパートに学ぶ心と技」(日比紀文，他/編)，pp92-111，医学書院，2003.

[3]「動画で学ぶ大腸内視鏡挿入法トレーニング—研修者から指導者まで—」(五十嵐正広，津田純郎/編)，日本メディカルセンター，2008.

# 1. 流行病学特点及筛查

神津隆弘，松田尚久，斉藤大三



据“癌症统计13”[1]，2012年结肠肿瘤的年龄调整死亡率占女性的第1位，占男性的第3位。虽然年龄调整死亡率近年有下降趋势，但是患病率没有改善。2012年因结肠癌死亡人数约47 000人。直肠癌有所减少，右半结肠癌的比例在增加。结肠癌的增加与环境因素有很大的关系，另外还有饮食、生活习惯相关的危险因素，包括红肉、加工肉、肥胖等。锻炼身体、摄入新鲜蔬菜等具有预防作用。二级预防包括筛查、健康教育、开发新的检查方法等。

## 结肠癌的流行病学特点

在全世界范围内结肠癌患者数居第3位[2]，日本2012年男性死亡率居第3位，仅次于肺癌及胃癌，女性居第1位（其次为肺癌、胃癌）。

日本结肠癌患者数约113 000人（直肠：男性25 520人，女性12 967人；结肠：男性40 149人，女性34 136人）（2008年），死亡数约47 000人（直肠：男性9523人，女性5576人；结肠：男性16 006人，女性16 171人）（2012年）。按照年龄区分，患病率在40岁以上有所增加，男性每12人中有1人、女性每15人中有1人患结肠癌。年龄调整的患病率在男女中都有增加，但死亡率有减少的趋势。在世界范围内，日本的结肠癌死亡率（整体死亡率）居第1位，英国居第2位，韩国居第3位[1]。

比较日本不同地区的癌标准化死亡率，日本北部无论结肠癌还是直肠癌都是高的，这一趋势没有性别差别。

## 结肠癌的一级预防

根据日本厚生劳动省癌症研究基金资助项目“有关癌症预防及维持、增强健康相关循证医学科赫特研究”（课题主要研究者：津金昌一郎）的结果显示：有关结肠癌的一级预防对策包括：饮酒、吸烟↑，蔬菜、水果→（别的研究为↓），女性饮食西方化↑，男性肥胖，超敏CRP（C反应蛋白）升高↑，良好的排便→，身体活动量↓，维生素D→，男性维生素$B_6$↓，等等[3]（↑：风险增加；↓：风险降低）。其中主要的结肠癌风险因子包括肥胖（尤其是男性）是“明确”的，饮酒及加工肉类（培根、香肠、火腿等）的摄入为“可能性高”。预防因子包括运动是“明确”的，蔬菜摄入为“可能性高”（表1）。

**表1 ◆ 日本的流行病学调查**

| | 风险 |
|---|---|
| 饮酒 | 1.4~2.1 |
| 吸烟 | 1.4 |
| 维生素 $B_6$（男性） | 0.61~0.69 |
| 蔬菜、水果摄入 | — |
| “西方型”饮食生活（女性） | 1.5 |
| 肥胖指数（男性BMI > 27）、身高 | 1.2~1.5 |
| 超敏C反应蛋白（CRP） | 1.6 |
| 食物纤维摄取 | — |
| 排便通畅，大便性状 | — |
| 身体活动量 | 0.58~0.69 |

引自参考文献［3］

**表2 ◆ 筛查种类**

| 政策性筛查（organized screening） | 机会性筛查（opportunistic screening） |
|---|---|
| 根据事先定好的指南进行有组织的筛查 | 基于个人的意愿筛查 |
| 以减少群体死亡率为目的 | 以减少个体死亡率为目的 |
| 以群体为对象的癌症筛查是实施公共的预防政策 | 以一般诊疗以外的健康者为对象 |
| 相当于在市、街道、村级老年保健事业部进行的集体筛查、个别筛查以及法定的职业筛查上附加进行的筛查 | 相当于在体检中心以及医疗机构进行的综合体检以及个人筛查中包含的癌症筛查 |
| 明确定义了筛查对象、筛查间隔、精细检查方法以及治疗方法等，监测筛查的应答率、发现率、假阳性率、假阴性率等，筛查程序是否应用得当等都被管理、监控 | 不监控筛查的整个程序 |

## 结肠癌筛查现状

癌症筛查的目的是在无症状者中早期发现疾病并早期治疗，通过二级预防减少癌症死亡率。

筛查分为政策性筛查以及机会性筛查。政策性筛查是以降低人群整体的死亡率为目的，由市、街道、村以及工作单位、保险等癌症管理机构承担并实施。提供筛查的方式原则上要重视普遍性，为筛查对象提供相等的筛查机会。筛查准确性管理是基于一定标准及筛查系统进行的。而机会性筛查是以降低个体死亡风险为目的，优先考虑提供筛查者的方针及利益而进行的医疗服务，筛查准确性管理也没有一定的标准及系统，完全取决于提供者，相当于个体的体检以及综合诊疗。也有人分为团体筛查及个体筛查。团体筛查是以众多的人作为筛查对象，而个体筛查主要是在医院、诊所等一般的诊疗机构进行的癌症筛查。个体筛查不受团体筛查的时间、期限等的限制，受检者更容易就诊，可以提高应答率。筛查场所是在隶属于医生协会的市、街道、村签署协议的区域医疗机构，属于机会性筛查（表2）。

**表3 ◆ 从筛查到发现**

| | | |
|---|---|---|
| 筛查人数 | 4 872 954 人（应答率 14.6 %） | 7.3 % |
| 便潜血阳性 | 355 726 人 | 59.7 % |
| 接受精细筛查数 | 212 368 人 | 3.4 % |
| 结肠癌发现人数 | 7199 人 | |
| ※ 受检者中的发现率 | 0.15 % | |

（1997 年）

**表4 ◆ 与其他筛查比较**

| 筛查项目 | 受检者数（人） | 应答率（%） | 需精细筛查率（%） | 精细筛查应答率（%） | 发现癌症 | |
|---|---|---|---|---|---|---|
| | | | | | 数（人） | 率（%） |
| 胃癌筛查 | 4 272 814 | 13.8 | 12.6 | 77.2 | 6264 | 0.15 |
| 肺癌筛查 | 7 061 535 | 22.4 | 2.4 | 78.0 | 3436 | 0.05 |
| 结肠癌筛查 | 4 872 954 | 14.6 | 7.3 | 59.7 | 7199 | 0.15 |
| 宫颈癌筛查 | 3 766 047 | 15.2 | 1.0 | 71.0 | 2451 | 0.07 |
| 乳腺癌筛查 | 3 228 711 | 12.7 | 4.3 | 79.3 | 3115 | 0.10 |

日本厚生省对保健所、府/县针对市、街道、村进行调查的数据（厚生省老人保险事业报告：1997 年）

结肠癌的筛查是根据1992年老人保健法加入癌症筛查第三次计划，形成法制化的筛查方案。现在的主流做法是采用免疫便潜血法进行2天的大便潜血检查，但是筛查应答率依然低下，事实上要达到减少结肠癌患者的效果依然差得很远。即使是便潜血阳性，接受精细检查的比例低下也是一个问题（表3、表4）。其他的检查方法包括便潜血检查、乙状结肠镜检查、乙状结肠镜检查及便潜血检查并用、全结肠镜检查、钡灌肠等。下面介绍一下这些方法、现状以及2005年发表的厚生劳动省癌症研究基金资助项目“癌症筛查的方法及效果评价法建立的相关研究”中的“基于有效性评价的结肠癌筛查指南”[4]（以下称“指南”）中的有效性评价。

## 1 便潜血检查

便潜血检查（fecal occult blood test：FOBT）包括化学法和免疫法。化学法是检测粪便血红蛋白中的氢氧化酶活性，受药物、肉类摄入的影响，会出现假阳性，需要检查前3日限制饮食及生活。免疫法是采用对人血红蛋白特异性免疫反应的抗血红蛋白抗体检测粪便中的血液，检测方法包括凝胶法、反向被动血凝试验法（reversed passive hemagglutination assay）、EIA（enzyme immunoassay）法等。

在欧美采用化学法进行的3项随机对照研究中，每年检查及隔年检查结肠癌死亡率分别降低33%[5]及13%~21%[6, 7]（表5）。日本的研究结果显示，敏感性为43.8%~80.0%，特异性为79.9%~94.1%[8, 9]。免疫法的敏感性为63.6%~92.9%，特异性为95.8%~97.6%，与化学法同样可以降低死亡率，因此在指南中指出“有充分的证据显示具有减少死亡率的效果，强烈建议在团体筛查及个体筛查中进行化学法便潜血检查来筛查结肠癌”，同时由于“和化学法比较，免疫法具有敏感性

表5◆ 通过便潜血检查（FOBT）筛查结肠癌的有效性

| 报告者（发表年度） | 筛查法 | 筛查间隔 | 筛查组（人） | 对照组（人） | 死亡率降低 |
|---|---|---|---|---|---|
| 明尼苏达研究（1993） | 化学法 | 1年 | 15570 | 15394 | 33% |
| 明尼苏达研究（1999） | 化学法 | 2年 | 15587 | 15394 | 21% |
| Hardcastle（1996） | 化学法 | 2年 | 74253 | 74998 | 15% |
| Funen研究（1996） | 化学法 | 2年 | 30967 | 30996 | 18% |

高，不用限制患者饮食、药物等优势，建议优先选择免疫法”[4]。由于免疫法不需要饮食限制而且敏感性高，因此免疫法在日本成为主流筛查方法。但是还存在漏诊，甚至是进展期癌[10]的漏诊，需要在充分告知患者并征得同意后再实施。

## 2 乙状结肠镜检查

基于乙状结肠镜检查（sigmoidoscopy）的筛查是采用乙状结肠镜检查从肛缘开始50~60cm的范围，根据观察范围的结果（主要是有无息肉）决定是否进行全结肠镜检查。在指南中指出“有充分的证据显示乙状结肠镜检查具有减少死亡率的效果，但是不能期待降低内镜到达范围以外部位的癌症死亡率。由于检查带来的风险并不算很小，因此不推荐用于团体筛查。在以个人为对象的筛查中，要确保检查的安全性，并需要充分向受检者说明对于乙状结肠镜到达范围以外部位的癌症死亡率的降低效果尚不明确，还有需要告知检查前服药、检查风险等”。

## 3 乙状结肠镜检查及便潜血检查

同时进行乙状结肠镜检查及便潜血检查，任何一项阳性就判定为需要精细检查。指南中指出“有充分的证据显示每种检查法都具有减少死亡率的效果，和各自单独检查法比较，联合两种检查法具有多大程度降低死亡率的效果尚不能确定。由于检查的风险不算很小，不推荐用于团体筛查。在对个体筛查时，需要在确保安全性的前提下，充分说明需要在检查前用药以及检查的风险”。

## 4 全结肠镜检查

结肠镜检查（colonoscopy）可以观察从盲肠到直肠的整个大肠。需要口服肠道清洁剂进行肠道准备，使用镇静药物、解痉药物等。在检查过程中是否进行色素内镜、放大观察、活检以及息肉切除术，不同筛查机构的做法有所不同。

有关全结肠镜检查是否具有降低结肠癌死亡率的直接证据包括2项病例对照研究及科赫特研究，报道全结肠镜检查可以降低42%~59%结肠癌的死亡率[11-12]，但是由于研究对象是以诊断为目的的结肠镜检查，且没有区分全结肠镜检查及乙状结肠镜检查，因此认为全结肠镜检查降低死亡率这一结论证据不充分。由于全结肠镜检查的敏感性为95%以上，期待比便潜血、乙状结肠镜检查具有更好的减少癌症死亡率的效果。

有关息肉切除术对减少结肠癌患病率的效果，在美国、意大利及日本都有研究，这些研究均认为是有效的。在美国7个中心的联合研究National Polyp Study中，以新发现并诊断结肠腺瘤行内镜下切除的1418人为研究对象进行了平均5.9年的随访，比较了与其他人群的结肠癌患病率。结果显示两组的基线资料没有差异，结肠癌患病率的降低分别为：与在Mayo Clinic拒绝息肉切除并平均随访9年的226人比较降低90%，与英国St. Mark医院中经硬式乙状结肠镜下息肉切除的1618人比较降低88%，与从Surveillance，Epidemiologyand End Results（SEER）得到的美国一般人群比较，降低了76%的结肠癌患病率[13]。

在意大利进行的一项研究中，对于5mm以上腺瘤进行息肉切除术的1693人进行了平均10.5年的随访，在研究组中仅发现6人患结肠癌，与一般人群比较降低了66%的结肠癌患病率[14]。在日本大阪进行的研究中，对于结肠镜检查后的患者分为息肉组及非息肉组随访了2~13年，与息肉未切除组比较，息肉切除组结肠癌的患病率降低70%[15]。

有关随访间隔，全结肠镜检查进行结肠癌筛查至少设定5年一次，考虑到息肉切除术的效果，也有可能将随访间隔设定为10年。

基于以上几点，在指南中指出“有证据显示（全结肠镜检查）可降低死亡率，但是不能忽视检查风险，不推荐对于人群的筛查。作为癌症筛查手段，在检查前要充分说明全结肠镜的检查前准备、术前用药及检查风险。实施这一筛查需要限定在具有检查前向受检者进行说明的可能性、同时能够应对检查带来风险的机构”。

### 5 钡灌肠检查

一项以45岁以上男女为研究对象采用钡灌肠筛查的10年研究结果显示，单纯用钡灌肠可以降低33%（OR=0.67，95%CI　0.31~1.48）的死亡率[16]。但是由于检查技术的局限性，有报道指出，对于小于5~10mm的病变的敏感性低下，不同部位的敏感性差异明显，有漏诊的问题。另外，钡灌肠还有一些缺点，包括放射线暴露（3.5~4.7mSv）、需要检查前准备、解痉药的副作用等[17]。

在指南中对于本方法的推荐意见指出“有证据显示可以降低死亡率，但是不能忽视检查带来的风险，因此不推荐用于人群筛查。作为癌症筛查手段，在实施前需要充分说明钡灌肠检查前准备、术前用药、检查风险等。实施这一检查限定于能够做好检查前沟通及应对紧急情况的单位”。在高龄化社会中，由于检查本身需要频繁变换体位，也有一些人认为“难受、危险”。

## 精细筛查方法

日本结肠癌精细筛查方法是1992年在老人保健事业中导入结肠癌筛查时，决定将全结肠镜或者乙状结肠镜与钡灌肠联合使用，实际上后者被更广泛使用。现在由于全结肠镜的检查能力有所提升，和乙状结肠镜检查加上钡灌肠比较使用率有所增加，但是目前仍不超过60%。钡灌肠虽然是有效的临床诊断方法，但是检查的准确度在检查机构之间存在较大差别，和内镜比较敏感性低，尤其是对右半结肠的诊断能力低下。因此，精细筛查原则上应该采用全结肠镜检查（图）。

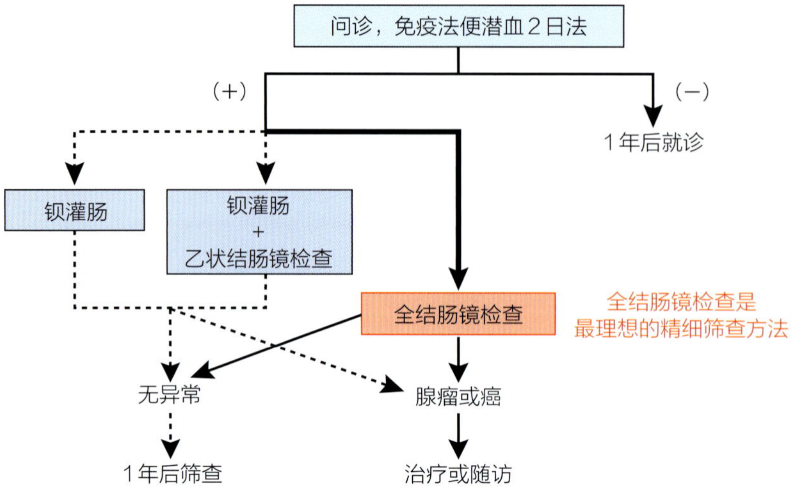


**图◆ 结肠癌的筛查流程**

对象：40岁以上

## 新的筛查方法的可行性

正确管理、使用被验证过的有效筛查方法是重要的，我们一直在尝试新的检查方法并应用于筛查。使用于筛查的方法要具有减少死亡率的效果并被验证过，另外还需要满足：①安全性；②较高的敏感性及特异性；③耐受性高；④足够的检查能力；⑤成本低等。以下介绍的方法在现阶段并不能完全满足上述要求，但是随着普及，期待有更好的效果及改善。

### 1 CT结肠镜

CT结肠镜也叫仿真结肠镜（virtual colonoscopy），是基于CT的结肠疾病检查方法的统称。和结肠镜检查一样需要清洁肠道，用CT图像尽可能正确显示出肠管及肠管内壁的状态，是以诊断结肠病变，尤其是诊断是否存在息肉等为目标的诊断技术。在日本，CT结肠镜由于可以兼顾肠管外的信息，因此在精细筛查的同时还可以评估疾病术前分期。在美国，由于内镜检查费用昂贵以及内镜医生数量不足，这一检查虽然没有被写进指南推荐，但是CT结肠镜检查还是被用于结肠癌的筛查中。

最近尝试采用标记的钡剂等识别肠管内的粪便及肠液，采用图像处理进行数字化肠道清洁。如果这一研究被普及，将大大提高对全结肠图像检查的接受度[18]。但是对于5mm以下的病变或者扁平的表浅型肿瘤的诊断依然是不充分的，因此在CT结肠镜应用于筛查前，尚需要谨慎地讨论该检查能检出的目标病变。

### 2 FDG-PET

FDG-PET※1（以下以PET记载）的特征是包括检查前准备在内均没有痛苦，没有检查的目标器官（一次可以检查几乎全部脏器），在发现病变的同时可以诊断是否存在转移。

表6 ◆ PET、便潜血检查、CEA比较

| | 进展程度 | | | 发现率 | 阳性率 | 阳性检出率 |
|---|---|---|---|---|---|---|
| | total | 进展期癌 | 早期癌 | | | |
| PET | 89%（33/37） | 100%（20/20） | 76%（13/17） | 0.49%（33/6714） | 2.1%（160/7775） | 20.7%（33/160） |
| 便潜血 | 73%（27/37） | 80%（16/20） | 64%（11/17） | 0.40%（27/6714） | 4.9%（385/7775） | 7.0%（27/385） |
| CEA | 30%（11/37） | 40%（8/20） | 18%（3/17） | — | — | — |

引自参考文献10



陣之内等报道[10]自2002年开始4年间以筛查结肠癌为目的同时行PET、便潜血检查、CEA（癌胚抗原）检查的6714例7775次检查中，发现了37例结肠癌（进展期癌20例，早期癌17例）。检查敏感性分别为FDG-PET 89%（33/37），便潜血73%（27/37），CEA 30%（11/37）。根据疾病进展程度区分，进展期癌PET 100%（20/20），便潜血80%（16/20），CEA 40%（8/20）；早期癌PET 76%（13/17），便潜血64%（11/17），CEA 18%（3/17）。针对所有研究对象的发现率PET为0.49%（33/6714），便潜血0.40%（27/6714）。比较PET和便潜血的阳性率及阳性检出率，阳性率为PET 2.1%（160/7775），便潜血4.9%（385/7775），显示PET阳性率低。但是阳性检出率为PET 20.7%（33/160），便潜血7.0%（27/385），与阳性率相反，PET具有更高的阳性检出率（表6）。根据这一结果发现，PET（有效性得到证实）和便潜血具有相同甚至更高的敏感性及阳性检出率，提示PET对于结肠癌的筛查是有效的。

## 3 结肠胶囊内镜

结肠胶囊内镜是在2006年出现的，现在使用的是第2代Pillcam®COLON 2。文献报道这种结肠胶囊内镜对于大于6mm的息肉的敏感性为84%~91%。在日本于2013年7月获得药品医疗器械综合机构的药事许可，2014年1月纳入保险。期待给人们印象是没有痛苦的检查的结肠胶囊，能够在结肠癌筛查中提高人们的接受度[19]。但是，现阶段尚未探讨在结肠癌筛查中的作用，期待今后的研究结果。

## 4 粪便基因标志物检测

迄今为止，粪便基因标志物检测探讨了K-ras、APC（adenomatous polyposis coli）、p53、Bat-26 MSI（microsatellite instability）、long-DNA等，并不是所有的基因都在结肠癌中发现，在筛查中可以将这些组合起来，以求提高结肠癌的检出能力。Imperiale以4404名正常人为对象进行了研究[20]，DNA检查对结肠癌检出的敏感性为52%，特异性为94%。与化学法便潜血检查的比较，阳性检出率（TNM

**用语解说**

※1 FDG-PET：PET（positron emission tomography）是正电子断层扫描，于1970年开发，完成FDG（2-deoxy-2-$^{18}$F-fluolo-D-glucose：$^{18}$FDG）的合成。FDG和D-glucose一样能被摄取到细胞内并磷酸化，但不像D-glucose一样被迅速分解为水和二氧化碳，而是蓄积在细胞及组织内，尤其蓄积在糖代谢旺盛的细胞内。将这一FDG用PET相机拍摄并诊断其蓄积部位就是PET检查。现在的癌症筛查是对于胃、结肠、肺、乳腺等脏器分别进行的。FDG-PET的特点是包括检查前准备在内没有痛苦，没有目标器官（一次可以涵盖几乎全部器官），在发现病变的同时还可以针对是否有转移做出诊断。

分Ⅰ期、Ⅱ期、Ⅲ期）DNA检查组为51.6%，化学法便潜血组为12.9%，具有显著差别。如果只统计TNM分期的Ⅰ、Ⅱ期，DNA检查组为56.5%，化学法便潜血组为13.0%，显示出在癌症早期发现中的良好效果。

相对于便潜血，利用粪便、血清的基因诊断具有特异性高的特点。如果能够开发出可以同时处理多个样本的机器以及每个样本检查成本与减少精细筛查数量之间的经济合理性，就可以作为界定需要精细筛查人群的重要手段。

### 5 粪便中的炎症标志物

有关炎症标志物的报道包括乳铁蛋白和钙卫蛋白（calprotectin）。乳铁蛋白是中性粒细胞的颗粒内蛋白质，由于细胞因子等炎症刺激从中性粒细胞释放出来，具有抑制细菌增殖及调节免疫反应作用。在体内可以诱导对癌症的免疫应答，在肿瘤部位出现巨噬细胞及中性粒细胞聚集，提示癌症和炎症与机体间的反应类似，因此推测癌症患者粪便中可以检测出高浓度的炎症标志物乳铁蛋白。松濑等认为粪便乳铁蛋白法对于早期结肠癌及右半结肠癌的检出敏感性高于便潜血检查[21]。

## 结肠癌筛查的问题及今后的课题

现在，在市、街道、村等老人保健事业中主要以便潜血检查作为结肠癌筛查方法。如前所述，便潜血检查的有效性是得到确认的，现在最大的问题是无论筛查还是精细筛查的应答率低下。比较2007年和2010年的癌症筛查应答率，胃癌筛查应答率男性上升约2%（33.8%→36.6%），女性上升约1.5%（26.8%→28.3%），结肠癌筛查应答率男性上升约0.1%（27.9%→28.1%），女性上升约0.2%（23.7%→23.9%）。总体应答率约为17%，精细筛查不足其中的60%。和胃癌等其他癌症筛查比较，降低20%，这一趋势在1992年根据老人保健法开始筛查以来一直没有改善。如何进行人群教育，提高检查的准确率是今后的重要课题。

由于内镜检查可以直接观察黏膜并且可以进行组织学诊断及息肉切除等治疗，较其他方法具有压倒性优势。但是结肠镜的检查能力与医生的人力资源相关，具有一定的限度。从单纯观察全结肠内腔的角度来讲，CT结肠镜以及结肠胶囊内镜凌驾于全结肠镜之上的日子并不遥远，但是，内镜不仅是观察，同时还可以治疗发现的病变，因此是真正的兼具预防及诊疗手段。加上应用National Polyp Study和Japan Polyp Study得到的证据，我认为针对不同的患癌风险，结肠癌筛查有可能成为间隔一定时间进行的内镜筛查手段。

## 结语

为了减少结肠癌死亡率，“建立有效的筛查方法，进行正确的管理”的重要性是毋庸置疑的。但是，另一方面，由于受检者价值观的多样性，寻求“有效、具有高的敏感性及特异性的筛查，尽量减少筛查频率”等强烈的呼声出现。本篇介绍的是基于日本厚生劳动省指南的政策性筛查，以“降低结肠癌死亡率（人群水平的结肠癌疾病死亡率）”为目标，因此没有考虑个体水平的治疗带来的创伤以及术后的生活质量（quality of life，QOL）。日本的结肠癌筛查在全世界也可称得上是最先进的，在临床现场已经能够做到应用新技术进行检查及微创化治疗，所以“由于早期发现造成的过度诊疗的弊端”非常低。临床医生对于癌症筛查应该兼顾并理解双方的立场，不断开发新的筛查方法并不断验证新方法的有效性。



**参考文献**

[1]「がんの統計 '13」(がんの統計編集委員会/編)，がん研究振興財団，2013.

[2] Shike M，et al：Primary prevention of colorectal cancer. The WHO Collaborating Centre for the Prevention of Colorectal Cancer. Bull World Health Organ，68：377-385，1990.

[3]「多目的コホートに基づくがん予防など健康の維持·增進に役立つエビデンスの構築に関する研究」厚生労働省がん研究助成金による指定研究班（主任研究者 津金昌一郎 国立がんセンターがん予防·検診研究センター予防研究部長）http://epi.ncc.go.jp/jphc/outcome/index.html.

[4]「有効性評価に基づく大腸がん検診ガイドライン」平成16年度厚生労働省がん研究助成金「がん検診の適切な方法とその評価法の確立に関する研究」班（主任研究者 祖父江友孝），2005.

[5] Mandel JS，et al：Colorectal cancer mortality：effectiveness of biennial screening for fecal occult blood. J Natl Cancer Inst，91：434-437，1999.

[6] Scholefield JH，et al：Effect of faecal occult blood screening on mortality from colorectal cancer：results from a randomised controlled trial. Gut，50：840-844，2002.

[7] Jorgensen OD，et al：A randomised study of screening for colorectal cancer using faecal occult blood testing：results after 13 years and seven biennial screening rounds. Gut，50：29-32，2002.

[8] 熊西康信，他：大腸集検における便潜血検査の精度評価—制限食下シオノギB3枚法のがん登録との照合による分析—. 日消集検誌，87：160-164，1990.

[9] 村上良介，他：便潜血検査の食道，胃および大腸の各がんに対する診断精度，成人病，33：1-7，1993.

[10]陣之内正史，他：PET検診にて発見された大腸癌の分析~便潜血検査およびCEAとの比較. 日本がん検診·診断学会誌，2：150-155，2007.

[11]Müller AD & Sonnenberg A：Protection by endoscopy against death from colorectal cancer. A case-control study among veterans. Arch Intern Med，155：1741-1748，1995.

[12]Kavanagh AM，et al：Screening endoscopy and risk of colorectal cancer in United States men. Cancer Causes Control，9：455-462，1998.

[13]Winawer SJ，et al：Prevention of colorectal cancer by colonoscopic polypectomy. The National Polyp Study Workgroup. N Engl J Med，329：1977-1981，1993.

[14]Citarda F，et al：Efficacy in standard clinical practice of colonoscopic polypectomy in reducing colorectal cancer incidence. Gut，48：812-815，2001.

[15]村上良介，他：大腸ポリープの自然史に関する臨床疫学的研究；内視鏡的ポリープ摘除術の大腸がん予防効果. 成人病，31：49-55，1991.

[16]楠山剛紹，他：大腸精密検査の精度および偶発症に関する検討—施設共同研究—，厚生省がん研究補助金による大腸がん集団検診の精度向上と評価に関する研究. 平成8年度研究報告，3：12-20，1997.

[17]大腸検査前処置用下剤テクトロール®散 安全性情報，2003.
http://www.kaigen-pharma.co.jp/images/topics2/1364302242/1364302242_12.pdf.

[18]飯沼元，他：大腸CT三次元表示ソフト（M900 Quadra，GI version：AMIN社製）の使用経験. Rad Fan，3：57-62，2005.

[19]角川康夫，他：大腸カプセル内視鏡の現状と展望. 日本消化器病学会雑誌，111：464-469，2014.

[20]Imperiale TF，et al：Fecal DNA versus fecal occult blood for colorectal-cancer screening in an average-risk population. N Engl J Med，351：2704-2714，2004.

[21]松瀬亮一，他：大腸がん検診スクリーニング法としてのラクトフェリン測定と遺伝子変異検出の有用性. 日消集検誌，42：433-440. 2004.

# 2. 结肠癌的肉眼分型

河野弘志，鹤田 修

结肠癌的肉眼分型分为0~5型。早期癌可能性大的病变（Tis，T1癌）常为0型（表浅型）。进展期癌分为1~5型。0型进一步分为Ⅰ型（隆起型）和Ⅱ型（表浅型）。肉眼分型原则上是基于在内镜下病变充分伸展状态的形态来判定的。

## 前言

目前结肠肿瘤性病变的肉眼分型采用《结肠癌诊治规约》中记载的分类方法。为什么肉眼分型是必要的呢？在《结肠癌诊治规约（第8版）》目的这一节中记载着“本规约的目的是提高日本结肠癌治疗效果，为了大家能共享结肠癌的基础临床、病理信息，规定了结肠癌统一的诊治方法”[1]。因此，与内镜相关的人员有必要对结肠癌的肉眼分型达成一定的共识。

本篇记录了结肠癌肉眼分型的历史及存在的问题以及肉眼分型方法。

另外，在《结肠癌诊治规约》的对象部分，也记载着“希望对于结肠原发癌以外的肿瘤也遵循本规约的记录方法”，同时在肉眼分型项中也建议“由于腺瘤和癌在肉眼上难以鉴别，对于腺瘤性病变的肉眼分型也遵循表浅型癌的亚分型”，因此腺瘤的肉眼分型也采用表浅型癌的亚分型。

## 结肠癌肉眼分型的历史及存在的问题

结肠癌的肉眼分型是参照《胃癌诊治规约》制定的，进展期结肠癌与胃癌没有太大的差别，没有产生大的问题。但是，结肠腺瘤或早期癌中存在较多的颗粒型以及隆起型病变等结肠特有病例，因此有很多的研究者主观地提出了各自的肉眼分型。这些分型不单纯基于肉眼形态，还加上了肿瘤的生长发育方式以及对浸润深度的判定。因此，不同医生之间针对同一个病变的肉眼分型出现不一致的现象[2，3]。渕上等总结了在病例讨论会中的病例，并总结了不同医院之间、内镜医生间对于病变肉眼分型的不同，问题主要是集中在以下这几种类型：

① 凹陷周围反应性隆起的解读。
② 大小的测量。
③ 隆起表面凹陷的解读。
④ Ⅱa和Ⅰs的鉴别。
⑤ Ⅱa+Ⅱc和Ⅱc+Ⅱa的鉴别。
⑥ 颗粒型病变、LST的定义。

其中Ⅱa和Ⅰs的鉴别在内镜医生间、病理医生间、内镜医生-病理医生间至今仍不一致，主要是对于比较大的病变、高度低于病变大小的肉眼分型到底应该是Ⅱa还是Ⅰs存在分歧。有些人认为需要重视病变中肿瘤部分的黏膜厚度以及肿瘤部位与正常黏膜的相对厚度，但是由于现在是以内镜表现为优先判断肉眼分型，单靠组织学表现判断不合适。因此，我们认为对于肿瘤肉眼分型的判断方法尚未明确，可以通过表面是平坦的还是半球状隆起的，和病变大小相同的高度进行判断即可。



## 肉眼分型的判断方法

用于病变肉眼分型的资料包括内镜所见和切除标本（新鲜标本或者固定标本）以及低倍显微镜图像。每种图像都很重要，需综合判断。但是在《结肠癌诊治规约》中写到“判断表浅型的肉眼分型要优先考虑内镜下表现，不需要考虑组织发生以及肿瘤/非肿瘤的不同，需要看病变的整体形状”[1]，因此本篇的有关肉眼分型都是基于内镜下表现来表述的。另外一个基于内镜形态判定肉眼分型的理由是当进行内镜下切除时，如果没能把周围正常黏膜充分包进去就不能充分伸展切除标本，就可能造成切除标本和内镜图片不一样。外科肠切除标本也有可能没把病变充分伸展，使内镜下的无蒂型病变在切除标本上看似亚蒂或者有蒂型病变。因此，为了能够在内镜下进行恰当的肉眼分型，或者能更客观地判断病变的肉眼分型，希望能在病变充分伸展状态下进行评价。在《结肠癌诊治规约》中规定肉眼分型不随病理组织学检查结果而更改。

**Point**

结肠癌的肉眼分型要在内镜下充分伸展病变的状态下判断。但是在病变大或者存在于弯曲部时，如果将肠管过度拉伸会观察不到病变的全貌，因此需要适当调整空气量，尽可能捕捉病变的全貌，在头脑中想象这个病变伸展状态下的形状。当病变为进展期癌等不能完整观察到病变全貌时，也可以根据切除标本判断肉眼分型。

## 结肠癌肉眼分型的应用

结肠癌的肉眼分型根据《结肠癌诊治规约》中的基本分类分为6型。0型：表浅型；1型：隆起型；2型：溃疡局限型；3型：溃疡浸润型；4型：弥漫浸润型；5型：不能分类型。规约中写到“将可能为Tis、T1癌（早期癌）的病变分到表浅型（0型）”。表浅型进一步分为Ⅰ型［隆起型（Ⅰp，有蒂；Ⅰsp，亚蒂型；Ⅰs，无蒂型）］和Ⅱ型［表浅型（Ⅱa，表浅隆起型；Ⅱb，表浅平坦型；Ⅱc，表浅凹陷型）］[1]。《结肠癌诊疗规约》中首次记载了有关LST※1的内容。LST（lateally spreading tumor）是用于描述直径10mm以上的表层（侧向）发育型肿瘤的词汇，

**用语解说**

※1 LST：提出LST的工藤等定义LST为肿瘤直径大于10mm，肿瘤大小大于高度，也就是水平方向（侧方）生长发育大于垂直方向的一组结肠肿瘤[4]，是兼顾了肿瘤进展方式的肉眼形态分型。

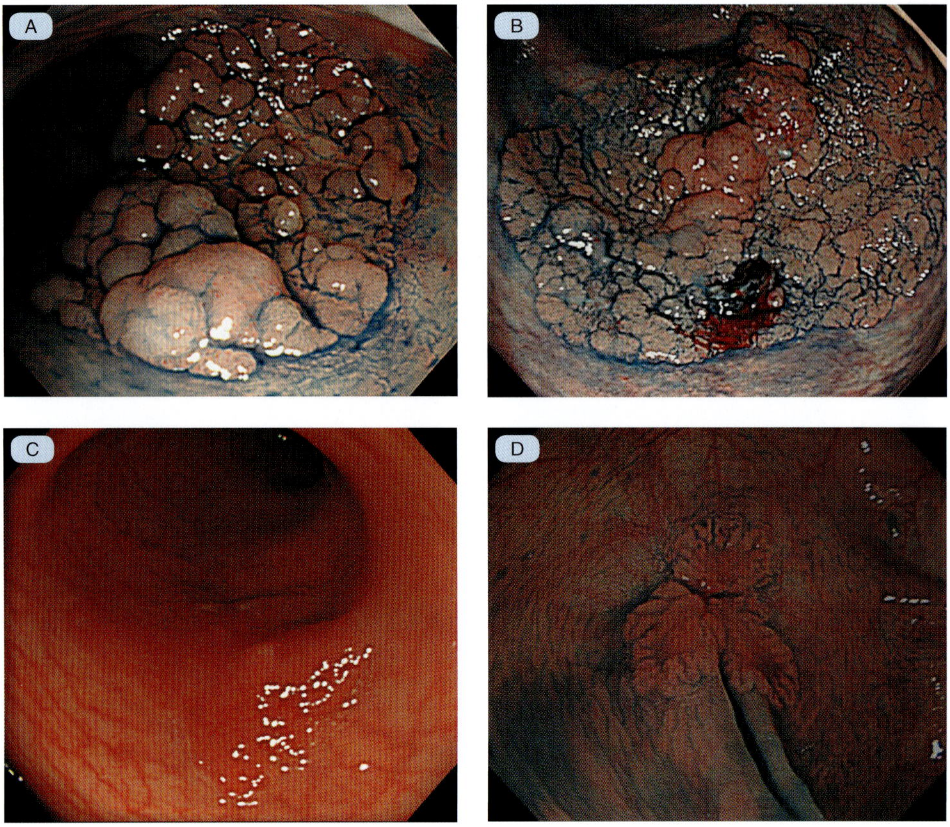


**图1 ◆ LST病变的内镜图像**

A）LST-G-H：颗粒比较均一
B）LST-G-M：整体都是均一的颗粒，中间伴有粗大结节
C）LST－NG－F：平坦的隆起，不伴凹陷
D）LST－NG－PD：平坦的隆起，伴有浅凹陷

不包含在肉眼分型里。根据LST的形态进一步分为颗粒型［granular（G）type（颗粒均一型：homogenous type；结节混合型：nodular mixed type）］和非颗粒型［non－granular（NG）type（扁平隆起型：flat elevated type；假凹陷型：pseudodepressed type）］。

具体形态特征如下。

①LST-G颗粒均一型：大小几乎类似的颗粒聚集形成的侧向生长型病变（肉眼分型为0-Ⅱa，图1A）。

②LST-G结节混合型：大小几乎类似的颗粒聚集形成的侧向生长型病变，其中混合略大的结节（肉眼分型为0-Ⅱa+Ⅰs）或者在大小类似的颗粒中混合有大的明显的结节（肉眼分型为0-Ⅰs+Ⅱa，图1B）。

③LST-NG扁平隆起型：跨越皱襞的大的扁平隆起型病变（肉眼分型为0-Ⅱa，图1C）。

④LST-NG假凹陷型：伴有表浅凹陷的大的扁平隆起型病变（肉眼分型为0-Ⅱa+Ⅱc，图1D）。

在③的LST-NG扁平隆起的表面可存在龟甲样裂沟，④LST－NG假凹陷定义为

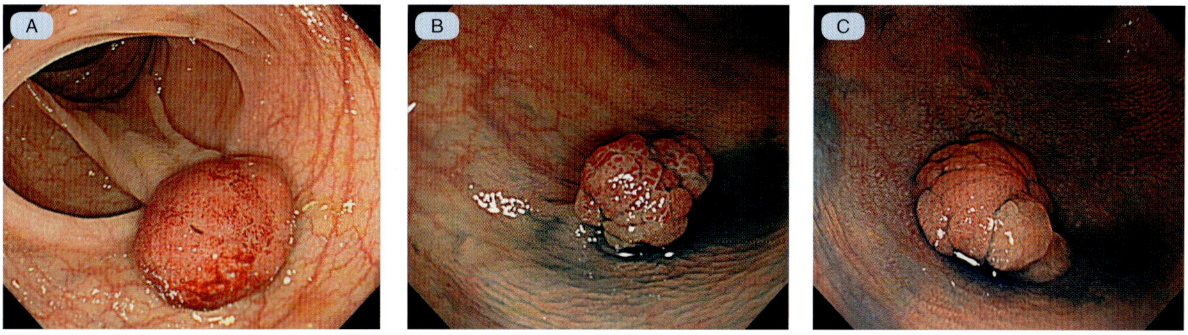


图2◆ Ⅰ型病变的内镜表现
A）Ⅰp
B）Ⅰsp
C）Ⅰs

“不能用一条线勾画出凹陷全周的边界”“边缘呈伪足样”。

## 1 早期结肠癌的肉眼分型

早期结肠癌的肉眼分型为0型，如前所述分有亚分型。Ⅰ型为隆起型，是被过去统称为息肉的向黏膜面隆起生长的病变。Ⅰ型再分为Ⅰp（图2A）和Ⅰs（图2C）型病变，这两型中间为Ⅰsp（图2B）型。

Ⅰp的大部分在头部呈分叶状，表现为半球形，这部分就是肿瘤。这种形态的病变大多为腺瘤、黏膜内癌或者是向黏膜下层浸润很少的癌。当癌浸润到黏膜下层时，常表现为表面溃烂或者蒂部变粗等，在肉眼下常表现为Ⅰp+Ⅱc，基本的肉眼形态不会变化。

Ⅰsp型病变的头端和Ⅰs也和Ⅰp一样，这种肉眼形态即使有黏膜下层浸润，原则上也和Ⅰp型的一样加上Ⅱc，并不改变基本的肉眼形态分类。需要注意的是在Ⅰs病变中存在向黏膜面隆起生长的息肉样生长［polypoid growth（PG）type］的癌和不表现向黏膜面隆起生长的非息肉样生长［non－polypoid growth（NPG）type］[5]的癌。PG型癌隆起的形成基本上以黏膜内隆起生长模式为主，NPG型癌的隆起主要是反映黏膜下层深部浸润的癌的量，因此同样表现为隆起，两者还是存在很大差别的。

**Point**

PG型病变隆起的形成有的是由于肿瘤向黏膜面生长造成的，当然也有黏膜下层浸润的可能性，但大多数以黏膜内病变为主。而NPG型病变的隆起形成不是肿瘤向黏膜内生长，而是浸润到黏膜下层的癌的主体向上生长。这一区别在内镜下是不同的。呈PG型生长的病变的隆起部分可以观察到上皮的形态（图3A、B），而NPG型的病变的隆起部分被非肿瘤上皮覆盖（图3C、D）。

和Ⅰ型比较，Ⅱ型的隆起高度偏低，根据其高度分为Ⅱa（图4A）、Ⅱb和Ⅱc（图4B）。

和Ⅰs比较，Ⅱa型病变的高度比较低，表面平坦、光滑的病变多，病变边缘隆起部分可以观察到上皮性肿瘤的形态，也有很少部分病变有非肿瘤上皮

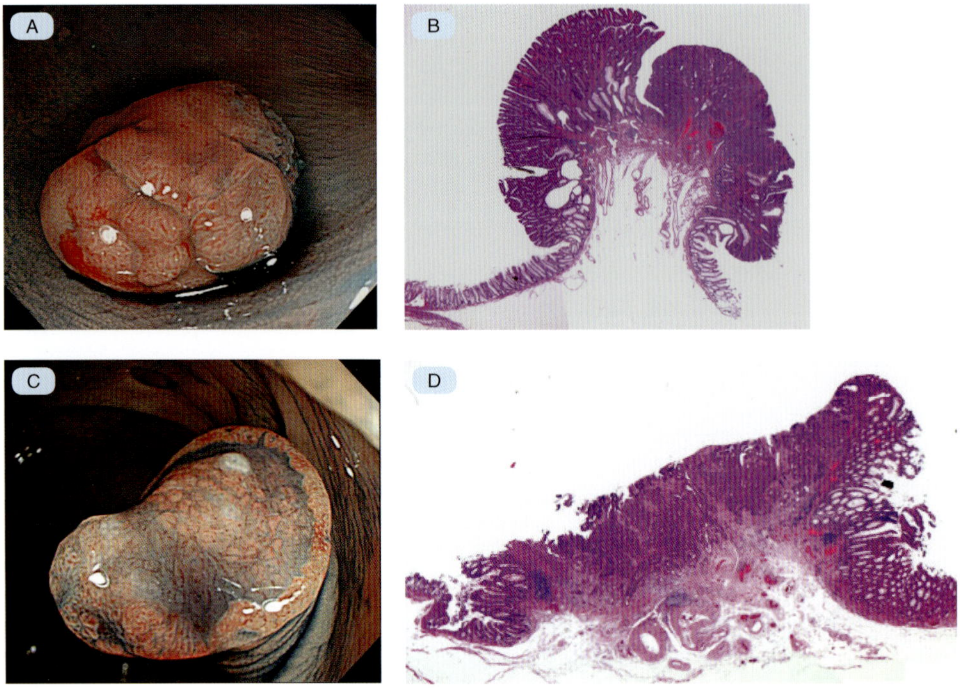


**图3 ◆ PG、NPG型病变的内镜及病理组织像**

A）靛胭脂染色下可见从隆起起始部就是上皮性肿瘤的形态

B）病理组织学可见向黏膜内生长的隆起型肿瘤，浸润深度为pM，PG型的高～中分化腺癌

C）靛胭脂染色下可见隆起起始部被非肿瘤黏膜覆盖

D）病理组织学可见隆起的主体是癌向黏膜下层浸润，未见形成向黏膜面隆起生长的肿瘤的增殖

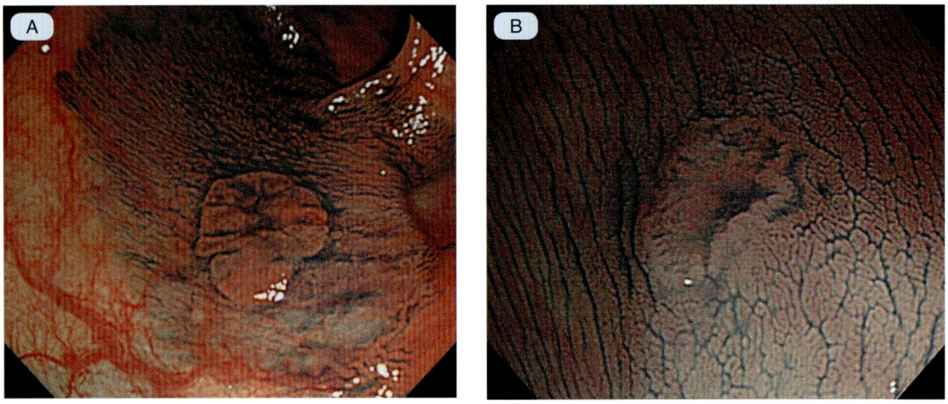


**图4 ◆ Ⅱ型病变的内镜表现**

A）Ⅱa

B）Ⅱc

的覆盖。

Ⅱb型病变与周围黏膜几乎没有高低差，仅仅表现轻微的颜色改变，严格讲，其发生率非常低。

Ⅱc型病变是病变边缘隆起的起始部被非肿瘤黏膜覆盖的凹陷型病变，在胃

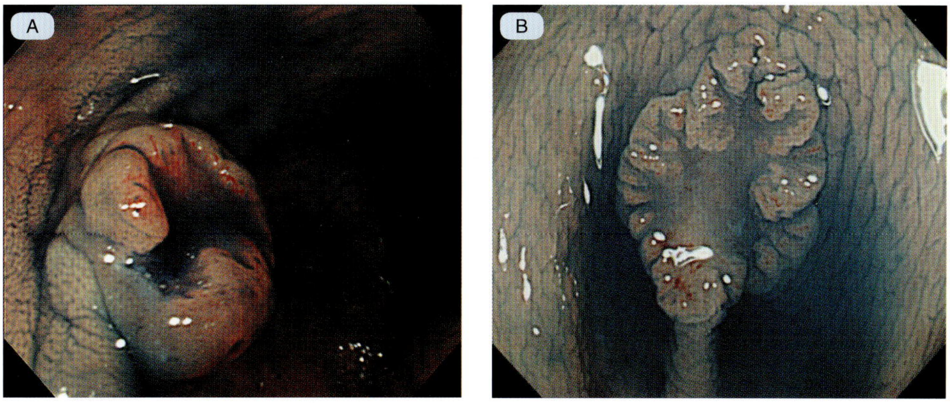


**图5◆ 伴有凹陷的Ⅱ型癌的内镜表现**

A）Ⅱa＋Ⅱc：整体看以隆起为主体，中央伴随不规则的凹陷

B）Ⅱc＋Ⅱa；凹陷部分面积大，整体看隆起并不明显

内，这种形态是由于癌造成上皮萎缩形成的绝对凹陷※2，在结肠中也有绝对凹陷，但是发生率低，结肠的Ⅱc一般并不是癌性黏膜萎缩，而是肿瘤周围黏膜因反应性改变而轻微隆起形成的相对凹陷※2更多见。这种情况下，将周围反应性隆起读作Ⅱa、将病变整体读作Ⅱc＋Ⅱa还是认为周边不是肿瘤而忽视其形态直接读作Ⅱc，目前尚未统一。但是在Ⅱc型病变周围几乎都会出现反应性隆起，而且内镜下可以对这部分到底是肿瘤与否做出判断，因此我们认为这样的病变是Ⅱc。这些表面型癌如果出现黏膜下层深部浸润，根据浸润量的多少表现不同。原来是Ⅱa的病变会变成Ⅰs，原来是Ⅱc的病变多变为Ⅱa+Ⅱc或者Ⅰs+Ⅱc。

当上述病变表现为多种形态并存时，要优先考虑病变的主体形态，并记录其他的肉眼形态。例如：表浅型伴有凹陷时，如果主体是表浅隆起型，就叫Ⅱa＋Ⅱc（图5A），主体是表浅凹陷型就叫Ⅱc＋Ⅱa（图5B）。另外，当Ⅰp型病变出现黏膜下层深部浸润时，出现深的凹陷时称为Ⅰp＋Ⅱc即可。

## 2 进展期癌的肉眼分型

半数以上的进展期癌存在于直肠及乙状结肠中，肉眼分型分为1~5型，其中2型占绝大多数，占80%~90%。2型的典型表现为伴有环堤样隆起，中央深凹陷。凹陷呈凹凸不平，常覆盖白苔。环堤样隆起的起始部有的被正常黏膜覆盖，有的被肿瘤黏膜覆盖。1型为比较大的隆起型病变，一般表面的分叶结构消失，呈不规则的隆起。但是，在1型病变的表面结构没有被破坏时，有时候难以判读浸润深度。4型病变往往表现内镜管腔变窄或者伸展不良，表面被结节状非肿瘤上皮覆

**用语解说**

※2 绝对凹陷及相对凹陷：Ⅱc的绝对凹陷是与周围黏膜比较，肿瘤部位黏膜变薄形成的凹陷，其凹陷呈不规则形，凹陷边缘常界限清楚。相对凹陷是凹陷周边由于反应性增生形成隆起而表现为相对凹陷，和正常部位比较，肿瘤部位黏膜变厚，凹陷边缘的界限常比较柔和。

盖，癌露出部分表现轻微的凹陷及溃疡。病理组织学存在以淋巴管浸润为主的淋巴管炎型（lymphangitis type）和伴有纤维化的弥漫性浸润的硬化型（schirrhous type）。与伴有炎症的狭窄的鉴别很重要。

## 结语

本节介绍了结肠癌的肉眼分型。肉眼分型以《结肠癌诊治规约》中的记载为原则。但是对于此的解释以及判断有时会因人而异，因此在各种病例讨论会和研究会上通过病例讨论加深对肉眼分型的理解是重要的。

**参考文献**


[1]「大腸癌取扱い規約第8版」(大腸癌研究会/編)，金原出版，2013.

[2] 味岡洋一，他：症例検討—Ⅱ型早期大腸癌肉眼分類の問題点．胃と腸，34：29-70，1999.

[3] 加藤 洋，他：座談会—早期大腸癌肉眼分類統一をめざして．胃と腸，35：1500-1532，2000.

[4] 工藤進英：側方発育型腫瘍（laterally spreading tumor：LST）について．早期大腸癌，2：477-481，1998.

[5] Shimoda T，et al：Early colorectal carcinoma with special reference to its development de novo. Cancer，64：1138-1146，1989.

# 3. 结肠癌的发生、发育和进展

池上雅博



有关结肠癌的发生有de novo carcinoma学说[1]和adenoma-carcinoma sequence学说[2]。前者是指不经过腺瘤阶段，而是直接从正常黏膜发生癌。后者是指先发生腺瘤，随着腺瘤的增大，其中一部分发生癌。众所周知，结肠腺瘤的发生率高，日常工作中我们可以发现较多的部分为癌的腺瘤，所以后一学说被世界广泛接受。在本篇我们以PG、NPG分类为基础，重点以结肠黏膜下层浸润癌（SM癌）为研究对象，分析结肠癌的早期病变及其发育、进展的过程。

## 从探讨结肠癌发生学过程中明确的问题

从20世纪80年代中期开始在日本就广泛开展了有关结肠癌发生学的讨论[3，4]。讨论这一问题的契机是日本在世界上首先诊断了当时人们几乎没有认识到的表浅型癌并开始了治疗[4]。当时认为这种表浅型癌是由de novo carcinoma途径发展来的可能性大。但是有关结肠癌的这两种学说至今尚未成为定论，并不是说这两种学说中只有一个是正确的，可能这两种过程在结肠癌的发生中都存在。主张不同的发生过程的背后不仅仅是要探讨哪个发生途径更多，还包含探究哪一种是结肠癌进一步发育、进展的主要途径。

结肠癌的发生究竟是什么样的过程呢？在研究这两种学说的过程中我们所明白的是存在进展快的病变［病变在很小的阶段就出现黏膜下层（SM）浸润］和长大到一定程度后再出现黏膜下层浸润的病变这两种情况。所以实际诊疗过程中，认识到这两种病变的不同比起搞清楚这个病变是de novo carcinoma途径还是adenoma-carcinoma sequence途径更为重要。

## PG、NPG分类

根据结肠癌在纵切面上向黏膜内隆起增殖与否分为2类，即黏膜内肿瘤性病变与周围非肿瘤黏膜比较呈明显隆起的PG型（polypoid growth type）和癌部分的黏膜厚度与边缘非肿瘤（增生）黏膜几乎相同的或变薄的NPG型（non-polypoid growth type）（图1）。使用本分类的前提是该病变的黏膜内癌组织尚存在。如果黏膜内的癌组织破坏、消失，当肿瘤与周围正常黏膜几乎没有高度差时暂且定义为（没有见到肿瘤的黏膜内增殖）NPG。

我们特地选择SM探讨这一问题的原因主要是与M癌相比，SM癌比较大，能更好对黏膜内的增殖程度分类，另外与进展期癌相比，SM癌较少受溃疡等破溃的影响，能更好地判断肿瘤的来源。

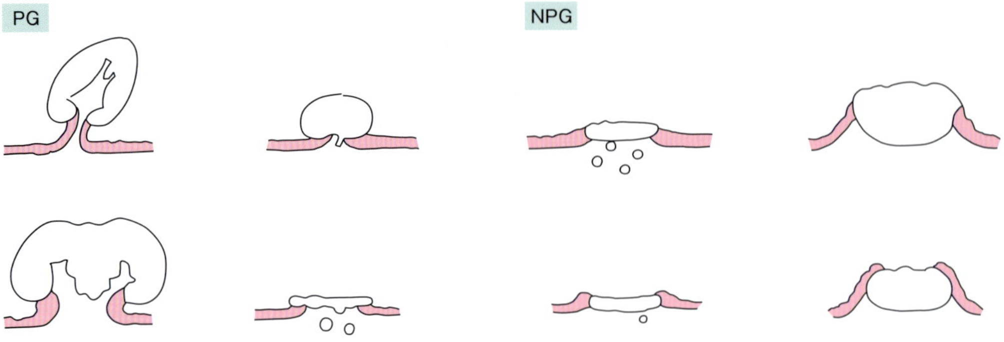


图1 ◆ 结肠SM癌的形态分类

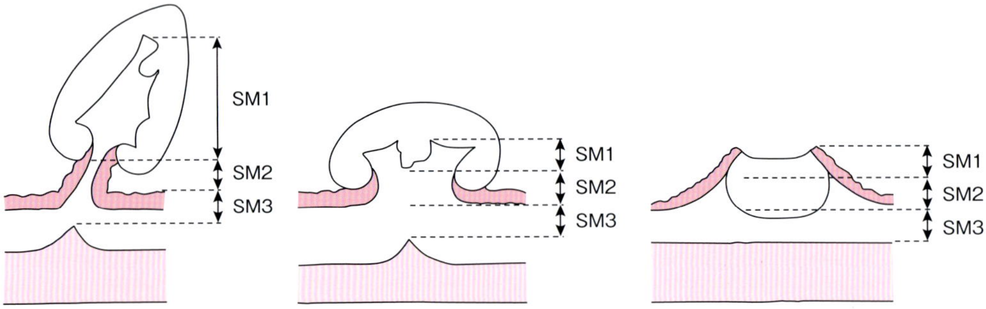


图2 ◆ 结肠SM浸润深度分类

SM癌的SM浸润深度分类采用相对分类法，如图2所示，将各种形态的黏膜下层3等分，从黏膜侧依次为SM1，SM2，SM3。只是在Ⅰp型病变中，将存在癌变且浸润局限于息肉头部黏膜下层的SM癌称为SM1，浸润到蒂部为SM2，蒂部以深为SM3。

我们的研究纳入了外科切除的141例结肠SM癌，剔除了家族性结肠息肉病以及颗粒型LST。

## PG、NPG的病变大小

我们比较了结肠SM癌不同的黏膜内增殖方式与肿瘤大小的关系（图3），NPG型的大小在5~35mm，分布范围较小，主要是5~15mm的小病变。而PG型以16~25mm之间的病变数量最多，也有超过50mm的大病变。同时发现即使是相同的SM癌，和PG比较，NPG也以小的病变为主。从表1、表2所示的SM浸润深度与病变大小关系中可见PG没有5mm以下的病变，56.7%为SM1，而NPG即使是5mm以下的病变也存在SM2、SM3的浸润，而且SM2、SM3占到74.5%，有更多浸润深度的病变，也有较高的脉管浸润率。将SM2、SM3癌根据大小分为20mm以下和21mm以上两组，发现NPG中20mm以下的病变显著增加，而PG分别为21个病变和24个病变，各占一半。也就是说，和PG比较，NPG病变更小，更容易出现SM浸润（图4，图5）。

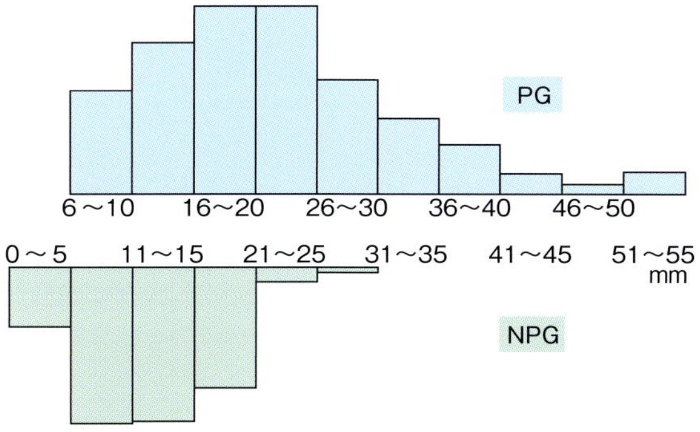


图3 ◆ 结肠SM癌不同大小与病变数量统计

表1 ◆ PG、NPG SM癌浸润深度与大小分布

| Size（mm） | PG | | | | NPG | | | |
|---|---|---|---|---|---|---|---|---|
| | SM1 | SM2 | SM3 | 总计 | SM1 | SM2 | SM3 | 总计 |
| 0~5 | | | | | 2 | 2 | 2 | 6 |
| 6~10 | 4 | 5 | 1 | 10 | 4 | 4 | 7 | 15 |
| 11~15 | 11 | 4 | | 15 | 3 | 7 | 5 | 15 |
| 16~20 | 7 | 5 | 6 | 18 | 3 | 4 | 5 | 12 |
| 21~25 | 14 | 2 | 2 | 18 | 1 | | 1 | 2 |
| 26~30 | 5 | 3 | 3 | 11 | | | 1 | 1 |
| 31~35 | 4 | 1 | 2 | 7 | | | | |
| 36~40 | 3 | | 2 | 5 | | | | |
| 41~45 | | | 2 | 2 | | | | |
| 46~50 | 1 | | | 1 | | | | |
| 51~55 | 2 | | | 2 | | | | |
| 56~60 | | | | | | | | |
| 61~65 | | 1 | | | | | | |
| 总计 | 51 | 21 | 18 | 90 | 13 | 17 | 21 | 51 |

表2 ◆ PG、NPG SM癌的病变个数、平均大小、SM浸润深度、脉管浸润率

| | 病变个数 | 平均大小 | SM1 | SM2 | SM3 | ly，v |
|---|---|---|---|---|---|---|
| PG | 90 | 22.5mm | 51（56.7%） | 21（23.3%） | 18（20.0%） | 34（37.8%） |
| NPG | 51 | 12.9mm | 13（25.5%） | 17（33.3%） | 21（41.2%） | 33（64.7%） |

## NPG pSM癌的形成

当癌浸润到SM深层时，很多会出现溃疡。溃疡一直到病变边缘后就难以判断是由PG还是由NPG演变而来的（本篇暂且归类到NPG）。为了正确判断病变是由PG还是NPG演变而来的，我们的研究至少需要选择病变边缘黏膜内肿瘤残留（没有被完全破坏）的病变。因此，我们采用抗α-平滑肌肌动蛋白（smooth muscle actin）抗体（α-SMA）对NPG癌进行了免疫组化染色以识别黏膜肌层，并对病变整体黏膜肌层可见以及仅仅中央有溃疡、两端的边缘黏膜肌层残存的病变进行了探讨（图4，图5）。

在NPG 51个病变中有25个是黏膜内尚残留肿瘤的病变，占49.0%（表3）。SM1中黏膜下微小浸润病变（SM1a）全部是有黏膜内病变残留的，且全部都是凹陷型。随着SM浸润深度加深，黏膜内肿瘤残留的病变的比例逐渐减少，SM1为84.6%，SM2为52.9%，SM3为23.8%。

与肉眼形态之间的关系显示黏膜内肿瘤残留的病变多为表浅型，为24例，占96.0%。肉眼分型为类似进展期2型的病变中，仅有1例显示为黏膜内肿瘤残留，即黏膜内肿瘤残留的NPG SM癌的黏膜内病变几乎都为Ⅱa、Ⅱc、Ⅱc+Ⅱa等表浅型。根据对黏膜内肿瘤残留的SM癌进行探讨的结果，我们认为NPG SM癌是由表浅型M癌发展而来的。

根据以上的结果分析SM癌的来源，141个SM癌中PG为90例，占63.8%，这些SM癌可以认为是由PG进展而来的（多为隆起型病变）。而NPG 51个病变中，能确认是NPG来源的黏膜内肿瘤残留的病变为35例，占24.8%。有16个病变虽然归类到NPG SM癌并且是黏膜内肿瘤残留的病变，但是不能判定病变来源的占到11.4%。

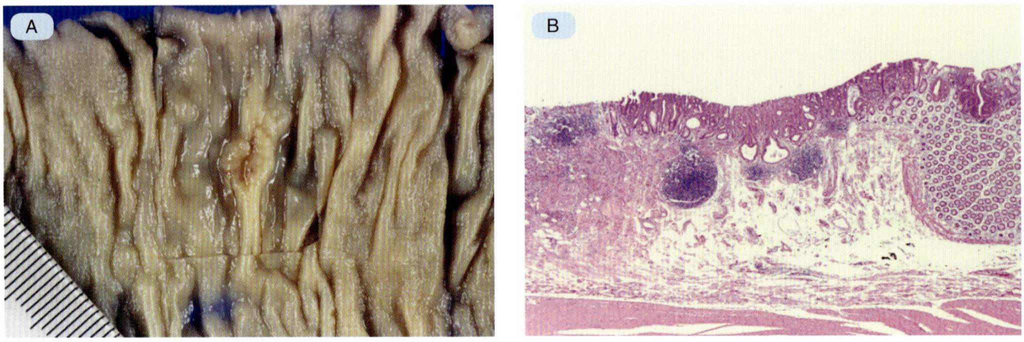

**图4 ◆ NPG表浅型SM癌**

A）Ⅱc＋Ⅱa，7mm×8mm，NPG病变

B）切面低倍病理图。可见占据黏膜全层的癌，中央凹陷处由SM微小浸润，病变整体黏膜内肿瘤残留，可以明确是由表浅型发展而来的

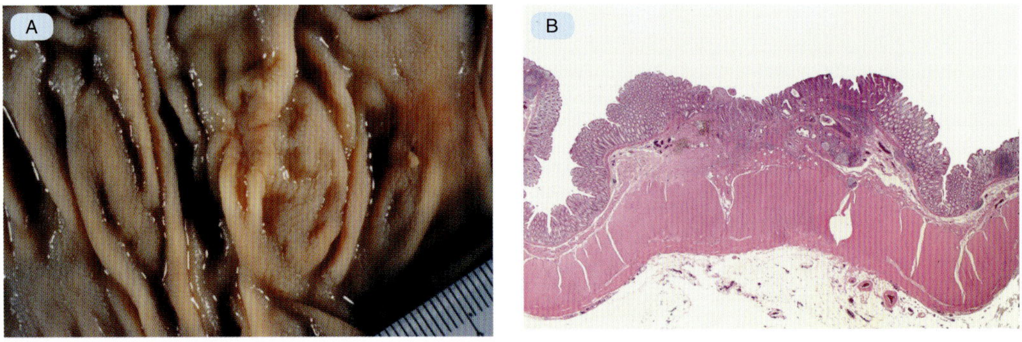

**图5 ◆ NPG表浅型SM癌**

A）Ⅱc＋Ⅱa，8mm×13mm，NPG病变

B）切面低倍病理图。为SM2浸润，HE染色下见病灶边缘有黏膜内病变残留，是由表浅型进展而来的病变

**表3 ◆ NPG SM癌黏膜内肿瘤残留病例的肉眼分型及SM浸润深度**

| | Ⅱc，Ⅱc+Ⅱa | Ⅱa | 类似2型 |
|---|---|---|---|
| SM1a | 10 | | |
| SM1b | 0 | 1 | |
| SM2 | 5 | 3 | 1 |
| SM3 | 3 | 2 | |
| | 18<br>（72.0%） | 6<br>（24.0%） | 1<br>（4.0%） |

因此，我们认为SM的至少约25%是由NPG M癌（表浅型）来源的。

另外，我们从病变的发育、进展的角度思考一下前述的PG、NPG分类以及与病变大小的关系。NPG的大小比PG更小，因此我们不应该认为SM癌是由于PG型病变的黏膜内病变被破坏而进展来的，我们认为至少在SM癌中有很多的病变是从NPG（表浅型）M癌进展到NPG型SM癌。在本篇纳入的病例中有51个病变（36.2%）可能就是由表浅型进展而来的。



## PG、NPG与肉眼分型之间的关系

如果将SM癌分为表浅型和隆起型，NPG有32例（62.7%）为表浅型，而隆起型也有19个病变（占37.3%），占有相当大的比例（表4）。但是我们观察病变的切面（图1）可以看到NPG的隆起是由于癌的黏膜下层浸润而形成的隆起，这一点与癌、腺瘤的黏膜内增殖形成的大隆起的PG截然不同（图6）。

表5和表6是PG、NPG的黏膜下层浸润深度与肉眼分型之间的关系。PG除去类似进展期癌的形态以外则以SM1最多。各种形态的占比分别为Ⅰp 78.9%，Ⅰs 51.9%，Ⅱa 50.0%，Ⅱa＋Ⅱc 57.1%。与其他形态比较，Ⅰp型的SM1比例最高，

**表4 ◆ PG、NPG SM癌的不同肉眼分型的例数**

| | | 非凹陷 | | 凹陷 | |
|---|---|---|---|---|---|
| PG | S | Ⅱa | 4（10.8） | Ⅱa＋Ⅱc | 7（14.7） |
| | E | Ⅰp<br>Ⅰs | 19（20.5）<br>52（24.9） | Adv. like<br>8（27.9） | |
| NPG | S | Ⅱa | 6（11.0） | Ⅱc，Ⅱc＋Ⅱa<br>26（12.1） | |
| | E | Ⅰs | 7（17.0） | Adv. like<br>12（14.0） | |

Adv. like：类似2型进展期癌；S：表浅型；E：隆起型；（　）：平均大小（mm）

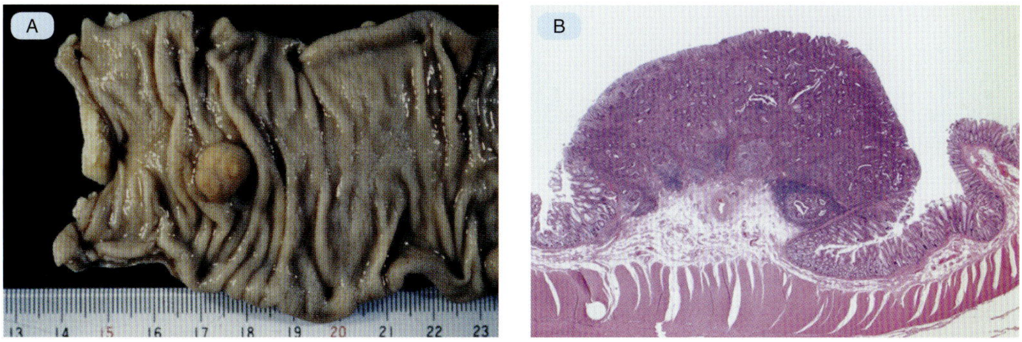


**图6 ◆ NPG隆起型SM癌**

A）Ⅰs，13mm×10mm，NPG病变

B）切面低倍病理图。随着癌的深部浸润（SM2）形成Is样隆起。与周围正常黏膜的界限光滑，为NPG，但是黏膜肌层完全被破坏，黏膜内病变完全消失，难以判断其来源。NPG Ⅰs病变是由这样SM深部浸润形成的，与黏膜内增殖形成的PG Ⅰs截然不同

**表5 ◆ PG SM癌的肉眼分型与SM浸润深度**

| | Ⅰp | Ⅰs | Ⅱa | Ⅱa+Ⅱc | Adv. like |
|---|---|---|---|---|---|
| SM1a | 6（21.3） | 11（24.6） | 0 | 3（15.0） | 0 |
| SM1b | 12（19.6） | 16（26.0） | 2（11.5） | 1（14.0） | 0 |
| SM2 | 1（21.5） | 15（22.0） | 1（12.0） | 1（14.0） | 3（28.0） |
| SM3 | 0 | 10（27.8） | 1（16.0） | 2（16.0） | 5（30.8） |
| 总计 | 19 | 52 | 4 | 7 | 8 |

Adv. like：类似2型进展期癌
（ ）：平均大小（mm）

**表6 ◆ NPG SM癌的肉眼分型与SM浸润深度**

| | Ⅰs | Ⅱa | Ⅱc，Ⅱc+Ⅱa | Adv. like |
|---|---|---|---|---|
| SM1a | 0 | 0 | 10（12.0） | 0 |
| SM1b | 1（18.0） | 1（7.0） | 1（18.0） | 0 |
| SM2 | 3（13.0） | 3（10.0） | 8（10.7） | 3（17.0） |
| SM3 | 3（22.7） | 2（14.5） | 7（11.5） | 9（13.0） |
| 总计 | 7 | 6 | 26 | 12 |

Adv. like：类似2型进展期癌
（ ）：平均大小（mm）

SM2仅为4例。Ⅰs型SM1为51.9%，SM2为28.9%，SM3为19.2%，与其他形态相比包含了各种SM浸润深度。PG表浅型病变：SM1中Ⅱa4个病变（50.0%），Ⅱa+Ⅱc 4个病变（57.1%），SM2以上的分别为2个病变（50.0%）、3个病变（42.9%），与Ⅰs型没有很明显的区别。但是这些病变的大小都是在10mm左右，均为小病变。类似2型进展期癌的8个病变均为SM2、SM3。总结起来，PG的SM癌中，2型进展期癌类似的破坏明显的病变是SM深部浸润癌，除此之外，其余的肉眼分型随着SM浸润深度的增加，几乎没有形态学变化。

NPG中SM1多为Ⅱc，Ⅱc+Ⅱa（图4），共11个病变（84.6%）。浸润到SM2、SM3的病变（图5，图6）在不同形态中的占比为：Ⅰs 85.7%，Ⅱa 83.3%，Ⅱc、Ⅱc+Ⅱa 57.7%，类似2型进展期癌中为100%。可见在Ⅰs、Ⅱa和类似2型进展期癌中占比最多。

如前所述，我们认为NPG SM癌是由表浅型M癌进展而来的。表浅型病变与PG型比较黏膜内的肿瘤量少，黏膜肌层与肌层之间的距离近，因此即使是同样量的黏膜下层浸润，NPG型比PG型更容易出现形态学变化。从这个角度看表6的结果，M癌中呈现为Ⅱa、Ⅱc、Ⅱc+Ⅱa等表浅型形态的病变随着癌向黏膜下层浸润量的增加会出现相应明显的隆起或凹陷，进而出现Ⅰs（图6）、类似2型进展期癌样的形态学的显著变化。早期浸润癌（SM1a）的多数为伴有凹陷的病变，表浅型M癌伴有凹陷的病变有黏膜下层浸润的可能性或者今后发生浸润的可能性高，需要重视。

综上所述，表浅型病变随着黏膜下层浸润深度的增加，其形态容易发生变化。在治疗前做好NPG的Ⅰs与PG的Ⅰs的鉴别是重要的。在容易出现黏膜下层浸润的表浅型M癌中出现凹陷是重要的内镜下的观察指标。

## 总结

基于我们提出的PG、NPG分类对结肠pSM癌进行了探讨，阐述了结肠癌的发育、进展模式。NPG SM癌几乎都是由表浅型发展而来的，与PG SM癌（多数是腺瘤来源）比较在病变很小的时候就会出现SM浸润，这一过程至少是和小的（20mm左右）的进展期癌的形成密切相关的。因此，要铭记在表浅型癌中存在小的容易向深部浸润的病变。表浅型癌有可能随着SM层的浸润出现各种形态学变化。

### 参考文献


[1] Spratt JS, et al：Relationship of polyps of the colon to colonic cancer. Ann. Surg., 148：682-698, 1958.

[2] Morson BC：Some peculia-rities in the histology of intestinal polyps. Dis Colon Rec, 5：337-344, 1962.

[3] Ikegami M：A pathological study on colorectal cancer. From de novo carcinoma to advanced carcinoma. Acta Pathol Jpn, 37：21-37, 1987.

[4] 工藤進英, 他：微小大腸癌の診断—実態顕微鏡所見を含めて. 胃と腸, 25：801-812, 1990.

# 4. LST概念及病理表现

藤井隆広

LST（laterally spreading tumor）是指以侧向（水平）发育为主体的肿瘤性病变。对于LST有两种不同的观点，一种观点认为应该将LST加入肉眼形态分型中，另一种观点认为是根据病变的生长发育方式命名的，不应该放在肉眼形态分型中。在2013年7月刊发的《结肠癌诊治规约（第8版）》[1]中明确记载为“LST是表示直径大于10mm的表层（侧向）发育肿瘤的名词，不包括在肉眼分型内”[2]，即在《结肠癌诊治规约（第8版）》中，并没有把LST放到肉眼分型中，而是以命名的方式使用。

## LST的肉眼分型[《结肠癌诊治规约（第8版）》]

在《结肠癌诊治规约（第8版）》（以下称“规约”）中将Tis、T1癌（早期癌）的肉眼分型归属到0型（表浅型）并进行了亚型分类，大体分为隆起型（Ⅰp，Ⅰsp，Ⅰs）、表浅型（Ⅱa，Ⅱb，Ⅱc）。如前所述，LST这个名称是第一次在“规约”中出现的，但并不是作为肉眼分型，仅仅是一种命名作为补充说明使用。其中也规定：根据LST的形态分为颗粒（G）型[颗粒均一型（homogenous type）和结节混合型（nodular mixed type）]和、非颗粒（NG）型[扁平隆起型（flat elevated type）和假凹陷型（pseudodepressed type）]。但是这些颗粒均一型和结节混合型等各种肉眼形态在临床使用过程中还存在以下的矛盾之处。

如果将LST作为一种独立的肉眼分型使用，LST-G（颗粒均一型）等的描述可以充分表现其病理状态。按照“规约”中的规定，如果使用LST需要先用肉眼分型，然后把LST作为附注记载，例如要写成Ⅱa<LST-G（颗粒均一型）>这样复杂的描述。如果我们把Ⅱa<LST-G（颗粒均一型）>记录为Ⅱa（LST-G），不仅简单地传递了病例的信息，而且也遵从了“规约”的描述规则。

我们从过去就把LST作为一种名称，在使用隆起型、表浅型的肉眼分型的基础上加上了LST的附注。例如图1所示，将颗粒均一型记录为Ⅱa（LST-G），结节混合型伴有粗大隆起的病变记录为Ⅰs+Ⅱa（LST-G），LST-NG中扁平隆起型记录为Ⅱa（LST-NG），假凹陷型（pseudodepressed type）记录为Ⅱa+Ⅱc（LST-NG），Ⅱc（LST-NG），这样的记录是能充分表现其病理特点的肉眼类型记载方法。

## LST名称的由来

结节聚集样病变是指病变高度低于宽度、沿着肠管壁向侧方进展、和病变大小相比很少有深部浸润的病变。LST与一般的结肠肿瘤不同，具有独特的性质，曾经使用过很多种命名。例如：平盘样隆起、花坛样隆起、地毯样病变等，是基于

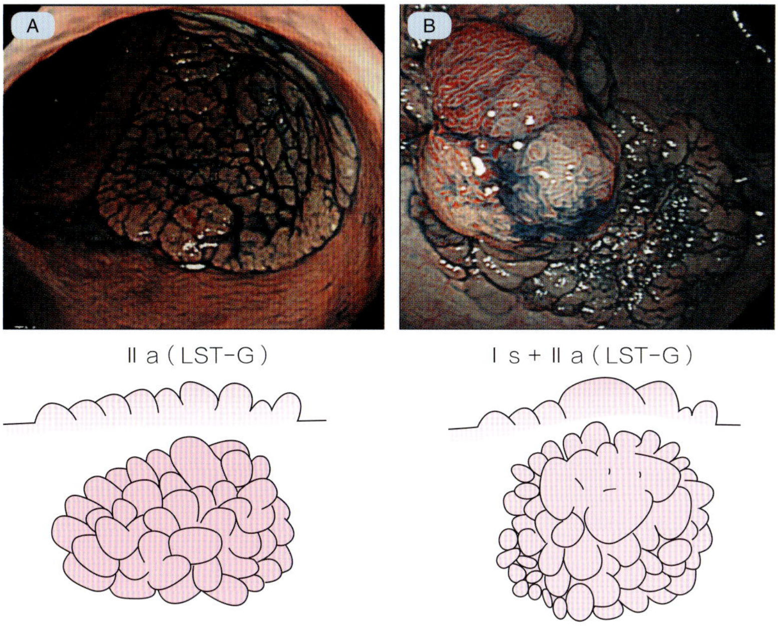


图1 ◆ LST-G
LST-G分为Ⅱa（LST-G）和Ⅰs＋Ⅱa（LST-G）。这一分类有助于浸润深度诊断及内镜治疗方式的选择

病变的整体形态的命名。另外，根据颗粒的形态以及结节聚集的特点命名为颗粒聚集样病变、Ⅱa聚集样病变等，还有根据病变的进展模式命名为爬行性肿瘤等。我们从这些众多的名称中聚焦于石川等报道的颗粒聚集样病变[3]这一名称，由于颗粒（granule）这个词与表面结构不匹配而更改为结节（nodule）这个词，在1992年《胃与肠》杂志组稿了“所谓的结肠的结节聚集样病变”这一特辑[4]。其后，结节聚集样病变（肿瘤）这一词被广泛使用。

另外，还存在和这种结节聚集样病变相同、具有表层扩大倾向的低平的结肠肿瘤，但是病变的表面光滑，没有颗粒结节，工藤等[5]将这种病变命名为非颗粒型（non-granular type：LST-NG），对应地将结节聚集样病变称为颗粒型（granular type：LST-G），并将这些统称为侧向发育型肿瘤（LST）（图2）。

## LST-G、LST-NG的定义

目前尚无明确的LST-G的定义。如果将一个病变定义为侧向发育型肿瘤，需要对这个病变的大小有一定界定。但是据石川等[6]对LST-G的随访发现，小的病变可以逐渐长大，在病变相当小的阶段就已有特有的肉眼下表现。味冈等[7]定义LST-G为“直径3~5mm的3个以上结节聚集样病变”。根据这些报道，我们将LST-G的诊断标准定义为3个以上的10mm以上的颗粒、结节聚集样病变。

工藤等[5]对LST-NG定义为“以侧向发育为主的上皮性肿瘤，没有结节及颗粒形成，并且超过10mm”，但是如果单用这个定义，所有超过10mm的表浅型肿瘤就都会成为LST-NG。这就意味着如果单纯使用肿瘤的大小及一般的肉眼分型去描述病变就不需要使用LST-NG这个词了。因此，我们在LST-NG的定义中除了肉眼

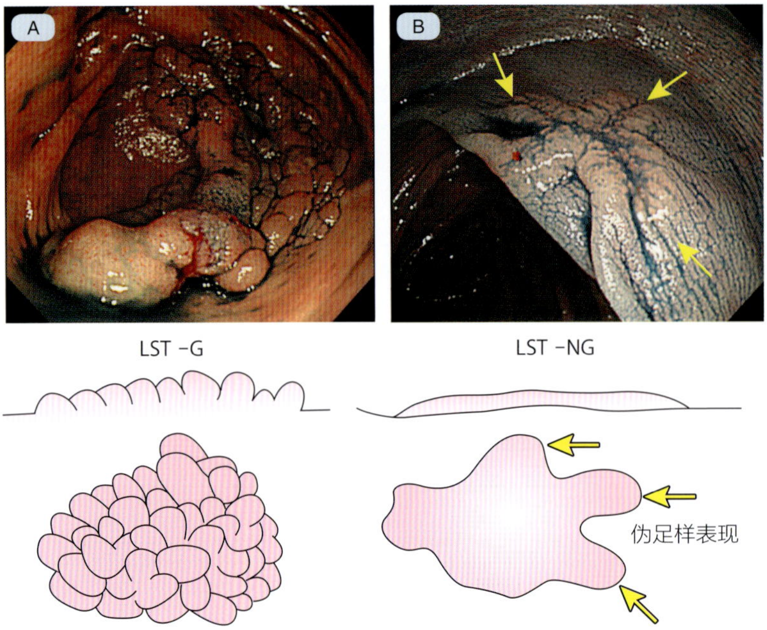


**图2◆ LST的亚分型**
LST-G相当于结节聚集样病变，是符合腺瘤-癌变学说的病变。LST-NG相当于LST-G表面光滑，是类似于凹陷型肿瘤的病变。特点是伴有皱襞集中及伪足样表现

特征性所见外加上了“肿瘤边缘向外凸出，呈伪足样表现（pseudopodium-like-appearance）（图2B），将LST-NG定义为10mm以上并伴有伪足样表现的表浅肿瘤性病变[6]。

在“规约”中并未对LST诊断标准做出定义，仅仅是作为表述10mm以上的表层（侧向）发育型肿瘤的名词。

## LST-G、LST-NG的临床病理学特征及分子生物学特征

LST-G好发部位在直肠、升结肠、盲肠，而LST-NG在直肠及盲肠少见，右半结肠多见。在实体显微镜和组织学上LST-G几乎都为工藤分型的Ⅳ型隐窝和绒毛状形态，组织学上绒毛状腺管占多数。而LST-NG几乎都是Ⅲs型或$Ⅲ_L$型pit，组织学上也多由管状腺管构成[6]。伴有癌的病变癌与腺瘤的分布也有所不同。LST-G常常是腺瘤内癌，癌与腺瘤形成明显的界限，LST-NG中癌与腺瘤的交界不明显，所以往往肿瘤整体被诊断为癌，癌的异型度以渡边等提出的低异型度癌多见[6]。

LST-G、LST-NG的临床病理学特征也提示两者可能具有不同的疾病特点。有关K-ras点突变和p53变异等各种分子生物学研究也提示LST-G是遵循腺瘤-癌变的过程，而LST-NG是类似凹陷型肿瘤的临床过程[6, 7]。

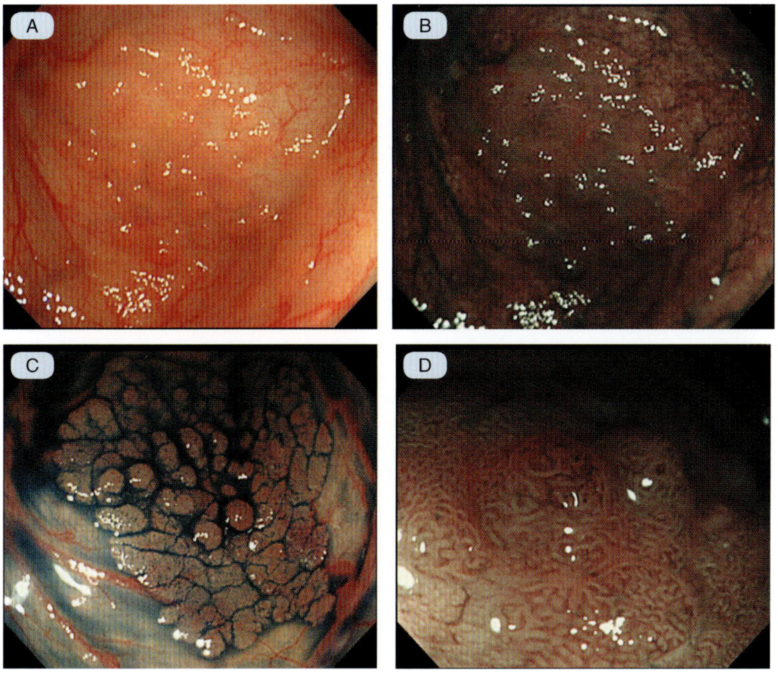


**图3◆ Ⅱa（LST-G）**

A）因盲肠底部黏膜不规则而发现的约30mm的LST-G

B）NBI观察与黏膜不规则区域一致的褐色黏膜

C）靛胭脂染色明显的结节、颗粒状聚集，容易做出Ⅱa（LST-G）的诊断

D）染色后的NBI放大观察，NBI放大观察没有受色素的影响，呈Ⅳ型为主的隐窝形态。对本病变实施了ESD，为32mm×30mm的Ⅱa（LST-G），高度~轻度异型性腺瘤

## LST-G的内镜下特征及治疗方针

LST-G分为Ⅱa（LST-G）和Ⅰs+Ⅱa（LST-G）。Ⅱa（LST-G）是由管状腺管或者管状绒毛状腺管构成的，在放大内镜观察下呈Ⅲ$_{L}$型和Ⅳ型隐窝。通过内镜治疗后，这样的病变大多数为黏膜内肿瘤性病变，无论大小都是内镜治疗的绝对适应证。这例是发生于盲肠的Ⅱa（LST-G）（图3），在盲肠底部见淡红色黏膜不规则的病变，NBI观察可见与病变部位一致的褐色黏膜，色素染色后病变表面结构呈颗粒均一型，诊断为Ⅱa颗粒聚集样病变。

**MEMO**

Ⅱa（LST -G）病变的NBI像，病变与正常黏膜缺乏对比。如果NBI能够将这一对比强调出来，就可以期待NBI下更容易发现白光下发现困难的病变。

Ⅰs+Ⅱa（LST-G）的粗大结节（Ⅰs）部分多为绒毛状腺管构成，而且与Ⅱa（LST-G）比较有更高的SM浸润率。分析浸润部的特点发现几乎都是粗大结节下的SM浸润。那些SM癌的粗大结节部分常有凹陷、糜烂面等，当在那些区域发现V$_{I}$高度不规则的隐窝时，基于浸润的形态诊断就可以诊断为SM深部浸润癌。具有这样表现的病变应推荐外科手术切除。但是在Ⅰs+Ⅱa（LST-G）的表面结构不具备明显的凹陷、糜烂、具有一定范围的V$_{I}$型高度不规则隐窝（Invasive pattern）时，在保证完整切除最可能有SM浸润的粗大结节后，可以对Ⅱa部分进行有计划的分片切除。因此，对于LST-G的EMR的适应证，在放大观察下为非浸润性隐窝形态时，原则上对于2cm以下的病变要整块切除，对于大于21mm的LST-G需要进

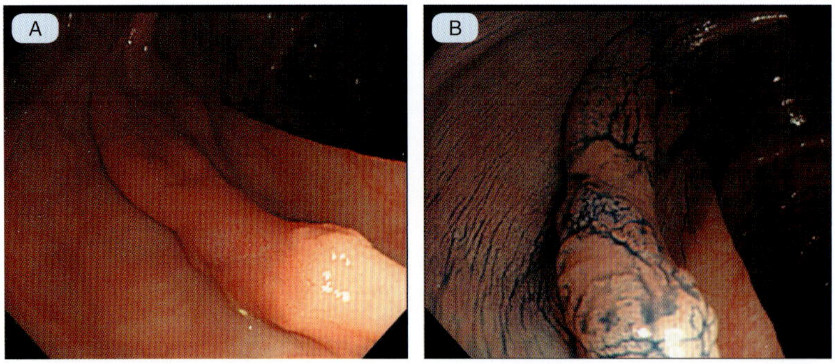

**图4 ◆ Ⅱa+Ⅱc（LST-NG）**

轻微隆起引起注意的LST-NG病变内镜下病变左侧出现皱襞集中，伴有轻微凹陷，不排除SM1，适合ESD。ESD完整切除标本的病理结果为39mm×27mm的高分化腺癌（低异型度），黏膜内癌，完整切除

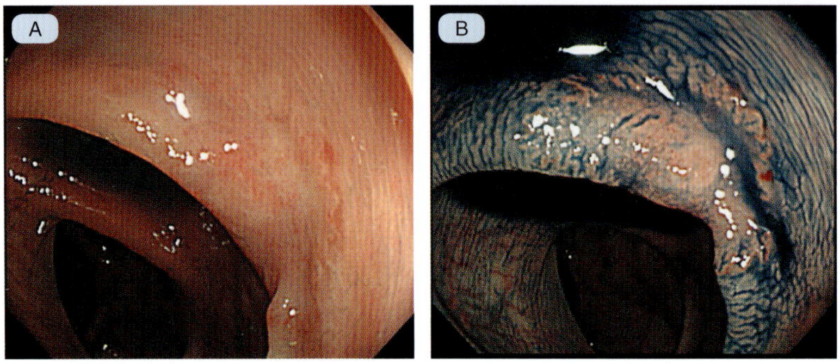

**图5 ◆ Ⅱc（LST-NG）**

因轻微黏膜不规则而发现横结肠的病变，为大小20mm的Ⅱc（LST-NG），介绍到国立癌中心中央病院行ESD。完整切除的病理组织学检查提示为中异型度腺瘤，部分为高异型度腺瘤

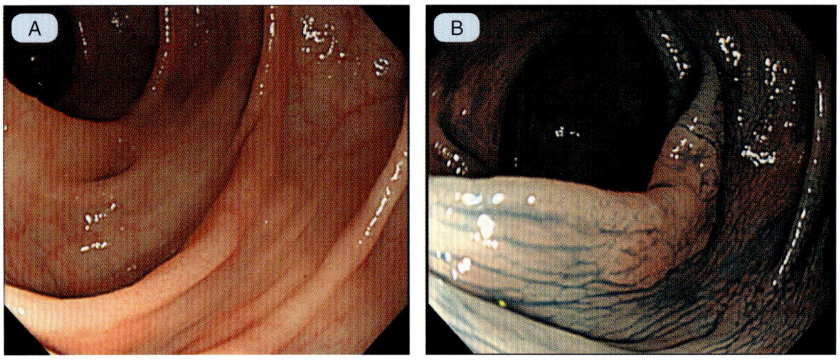

**图6 ◆ Ⅱa+Ⅱc（LST-NG）**

黏膜不规则发现的横结肠20mm大小的Ⅱa+Ⅱc（LST-NG）病变，染色后观察可见凹陷明显，具有伪足样表现

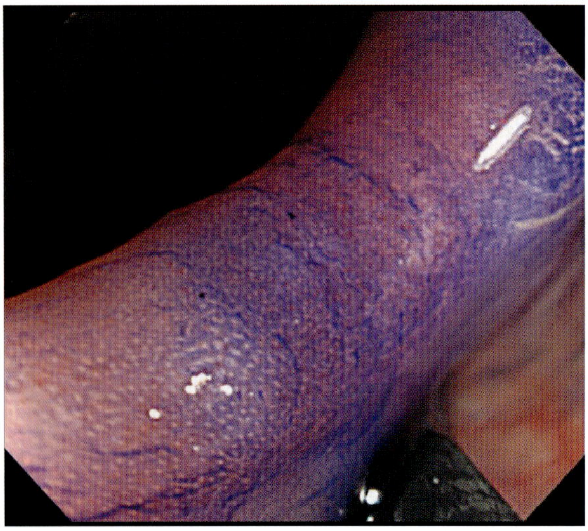

**图7 ◆ 结晶紫染色下的放大观察**

凹陷部位未见明显的Ⅴ型隐窝，由Ⅲ$_S$型和小型Ⅲ$_L$型隐窝构成，浸润深度为M~SM1。肿瘤大小为20mm，有可能完整切除。EMR后的病理结果为高异型度腺瘤

行有计划的EPMR（把Ⅰs部分整块切除，Ⅱa部分分块切除）。

内镜切除要以Ⅰs部分的大小满足内镜下整块切除的20mm以下，能够回收到确切评估SM浸润深度的切除标本为原则。如果Ⅰs（粗大结节）超过20mm且肿瘤最大直径超过肠管半周40mm以上的LST-G，则SM浸润可能性大，为了能够确切地回收标本以及正确诊断浸润深度，需要通过ESD完整切除。



## LST-NG的内镜特征及治疗方针

LST-NG和Ⅱc型肿瘤一样，需要认真观察才能被发现。我们在努力发现Ⅱc的过程中也关注到存在这种病变，我认为这种病变相当于武藤等提出的扁平腺瘤（flat adenoma）。LST-NG的内镜特点是没有明显颜色改变的平坦型肿瘤性病变，难以发现。在肿瘤的边缘存在如图2B中所示的伪足样[8]表现，也有皱襞集中及凹陷样改变（图4~图6）。

Ⅱa+Ⅱc（LST-NG）和Ⅱc（LST-NG）等有凹陷性表现（pseudodepressed type）伴有皱襞集中的病变，在EMR等进行黏膜下注射时不能形成半球状黏膜隆起，有时候出现像非抬举征（non-lifting sign）阳性样的隆起中央轻微的塌陷，这些多是由于黏膜下层纤维化造成的，往往容易误诊为SM癌。

凹陷面也可以有些特征性表现，凹陷边缘不清，没有明显的高度差，为所谓的盆样凹陷或者假凹陷（pseudo depression）。这样的凹陷面的特点是呈$Ⅲ_S$型隐窝和小型$Ⅲ_L$型隐窝密集排列（图7），即使在常规观察下可疑SM癌，通过精细观察去排除SM深部浸润是重要的。

LST-NG的癌变与腺瘤恶变不同，表现为类似于凹陷型肿瘤的de-novo样的进展类型，SM浸润模式也和浦岡等的报告[9]一样，30%的病例呈多中心、散在性浸润。因此，对于一般的EMR不能完整切除的M~SM1病变（肿瘤直径超过20mm、呈现非抬举征阳性的病变）需要进行能够在组织学切片上准确地评估SM浸润的完整切除，推荐ESD治疗。

## 结语

LST中的伴有凹陷的假凹陷型的LST-NG有很高的SM深部浸润的风险，向进展期癌的进展途径与凹陷型肿瘤有很大的相关性。早期发现、早期治疗这种病变的重要性毋庸置疑。今后需要进一步探讨与凹陷型肿瘤的异同，包括从临床病理、基因学方面。

### 参考文献

[1]「大腸癌取扱い規約 第8版」（大腸癌研究会/編），金原出版，2013.

[2] 肉眼型分類.「大腸癌取扱い規約 第8版」（大腸癌研究会/編），pp9，金原出版，2013.

[3] 石川勉，他：顆粒集簇を主体とした大腸隆起性病変の4症例—X線像による経過を中心に. 胃と腸，21：1373-1380，1986.

[4] 石川勉，他：結節集簇様大腸病変の画像診断とその経過. 胃と腸，27：389-398，1992.

[5]「早期大腸癌—平坦陥凹型へのアプローチ」（工藤進英/著），医学書院，1993.

[6]「国立がんセンター大腸内視鏡診断アトラス」（藤井隆広/編，下田忠和/監），医学書院，2004.

[7] 味岡洋一，渡辺英伸：結節集簇様大腸病変—私の意見．胃と腸，27：428，1992.
[8] 尾田恭：表面型大腸腫瘍にみられる「偽足様所見」の診断学的，腫瘍生物学的検討．Gastroenterol. Endosc.，38：2815-2825，1996.
[9] Uraoka T，et al：Endoscopic indications for endoscopic mucosal resection of laterally spreading tumours in the colorectum. Gut，55：1592-1597，2006.

1）内镜下发现病变

# 1. 结肠病变的发现

冈 志郎，田中信治



在结肠镜检查过程中，对于表浅型病变的诊断难度高于隆起型病变（息肉）。检查过程中一定要像在胃镜检查过程中关注Ⅱc病变一样关注是否存在表浅型病变，如果仅仅关注息肉就很难发现表浅型病变。当白光观察发现有可疑的病变时，要进行靛胭脂染色观察，使病变（尤其是表浅型、凹陷型）更容易被识别（图1，图2）。然后再放大观察就可以做出肿瘤、非肿瘤以及肿瘤性质、浸润深度等的诊断[1，2]。本篇重点介绍白光下结肠肿瘤，尤其是表浅型病变的发现要点及技巧以及色素内镜的作用。

## 内镜观察过程中的注意点

为了更好地在结肠镜检查过程中发现病变，一定要做好肠道准备，包括清除气泡、大便、黏液等，肠道准备不良就很难发现微小病变。

为了发现表浅型、凹陷型结肠病变，尤其是发现特别小的病变，一定要缩短进镜到盲肠的时间。进镜时间过长，因注气使肠管过度拉长造成患者痛苦，就难以保证有充分的观察时间。在退镜过程中，很重要的是要调整空气量。在弯曲部可以通过多次进出内镜充分观察，也可以通过变换体位进行无死角的观察。尤其是在升结肠皱襞背侧以及直肠很容易漏诊的病变，可以根据患者的状态在适当的时候进行反转观察（图3）。初学者至中级水平的医生对全结肠的观察时间至少要10~15分钟。

## 发现表浅型病变的技巧及要点

调整空气量，关注发红、血管透见的消失、黏膜面光泽（反射光）的异常、皱襞增粗或不规则、fine network的消失等征象（图1，图2）等对于发现表浅型病变是很重要的，病变往往会多个征象同时出现[3]。

当发现可疑病变时，要将表面附着的黏液洗净，通过清洗就可以使病变与周围黏膜的高度差以及颜色的不同显示得更加清楚，更容易诊断。在病变表面有黏液或者大便残留的状态下喷洒靛胭脂反而会使病变看不清楚，在放大观察时表面结构观察不清反而不利于诊断。

清洗时的要点为：①避免诱发肠蠕动，要使用温水；②避免产生气泡，在温水中加入少量消泡剂；③黏液难以去除时，可以使用蛋白分解剂——蛋白酶[4]。在实际清洗过程中用喷洒管会由于水压造成病变出血，因此推荐使用20mL的注射器在控制一定的水压下直接经内镜钳道清洗。对于易出血的病变可以在水下利用水流的波动清洗。

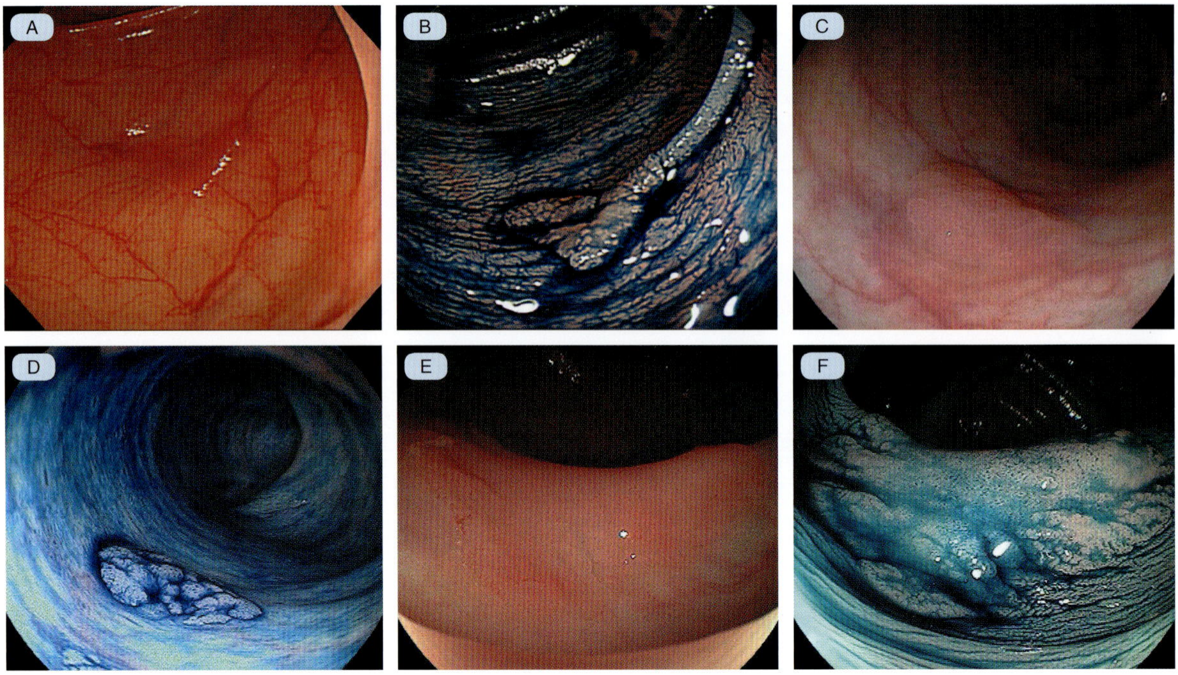


**图1 ◆ 白光下发现表浅型结肠肿瘤以及色素内镜观察**

A）直径5mm大小的Ⅱa型病变的白光观察，血管透见消失、红色扁平隆起型病变
B）同一病变的靛胭脂染色
C）直径5mm大小的Ⅱa型病变的白光观察，血管透见消失、并无颜色改变的病变
D）同一病变的靛胭脂染色，病变表面的凹陷清晰可见
E）直径30mm大小的Ⅱa型病变的白光观察，可见黏膜面光泽（反光）异常及血管透见消失，颜色无变化
F）同一病变的靛胭脂染色

初学者对于表浅型病变的经验不足，也可能即使图像中有病变也不认识，因此需要通过多看内镜图谱等学习，记住典型病变的形态后再进行内镜观察。

## 靛胭脂染色下的色素内镜观察

在白光观察后采用靛胭脂染色下的色素内镜观察会使病变更清晰[3]（图2，图3）。仅仅是喷洒一下靛胭脂就可以使病变的范围、表面形态更清晰，因此不要嫌麻烦。发现病变后通过一连串的放大观察就可以快速做出病变性质的诊断。

靛胭脂染色下的放大观察（对比法）的原理是用靛胭脂填充肿瘤腺管开口内部的凹陷。我们是将靛胭脂配成0.2%左右的浓度，经活检钳道喷洒，需要注意的是靛胭脂可以随着时间的推移而被肠液稀释引起观察困难。对比法下的放大观察是简便、有效的，但是当病变表面附有黏液、呈小型Ⅲ$_S$型和Ⅴ型隐窝形态时，单用对比法有可能不能做出更详细的观察，需要追加结晶紫染色[4]。

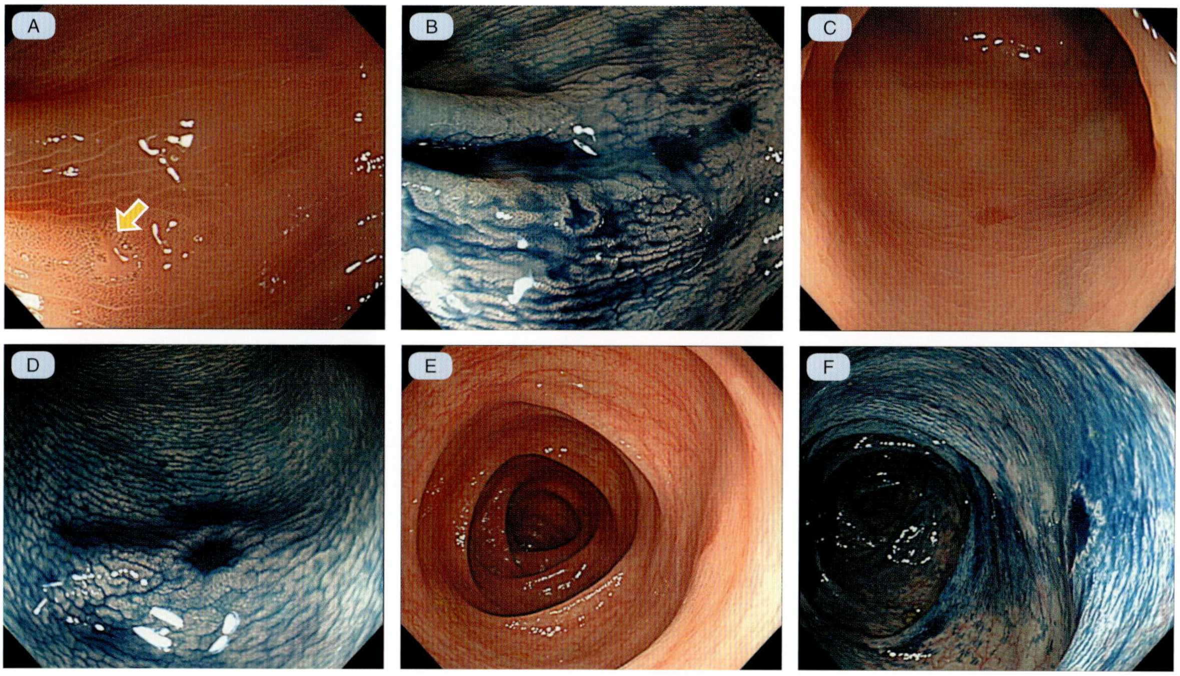


**图2 ◆ 凹陷型结肠肿瘤的白光下的发现及色素内镜观察**

A）直径2mm大小的Ⅱc型病变的白光下观察色素沉积明显的肠道内的凹陷（⇨）。在退镜过程中边吸气边观察容易发现凹陷型病变

B）同一病变的靛胭脂染色病变更清楚

C）直径2mm大小的Ⅱc型病变的白光下观察，由于病变部位呈淡红色被发现

D）同一病变的靛胭脂染色（接近观察）病变更清楚

E）直径4mm大小的Ⅱc型病变的白光观察病变呈淡红色而被识别

F）同一病变的靛胭脂染色（接近观察）凹陷内有色素沉积使病变更清楚



## 图像增强内镜观察下病变的发现

通过靛胭脂染色可以将结肠病变显示得更加清楚，但是事实上在全结肠进行色素染色花费时间和费用，并不是高效率的方法。现在，有高效、简便的图像增强内镜（image enhanced endoscopy，IEE）搭载于内镜系统上，下面简单介绍一下窄带成像（narrow band imaging，NBI）、自发荧光内镜观察（autofuluorescence imaging，AFI）。

### 1 NBI

NBI是采用光的不同波长特性，显示出黏膜表层的微细结构（微小血管形态、腺管开口形态）的系统。NBI的优点是不需要色素，即使表面有少量黏液也可以透过黏液观察表层微血管形态并做出诊断。增生性病变由于表层的微小血管少而细，在NBI下难以观察，而腺瘤的隐窝之间的微血管相对粗且排列密集，因此在NBI下呈棕色区域[5]。

对于过去的NBI（LUCERA 260）对结肠腺瘤性病变的诊断的荟萃分析结果显

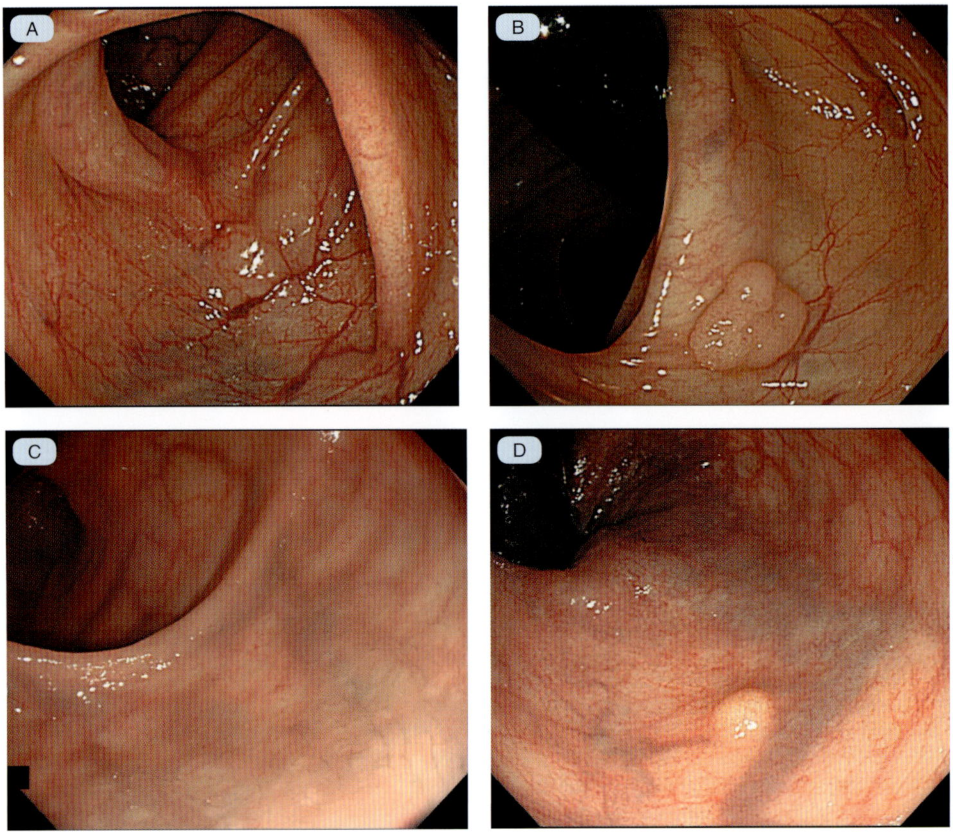

**图3◆ 对于内镜观察死角的反转观察**

A）升结肠的观察由于结肠袋明显，对于皱襞背侧的观察困难
B）升结肠反转观察在皱襞背侧观察死角处发现5mm大小的 Ⅱ a型病变
C）直肠下段（Rb）的内镜图像
D）退镜过程中反转观察，在Rb可见直径3mm大小的黏膜下肿瘤，病理组织学诊断为神经内分泌肿瘤

示并没有很好的临床效果[6]，期待改善了光源亮度的系统（LUCERA ELITE，图4A~D）的新型内镜系统在筛查病变中发挥有效作用。

### 2 AFI

当内镜前端的蓝色激光和绿色参照光交替照射在机体时，从黏膜下层产生的微弱的自发荧光和反射的绿色参照光组合起来，形成肿瘤组织和正常组织不同的颜色，这一系统就是AFI（图4E、F）。现阶段有关AFI在发现病变方面的作用有肯定的报道，也有否定的报道[7]，需要今后进一步探讨。

## 结语

本篇介绍了发现结肠表浅型病变的诊断要点及技巧。最重要的是不仅要关注息肉，还要意识到有表浅型病变的存在。尤其是靛胭脂染色不仅有助于发现病变，合并使用放大内镜观察还可以做出病变性质以及浸润深度的诊断。基于色素内镜下的放大观察只要30s即可，绝不是繁杂的操作，一定要积极地开展。

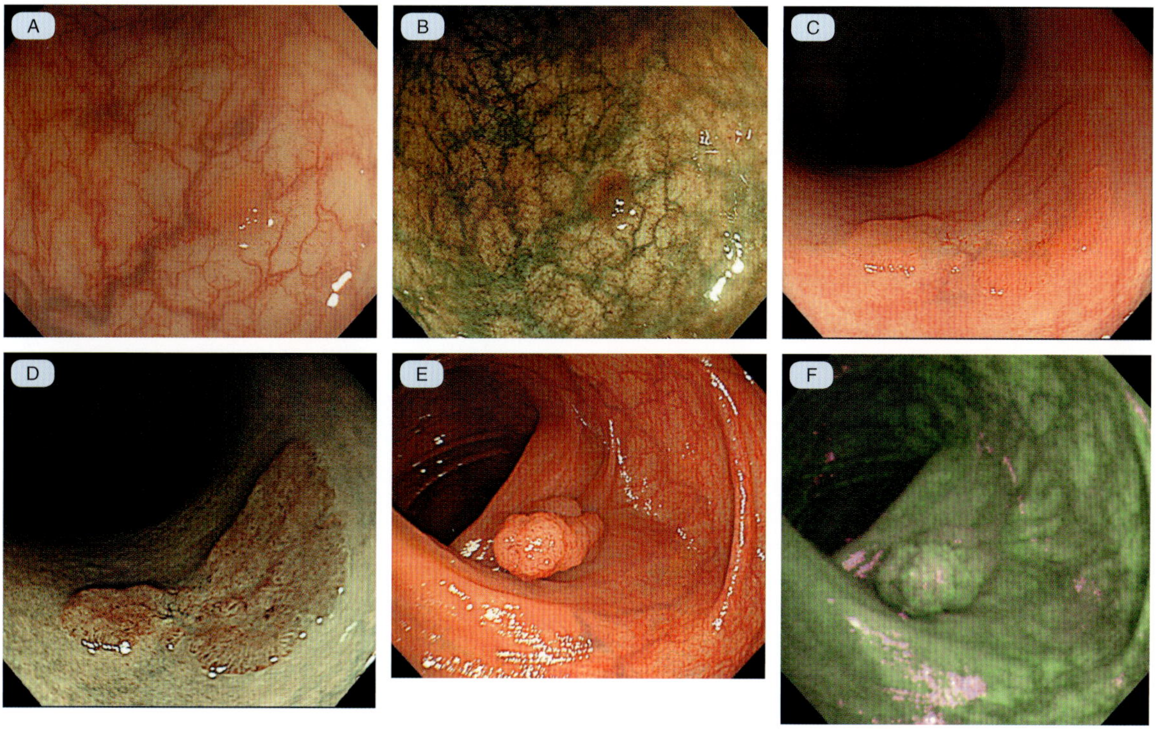


**图4 ◆ 基于NBI/AFI下结肠肿瘤性病变的观察**

A）白光观察直径2mm的Ⅰs病变，血管透见消失，呈红色病变，略不清楚

B）同一病变的NBI观察。病变呈棕色，识别度增加

C）白光观察。直径20mm大小的0-Ⅱa病变

D）同一病变的NBI观察。病变呈棕色，识别度增加，病变的边界清楚

E）白光观察。直径8mm的0-Ⅰs病变

F）同一病变的AFI观察。淡绿色背景黏膜下的紫红色改变（紫红色）

## 参考文献

[1] Kudo S, et al：Colorectal tumors and pit pattern. J Clin Pathol, 47：880-885, 1994.

[2] Tanaka S, et al：High-magnification colonoscopy（with videos）. Gastrointest Endosc, 64：604-613, 2006.

[3] 岡志郎, 他：「大腸病変」色素内視鏡による鑑別診断. 消化器内視鏡, 18：1885-1890, 2006.

[4] 岡志郎, 他：「大腸」基本的事項〈2〉コントラスト法と染色法.「消化管拡大内視鏡診断の実際～観察のコツとポイント～」(田尻久雄, 田中信治/編), pp.131-138, 金原出版, 2004.

[5] 田中信治, 他：大腸腫瘍の診断·治療におけるNarrow Band Imaging（NBI）の役割. Gastroenterol Endosc, 50：1189-1297, 2008.

[6] Pasha SF, et al：Comparison of the yield and miss rate of narrow band imaging and white light endoscopy in patients undergoing screening or surveillance colonoscopy：a meta-analysis. Am J Gastroenterol, 107：363-70, 2012.

[7] 松田尚久, 他：AFI（Autofluorescence Imaging）. 大腸癌FRONTIER, 2：53-57, 2009.

## 2）普通内镜诊断

# 1. 内镜观察、留图基础及技巧

中村尚志，大野康寛，山村彰彦

近年来，由于内镜设备的进步，高清内镜以及放大内镜在日常的检查中逐渐使用，对于隐窝形态[1]以及窄带成像系统［narrow band imaging（以下简称NBI）system］[2，3]的观察也在逐渐普及，因此有些人更关注隐窝形态及NBI下的诊断学而忽视白光下的诊断。但是我们绝不能忘记内镜诊断学的基础是普通内镜观察，因此本篇介绍普通内镜诊断学中不可或缺的内镜观察基础及留图技巧。

## 内镜观察必要的基本事项

### 1 创造良好的内镜观察条件

#### a）良好的检查前准备

检查前一日限制饮食（检查餐等），使用缓泻剂，检查当日喝清洁肠道药物，争取肠道内无残渣。另外，肠道内的气泡也会影响观察，因此要在清洁肠道药物中加入少量的消泡剂。

#### b）抑制肠蠕动

如果激发强烈的肠蠕动就不能做到充分观察，因此要积极使用丁溴山莨菪碱、胰高血糖素等药物抑制肠道蠕动。

#### c）镜头的保护及清洁

镜头上有涂层防止起雾，需要注意的是清洗内镜后要用酒精冲洗，避免残留的水滴蒸发后水垢沾在镜头上。另外，在水瓶内加入温水也可以防止镜头起雾。要下功夫保持镜头的清洁，保证在良好的状态下使用。

### 2 结肠（盲肠、结肠、直肠）的观察

我们一般是在将内镜插入回盲部后一边退镜一边认真地观察，避免遗漏病变。因此，如果在进镜过程中出现进镜困难或者使患者很痛苦，在退镜过程中就不能做到详细观察。有很多书介绍了结肠镜进镜方法，这里不再介绍，无论如何，原则上应该：①不过度拉伸肠管；②最大限度减少注气量。但是，这种操作使医生在进镜过程中不可能做到充分观察，这就要求在退镜过程中通过变换体位等措施认真仔细地观察。在观察过程中要充分注气，使肠管伸展。仔细观察皱襞背侧是非常重要的，我们是通过交替注气、吸气等措施努力发现微小病变的（图1）。

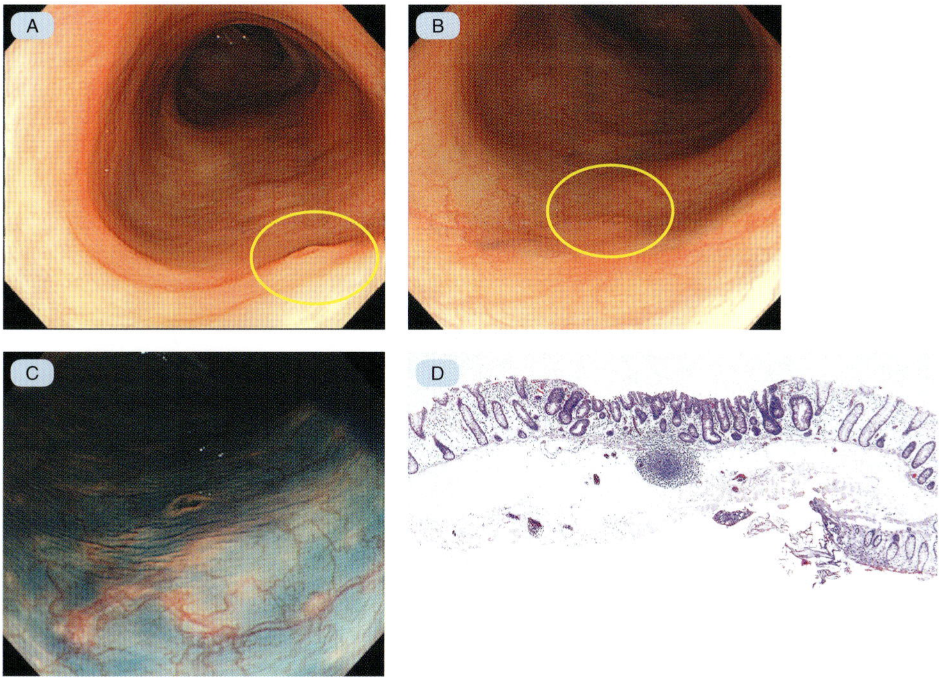


**图1 ◆ 退镜时对横结肠病变的观察及切除标本**

A）白光下观察：吸气后观察，在横结肠发现淡红色、表面凹凸不平的2mm大小的病变（◯部分）

B）白光下远景观察：注入空气将肠管伸展后观察，病变变得不清楚（◯部分）。因此对于小的病变，需要通过缓慢地吸气、注气等调整空气量进行观察

C）IC远景观察：IC（靛胭脂染色）下，可以诊断肉眼分型为Ⅱc型，EMR切除病变

D）EMR后切除标本的低倍全景病理图片（HE染色）：0-Ⅱc，2mm×2mm。管状腺瘤，低级别异型，切缘：HM0，VM0

**技 巧**

减少肠管内的空气量可以使微小凹陷型病变看起来像表浅隆起型病变，在观察时缓慢地调整空气量（注气或吸气）很重要。

### a）盲肠（回盲部）的观察

先是对于阑尾开口的观察（图2），然后观察回盲瓣背侧，注意要从盲肠底部开始进行对回盲部无死角的观察。内镜进到回盲部时，重要的是要使镜子处于自由状态，这个部位是侧向发育型肿瘤（laterally spreading tumor，以下简称LST）颗粒型（图3）的好发部位，有时候会不小心遗漏在回盲瓣背侧很大的病变，因此在内镜自由的状态下做无死角的观察很重要。

### b）回盲瓣（Bauhin瓣）以及回肠末端的观察

回盲瓣也就是所谓的Bauhin瓣，为小肠与结肠的交界，也是盲肠与升结肠的交界。由于Bauhin瓣的黏膜下层有丰富的脂肪组织，当回肠末端压力增高或蠕动增强时，回盲瓣会凸向结肠，就会看似呈隆起型病变。而当盲肠压力升高，没有蠕动时，这个瓣就会看似呈平坦、闭合状态。偶尔在这个Bauhin瓣上会有肿瘤性

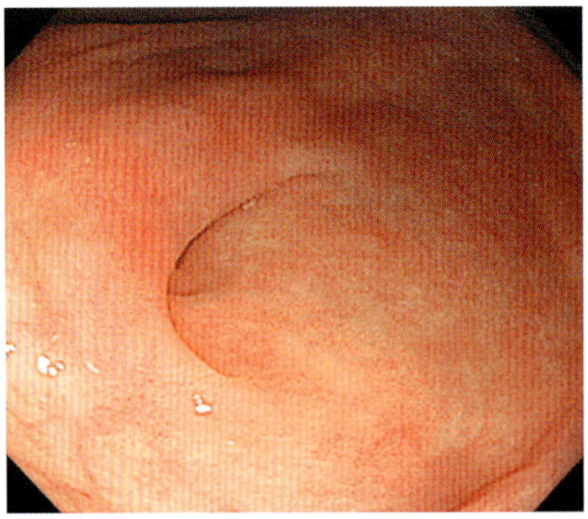

**图2 ◆ 阑尾开口部的普通内镜接近观察**
到达盲肠后一定要观察阑尾开口部

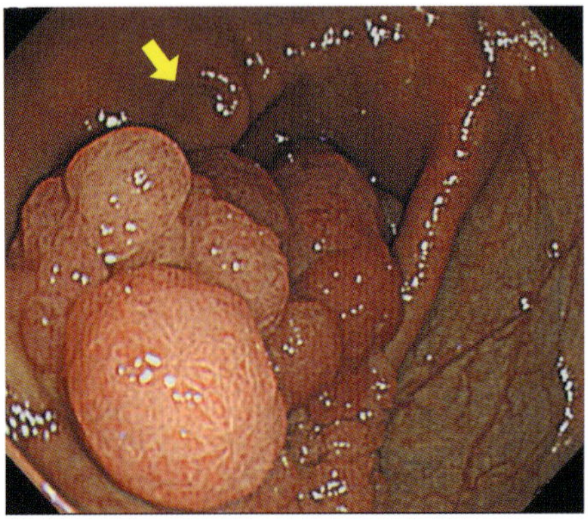

**图3 ◆ 阑尾开口部的LST颗粒型肿瘤**
阑尾开口部（⇨）附近的30mm大小的LST颗粒型早期结肠癌，实施了EMR治疗
病理组织学诊断：高分化~重分化管状绒毛状腺癌，pT1a（SM150μm），ly0，v0
切缘：腺瘤（－），腺癌（－），HM0，VM0

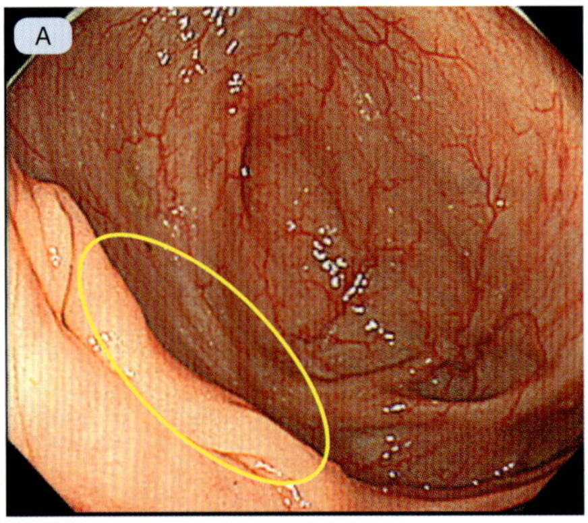


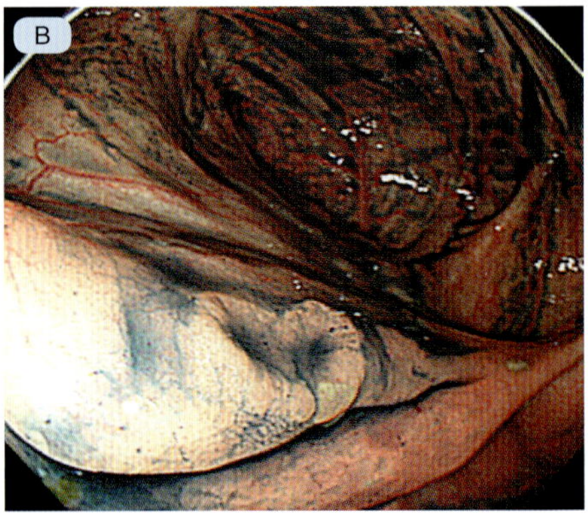


**图4 ◆ 回盲瓣上的肿瘤性病变**
A）白光下接近观察：回盲瓣下唇见浅红色、表面轻微不平的病变（◯部分）
B）IC下的接近观察：IC观察下见大小12mm的Ⅱa＋Ⅱc型（LST非颗粒型·假凹陷型）病变，经EMR切除
病理组织学诊断：管状腺瘤高分化管状腺癌，切缘：腺癌（－），HM0，VM0

病变（图4），因此当回盲瓣呈现平坦的形状时，要使内镜接近回盲瓣后注气状态下充分观察上下唇。然后将内镜插入回肠末端，尽可能进行回肠末端的观察，主要是要确认是否存在炎症性肠病、淋巴瘤、出血性病变、类癌（图5）等病变，偶尔也会有腺瘤和癌[4]等病变。

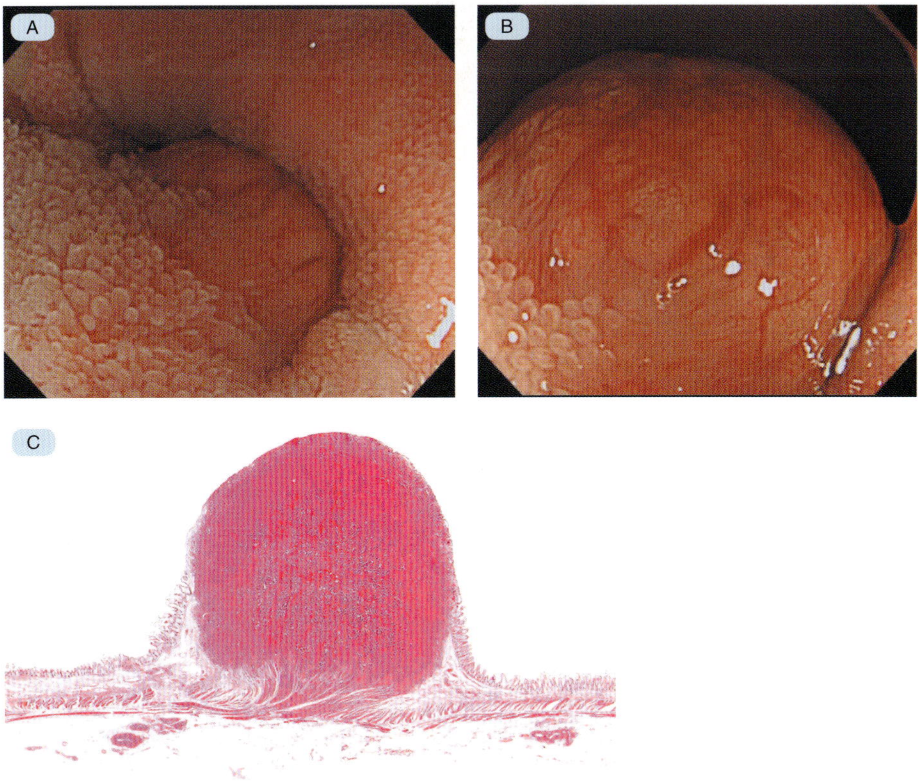


**图 5 ◆ 回肠末端类癌**

A）白光下接近观察：进入回肠末端后，可见一个 12mm 大小的隆起型病变，病变隆起起始部较平缓

B）白光下低倍放大观察：略发黄，表面光滑，未见上皮性肿瘤结构。表面可见血管透见，扩张、扭曲的血管增生。表面被正常黏膜覆盖，呈所谓的黏膜下肿瘤样隆起。活检诊断为类癌，行腹腔镜下切除术

C）低倍病理全景图（HE 染色）：大小 12mm × 10mm × 10mm，异型度不高的、均一的肿瘤细胞呈团块状，部分腺管有增生，诊断为类癌。为 pT2，ly1，v1，pN0

### c）升结肠的观察

由于升结肠的半月瓣较高，在观察时会出现很多的死角，因此，在观察过程中需要通过操控镜角仔细观察，包括半月瓣的背侧。有很多的时候在通过调整空气量、吸出肠管内的气体后，隐藏在皱襞背侧的病变就会显现出来。有时候即使大的有蒂病变也会横在皱襞背侧而不易被发现，因此，对于这个部位在观察过程中需要十分注意。

另外，即使是肠道准备做得很好，这个部位也容易出现残渣、粪水，因此要尽量将粪水清洗出来。如果觉得吸出这些残渣费力，也可以采用变换体位的方式，也就是患者变换为仰卧位，残渣就会流向结肠肝曲和横结肠的两侧，因此可以在开始的时候采用仰卧位观察，然后再变换为左侧卧位，粪水会流向盲肠和横结肠两侧，这样就可以观察到仰卧位被粪水掩盖的部位。也有很多在升结肠进行反转观察可以减少漏诊病变的报道，但是用一般的结肠镜进行反转观察有可能造

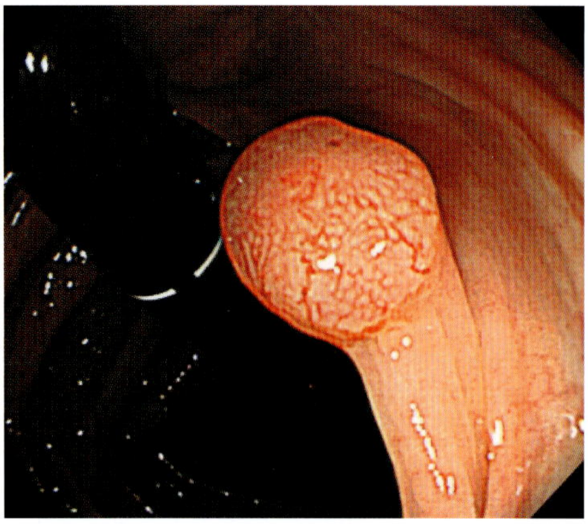

**图6 ◆ 反转内镜下对升结肠的观察接近像**
在升结肠反转内镜下，发现7mm大小的隆起型病变

成患者痛苦以及黏膜损伤、出血等，甚至出现穿孔的风险，因此我们只有在使用细的放大结肠镜（EVIS结肠镜：奥林巴斯公司，PCF-Q 240ZI）和放大胃镜（EVIS胃镜：奥林巴斯公司，GIF-H260Z）时谨慎地进行（图6），并非是常规进行。

### d）横结肠的观察

横结肠存在3条纵行的结肠带（taeniae coli），由结肠带的收缩形成结肠膨隆（结肠袋）。因此，从肠腔内观察可以看到结肠像分节样的皱襞，被称为结肠半月皱襞（semilunar fold），由半月皱襞分隔形成的膨出部分叫结肠袋。最能清晰地观察到这些半月皱襞及结肠袋的部位为横结肠，打气后管腔的形态呈三角形。

**MEMO**

横结肠在整个结肠中是长度最长、面积最大的部分，与其他肠段比较也是发现腺瘤最多的部位。

有时候在进镜过程中会发现肠管弯曲较多，也有进镜和退镜时肠管的状态发生很大变化的情况。大家要知晓这些并认真观察。

### e）降结肠的观察

在观察降结肠的过程中经常会遇到和升结肠一样的问题，就是有较多的粪水及残渣，因此有必要在充分吸出粪水及残渣后观察。如果充分清洗及吸出残渣，这个部位应该是一个比较好观察的部位。

**技 巧**

观察结肠脾曲时，可以从仰卧位变换到第2斜位（略抬高患者的左腰），这样可以使肠管内的空气移动，获得良好的视野。

### f）乙状结肠、降乙交界（以下简称SD交界）的观察

降结肠的上2/3被腹膜覆盖，下1/3被后腹膜固定，而乙状结肠游离度较大。降

乙交界是游离部和固定部的交界，当从降结肠边退镜边观察进入SD交界时，有时候内镜会一下子脱出造成不能很好地观察到SD交界。因此在观察SD交界时，要缓慢地操作内镜。

**g）乙状结肠的观察**

一般是在左侧卧位观察。由于在进镜过程中为了短缩肠管，几乎在不打气的状态下进镜而不做观察。在退镜过程中，由于肠管被短缩，对乙状结肠的观察一定要充分重视。在对于被短缩的肠管进行观察过程中，要一点点前后移动内镜，有意将肠管伸展开后观察。由于这个部位是进展期癌发现较多的部位，有时候需要在结束直肠观察后，在充分注气后将内镜再次插入SD交界确认没有遗漏病变。

**h）直肠的观察**

直肠有3个休斯敦（Houston）瓣（上、中、下），中休斯敦瓣和腹膜反折是一致的。中休斯敦瓣以下为直肠下段（以下简称Rb），其以上叫直肠上段（以下简称Ra），再向上为直乙交界（以下简称Rs），在内镜下镜下难以区分乙状结肠。因此直肠一般是参考距肛缘的距离，一般认为是距肛缘15~16cm范围的区域。根据《结肠癌诊治规约》，Rs是从骶骨角开始到第2骶骨下缘，Ra是第2骶骨下缘到腹膜反转，有时候从内镜下难以区分。因此发现直肠病变后，记录距肛缘的距离是非常重要的。在观察直肠时，①要无死角地观察每一个休斯敦瓣，认真观察皱襞的背侧，②在直肠进行内镜反转观察，观察容易成为盲点的Rb到肛门。

**i）肛管的观察**

肛管是从肛缘到齿状线约2cm的部分，在退镜观察时，由于过于靠近内镜而且呈切线位，是观察困难的部位，需要在直肠内反转观察。在反转观察过程中要注意避免造成黏膜损伤及出血。

## 白光内镜诊断中必要的基础知识

### 1 发现病变

肠管被充气后在充分伸展状态下发现隆起型病变是比较容易的，但是表浅型病变即使是在确保观察视野下有时候也很难发现病变的存在。尤其是表浅平坦型和表浅凹陷型病变，常常因为表现轻微的颜色改变（淡红色和褪色：图1A，图4A，图7A）、附着黏液及白苔等、轻微的表面凹凸不平（图1A，图4A，图8A）、肠壁变形、树枝状红色毛细血管透见消失（图9A）、病变周围白斑[※1]等提示病变的存在。这时候如果肠管处于过度充气伸展状态就不能捕捉到这样微细的改变，一定是在吸气、肠管内气量少的状态下观察（图1A，图7A，图8A）。如果没有对这样微细变化的关注以及发现表浅型病变的意愿，绝不可能发现这样的病变。

**用语解说**

※1白斑：为肿瘤周围正常黏膜上发现的泡沫细胞的聚集，在直肠及乙状结肠的病变多见，在右半结肠的病变几乎看不到。认为是SM浸润的一个指标，但是在腺瘤及黏膜内癌也可以出现。

第3章 2 1. 内镜观察、留图基础及技巧

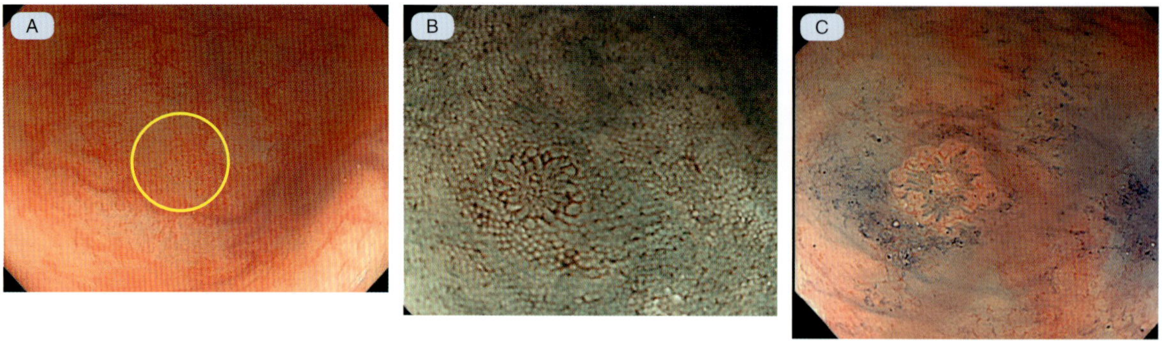


**图7 ◆ 退镜观察乙状结肠**

A）普通内镜观察：在乙状结肠发现褪色及发红混杂的轻微的颜色改变（◯部分）的微小表浅型病变

B）NBI低倍放大观察：可见CPⅡ型（佐野分类capillary pattern type Ⅱ）[5]，诊断为腺瘤

C）IC下放大观察：IC下放大观察可见Ⅲ$_L$型隐窝形态和Ⅰ型隐窝形态，诊断为Ⅱa+dep.型腺瘤，大小为3mm，实施了EMR

病理组织学诊断：管状腺瘤，低级别异型，切缘：HM0，VM0

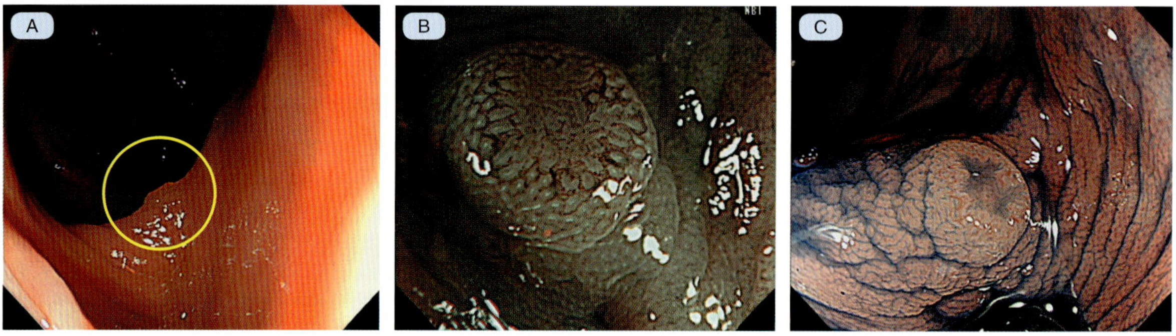


**图8 ◆ 退镜时对横结肠的观察**

A）普通内镜观察：在横结肠见轻微的表面凹凸不平（黄圈部分）的微小表浅型病变

B）NBI中倍放大观察：见CPⅡ型，诊断为腺瘤

C）IC低倍放大观察：可见Ⅲ$_L$型隐窝形态和Ⅰ型隐窝形态，诊断为Ⅱa+dep.型腺瘤。大小为3mm，实施了EMR

病理组织学诊断：管状腺瘤，低级别异型，切缘：HM0，VM0

## 2 观察病变时必要的冲洗

即使做了很好的肠道准备，也有病变表面附着气泡、黏液、白苔等情况。在白光下发现病变后很重要的是要清洗病变，无论白光还是色素内镜、放大内镜，观察的准确性（病变性质、浸润深度的诊断）都受对病变的清洗的影响。清洗的顺序如下：

① 由于冷水会诱发肠道蠕动，因此清洗的水要用37~38℃的温水。

② 为了减少因用水清洗产生气泡或者减少气泡，在温水中加入少量的消泡剂。

③ 可以在清洗的温水中加入蛋白酶去除附着于病变表面的黏液。

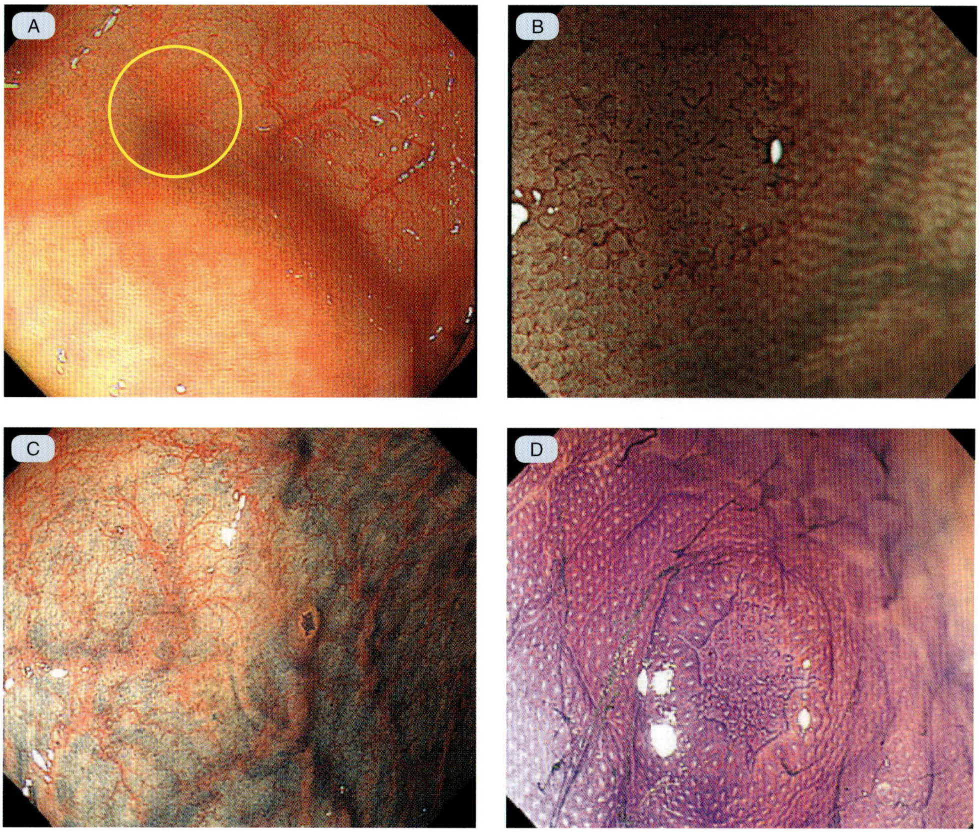


**图9◆ 退镜中对乙状结肠的观察**

A）白光内镜图像：观察乙状结肠过程中发现和黏膜浅红色区域一致的树枝状红色毛细血管透见消失（◯部分）而发现了表浅型病变

B）NBI中倍放大观察：可见CP Ⅱ型，诊断为腺瘤

C）IC观察：IC下诊断肉眼形态为Ⅱc型，大小为2mm

D）CV中倍放大观察：在CV（结晶紫染色下）放大观察下凹陷部为$\mathrm{III}_s$型隐窝形态，诊断为腺瘤而实施了EMR

病理组织学诊断：管状腺瘤，低级别异型，切缘：HM0，VM0

在内镜检查前要做好适当的准备工作，以便顺利地进行这些操作。

在实际操作时，用20~50mL的注射器冲洗，可以直接将注射器前端（不安装针）插入钳道冲洗。如果注水压力过高，会造成病变部位出血而影响观察，因此在冲洗的时候要调整水压，将水喷在病变附近的正常黏膜，使水流到病变处并冲洗整个病变。

在这样充分清洗后再进行白光下的观察。

**技 巧**

在水下冲洗或使用结晶紫染色专用喷洒管（non-traumatic catheter[6]）冲洗可以预防冲洗造成的病变出血。

## 白光内镜诊断所需的观察基础及技巧

白光下内镜诊断基础包括①捕捉病变整体特征，②体现病变周围正常黏膜性状的远景、中景及接近观察图像（图10A~C）。就像多田[7]指出的“只见树木不见森林”或者“一叶障目”都不能做出正确的内镜诊断。白光内镜下（图10C，图11A~C）的观察对其后的放大内镜下对于隐窝形态的观察评价是否存在可疑SM浸润很重要。

### 1 病变的整体特征

#### a）病变的大小

在病变旁边直接放一个尺子（图12）测量是最准确的。我们在推测病变大小的时候，常用喷洒管和专用染色管（non-traumatic catheter）前端的大小（喷洒管：2.4mm；专用染色管：3mm）替代尺子简便地估计大小（图8C，图11B）。

#### b）对于病变蒂部性状的诊断

对于隆起型病变需要做出是有蒂、亚蒂、无蒂及广基型的鉴别。靠蒂部的性状不能做出良恶性鉴别诊断，但是在怀疑为早期癌时，除了有蒂型以外的亚蒂型、无蒂型以及广基型病变在内镜治疗后需要从病理上做出是否存在有SM浸润的评价，因此必须要选择EMR方式切除。从这点来讲，仔细观察蒂部的性状很重要。在判断蒂部性状时要在肠管内注满空气的状态下进行。

**Pit fall** **由于肠管的蠕动以及病变头部的重量，有时候亚蒂型、无蒂型病变看起来像有蒂型病变，因此在诊断蒂部性状的时候需要在肠管内注满空气的状态下进行。**

#### c）颜色

白色的病变往往是微小的增生性息肉，淡红色病变多为腺瘤，颜色越红，癌的可能性越大。但是有些低分化腺癌、转移性结肠癌[9]、SM癌病变露出部分等，病变中央部的凹陷会呈现褪色调改变，因此详细观察病变的颜色是非常重要的（图11A~C，图13B，图14A）。

#### d）表面形态及性状

隆起型病变，表面呈乳头状、绒毛状、颗粒状、光滑等对鉴别诊断很重要。表面呈现乳头状、绒毛状、颗粒状的早期癌往往是伴有腺瘤成分为主体的病变，多为内镜治疗适应证。表面分叶状结构消失，呈光滑的早期癌常伴有SM浸润癌，需要谨慎地选择治疗方式。

在表浅型早期癌中Ⅱa+Ⅱc型和Ⅰs+Ⅱc型中存在凹陷内隆起（图10B，图11A~C）、LST非颗粒型中出现非颗粒内隆起※2[10]（图15A、B）等SM深部浸润的可能性大。肿瘤表面呈凹凸不平、凹陷、糜烂、溃疡、无结构（图10C，图

---

**用语解说**

※2 非颗粒内隆起：见于LST非颗粒型病变，在平坦的非颗粒型病变内部出现隆起时，我们称之为非颗粒内隆起，是SM深部浸润的征象。

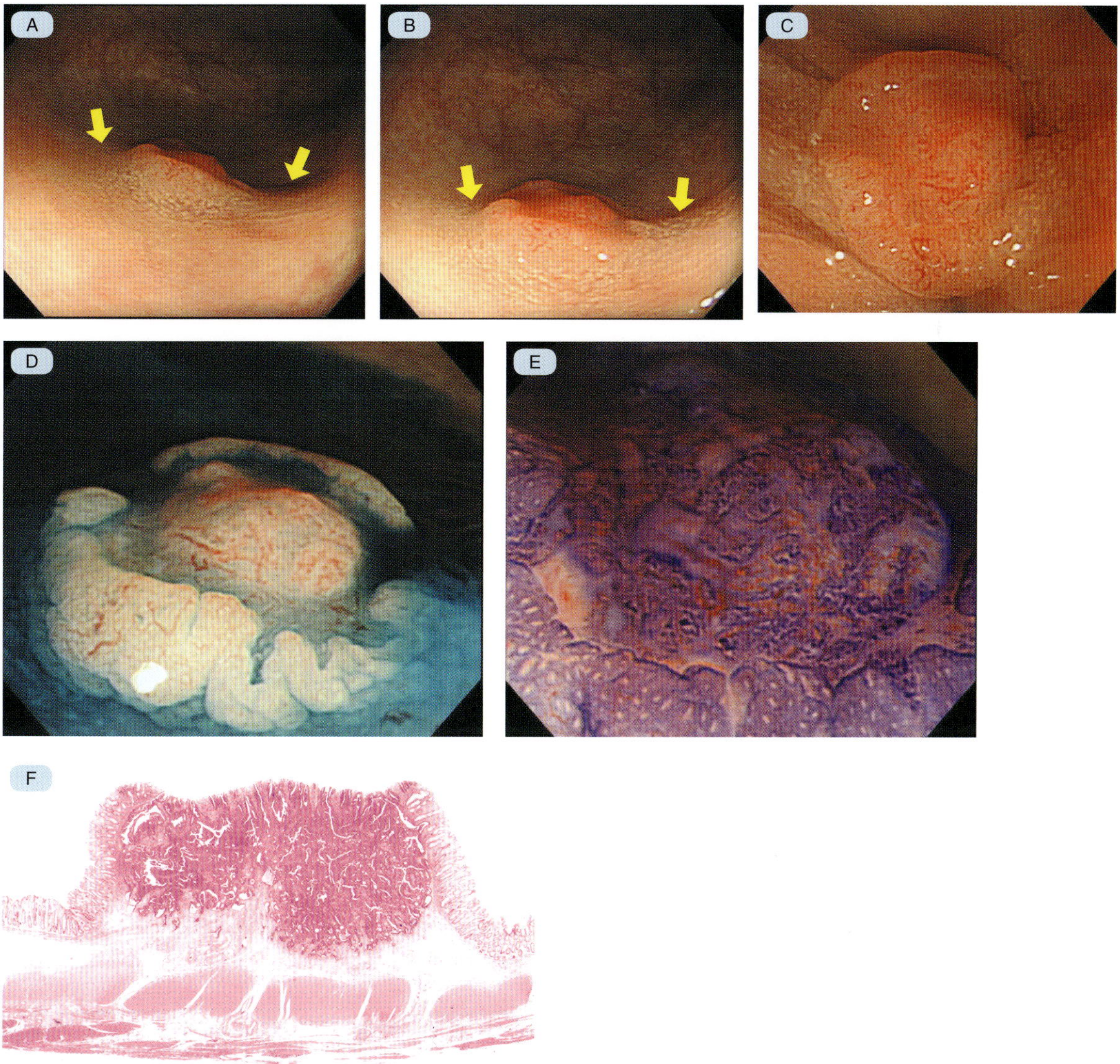


**图10 ◆ 直肠上段病变的观察及切除标本**

A）白光下远景观察：在Ra发现的大小9mm的Ⅱa＋Ⅱc型病变，病变周围可见白斑。➡部分管腔的弧度僵硬

B）白光下中景观察：明显的凹陷内隆起，白斑的范围广，➡部分管腔的弧度僵硬

C）白光下接近观察：正面观察病变，可见平面状凹陷，凹陷表面呈无结构，在病变边缘隆起及凹陷内部可见血管的扭曲及扩张

D）IC的低倍放大观察及E）CV的中倍放大观察：根据以上的普通内镜观察怀疑存在SM深部浸润，IC观察比普通内镜更清楚地显示出病变的特点（D），CV（结晶紫染色下）放大观察见与凹陷内隆起一致的$V_I$型高度不规则的隐窝形态（E），因此确认为SM深部浸润而选择腹腔镜下手术。在病变边缘到隆起起始部为非肿瘤性隐窝形态，推测为NPG病变

F）低倍病理全景图（HE染色）：病理组织学诊断：0-Ⅱa＋Ⅱc，9mm×9mm，中分化~未分化腺癌，无腺瘤成分。pT1b（SM3400μm），ly2（MP），v1，pN1，NPG型。黏膜肌层广泛破坏、断裂，SM的垂直浸润距离是从癌的表层开始到黏膜下层浸润最深部位测量。在SM浸润最前方可见出芽（1级），在病变固有肌层附近的淋巴管内有癌浸润ly（＋）（MP）

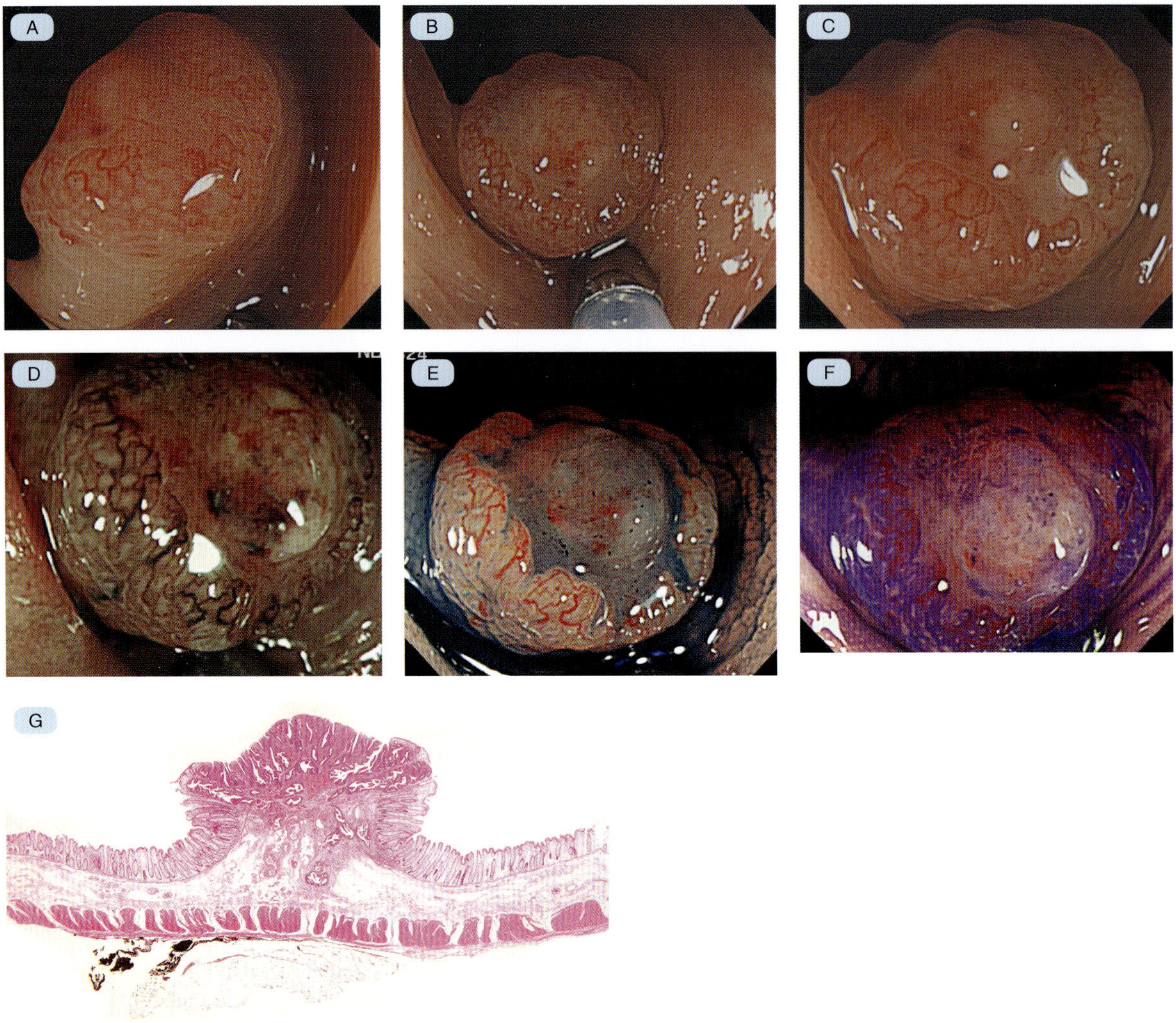

**图 11 ◆ 降结肠病变的观察及切除标本**

A）白光下接近观察（病变侧面）

B）白光下接近观察（病变正面）

C）白光下低倍放大观察（病变正面）：在降结肠发现大小 5mm 的 Ⅱ a + Ⅱ c 型早期结肠癌。凹陷内呈褪色改变，可见明显的凹陷及凹陷内隆起。从病变边缘到隆起起始部被正常非肿瘤黏膜覆盖，因此推测为 NPG。在病变边缘隆起部见血管的扭曲、扩张。低倍放大下见与凹陷内隆起一致的表面结构呈无结构。根据以上的表现推测存在 SM 深部浸润

D）NBI 低倍放大观察（病变正面）：与凹陷内隆起一致的不规则的中断的、分布稀疏的血管，这些改变具有一定的范围，还可见部分增粗的血管。根据以上所见诊断为 CP Ⅲ B 型（佐野分类 CP Ⅲ B 型）[8]。另外，在白光下边缘隆起部的血管扭曲、扩张更加明显

E）IC 低倍放大观察（病变正面）：在白光下观察到的具有高度差的平面状凹陷及凹陷内隆起显示得更清楚

F）CV 低倍放大观察（病变正面）：与凹陷内隆起一致的区域呈 $V_N$ 型隐窝形态，病变边缘到隆起起始部被 Ⅰ 型以及 Ⅱ 型隐窝形态覆盖，明确为 NPG。根据以上的 NBI 放大、IC 放大、CV 放大观察确定凹陷内隆起部分为 SM 深部浸润，选择了腹腔镜下手术

G）病理低倍全景图（HE 染色）：病理组织学诊断：0- Ⅱ a + Ⅱ c，5mm × 5mm．高（管状）~ 中分化腺癌，无腺瘤成分。pT1b（SM3200μm），ly1，v1，pN0，NPG 型。黏膜肌层被破坏、断裂，SM 垂直浸润距离由癌的表面测量到黏膜下层浸润最深层，在 SM 浸润最深部位存在少量低分化腺癌及出芽（1 级）

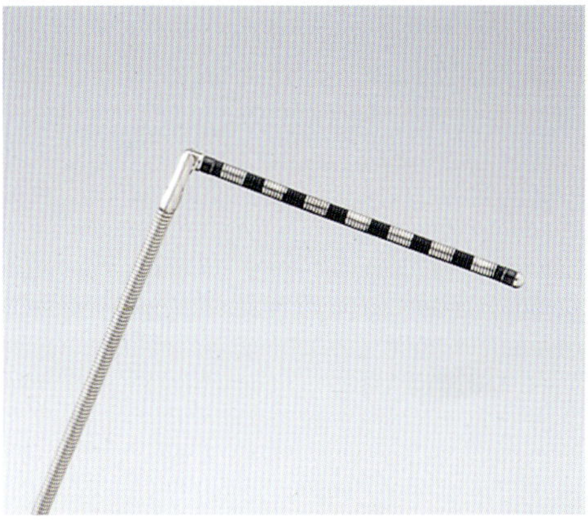

**图12 ◆ 测量尺（奥林巴斯公司）**

如图所示，测量尺能够弯曲，可以测量各种病变。结肠镜用测量尺长20mm，刻度的宽为2mm

（图像提供：奥林巴斯公司）

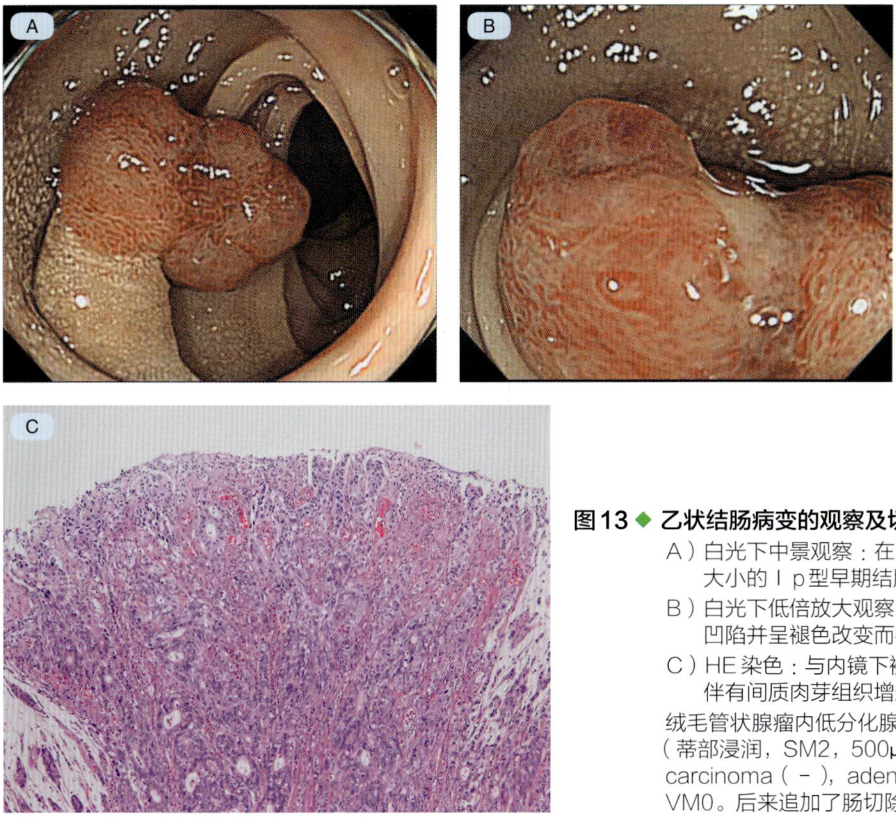

**图13 ◆ 乙状结肠病变的观察及切除标本**

A）白光下中景观察：在乙状结肠发现13mm大小的Ⅰp型早期结肠癌

B）白光下低倍放大观察：病变的顶部可见部分凹陷并呈褪色改变而行EMR

C）HE染色：与内镜下褪色的凹陷部位一致的伴有间质肉芽组织增生的低分化腺癌

绒毛管状腺瘤内低分化腺癌及黏液腺癌，pT1b（蒂部浸润，SM2，500μm），ly2，v1。切缘：carcinoma（－），adenoma（－），HM0，VM0。后来追加了肠切除术，为pN1

11C）等表现时，要高度怀疑存在SM深部浸润，这些表面性状对于诊断浸润深度很重要。

### e）凹陷的性状

IC内镜下可以鉴别棘样凹陷、星芒状凹陷、平面状凹陷等，白光下的观察也可以很好地识别出对于可以确定SM深部浸润的平面状凹陷（图10C，图11B，图16）。

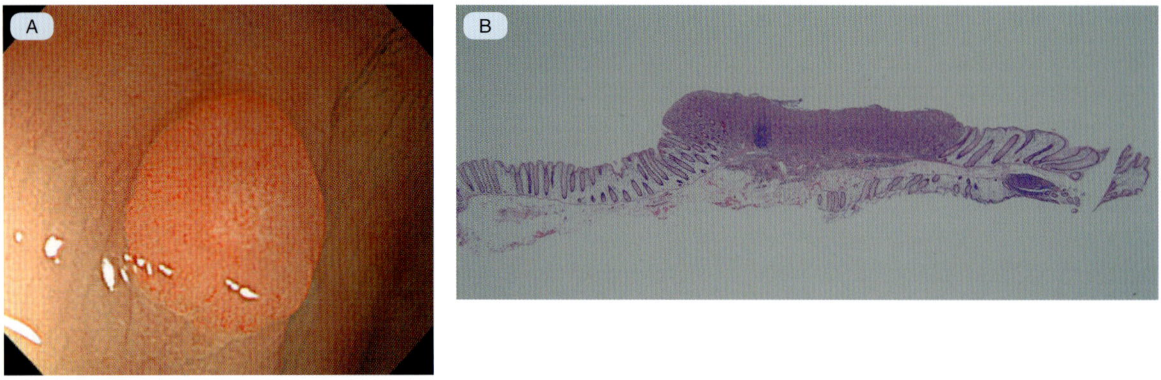

**图14 ◆ 横结肠病变的观察及切除标本**

A）白光低倍放大观察：在横结肠见大小5mm的转移性结肠癌（推测从深度MP以上的胃癌转移）。肉眼类型为Ⅱa＋Ⅱc型，凹陷中央见褪色改变，行EMR治疗

B）低倍病理全景图（HE染色）：0-Ⅱa＋Ⅱc，5mm×3mm。相比印戒细胞癌以及低分化腺癌，未见腺瘤成分。pT1a（SM600μm），ly0，v1。切缘：carcinoma（－），HM0，VM0

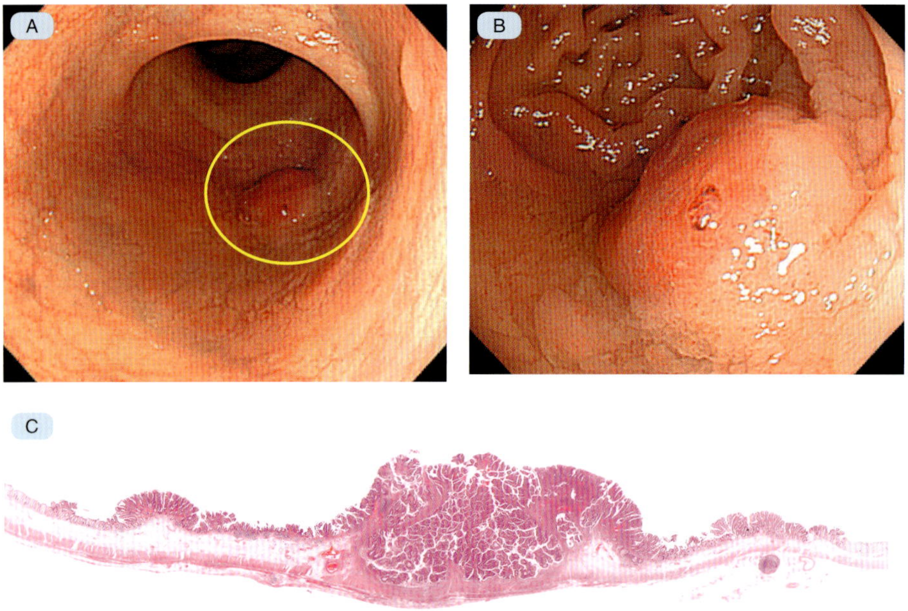

**图15 ◆ 乙状结肠病变的观察及切除标本**

A）白光下远景观察：表现为褪色或淡红色的大小5mm的Ⅱa＋Ⅰ型（LST非颗粒型）病变，我们把平坦的非颗粒型中的Ⅰ型隆起病变（黄圈部分）叫作做非颗粒内隆起，是SM深部浸润的指标

B）白光下接近观察：接近观察可见非颗粒内隆起，呈结节状，具有一定硬度及膨胀感，顶部伴有发红的浅凹陷，伴出血。高度怀疑非颗粒内隆起部分为SM深部浸润癌。CV放大观察发现与非颗粒内隆起一致的Ⅴ$_{\text{I}}$型高度不规则的隐窝形态，确认为SM深部浸润而选择腹腔镜下手术

C）低倍病理全景图（HE染色）：52mm×42mm×4mm（非颗粒内隆起：15mm×14mm×4mm）。腺瘤内高分化（绒毛管状型）腺癌。SM层中可见中分化及低分化腺癌以及出芽（1级）。pT2（与非颗粒内隆起一致的区域浸润到MP），ly1，v2，pN0

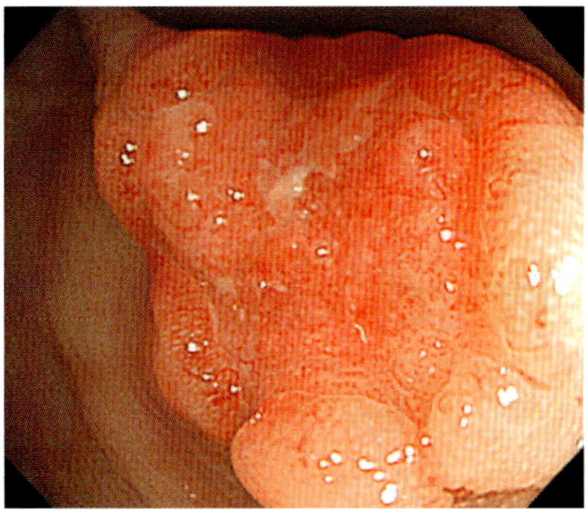

**图16 ◆ 横结肠白光下低倍放大观察**
大小12mm的Ⅱa＋Ⅱc型结肠SM深部浸润癌，可见台阶样凹陷边界、平面状凹陷以及凹陷内隆起。病变边缘到隆起起始部之间被正常及增生性黏膜（非肿瘤黏膜）覆盖，推测病变为NPG



**f）从病变边缘到隆起起始部的性状**

对于这个部分是正常黏膜或增生性黏膜等非肿瘤上皮还是肿瘤性上皮对于鉴别诊断是非常重要的。在表浅型早期癌中，如果这部分为非肿瘤，就是所谓的NPG（non-polypoid growth）[11]，SM浸润的可能性大（图10A~C，图11A~C，图16）。在NPG型早期癌观察到血管的扭曲、扩张，则存在SM深部浸润的可能性（图11A~C）。

**g）是否随空气量变形**

就是在内镜下注气、吸气后观察病变是否随着空气量的变化而发生形态的改变。尤其是对于表浅型凹陷型早期癌，当减少空气量后病变的起始部与边缘正常黏膜之间变隆起，这样就会使凹陷显得更明显。而注气使肠管充分伸展后凹陷反而变得平坦。这种随着空气量变化而发生形态学变化就叫空气变形（+），常提示浸润深度较表浅。当浸润深度到SM癌时，空气量的调节并不会使凹陷形态发生变化或者变化的可能性不大，反映出凹陷面的硬度，诊断为空气变形（－）（图17）。

## 2 病变周围正常黏膜性状

**a）内镜下伸展不良**

内镜下管壁伸展不良[12]是重要的观察内容，包括管腔弧度的僵硬、平盘样抬举、皱襞集中等是癌浸润到黏膜下深层或者纤维化的表现，因此观察病变是否存在这些表现很重要（图10A、B，图17A：管腔弧度僵硬）。

**b）白斑**

在肿瘤性病变的附近会出现白色微小的斑点，在腺瘤旁及癌旁均可能出现。当这些白斑在大范围出现时（图10B）提示存在SM浸润癌的可能性。有时候是先发现白斑，再仔细观察其附近后才发现病变，因此关注白斑是非常重要的。

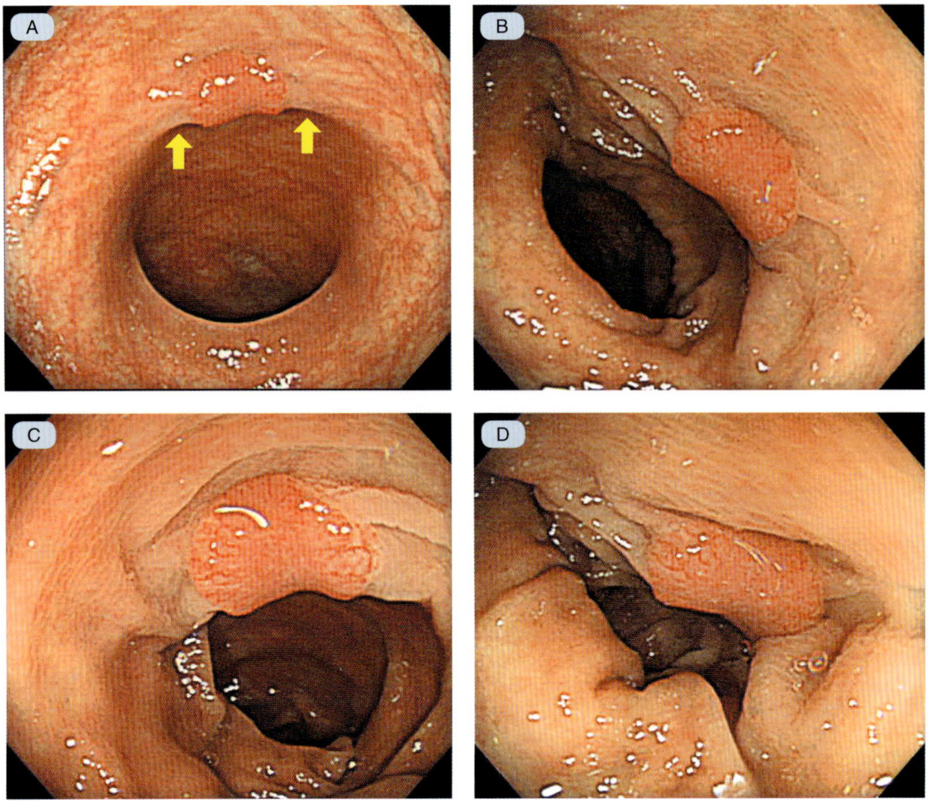


**图17◆横结肠病变的普通内镜观察：病变随空气量变形（－）**

A）在横结肠发现大小9mm的Ⅱa+Ⅱc型早期结肠SM深部浸润癌。在肠腔注满空气状态下的照片。可见黄色箭头部分的管腔弧度僵硬

B~D）减少空气量后观察的照片。凹陷部分形状未发生改变，具有一定的硬度，诊断为空气变形（－）

当白光下发现存在SM浸润癌可能性的内镜下表现时，需要对于这些部位进行放大内镜下的包括NBI模式、隐窝形态观察，综合判断病变的浸润深度。是否在白光内镜下捕捉到病变存在SM浸润的可疑点会决定这个病变的诊疗策略，因此白光内镜下的诊断学是非常重要的。

## 拍摄内镜图片的基础及技巧

### 1 把病变放在6点方向

结肠镜的前端钳道在5点方向，因此无论是普通内镜观察还是放大观察，在留图上相同的一点是将病变放在监视器的6点方向（图1B、C，图10A~C，图15A、B），在内镜处于自由的状态下观察，这样更容易拍摄好的内镜图片。比如当病变在肠管的切线位时就难以正面观察病变，所以我们要结合病变的位置和患者的体位，看着监视器上病变所处的位置来变换患者的体位，找到能够看到病变全貌的位置是很重要的。即使通过变换体位也难以观察时，我们常用活检钳、喷洒

管、染色管等抵住病变肛侧附近的黏膜，通过调整内镜把希望观察的部位暴露出来而获得直视病变的图片（图10C，图11B、C）。当病变在半月瓣的背侧，即使尝试以上的做法仍难以观察病变全貌时，反转内镜观察有时候也是有帮助的（图6）。

## 2 按照远景→中景→接近的顺序留图

留图的实际操作顺序和方法是按照从远景、中景、接近的顺序拍片，然后边逐渐提高放大倍率边直视病变观察，在近景或者低倍放大下（图5B，图10C，图11A~C，图13B，图14A，图15B，图16）捕捉病变的整体特征及是否存在前述的SM浸润癌的内镜下表现很关键。在观察过程中要预先想好从病变的哪个部位开始拍片，理由是如果无规律地拍片，就不能将普通内镜下怀疑SM浸润的部位和其后的NBI表现、基于IC和CV的隐窝形态诊断以及切除标本的实体显微镜、病理组织学诊断做出一对一的详细的探讨。

**技巧**

拍照片时为了对好焦点，内镜操作时手不抖是必需的。在左手操控放大杆逐渐提高放大倍率时，需要右手随之控制内镜与病变之间的距离，两手的协调运动非常重要。当受到肠蠕动活跃以及呼吸、心跳影响时，我们常用活检钳、喷洒管或者染色管按压病变肛侧，固定好希望放大的倍率后调整病变与镜头之间的距离来对好焦距。左手不好对焦的状况下使用脚踏板式放大器对焦也是可选的方式。还可以在对焦时请患者憋住气，暂停呼吸。

上述的检查，尤其是CV放大内镜下隐窝形态对于诊断是必需的，由于我们在平时也做很多白光下的放大观察，因此在本篇中对这部分内容也进行了一些说明。

我们要在日常的诊疗中一直按照这些基本方法和顺序操作，努力使自己在短时间内能够做到拍摄到对好焦距的鲜明的静态图片。

# 结语

在本篇中介绍了结肠镜检查中普通内镜的基本观察法以及留图基础及技巧。在日常临床过程中发现病变后，对于病变的NBI观察以及色素染色观察在诊断病变中是重要的，但是内镜诊断学的基础依然是普通内镜下的观察，尤其是怀疑存在SM浸润癌时，通过从普通内镜到放大内镜下的充分观察后进行综合型诊断是重要的。因此，希望大家在充分做好普通内镜下观察后进行NBI放大观察及色素内镜染色下的放大观察。

**总 结**

- 对于结肠黏膜的观察要从进镜到肛管开始一边观察一边确认直肠下段是否存在病变。然后将气体充分吸出后进镜到盲肠（回盲部）。
- 阑尾开口一般处于盲肠底部，在内镜下几乎都可以直视（图2），因此一定要仔细观察。

## 参考文献


[1]「早期大腸癌—平坦陥凹型へのアプローチ」,（工藤進英/著）, 医学書院, 1993.

[2] 佐野寧, 他：狭帯化RGB filter内蔵narrow band imaging（NBI）systemの開発·臨床応用. 胃と腸, 36：1283-1287, 2001.

[3] Gono K, et al：Endoscopic observation of tissue by narrowband illumination. Opt Rev, 10：1-5, 2003.

[4] Hotta K, et al：Depressed-type early adenocarcinoma of the terminal ileum. Endoscopy, 39 s1：E231-232, 2007.

[5] 佐野寧：画像強調観察（2）光デジタル法（Optical Digital Method）a. NBI. 臨床消化器内科, 24：47-52, 2009.

[6]「国立がんセンター 大腸内視鏡診断アトラス」（藤井隆広, 国立がんセンター内視鏡部/編）, 医学書院, 2004.

[7] 多田正大：良い内視鏡写真撮影のコツ. 胃と腸, 38：1345-1350, 2003.

[8] Ikematsu H, et al：Efficacy of capillary pattern type ⅢA/ⅢB by magnifying narrow band imaging for estimating depth of invasion of early colorectal neoplasms. BMC Gastroenterol, 10：33 2010.

[9] Nakamura H, et al：A solitary colonic metastasis from gastric cancer detected at an early stage. Gastrointest Endoscopy, 67：1000-1004, 2008.

[10]中村尚志, 他：内視鏡観察で捉えた非顆粒内隆起部の所見が治療方針決定に有用であったⅠ+Ⅱa型（LST非顆粒型）大腸sm3〔ly（+）(ss)〕癌の1例. 早期大腸癌, 9：357-364, 2005.

[11]Ikegami M：A pathological study on colorectal cancer. From de novo carcinoma to advanced carcinoma. Acta Pathol Jpn, 37：21-37, 1987.

[12]津田純郎, 他：大腸sm癌の深達度診断—内視鏡的伸展不良所見とその捉えかた. 早期大腸癌, 2：427-433, 1998.

2）普通内镜诊断

# 2. 肿瘤与非肿瘤的鉴别

斋藤彰一，田尻久雄，池上雅博







内镜诊断基础是普通内镜观察，据此做出肿瘤与非肿瘤的鉴别以及浸润深度的诊断是重要的。在普通内镜下要观察颜色、表面性状，色素染色后观察腺管开口部的形态特征，有时候还会使用图像增强内镜观察（IEE※1）[5]。

## 前言

在普通内镜下诊断的第一步是鉴别病变是肿瘤还是非肿瘤，说这一步决定病变的最终治疗方法的选择一点都不为过。由于最近的电子内镜系统的开发，内镜清晰度发生了革命性改善，因此即使没有放大内镜也可以比较轻松地做出肿瘤与非肿瘤的鉴别诊断。

本节介绍普通内镜下肿瘤及非肿瘤的鉴别要点，并简单介绍采用图像增强内镜观察对于肿瘤与非肿瘤的鉴别方法。

## 普通内镜下肿瘤与非肿瘤的鉴别

### 1 肉眼形态、表面性状的鉴别点

要鉴别的结肠上皮性病变大部分为良性肿瘤性病变的腺瘤（tubular adenoma，TA）和非肿瘤性病变的增生性息肉（hyperplastic polyp，HP），有时还需要和伴有炎症性变化的病变相鉴别。一般TA无论隆起型还是表浅型多呈现发红的色调（图1A），而HP呈褪色调（图2A、B）[1]。这主要是由于TA腺管密度增加的同时血管丰富，而HP中杯状细胞增生，富有黏液潴留造成的。

最近出现关于HP中具有不同发生起源的锯齿状病变（serrated lesion）的临床病理学特征的报告[1-4]，本节仅详细介绍HP相关内容。锯齿状病变分为传统锯齿状腺瘤（traditional serrated adenoma，TSA）和多发于右半结肠的无蒂锯齿状腺瘤/息肉（sessile serrated adenoma/polyp，SSA/P），关于SSA/P的诊断标准在不同病理医生之间尚存在偏差，现阶段通过内镜下的观察还不能做到是肿瘤性还是非肿瘤性病变的鉴别。

表面性状的鉴别点在于TA依不同的肿瘤异型度表现不同，一般表现为凹凸不平，而HP表面多为平滑的，常有较厚的黏液附着于表面。绒毛状腺瘤表面也会有很多的黏液附着，但是难以用水冲洗掉，从这点就能很容易地与HP相鉴别[3]。

---

**用语解说**

※1 IEE：图像增强内镜观察。

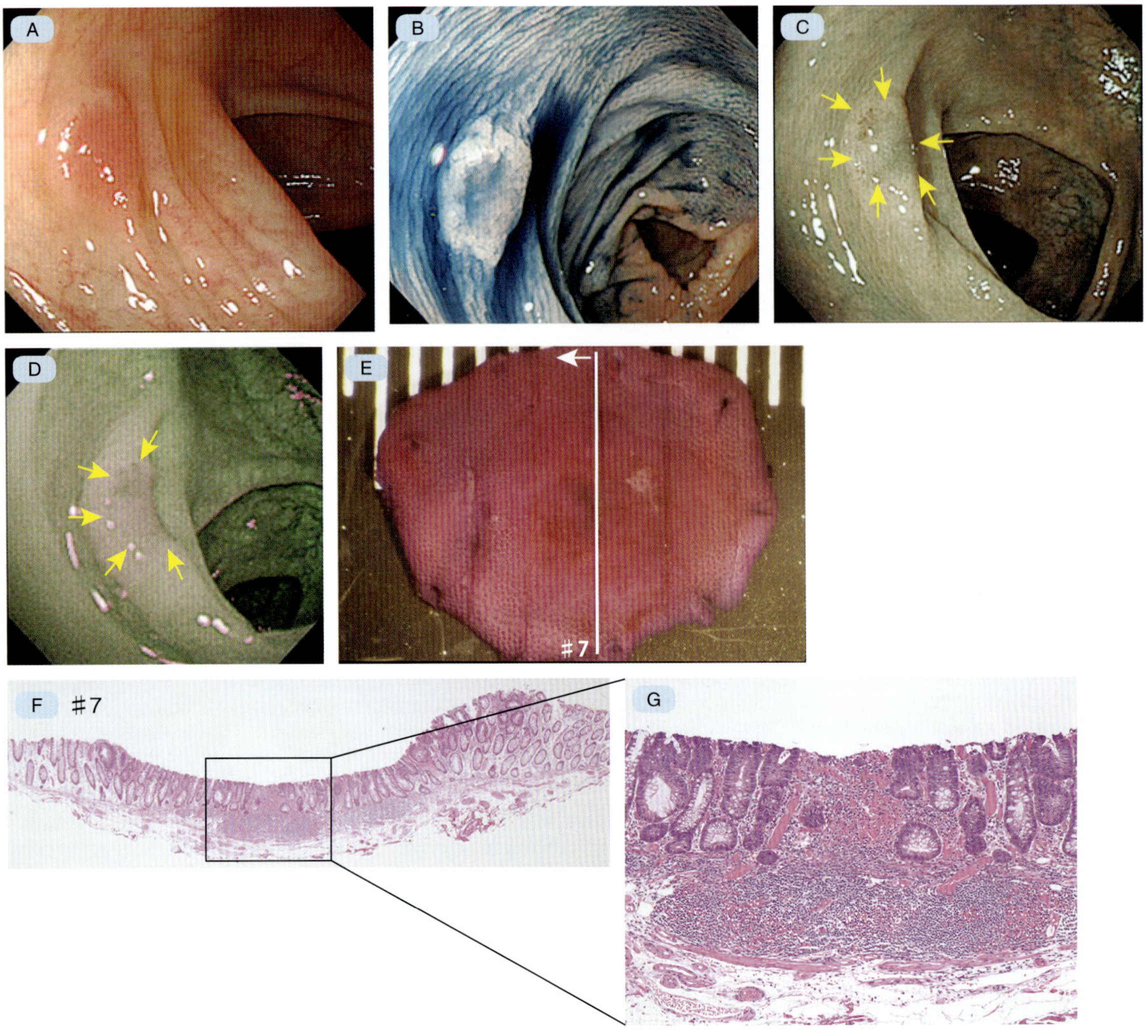


**图1 ◆ 表浅型腺瘤性病变的各种内镜下表现（使用CF-FH260AZI）**

A）普通内镜所见：与周围正常黏膜比较呈轻微隆起，黏膜呈淡红色
B）色素染色所见：周围靛胭脂染色后可见伴有边缘隆起的凹陷型病变显示得更清楚，凹陷面不明确，可以确定不是异型性高的肿瘤性病变
C）NBI内镜所见：与周围正常黏膜比较，凹陷部呈淡棕色改变（➡）
D）AFI内镜所见：与周围正常黏膜比较，病变部位呈紫红色改变（➡），呈现肿瘤性病变的特点
E）实体显微镜图像（按照箭头方向切片）
F）病理低倍全景像：方框内放大图为图1G
G）病变部位的高倍放大像：伴有淋巴滤泡，黏膜全层见肿瘤腺管的增生，未见高度异型，诊断为管状腺瘤

炎性息肉以及幼年性息肉由于黏膜固有层有明显的炎症性改变，常表现为明显的发红（图3A），有时候在病变表层出现伴有炎症的厚白苔附着，可以和HP及TA鉴别。

**Pit fall** **炎性息肉与腺瘤的鉴别：虽然肿瘤性病变与炎性息肉常都为红色病变，但是炎性息肉腺管开口排列稀疏。**

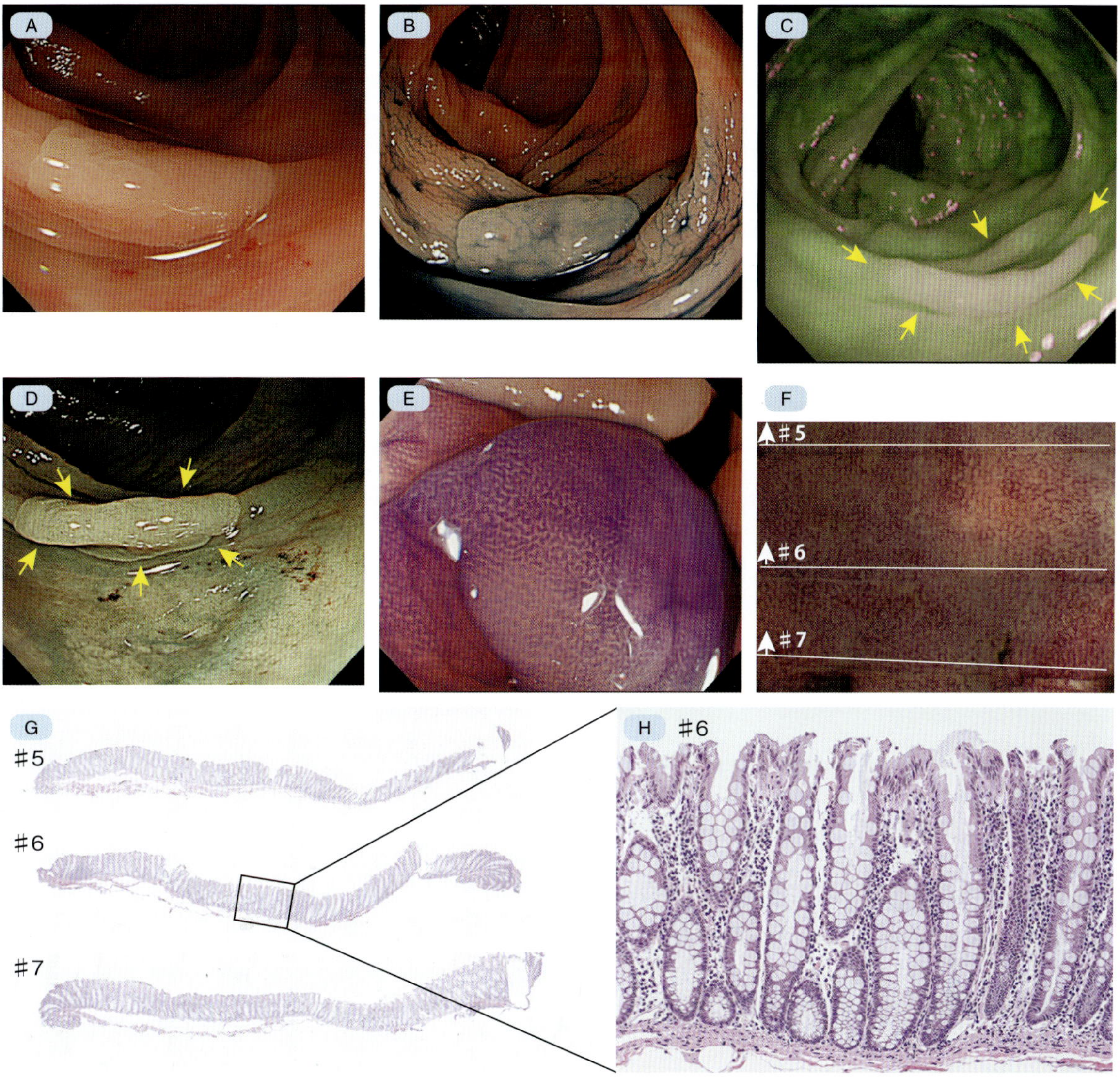


**图2◆ 增生性息肉的各种内镜下表现（使用CF-FH260AZI）**

A）普通内镜下所见：与周围黏膜比较，呈略褪色黏膜
B）色素染色像：与正常黏膜的界限清楚，表面光滑，可见类似无名沟的结构
C）AFI内镜所见：与周围正常黏膜比较呈轻微的紫红色变化（➡）
D）NBI内镜所见：未见与周围正常黏膜明显的颜色改变，仅仅表现轻微的隆起（➡）
E）结晶紫染色放大图像
F）实体显微镜图像（按照箭头方向切片）
G）病理低倍全景像
H）病变部位高倍放大像见锯齿状结构的腺管增生，未见明确肿瘤性变化，诊断为HP

**Point**

要尽可能尝试直视病变。好在结肠病变可以通过变换体位，也可以利用肠蠕动观察病变的性状。在痉挛重的时候可以使用解痉药物。

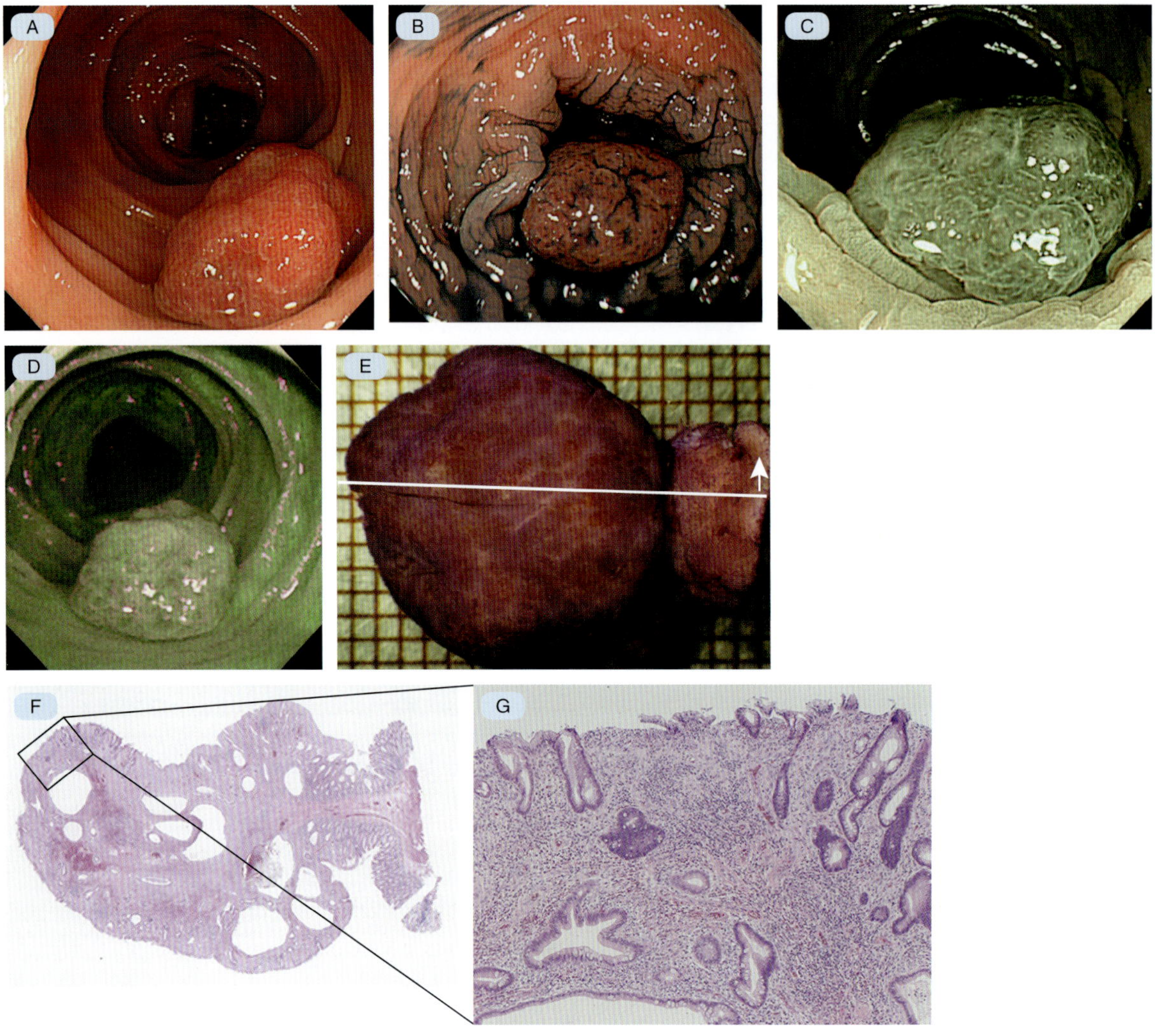


**图3 ◆ 幼年性息肉的各种内镜图像（使用CF-FH260AZI）**

A）普通内镜所见：有蒂型隆起型病变，明显的红色，表面凹凸不平，活动性好，未见明显的黏膜下浸润的糜烂及溃疡形成

B）色素染色像（远景）：即使在未放大下腺管开口部也清晰可见，可见散在的圆形隐窝

C）NBI内镜所见（接近观察）：腺管开口部呈现白色点状及沟状凹陷，间质部对应的部位未见血管走行。因此提示为非肿瘤性病变

D）AFI内镜所见：与周围正常黏膜相同的深绿色，提示为非肿瘤性病变。但是需要注意的是在炎症重的情况下有时候也会显示为轻微的紫红色

E）实体显微镜像：在病变中心部取材切片，为15mm×8mm大小的标本

F）病理低倍全景像：病变基底囊状扩张的腺管，表层可见散在的腺管残留。方框内部分低倍放大图为图3G

G）高倍放大像：见间质内炎性细胞浸润和毛细血管扩张，腺管呈增生性改变，未见明确的肿瘤性病变

## 2 色素染色下的鉴别诊断

不用放大内镜，在普通内镜下用靛胭脂染色的隐窝形态观察也可以进行一定程度的诊断。在染色前用水充分清洁黏液很重要。结合表面性状的观察，TA的特征为以$Ⅲ_L$型隐窝为主体的管状隐窝，而HP的特征为Ⅱ型隐窝（图2E）和正常黏膜的Ⅰ型隐窝，据此可以做出鉴别诊断。当伴随炎性息肉时，由于腺管的脱失，表现为散在的扩张的腺管开口部，但是也可以散在类似管状隐窝的开口部（图3B）。基于以上要点，色素染色是我们一定要做的一项技术，但有时候也有图像增强对诊断更有效的情况（图3C、D）。

**技巧**

采用注气的方法观察病变的伸展性，其后用水充分冲洗病变表层黏液后再通过喷洒色素观察病变表面性状及腺管开口部。

**MEMO**

- 非放大状态下喷洒色素可以鉴别肿瘤与非肿瘤。
- 利用图像增强内镜观察（AFI·NBI）更容易鉴别肿瘤与非肿瘤，获得更高的鉴别诊断信心。

第3章

2

2. 肿瘤与非肿瘤的鉴别

# 采用图像增强内镜观察（IEE）的鉴别[5]

随着医疗器械的开发，在普通白光观察以外的模式下观察成为可能。通过更换光源的可旋转滤光片设定输出波长为被血红蛋白吸收的波长而强调观察表层的毛细血管的窄带成像（narrow band imaging，NBI※2以及照射激发光，接收黏膜反射光的自发荧光内镜观察（auto fluorescence imaging，AFI※3可以做到对肿瘤及非肿瘤的鉴别诊断。有报道基于NBI下有无表层血管的扩张可以鉴别肿瘤与非肿瘤（图1C，图2D，图3C）[6]。而在AFI下肿瘤与炎症性病变呈现紫红色变化（图2D），非肿瘤性病变和周围黏膜一样呈现深绿色，不出现颜色改变（图2C，图3A）[7, 8]。这一特点可以用于肿瘤与非肿瘤的鉴别诊断。

这些图像增强内镜观察[5]领域的研究目前在特定的医院开始使用，还需要今后在更多的医院应用并有更多的结果出现。

### 参考文献

[1] 斎藤彰一，他：Serrateed adenoma と Mixed hyerplastic adenomatous polyp の臨床病理学的検討. Gastroenterol Endosc，40：12-21，1998.

[2] Oka S，et al：Clinicopathologic and endoscopic features of colorectal serrated adenoma：differences between polypoid and superficial types. Gastrointest Endosc，59：213-219，2004.

[3] Nakao Y，et al：Endoscopic features of colorectal serrated lesions using image-enhanced endoscopy with pathological analysis. Eur J Gastroenterol Hepatol，25：981-988，2013.

**用语解说**

※2 NBI：窄带成像（narrow band imaging）。

※3 AFI：自发荧光内镜观察（auto fluorescence imaging）。

[4] 斎藤彰一，他：大腸鋸歯状腺腫の内視鏡診断．画像強調観察（光デジタル法）所見を中心に．胃と腸，46（4）：428-441，2011.
[5] Tajiri H & Niwa H：Proposal for consensus terminology in endoscopy：how should different endoscopic imaging techniques be grouped and defined? endoscopy，40：775-778，2010.
[6] Saito S，et al：Imaging by magnifying endoscopy with NBI implicates the remnant capillary network as an indication for endoscopic resection in early colon cancer. Int J Surg Oncol，doi：10：1155/2011/242608，2011.
[7] Inomata H，et al：Efficacy of a novel auto-fluorescence imaging system with computer-assisted color analysis for assessment of colorectal lesions. World J Gastroenterol，19：7146-7153，2013.
[8] Ide D，et al：Visualization of colorectal neoplasia by a second-generation autofluorescence imaging system. Scand J Gastroenterol，48：1302-1307，2013.

2）普通内镜诊断

# 3. 肿瘤的良恶性鉴别

佐田美和，小林清典



结肠肿瘤性病变中发生率较高的良性肿瘤为腺瘤，恶性肿瘤为结肠癌。本篇介绍了在普通内镜下对于结肠肿瘤的良恶性鉴别诊断，尤其是腺瘤与黏膜内癌［Tis（M）癌］的鉴别诊断。

## 普通内镜下观察的基础

和过去的纤维内镜比较，现在广泛普及的电子内镜清晰度明显改善，很容易观察到血管透见的变化以及黏膜的轻微凹凸不平。尤其是最近高清电子内镜的出现，即使不做放大观察，仅仅是接近病变就可以识别隐窝，加上结构强调等图像处理，可以使诊断准确度显著提高。

结肠癌和腺瘤在普通内镜下多表现为红色，要发现容易漏掉的微小病变及表浅型病变都需要关注淡红色、血管透见消失、黏膜色泽异常、皱襞局限性增粗、色素染色后网格状结构的消失等表现。

在发现病变后不仅要接近病变观察，从远景、各种角度（正面、侧面）观察，还要边调整空气量边观察。

**技 巧**

在清洗肿瘤时，可以在温水中加入消泡剂，避免产生气泡以及消除气泡。冲洗水压过高有可能造成肿瘤表面出血而影响内镜观察，因此需要调整冲洗水压，不要直接冲到病变，而是冲洗到病变边缘，利用水的流动清洗。

普通内镜需要观察的内容包括肿瘤的肉眼形态、大小、颜色、表面性状（糜烂、凹陷、凹凸不平、是否有结节）、是否易出血、皱襞集中、是否僵硬等。在此基础上喷洒靛胭脂后再次判断肿瘤表面性状及边缘，是否存在凹陷等（图1，图2）。

## 结肠腺瘤及结肠癌

### 1 病理组织学的诊断基础

属于结肠上皮性肿瘤的结肠腺瘤在结肠息肉中占比最高，组织学上进一步分为管状腺瘤（tubular adenoma，TA）、管状绒毛状腺瘤（tubulovillous adenoma，TVA）、绒毛状腺瘤（villous adenoma，VA）、锯齿状腺瘤※1（traditional serrated adenoma，SA）。根据细胞异型及结构异型分为低异型度和高异型度[1]腺瘤。

**用语解说**

※1 锯齿状腺瘤：腺管上半部分具有锯齿状形态，类似于增生性息肉。但在腺管表层也出现细胞核增大、复层排列，同时具有杯状细胞减少、细胞质嗜酸性改变等腺瘤的表现，内镜下呈松塔样绒毛样表现。

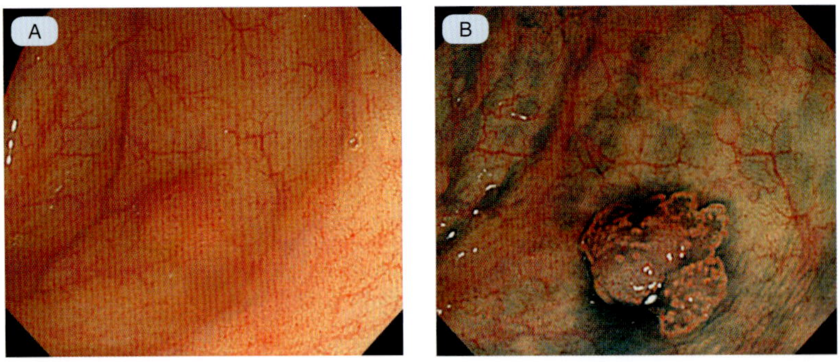


**图1◆靛胭脂染色前后的内镜表现**

A）普通内镜下表现为淡红色改变

B）靛胭脂染色后病变表面性状及界限更加清楚

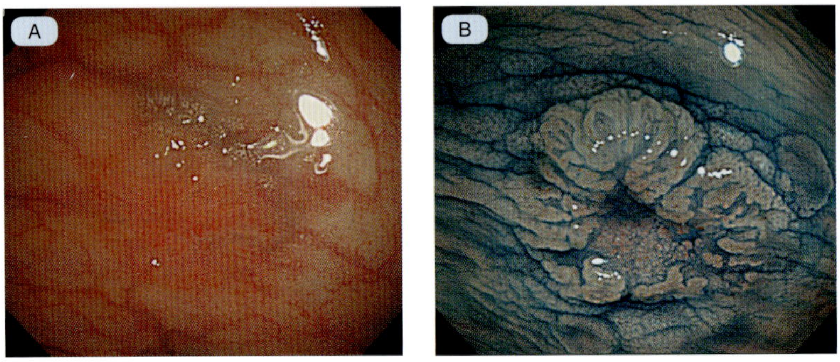


**图2◆靛胭脂染色前后的内镜表现**

A）普通内镜下表现为淡红色改变

B）靛胭脂染色后中心伴有浅凹陷，为Ⅱa＋Ⅱc型病变

结肠癌作为结肠上皮性恶性肿瘤，其发生途径包括腺瘤–癌（adenoma–carcinoma sequence）途径和de novo途径，其中腺瘤–癌途径约占半数。

### 2 治疗方针

结肠腺瘤作为癌前病变需要内镜下切除，正如文献［2］“结肠癌治疗指南”所记载，cTis（M）癌、cT1（SM）浅层浸润癌（T1a癌）均为内镜治疗的适应证，而cT1（SM）深部浸润癌（T1b癌）以深的癌有可能出现淋巴结转移，为外科切除的适应证[2]。

## 结肠腺瘤和结肠癌的鉴别

白光下对于结肠息肉的鉴别要明确①肿瘤与非肿瘤、②如果是肿瘤，是腺瘤还是癌、③是否是内镜下可以切除的病变（浸润深度诊断），按照①→②→③的顺序进行确认。对于①和③在第3章2）–2、–4中做了详细的介绍，在此不再赘述，在鉴别腺瘤和癌时，需要结合肿瘤的大小以及肉眼形态详细评估内镜下表现。

### 1 大小和肉眼形态

町田等[3]对于内镜切除的结肠息肉32 840个病变分析结肠息肉的大小和组织学诊断之间的关系，结果显示，71.7%为腺瘤，只有1.3%为早期癌（表1）。

早期癌在息肉中的占比在大小5mm以下为0.09%，5~10mm为2.3%，10~20mm为17.6%，20mm以上为34.8%，随着肿瘤的增大，早期癌的比例增加，尤其是大于10mm以上显著增高（$p$<0.0001）。对于不同的肉眼形态比较，凹陷型（Ⅱc，

**表1 ◆ 结肠息肉的大小与组织学诊断（n = 32 840）**

| 形态 | 组织学诊断 | 结肠息肉大小（mm） | | | | 合计* |
|---|---|---|---|---|---|---|
| | | <5 | 5≤x<10 | 10≤x<20 | ≥20 | |
| 隆起型 | 早期癌 | 17（0.07%） | 115（2.2%） | 180（19.1%） | 56（40.3%） | 368（1.3%） |
| | 腺瘤 | 15 704（69.2%）* | 4382（84.2%）* | 686（72.9%）* | 75（54.0%）* | 20 847（72.0%） |
| | 增生性息肉 | 6629 | 599 | 46 | 4 | 7278 |
| | 其他 | 334 | 106 | 29 | 4 | 473 |
| | 合计 | 22 684 | 5202 | 941 | 139 | 28 966 |
| 表浅型 | 早期癌 | 6（0.2%） | 23（2.4%） | 21（10.2%） | 7（16.7%） | 57（1.5%） |
| | 腺瘤 | 1712（67.6%）* | 727（75.3%）* | 142（68.9%）* | 32（76.2%）* | 2613（69.7%） |
| | 增生性息肉 | 784 | 205 | 37 | 2 | 1028 |
| | 其他 | 32 | 11 | 6 | 1 | 50 |
| | 合计 | 2534 | 966 | 206 | 42 | 3748 |
| 凹陷型 | 早期癌 | 0 | 5（14.3%） | 1（33.3%） | 0 | 6（4.8%） |
| | 腺瘤 | 66（75.0%）* | 29（82.9%）* | 2（66.7%）* | 0 | 97（77.0%） |
| | 增生性息肉 | 19 | 1 | 0 | 0 | 20 |
| | 其他 | 3 | 0 | 0 | 0 | 3 |
| | 合计 | 88 | 35 | 3 | 0 | 126 |
| 总体 | 早期癌 | 23（0.09%） | 143（2.3%） | 202（17.6%） | 63（34.8%） | 431（1.3%） |
| | 腺瘤 | 17 482（69.1%）* | 5138（82.8%） | 830（72.2%）* | 107（59.1%）* | 23 557（71.7%） |
| | 增生性息肉 | 7432 | 805（13.0%） | 83 | 6 | 8326 |
| | 其他 | 369 | 117 | 35 | 5 | 526 |
| | 合计 | 25 306 | 6203 | 1150 | 181 | 32 840 |

引自参考文献［3］（*为作者标注）

Ⅱc+Ⅱa）病变的早期癌比例高，即使在直径小于10mm的小病变中也有10%以上为早期癌，10mm以上达到30%以上。隆起型病变10mm以上开始早期癌的比例增高，表浅型即使20mm以上有75%以上为腺瘤，这一结果主要和表浅型内包括了颗粒型侧向发育型肿瘤（LST-G）有关（表1）。

## 2 内镜下的鉴别诊断

比较了我院2006年经内镜切除的早期癌78个病变[pTis（M）癌74个病变，pT1（SM）癌4个病变]和2006年1—3月经内镜切除的腺瘤426个病变的白光内镜下表现（包括靛胭脂染色下的观察）。比较内容包括肿瘤的颜色、是否存在凹陷、表面性状（光滑、凹凸不平、是否有结节）、边缘是否规则等。结果显示，不论癌还是腺瘤均以红色为主。和腺瘤比较，早期癌呈凹陷（$P<0.01$）、表面凹凸不平以及结节的发生率高（$P<0.0001$）（表2）。

表3和表4比较了组织学类型与病变大小，腺瘤以9mm以下病变多见，早期癌多大于10mm。内镜下腺瘤以小于10mm者居多，表面光滑者多见（表3）。而早期癌表面凹凸不平及结节多见，与肿瘤大小无关，即使是小于9mm的病变也是未见表面光滑的病变（表4）。

以上结果显示，在鉴别结肠腺瘤和癌的过程中关注肿瘤表面是否存在凹陷、凹凸不平及结节是很重要的，再加上大小在10mm以上这一要点，就可以明显增加鉴别诊断的准确度。另外，病变形态的不规则、表浅型病变与隆起混合存在等也是癌的内镜下表现（图3）。河野等认为内镜下鉴别结肠癌及腺瘤时需要重视的内

**表2 ◆ 腺瘤与癌的内镜下特征**

| | | 腺瘤（$n = 426$） | 早期癌（$n = 78$） | 统计学分析 |
|---|---|---|---|---|
| 颜色 | 发红 | 340（79.8 %） | 70（89.7 %） | NS |
| | 无变化 | 85（20.0 %） | 8（10.3 %） | |
| | 褪色 | 1（0.2 %） | 0 | |
| 凹陷 | 有 | 6（1.4 %） | 5（6.4 %） | $p < 0.01$ |
| | 无 | 420（98.6 %） | 73（93.6 %） | |
| 表面 | 平滑 | 377（88.5 %） | 17（21.8 %） | $p < 0.0001$ |
| | 凹凸 | 18（4.2 %） | 21（26.9 %） | |
| | 结节 | 31（7.3 %） | 40（51.3 %） | |
| 边缘 | 规则 | 424（99.5 %） | 74（94.9 %） | $p < 0.001$ |
| | 不规则 | 2（0.5 %） | 4（5.1 %） | |

**表3 ◆ 腺瘤的大小与内镜下特征**

| | | ~9mm（$n = 367$） | 10~19mm（$n = 54$） | 20mm~（$n = 5$） |
|---|---|---|---|---|
| 颜色 | 发红 | 290（79.0 %） | 46（85.2 %） | 4（80.8 %） |
| | 无变化 | 77（21.0 %） | 8（14.8 %） | 0 |
| | 褪色 | 0 | 0 | 1（20.0 %） |
| 凹陷 | 有 | 5（1.4 %） | 1（1.9 %） | 0 |
| | 无 | 362（98.6 %） | 53（98.1 %） | 5（100 %） |
| 表面 | 平滑 | 343（93.5 %） | 34（63.0 %） | 0 |
| | 凹凸 | 14（3.8 %） | 3（5.5 %） | 1（20.0 %） |
| | 结节 | 10（2.7 %） | 17（31.5 %） | 4（80.0 %） |
| 边缘 | 规则 | 365（99.5 %） | 54（100 %） | 5（100 %） |
| | 不规则 | 2（0.5 %） | 0 | 0 |

**表4 ◆ 早期癌的大小与内镜下特征**

| | | ~9mm（$n = 14$） | 10~19mm（$n = 39$） | 20mm~（$n = 25$） |
|---|---|---|---|---|
| 颜色 | 发红 | 11（78.6 %） | 36（92.3 %） | 23（92.0 %） |
| | 无变化 | 3（21.4 %） | 3（7.7 %） | 2（8.0 %） |
| | 褪色 | 0 | 0 | 0 |
| 凹陷 | 有 | 1（7.1 %） | 3（7.7 %） | 1（4.0 %） |
| | 无 | 13（92.9 %） | 36（92.3 %） | 24（96.0 %） |
| 表面 | 平滑 | 0 | 12（30.8 %） | 5（20.0 %） |
| | 凹凸 | 8（57.1 %） | 9（23.1 %） | 4（16.0 %） |
| | 结节 | 6（42.9 %） | 18（46.1 %） | 16（64.0 %） |
| 边缘 | 规则 | 12（85.7 %） | 38（97.4 %） | 24（96.0 %） |
| | 不规则 | 2（14.3 %） | 1（2.6 %） | 1（4.0 %） |

镜下表现包括肿瘤表面颜色不均一以及是否存在凹陷等，隆起上的隆起以及凹陷内隆起等表现是很重要的[4]。上述内镜下表现加上结肠上皮性肿瘤的大小等间接表现可以进一步提高鉴别诊断的能力[4]。

在实际工作中，鉴别腺瘤与cTis（M）癌困难的病例不在少数。从选择治疗方法的意义上讲，无论腺瘤还是cTis（M）癌都是内镜切除的适应证，严格进行两者的鉴别在临床上并不是很重要，更重要的是鉴别内镜治疗适应证病变[腺瘤，cTis（M）癌癌~cT1a癌]和外科切除适应证病变（cT1b癌以深）。

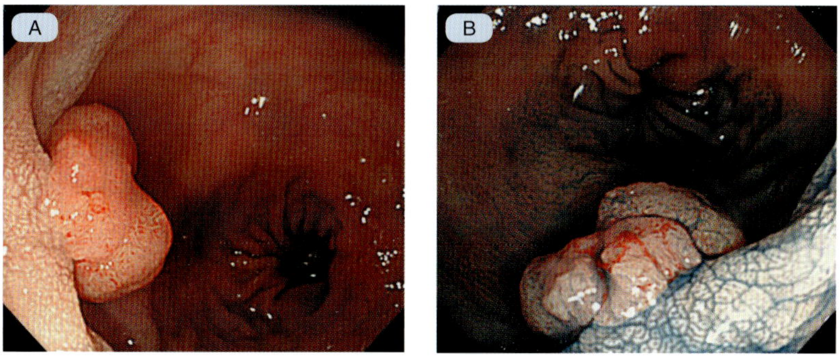

**图3◆ 直肠，Ⅰsp，12mm，腺瘤内癌**

A）普通内镜下见隆起明显，不规则的Ⅰp型病变

B）靛胭脂染色后观察病变肛侧部分凹凸不平更明显，易出血，与口侧相对光滑的表面结构不同。EMR切除后病理组织学诊断为腺瘤内癌

**Point**

判断表面性状及有无凹陷，不仅要在普通内镜下判断，在靛胭脂染色下的观察也很重要。省略靛胭脂染色这一步是引起鉴别良恶性病变以及浸润深度判断能力降低的原因。

有关结肠癌浸润深度的诊断将在下一节中做详细的介绍，尤其是存在饱满感、糜烂、溃疡、表面凹陷、凹凸不平、塌陷、凹陷内隆起、伸展不良（管壁弧度僵硬）、皱襞集中等表现时，cT1b以深浸润癌可能性大，需要引起重视[5]。

**Pit fall**

由于放大内镜的进步，根据隐窝形态和NBI（narrow band imaging）等进行肿瘤的良恶性鉴别及浸润深度的判断使诊断能力有所提高。但是不要忘记发现肿瘤及诊断的基础仍是普通内镜。要充分关注普通内镜下的表现，不要仅仅留1~2张普通内镜图片而留一大堆放大内镜图片。

## 病例展示

### 1 TVA（乙状结肠，Ⅰs病变，12mm）

在普通内镜下表现为表面光滑的淡红色病变（图4A）。靛胭脂染色观察见表面存在沟状结构，未见具有一定范围的凹陷及凹凸不平（图4B）。未发现癌可能性的内镜下表现。行内镜下黏膜切除术（EMR），病理组织学诊断为TVA。

### 2 腺瘤内癌（直肠，LST-G，25mm）

普通内镜观察见直肠LST-G病变，难以详细评估表面性状及边界（图5A）。靛胭脂染色后观察见大小不同的结节变得更醒目（图5B），未见粗大结节及凹陷。EMR切除后病理组织学诊断为腺瘤内癌。

### 3 Tis（M）癌（直肠，Ⅰsp，8mm）

普通内镜观察下可见明显的隆起，整体呈现不规则的Ⅰsp型病变（图6A）。

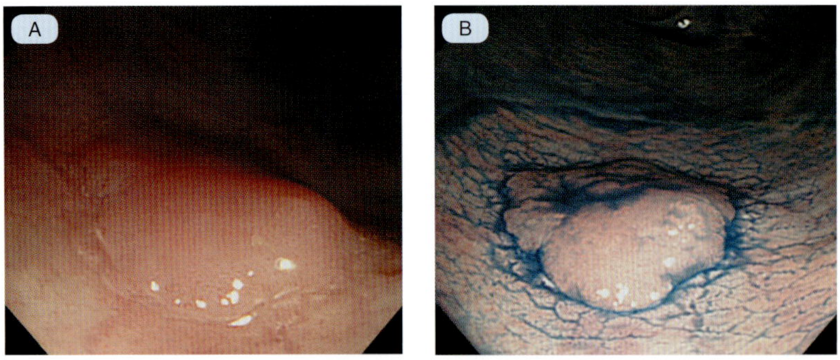


**图4◆乙状结肠，Ⅰs，12mm，TVA**

A）在普通内镜下表现为表面光滑的淡红色病变

B）靛胭脂染色观察见表面存在沟状结构，未见具有一定范围的凹陷及凹凸不平

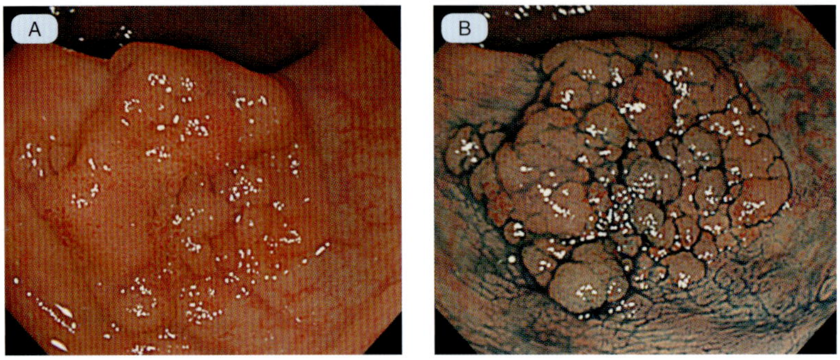


**图5◆直肠，LST-G，25mm，腺瘤内癌**

A）普通观察下见LST-G病变

B）靛胭脂染色观察见大小不同的结节混杂，可疑合并癌，但未见提示SM深部浸润的粗大结节及凹陷面

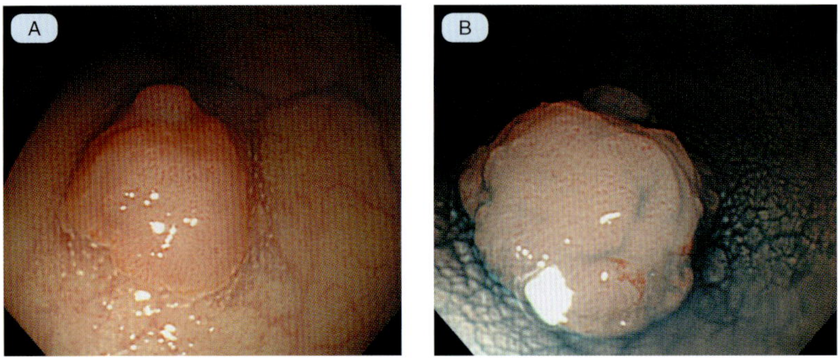


**图6◆直肠，Ⅰsp，8mm，Tis（M）癌**

A）普通内镜观察见隆起明显，整体呈不规则的Ⅰsp型病变

B）靛胭脂染色后观察见表面凹凸不平，未见明确的凹陷

靛胭脂染色观察见表面凹凸不平，未见明显的凹陷（图6B）。内镜下切除后病理组织学诊断为pTis（M）癌。

### 4 T1（SM）浅层浸润癌（横结肠，Ⅱc＋Ⅱa，16mm）

普通内镜观察见中心轻微发红、凹陷的扁平隆起型病变（图7A）。靛胭脂染色后观察见病变界限清楚，中央可见浅凹陷（图7B）。EMR切除后的病理组织学诊断为pT1a癌。

### 5 T1（SM）深部浸润癌（直肠，Ⅰs＋Ⅱc，10mm）

普通内镜下见隆起明显、不均匀发红的Ⅰs型病变（图8A）。靛胭脂染色后观察隆起边缘可见凹陷的边界，凹陷内不规则隆起，伴有膨胀感及皱襞集中（图8B），为cTlb癌，不适合内镜下切除。

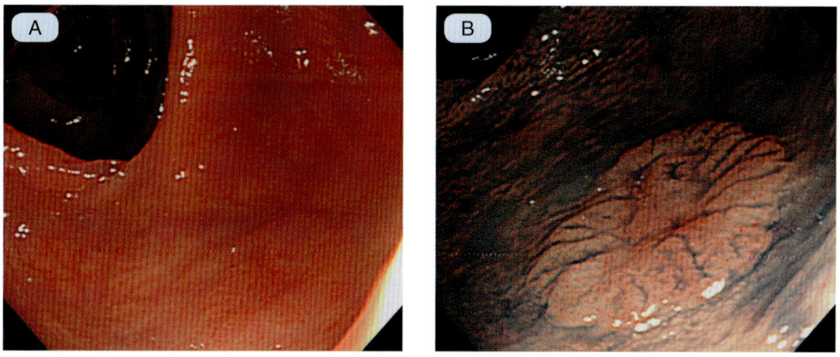


**图7◆横结肠，Ⅱc+Ⅱa，16mm，T1（SM）浅层浸润癌**

A）普通内镜观察见病变中心略发红、凹陷

B）靛胭脂染色后观察病变界限清楚，中心伴有浅凹陷

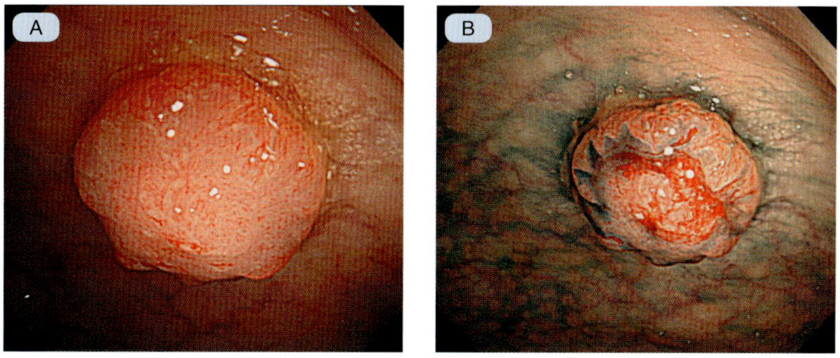


**图8◆直肠，Ⅰs+Ⅱc，10mm，T1（SM）深部浸润癌**

A）普通内镜观察见隆起明显的Ⅰs型病变

B）靛胭脂染色后观察见隆起边缘可见凹陷的界限，凹陷内不规则隆起，伴有饱满感及皱襞集中

## 结语

普通内镜加上靛胭脂染色有时候也难以准确地鉴别结肠Tis（M）癌和腺瘤。在鉴别诊断时，不仅要参考肿瘤大小，还要加上表面性状，这样会对诊断更有所帮助。内镜医生需要详细观察每一个病变，努力提高对病变性质的诊断能力。

### 参考文献

[1]「大腸癌取扱い規約 第8版」（大腸癌研究会/編），金原出版，2013.

[2]「大腸癌治療ガイドライン－医師用（2014年版）」（大腸癌研究会/編），pp12-14，48-52，金原出版，2014.

[3] 町田マキヨ，佐竹儀治：5mm以上10mm未満のポリープの取り扱い．消化器内視鏡，17（8）：1203-1209，2005.

[4] 河野弘志，他：腫瘍性疾患の診断．消化器内視鏡，19（3）：443-449，2007.

[5] 勝又伴栄，他：大腸癌の治療法選択のための術前診断．消化器内視鏡，13（11）：1535-1544，2001.

2）普通内镜诊断

# 4. 癌的浸润深度诊断

小林清典，佐田美和，小泉和三郎

早期结肠癌中存在选择内镜下治疗还是外科治疗的交界性病变。本篇以普通内镜观察下对早期结肠癌浸润深度诊断为焦点，介绍包括内镜下局部注射的非抬举征（non–lifting sign）在内的诊断方法。

## 诊断浸润深度的意义

结肠癌浸润深度的准确诊断对于选择恰当的治疗方案是重要的。过去使用钡灌肠以及包括色素内镜在内的普通内镜检查诊断癌的浸润深度，最近明确了放大内镜、超声内镜等精细检查的有效性。但是，普通内镜作为内镜诊断的基础应该是没有争议的。

结肠癌中pTis（M）癌没有转移风险，从单纯浸润深度讲是内镜切除的适应证，而pT1（SM）癌为选择内镜或者外科切除的交界性病变，根据我院及结肠癌研究会的研究，黏膜下层浸润距离（SM浸润深度）在1000μm以下的pT1（SM）浅层浸润癌（pT1a癌）没有转移及复发，但是SM浸润深度在1000μm以上的pT1（SM）深部浸润癌（pT1b癌）存在淋巴结等转移及复发[1, 2]。因此，从浸润深度讲，pT1a癌为符合内镜下切除适应证的病变，pT1b癌需要包括淋巴结清扫在内的外科手术治疗。

在《结肠癌治疗指南》中指出，pT1癌需要追加包括淋巴结清扫在内的手术治疗的因素包括：①SM浸润深度1000μm以上；②脉管浸润阳性；③低分化腺癌、印戒细胞癌、黏液癌；④浸润深部的出芽（budding）分级2/3[3]。这些因素中，有可能通过图像在治疗前做出评价的是SM浸润深度。因此，在结肠镜下不仅要做出良恶性鉴别诊断，还需要对于浸润深度做出正确的评价。

## 在内镜观察时的注意点

为了能够正确评价结肠癌的内镜下表现，需要充分清洗附着于肿瘤表面的残渣及黏液。观察病变时不仅要接近病变观察，还需要远景观察以及调整空气量后观察，在评估浸润深度时重要的是观察肿瘤的伸展性和肿瘤周围的变化等，而仅仅是接近观察常常难以做出正确的评价。内镜医生不仅要发现肿瘤，还要鉴别良恶性，怀疑为恶性时，需要做出对于浸润深度诊断有所帮助的内镜观察以及留图。

**Pitfall**

**在清洗肿瘤表面时，如果水压过高就有可能造成肿瘤表面出血而影响内镜观察。另外，初学者在发现肿瘤后，常常只是热衷于在肠管拉伸状态下的接近观察而忽视远景及调整空气量的观察，这一点一定要注意。**

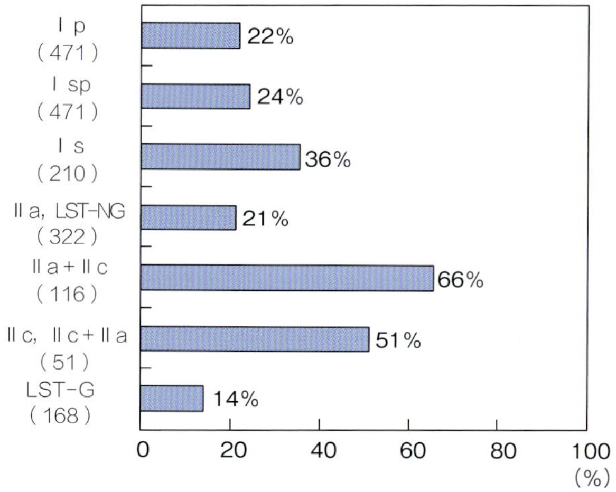


**图1 ◆ 早期结肠癌的肉眼分型与pT1癌的占比**

pTis癌1424个病变，pT1癌517个病变

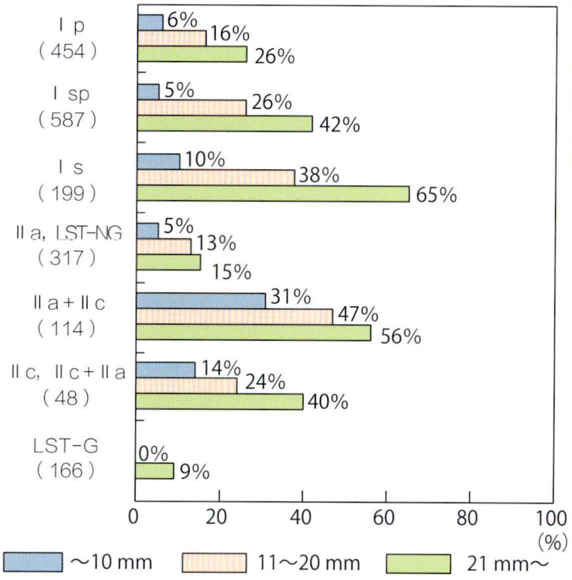


**图2 ◆ 肿瘤大小与pT1b癌的占比**



## 普通内镜下的浸润深度诊断

在普通内镜下诊断结肠癌的浸润深度需要掌握和深部浸润相关的内镜下表现。结肠癌的内镜下表现分为肿瘤本身的变化和肿瘤周围的变化。肿瘤本身的变化包括肉眼分型、大小、颜色、表面性状（形态、光泽、凹凸不平、破溃、白苔、易出血等）、饱满感※1、伸展性、左右对称、存在凹陷面以及凹陷面的性状（与周围的高度差以及凹陷深度、凹凸不平）等表现。肿瘤周围的变化包括平盘样抬举及多发的皱襞集中等。

### 1 肉眼分型与肿瘤大小和浸润深度的关系

肉眼分型与浸润深度相关。图1为对于我院经内镜切除或者外科手术的早期结肠癌1941个病变［pTis（M）癌1424个病变，pT1（SM）癌517个病变］不同肉眼分型与pT1癌占比的总结，pT1的占比在Ⅱa＋Ⅱc型中为6%，Ⅱc（Ⅱc＋Ⅱa）型为51%，较其他肉眼分型高。侧向发育型肿瘤（laterally spreading tumor：LST）分为颗粒型（granular type：LST-G）和非颗粒型（non-granular type：LST-NG），LST-G的pT1癌的占比最低，为14%。

其次比较了肿瘤大小与需要外科手术的pT1（SM）深部浸润癌（pT1b癌）的关系，Ⅱa＋Ⅱc型中10mm以下的小病变中pT1b癌的占比较高（图2），Ⅰp型和Ⅰsp型、Ⅱa型中10mm以下病变中pT1b癌占比低，仅仅为5%左右。在LST-G大于20mm的大病变中才有pT1b癌。

---

**用语解说**

※1 饱满感：由于癌的浸润造成肿瘤整体看起来饱满的量化感觉。

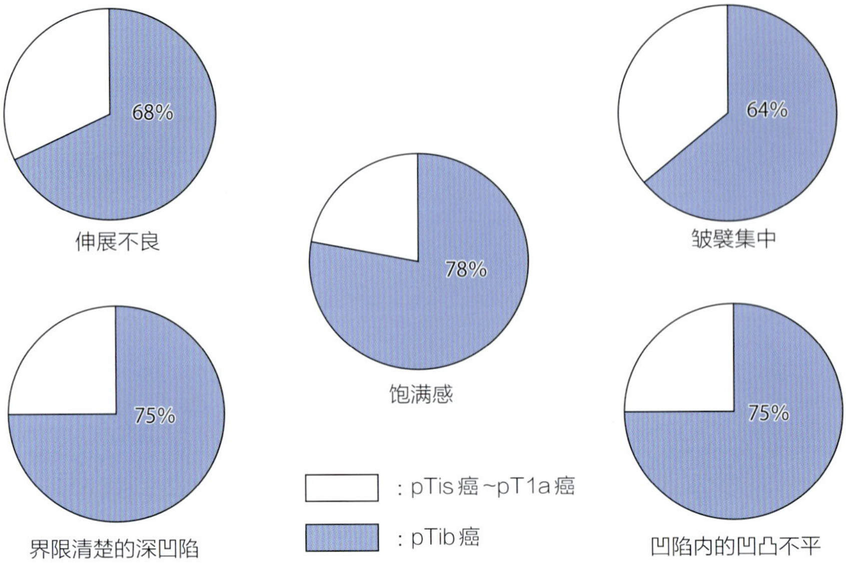


**图3 ◆ 内镜所见与pT1b癌**
对于150个早期癌病变的分析

**Point**
结肠癌的肉眼分型和肿瘤大小是预测浸润深度的指标。尤其是伴有凹陷的表浅型癌在病变较小的时候就有深部浸润的病变并不少见，因此需要引起注意。

## 2 提示pT1（SM）深部浸润癌（pT1b癌）的内镜所见

对于早期结肠癌中提示pT1b癌的内镜所见按照与肉眼分型无关的共同表现、隆起型癌和伴有凹陷的癌、LST等分别阐述。

### a）共同表现

不管何种肉眼类型，所有的pT1b癌常见的内镜所见为肿瘤部位的伸展不良（图3）。我们的病例中表现为伸展不良的早期癌68%为pT1b癌。肿瘤部位肠壁伸展不良的内镜下表现为管腔弧度僵硬※2和平盘样抬举※3，具备这两种表现提示pT1b癌的可能性大（图4）[4]。另外，出现由周围朝向肿瘤的多个皱襞集中时pT1b癌的可能性高，主要是由于伴随癌的SM浸润黏膜下层纤维化造成的。我们的病例中伴有皱襞集中的早期癌64%为pT1b癌（图3）。为了正确评价内镜下肿瘤部位的伸展性，需要在注气使肠管充分伸展后，在稍微离开肿瘤的位置观察。

### b）隆起型癌

隆起型癌SM深部浸润的内镜所见包括肿瘤的饱满感、表面的破溃以及凹凸不平、糜烂、溃疡等（图5）。我们的病例中表现饱满感的早期癌78%为pT1b癌（图

**用语解说**

※2 弧度僵硬：由于癌浸润到SM伴随的纤维化，虽然注气使肠管伸展，但由于肿瘤及其周围伸展不良，从侧面观察可见病变部位弧度消失，看似呈直线的表现[4]。

※3 平盘样抬举：病理组织学上出现SM层以下肿块状浸润时，由于肿瘤及周围黏膜被下方组织举起，使肿瘤和周围黏膜呈平盘样抬举。

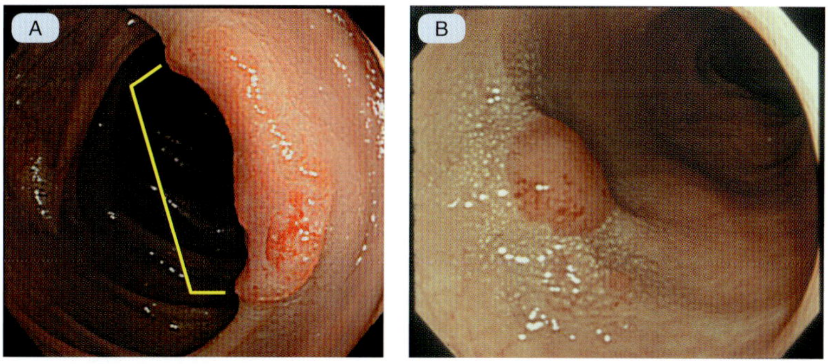


**图4 ◆ pT1b癌伸展不良的内镜所见**

A）弧度僵硬（⊓）

B）肿瘤及周围的平盘样抬举及皱襞集中

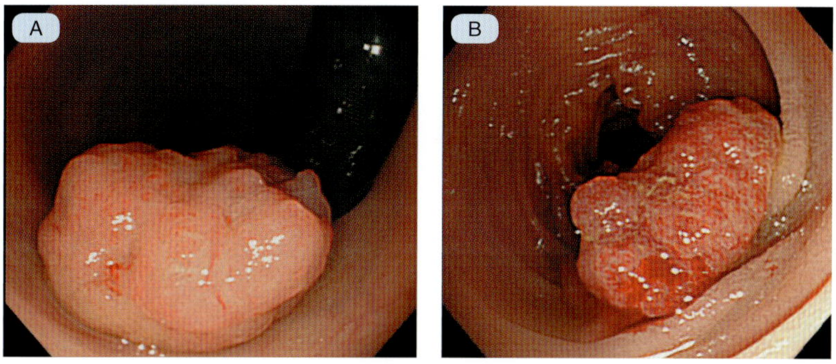


**图5 ◆ 隆起型pT1b癌的内镜所见**

A）肿瘤的饱满感及顶部凹凸不平

B）肿瘤表面的破溃及易出血

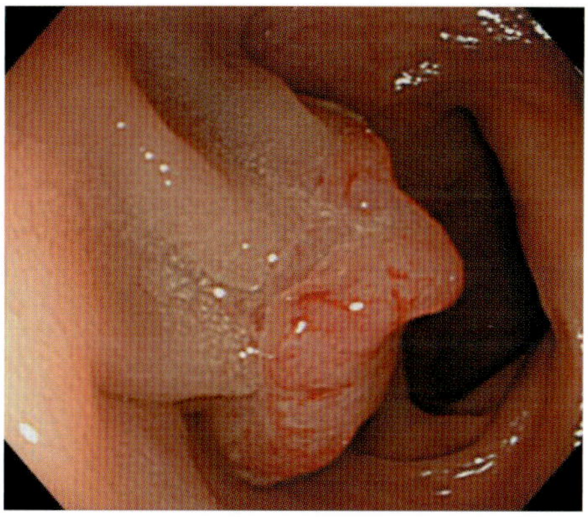

**图6 ◆ 有蒂型pT1b的内镜所见**

蒂部比头部粗，可见头部破溃及朝向肿瘤基底部的皱襞集中

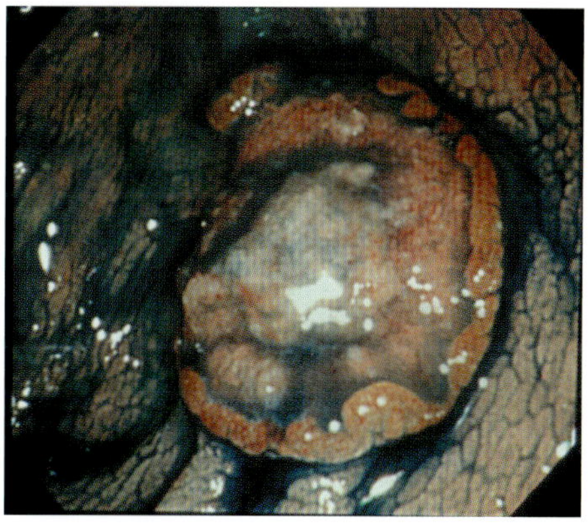

**图7 ◆ 伴有凹陷的pT1b癌的内镜所见**

凹陷面界限清楚，凹凸不平明显（靛胭脂染色后）



3）。有蒂型pT1b癌，由于癌向SM浸润造成蒂部增粗或向外膨胀，亚蒂型或者短蒂型病变有时候可见朝向肿瘤基底的皱襞集中（图6）。

**c）伴有凹陷的癌**

伴有凹陷的癌，凹陷的深度以及凹陷面的性状在诊断浸润深度方面是重要的指标。尤其是界限清楚的深凹陷以及凹陷面凹凸不平、存在溃疡、糜烂等是提示pT1b癌的重要表现（图7）。我们的病例中存在这些表现的早期癌75%为pT1b癌（图3）。另外，由Ⅱc型进展而来的pT1b癌随着SM层的浸润，凹陷部逐渐隆起，出现类似Ⅰs型的表现。对于这样的病变在靛胭脂染色后详细观察病变边缘，如果

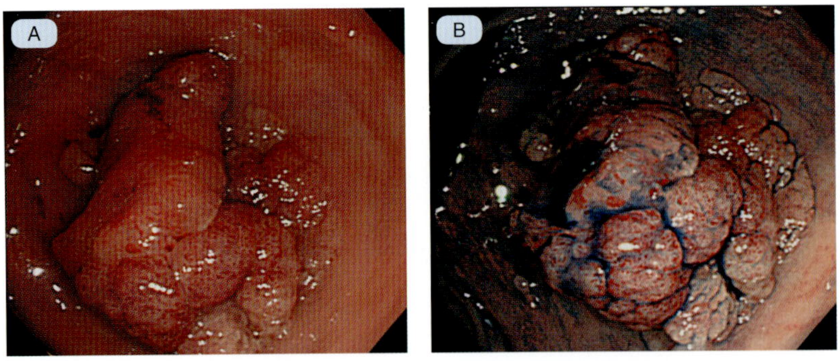


**图8 ◆ LST颗粒型pT1b癌的内镜所见**

肿瘤中央见多个粗大结节

A）普通观察

B）靛胭脂染色后

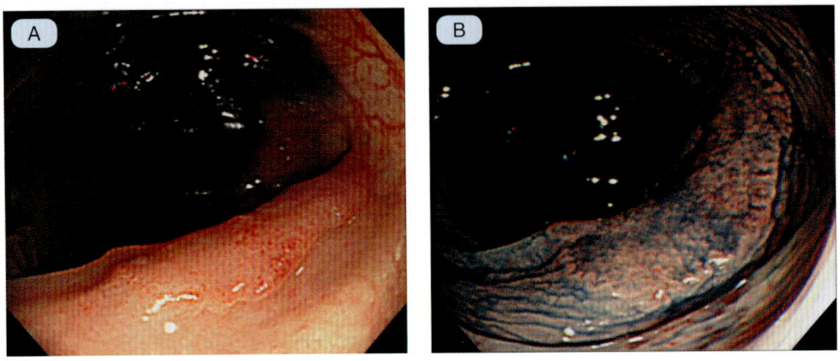


**图9 ◆ LST非颗粒型（pseudodepressed type）的所见**

肿瘤中央轻度凹陷，凹陷界限不明确，病变呈多灶性SM浸润

A）普通观察

B）靛胭脂染色后

发现提示Ⅱc来源的台阶样高度差，就是诊断pT1b癌的有力依据。

**Point** 癌出现深凹陷以及凹陷内凹凸不平，多为pT1b癌。

### d）LST

LST中的颗粒型（LST-G）又叫结节聚集性，是pT1癌发生率比较低的病变。但是病变内伴有粗大结节（10mm以上）和溃疡、糜烂时，pT1癌的可能性高（图8）[5]。LST-NG分为病变整体平坦的扁平型（flat type）和病变中央整体凹陷但没有凹陷界限的假凹陷型（pseudodepressed type）。其中假凹陷型的pT1癌的比例高，而且有时候病变内出现多灶性（multifocal）癌破坏黏膜肌层浸润到SM层以下，因此在内镜治疗时需要注意（图9）。

## 内镜下局部注射法的浸润深度诊断

对于结肠肿瘤无论是行内镜下黏膜切除术还是内镜下黏膜剥离术，当癌浸润到SM层以下或者伴随纤维化情况下，即使在黏膜下层注射生理盐水或者甘油果糖，肿瘤也不能充分抬举而出现非抬举征阳性[6]。因此，我们对于我们医院的早期结肠癌108个病变进行了浸润深度与非抬举征之间关系的评价，对于非抬举征的评价是注射后肿瘤整体和周围黏膜一样抬举时判定为阴性，肿瘤没有完全抬举就判断为阳性（图10）。

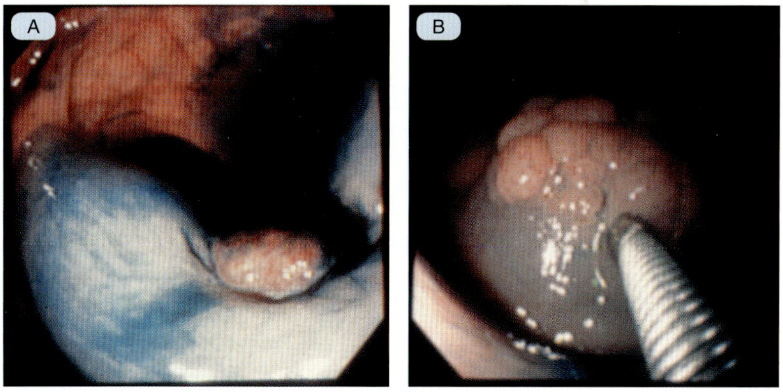


**图10 ◆ 内镜下局部注射法非抬举征的评价**
从注射后隆起的抬举程度判断
A）阳性
B）阴性

**表 ◆ 非抬举征的评价和癌浸润深度的关系**

| | 非抬举征 | | |
|---|---|---|---|
| | （+） | （－） | 阳性率 |
| pTis癌（66个病变） | 2 | 64 | 3 % |
| pT1a癌（10个病变） | 0 | 10 | 0 % |
| pT1b癌（27个病变） | 14 | 13 | 52 % |
| pT2癌（5个病变） | 5 | 0 | 100 % |

根据癌浸润深度判定为内镜切除适应证的pTis癌以及T1a癌大部分为非抬举征阴性（表），所有的pT2癌均为非抬举征阳性，但是，pT1b癌的阳性及阴性各约占一半，评价效果不确定。

**Point**
**非抬举征阳性的结肠癌是外科手术适应证，但是需要知晓在非抬举征阴性病例中也有一部分pT1b癌。**

**Pitfall**
**有过活检的病变在肿瘤部位会出现SM层纤维化，因此在pTis癌和pT1a癌中也可以出现非抬举征阳性，需要注意这一点。**

## 结语

本篇介绍了普通内镜下结肠癌浸润深度的诊断要点以及非抬举征的诊断价值。普通内镜下常常靠肿瘤的伸展性以及饱满感等主观表现来判断浸润深度，诊断准确度往往受内镜医生的经验及知识的影响。消化内镜医生在详细评估结肠癌内镜表现同时，要用病理组织学表现充分验证内镜下的形态学改变以努力提升自己的诊断能力。

## 参考文献


[1] 小林清典，他：大腸sm癌—新しいsm浸潤度分類の提唱と臨床的有用性．日本大腸肛門病会誌，54：24-35，2001.

[2] Kitajima K，et al：Correlations between lymph node metastasis and depth of submucosal invasion in submucosal invasive colorectal carcinoma：a Japanese collaborative study. J Gastroenterol，39：534-543，2004.

[3]「大腸癌治療ガイドライン—医師用（2014年版）」（大腸癌研究会/編），金原出版，2014.

[4] 津田純郎，他：大腸sm癌の深達度診断—内視鏡的伸展不良所見とその捉えかた．早期大腸癌，2：427-433，1998.

[5] 佐田美和，他：大腸結節集簇型腫瘍の内視鏡診断．消化器内視鏡の進歩，49：38-41，1996.

[6] 高橋裕之，他：大腸早期癌の治療法選択における黏膜下局注法の有用性についての研究．Gastroenterol. Endosc.，40：651-662，1998.

3）放大内镜诊断

# 1. 观察及诊断基础与技巧

河野弘志，鹤田 修

结肠病变的放大观察可以获得隐窝形态、微血管形态、表面微结构的信息。在色素内镜或者NBI系统下可以放大观察上述内容，做出病变性质以及浸润深度的诊断。



## 为什么需要结肠镜的放大观察？

在结肠镜检查中发现了病变，为了判断是否需要治疗，要明确肿瘤还是非肿瘤，鉴别良恶性。当怀疑为恶性病变时需要判断浸润深度以决定治疗方式。在对病变的性质、浸润深度判断时，可以在普通内镜以及色素染色下观察病变大小、肉眼形态、颜色、表面性状等。很多病变不需要做放大观察也可以做出诊断，但是有时候在肿瘤与非肿瘤的鉴别，尤其是增生性病变与锯齿状病变的鉴别、腺瘤与黏膜内癌或者黏膜下层微小浸润癌（以下称Tis-T1a癌）的鉴别，怀疑为癌时的浸润深度的判断等会出现判断困难的状况。在这种情况下，在普通观察的基础上加上对于表面性状评价的放大观察就可以获得更多的信息，做出更接近正确的诊断并据此选择更合适的治疗方法。因此在结肠镜检查中使用放大内镜检查是很重要的。



放大结肠镜下的观察内容为微血管形态（vessel pattern，VP）、表面微结构（surface pattern，SP）及称为隐窝的腺管开口部的形态（隐窝形态）。本篇介绍基于观察VP/SP以及隐窝形态的放大内镜诊断基础。

## 放大电子内镜

放大观察的方式包括光学放大、电子放大※1。

一般来讲，光学放大的图像画质好，但是光学放大需要使用放大内镜。在日本有几个厂家的不同放大内镜种类（图1），每家放大内镜略有差别，可以将图像放大100倍左右，也有一键式光学放大45倍的（可以再加上最大2倍的电子放大）的双焦距机能的放大观察（图2）。

**用语解说**

※1 光学放大、电子放大：光学放大是采用手柄上的放大杆、按钮或者脚踏板沿光轴方向前后移动物镜焦点，将镜头从广角无放大状态（视角120°~140°）切换到窄角放大倍率高的状态（视角40°~80°）。而电子放大和光学放大不同，不需要改变物镜的焦点，一键式将画面的一部分放大，在操作性上具有优势，但是常常会降低画质。

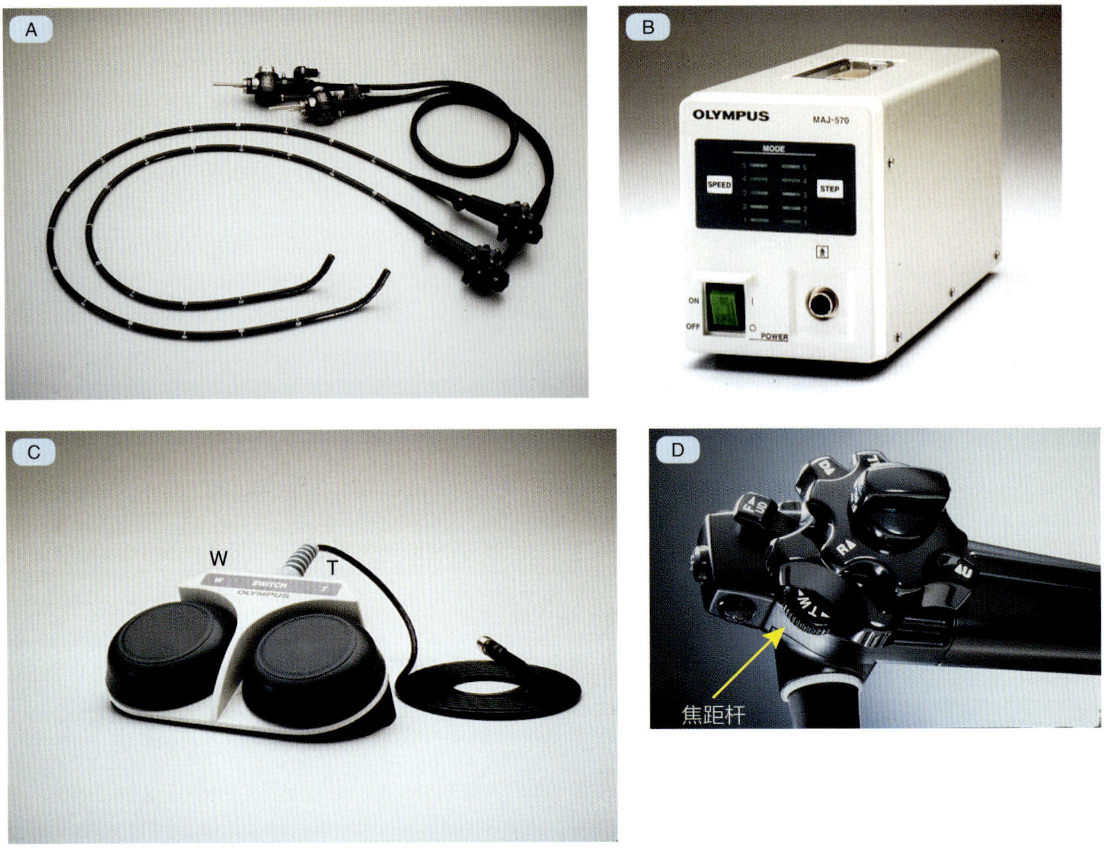


**图1 ◆ 放大内镜及其附件（图片提供：奥林巴斯公司）**

A）放大内镜
B）放大控制器
C）脚踏板（W：广角；T：窄角）
D）焦距杆（箭头）

这些放大内镜可以在常规检查中使用，为了提高内镜的插入性能，将内镜插入部变细，部分型号加上了可变硬度以及高传导等功能，可以作为常规检查的机型使用，在发现病变后根据情况即刻放大观察。

## 放大观察的应用

通过放大观察获得的病变表面性状的信息包括微血管及表面微结构和隐窝形态。

### 1 表面微血管、表面微结构的诊断基础

NBI系统是通过更改内镜观察中使用光源的分光特性，通过强调血管和周边黏膜的对比来强调黏膜表层的血管和微结构的图像增强技术（图3）[1]。NBI系统下的放大观察和隐窝形态观察的不同在于不需要喷洒色素，操作简便，可以缩短检查时间。另外，NBI系统电子内镜的处理器被内置，不需要附属装置，仅仅是通

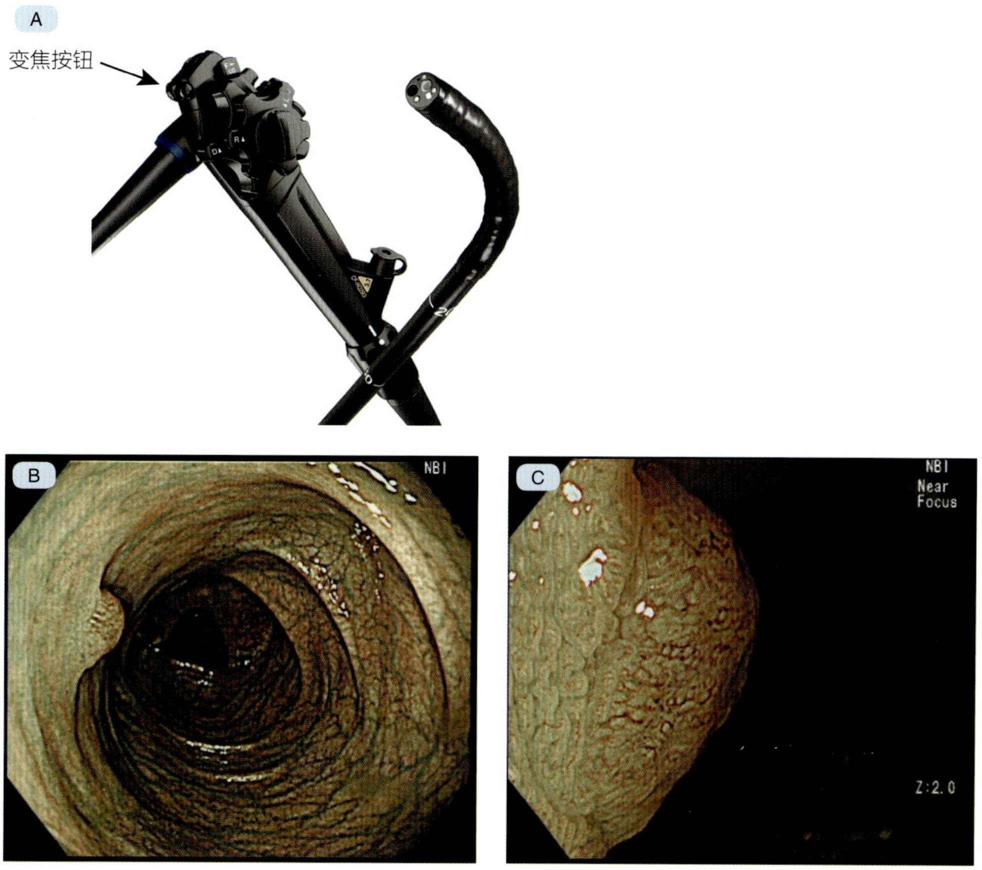


**图2 ◆ 奥林巴斯公司的内镜与NBI图片**

A）CF-HQ290I（图像提供：奥林巴斯公司）

B）NBI非放大图像

C）NBI放大图像（近焦模式90倍）

过操控内镜手柄的按钮达到瞬间切换，再通过放大观察可以获得更详细的VP/SP信息。

这是观察的实例，在VP的观察中需要关注称为网格状毛细血管［meshed capillary（MC）-like vessel］的略扩张的网格状微小血管形态以及血管直径、密度与均匀性等（图4）。对SP的观察需要观察隐窝边缘上皮［marginal crypt epithelium（MCE）］和白区（white zone）的排列与形状、大小是否均一、是否清晰等（图5）。毛细血管形态（capillary pattern）分类主要采用佐野等的分类[2]，其后也提出不同的分类[3, 4]，最后归结到着眼于VP/SP两者形态的NBI全国统一分类（图6）[5]。

虽然目前认为在NBI观察不容易受病变表面附着的黏液的影响，但还是提倡用含有消泡剂的温水清洗干净。在这里要注意和隐窝形态的观察一样，如果过度清洗造成病变表面出血会使微血管的评估变得困难。

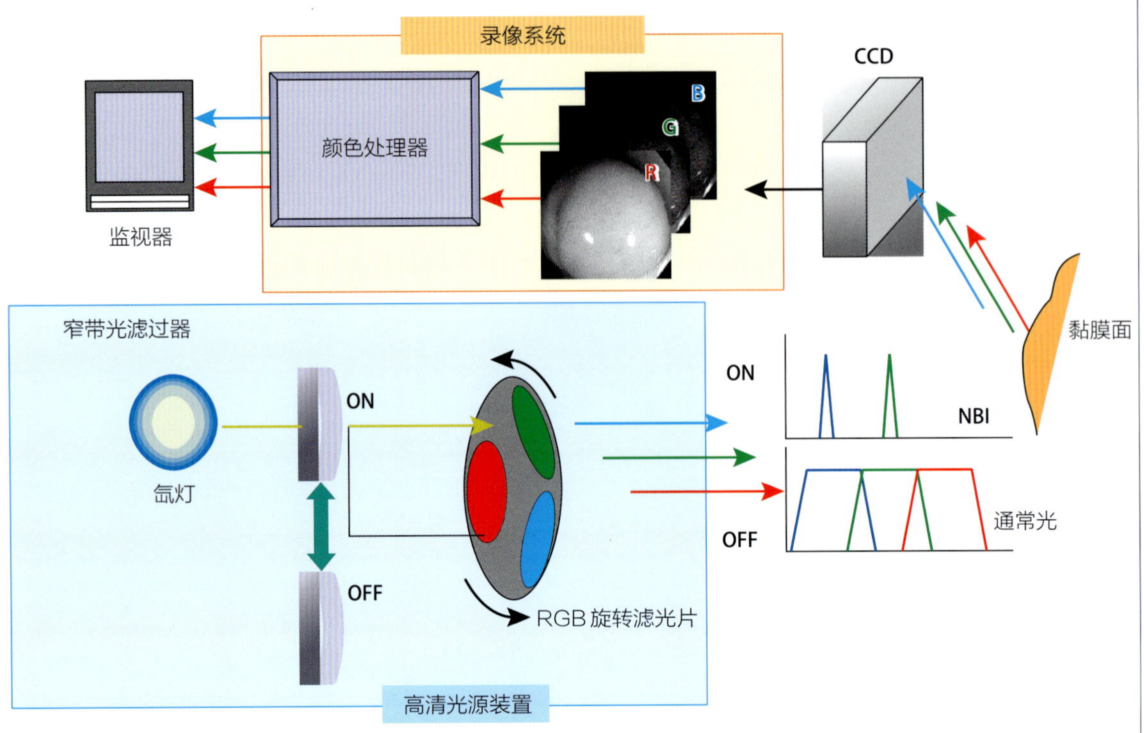


图3 ◆ NBI系统构成图

**Point**

- 无论如何，内镜下的观察都不会从放大内镜观察开始，首先要进行普通内镜观察，观察病变的全貌以及可能的肿瘤形成过程，在此基础上选择希望获得更多信息的部位进行放大观察（图7），比如存在颜色稍有差异的部分、凹陷的部位、稍微隆起的部位、表面粗糙等部分。要对这个部分放大观察，获取VP/SP的信息就可以充分理解前边所述的普通内镜下的表现所蕴含的意义以及对于病变做出诊断的重要性等，要避免“只见树木不见森林”。
- 前边已经介绍NBI带给我们的基本效果是强调了黏膜表层的VP以及黏膜表面的SP。这两个效果都是基于强调了血管与其周围黏膜的对比，就像红宝石之壶，是对一个构图的2个不同侧面的观察。在检查过程中，我们要对感兴趣的部位先观察VP后接着观察SP而不是分别观察VP和SP的表现，而是要将2个信息结合起来综合判断。

## 2 隐窝形态的诊断基础

隐窝形态（pit pattern）的诊断是采用工藤・鶴田分类，分为从Ⅰ型到Ⅴ型，详细内容请参考其他的章节。

观察隐窝形态可以采用对比法和染色法（图8）。对比法是通过喷洒靛胭脂使染料沉积于凹陷的隐窝内而勾勒、识别其形态的方法。染色法是采用结晶紫染色使黏膜表层的被覆上皮以及细胞核、细胞质染色的方法来观察隐窝。

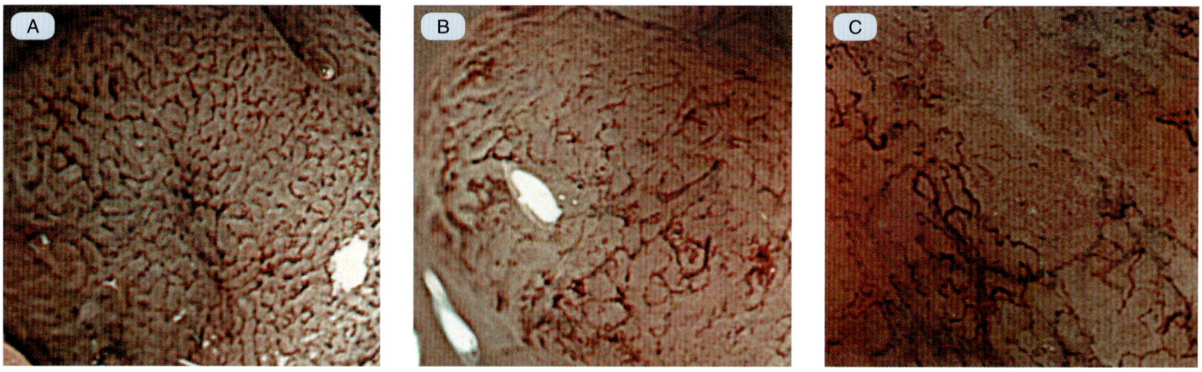


**图4 ◆ 血管形态（vessel pattern）高度不规则**
A）规则　B）不规则　C）消失

SP清晰度

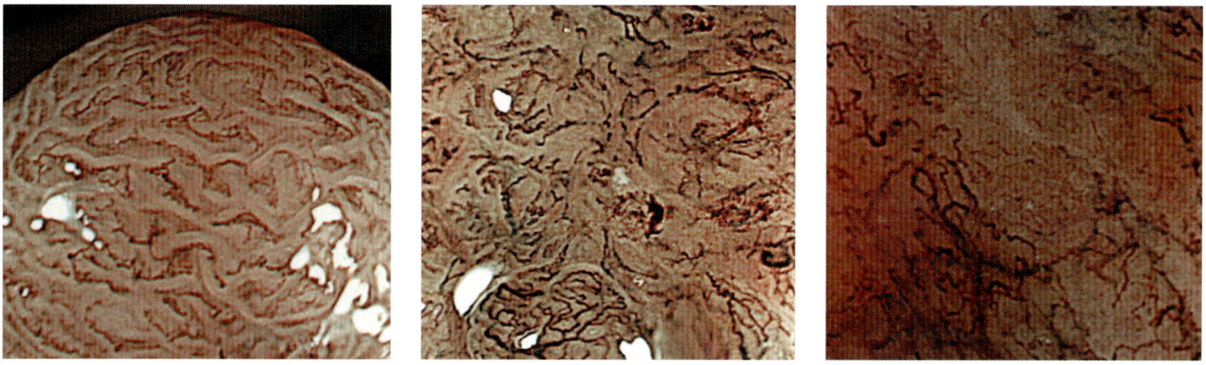

清晰　不清晰　不可见

SP形态

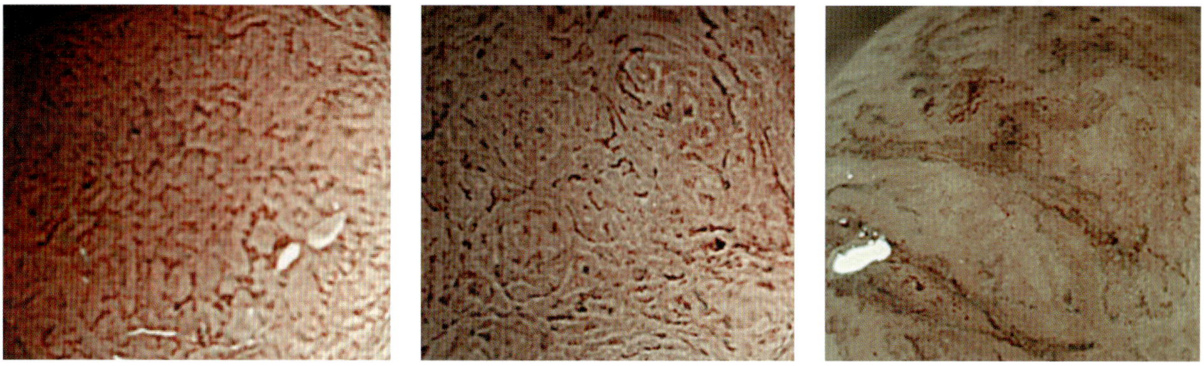

规则　不规则　不可见

**图5 ◆ 表面形态的规则程度**

A

| 正常·增生<br>type 1 | 腺瘤<br>~低异型度M癌<br>type 2A | 高异型度M癌<br>~SM浅层浸润癌<br>type 2B | SM深部浸润癌<br>type 3 |
|---|---|---|---|
| 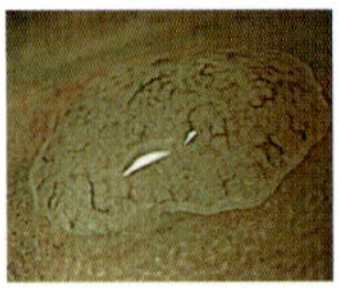 | 非息肉型<br>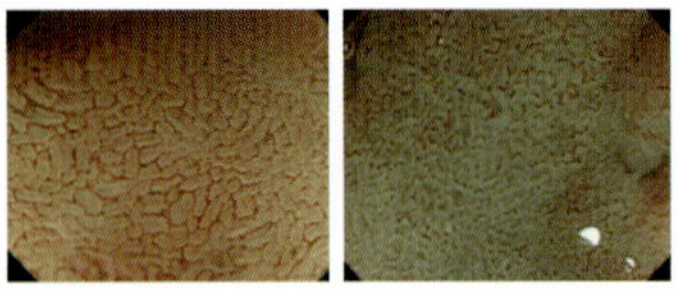 | 非息肉型<br>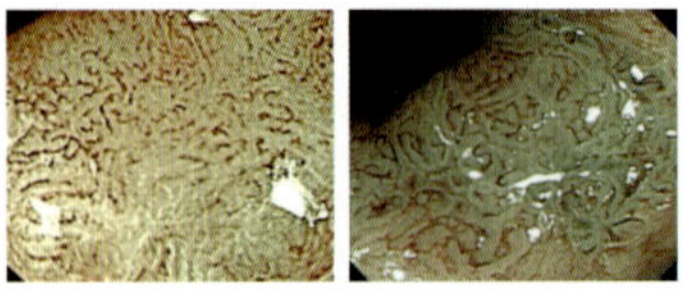 | 非息肉型<br>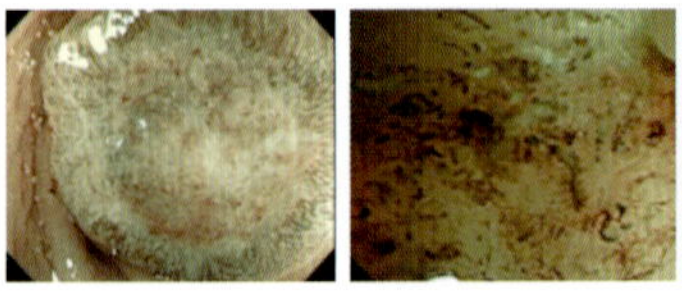 |
| 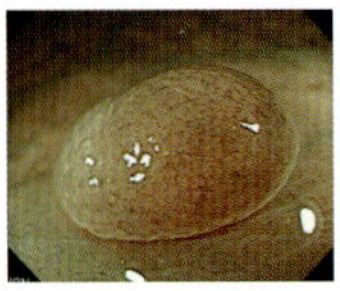 | 息肉型<br>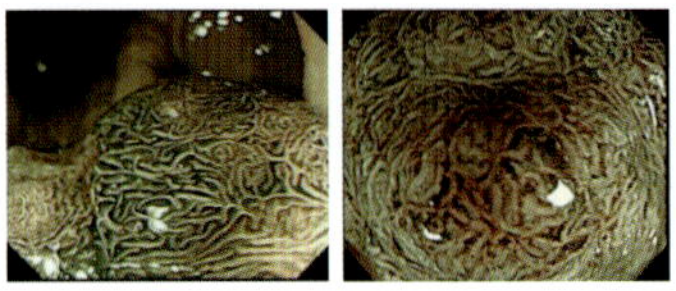 | 息肉型<br>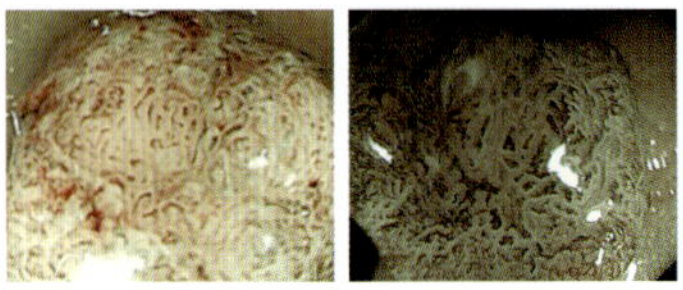 | 息肉型<br>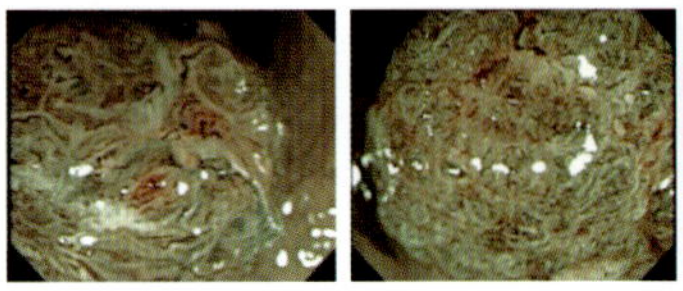 |
| 无或仅见孤立性网状血管穿过病灶 | 规则 | 存在中度扭曲血管区域 | 存在显著扭曲血管区域 |
| ·血管不可识别<br>·如果血管可见，与周围正常黏膜血管粗细相同<br>·可见横行的血管 | ·棕色微血管的分布<br>·均一的、规则的、比较整齐的网格状血管<br>（*在凹陷型的微血管常点状分布，也就是较少出现规则的网格状血管） | ·血管粗细不均一<br>（varied caliber/Caliber change）<br>·血管增粗*<br>（shick vessel/Vessel dilation）<br>·血管分布不均、不规则<br>（uneven distribution of vessel）<br>·血管扭曲<br>（vessel meandering）<br>*大概是腺瘤的1.5倍以上 | ·无血管区<br>[avascular area（s）or loose vascular area（s）]<br>·粗大血管的中断<br>[interruption of thick vessel（s）] |

B

| | |
|---|---|
| **血管间距增宽**<br>不至于说是疏松，但是不规则的血管分布稀疏、间距增宽，相当于DR | 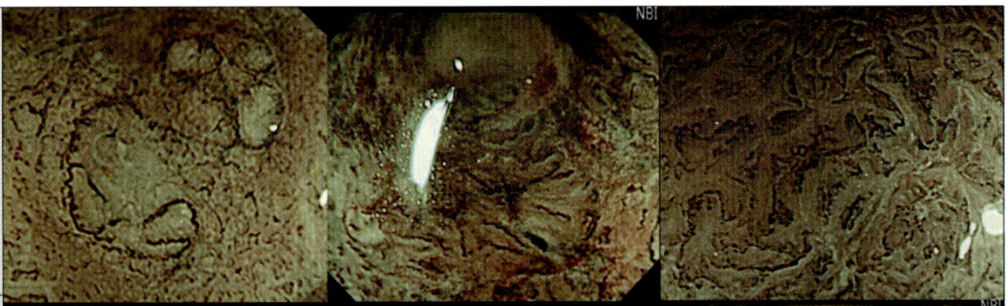 |
| **肿瘤内粗大血管直行、扭曲的异型血管**<br>类似于寺井等的串珠样（string sign），但是没有边缘的表现 | 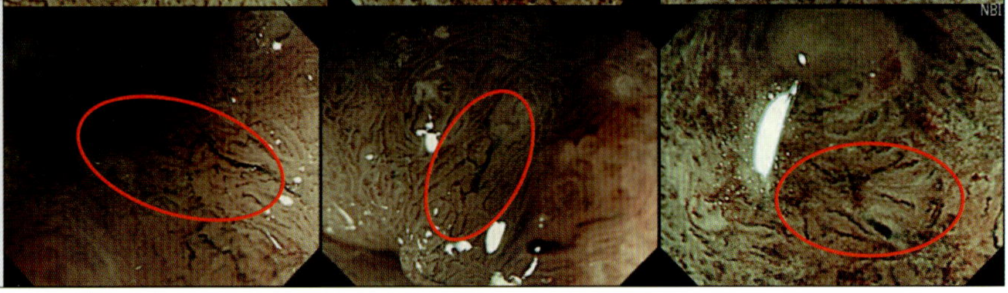 |

**图6◆NBI分类**

A）NBI与血管形态

B）注释：SM深部浸润癌（type 3）所见的补充

（下一页继续）

C

| 正常・增生<br>type 1 | 腺瘤<br>~低异型度M癌<br>type 2A | 高异型度M癌<br>~SM浅层浸润癌<br>type 2B | SM深部浸润癌<br>type 3 |
|---|---|---|---|
| 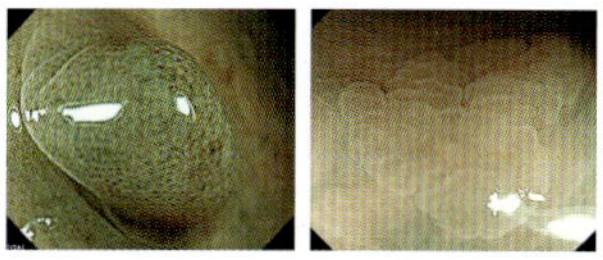 | 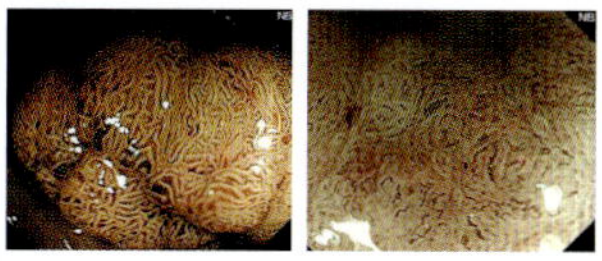 | 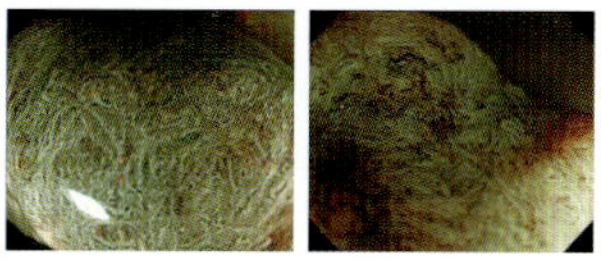 | 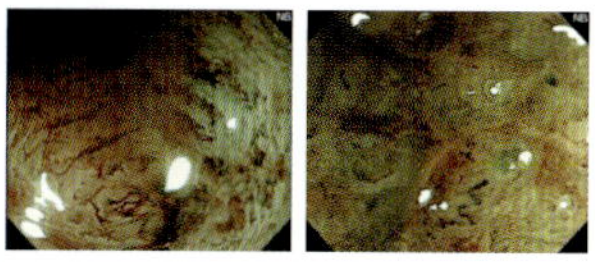 |
| 规则的黑点或白点，或结构均一的区域 | 规则 | 不规则 | 无定形 |
| ・规则的黑点或白点<br>・构造均一，不清楚 | ・管状、树枝状的Ⅲ型・Ⅳ型隐窝样规则的表面形态 | ・可见表面形态，相当于隐窝形态的V型的不规则 | ・表面形态消失，观察不到 |

**图6◆NBI所见分类（续前页）**
C）NBI与表面形态

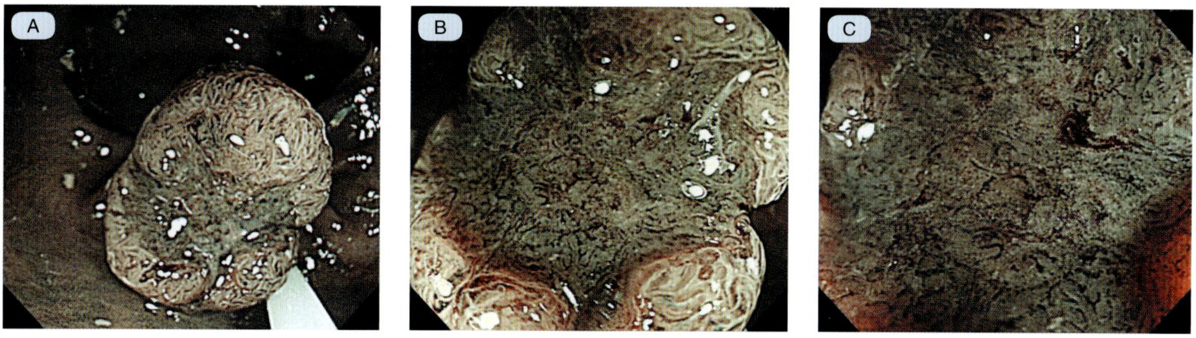
**图7◆伴有凹陷的隆起型病变的NBI图像**
A）VP/SP非放大　B）VP/SP低倍放大　C）VP/SP高倍放大

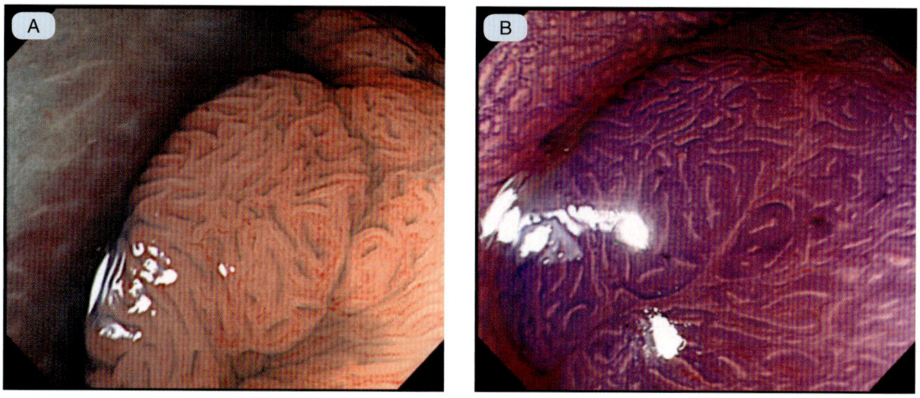
**图8◆对比法和染色法**
A）靛胭脂染色下的隐窝形态
B）结晶紫染色下的隐窝形态

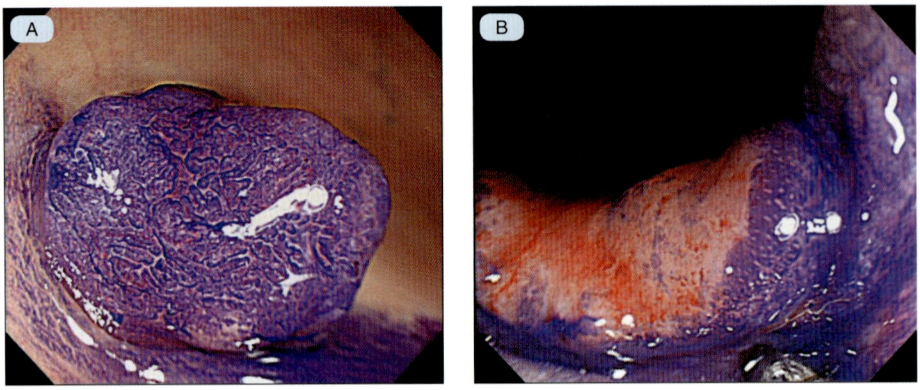


**图9 ◆ 结晶紫染色**

A）结晶紫染色良好的病例

B）结晶紫染色不良的病例

**技 巧**

无论什么方法都是将液体喷洒在病变表面使隐窝形态更加鲜明。在染色前要将病变表面的黏液充分清洗干净，尤其是在结晶紫染色时，如果在表面有黏液的状态下染色，就只会使黏液染色，病变不被染色，就不能充分评估隐窝形态（图9）。因此，要用含有消泡剂的温水将病变表面清洗干净后再进行放大观察。但是，过度的清洗会造成病变表面出血，就有可能造成对隐窝形态的评价困难。

有关染色液的选择，一般肿瘤与非肿瘤的鉴别采用靛胭脂染色就足够了，靛胭脂对于病变的界限、表面的凹凸不平等病变的整体形态的观察是有帮助的。我们在可疑锯齿状腺瘤和癌时以及诊断癌的浸润深度时先使用靛胭脂染色对病变进行整体的观察及放大观察，然后进行结晶紫染色后的放大观察。和结晶紫比较，靛胭脂染色对于诊断癌有帮助的V型隐窝和锯齿状病变中出现的蕨类叶子样的结构的显现是不充分的，这时候要把喷洒的靛胭脂充分清洗掉后重新再染结晶紫，充分的清晰是良好的染色的重点。

**Pit fall**

**放大内镜下可以获得更多的信息，但这仅仅是观察病变的表层。目前认为放大内镜在鉴别肿瘤与非肿瘤、腺瘤与Tis-T1a癌是有效的。但是对于癌的浸润深度诊断方面，癌向黏膜下层浸润的程度有时候不会在表层显现出来（图10），因此，在这种情况下单单靠放大内镜的信息进行诊断会造成误诊。我们一定不要忘记放大观察获得的信息仅仅是病变表层的很少一部分的信息。**

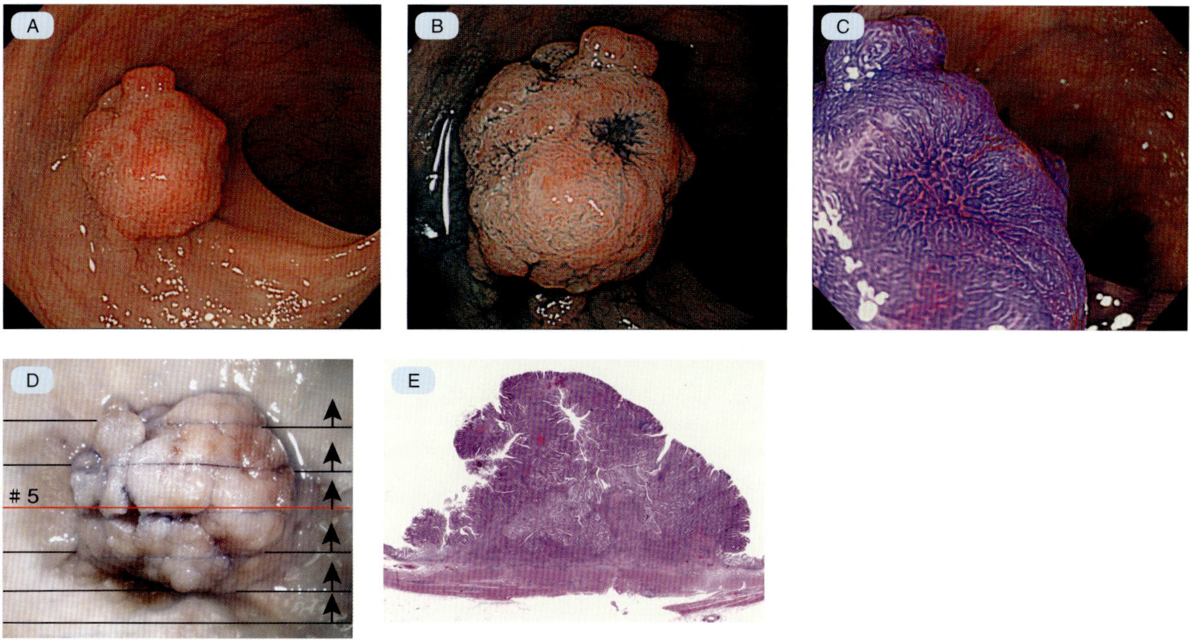


**图10 ◆ 直肠20mm的伴有凹陷的隆起型SM癌**

A）普通内镜下观察到肠壁伸展略显不良的、伴有胀满感的上皮性肿瘤病变，可疑SM癌
B）色素染色后见凹陷更清楚，看似表面结构尚存在
C）结晶紫染色下隐窝形态呈Ⅳ型，表面结构存在，从隐窝形态看未见SM浸润的表现
D）切除标本的照片
E）病理组织学见黏膜表面未被破坏，癌却浸润到黏膜下层深层



## 放大内镜观察的作用

期待对于结肠病变的放大观察在很多方面发挥重要作用。

### 1 对微血管、黏膜结构观察的作用

在NBI模式下对于VP/SP的观察使对病变性质、癌的浸润深度的诊断成为可能。

和染色内镜下对隐窝形态的诊断比较起来，NBI模式更简便，因此在白光内镜下诊断不明确的病变要先用NBI放大观察进行肿瘤与非肿瘤的鉴别诊断，对于怀疑癌或者对于癌的浸润深度的诊断时需要进行准确度更高的隐窝形态的诊断。

**MEMO**

所谓的棕色区域是指在NBI模式下观察到的深棕色或者棕色的肿瘤性病变。

### 2 对于隐窝形态的观察

通过对隐窝形态的观察可以进行病变性质的诊断及癌的浸润深度的诊断。

对于病变性质的诊断，肿瘤与非肿瘤的鉴别诊断可以不用染色法或者用靛胭脂染色完成。腺瘤和癌的鉴别、白光下以及NBI怀疑癌的病变浸润深度的诊断单用

靛胭脂染色下的隐窝形态判断有一定的困难，需要进一步做结晶紫染色观察。

## 结语

本篇介绍了结肠病变的放大内镜观察，在放大内镜下的观察要着眼于对VP/SP以及隐窝形态诊断，通过这些观察做出病变性质以及浸润深度的判断。在对于普通内镜下发现的病变诊断不清时可以做NBI观察以及靛胭脂染色，必要时做结晶紫染色，通过这样的过程可以提高我们的诊断能力。另外，NBI不需要喷洒染色剂且能够完成色素内镜的诊断功能，是简便的检查系统，是内镜医生有必要掌握的诊断方法之一。

**参考文献**


[1] 後野和弘：NBI（narrow band imaging）の原理.「特殊光による内視鏡アトラス-NBI·AFI·IRI診断の最前線」（田尻久雄/編），pp180-184，日本メディカルセンター，2006.

[2] Sano Y，et al：Magnifying observation of microvascular architecture of colorectal lesions using a narrow-band imaging system. Dig Endosc，18：S44-S51，2006.

[3] Kanao H，et al：Narrow -band imaging magnification predicts the histology and invasion depth of colorectal tumors. Gastrointest Endosc，69：631-636，2009.

[4] Saito S，et al：Imaging by magnifying endoscopy with NBI implicates the remnant capillary network as an indication for endoscopic resection in early colon cancer. Int J Surg Oncol，doi：10，2011.

[5] 斎藤豊，他：大腸病変に対するNBI分類とその診断における有用性-大腸NBI分類国内統一への取り組みと経過. INTESTINE，17：223-231，2013.

3）放大内镜诊断

# 2. 隐窝形态分类及定义

河野弘志，鶴田 修



隐窝形态（pit pattern）分为Ⅰ~Ⅴ型，根据临床需求Ⅴ型进一步分为$V_I$轻度不规则、$V_I$高度不规则和$V_N$型。将隐窝形态特征和病理组织学结构对照学习，对于理解隐窝形态是很重要的。

## 所谓的隐窝

所谓的隐窝（pit）是指黏膜表面大小50~100μm的腺管开口部，根据其大小、形态以及排列状态进行诊断的方法叫隐窝形态诊断。对于结肠病变的隐窝形态诊断是从实体显微镜下的观察开始的，其后由工藤等[1]针对平坦型、凹陷型结肠早期癌进行了实体显微镜观察并进行报道后隐窝形态诊断学得到普及。

对于结肠黏膜的内镜下放大观察是在1990年开始的，主要是随着肠道清洗液的改良以及电子放大内镜的开发得到进一步普及。电子放大内镜的出现使过去只能在实体显微镜下观察到的隐窝可以在人体内得到观察并获得动态的高画质图像。电子放大内镜的性能依据内镜种类有所不同，现在的放大倍率可以达到约100倍，期待电子放大内镜在对于结肠病变性质以及浸润深度诊断中发挥更好的作用。



## 隐窝形态分类

曾经有很多关于隐窝形态分类的报告，现在广泛使用的是工藤・鶴田等的分类[2]，分为以下的Ⅰ~Ⅴ型（图1）。

Ⅰ型：类圆形隐窝形态
Ⅱ型：星芒状隐窝形态
$Ⅲ_S$型：比正常小的管状、类圆形隐窝形态
$Ⅲ_L$型：比正常大的管状、类圆形隐窝形态
Ⅳ型：树枝状、脑回状隐窝形态
$V_I$（irregular）：不规则、不规则齐的隐窝形态
$V_N$（non structure）：不规则、不规则齐的pit pattern数量减少，出现无结构或接近无构造的pit pattern

其中的Ⅰ型、Ⅱ型隐窝相当于非肿瘤性病变，Ⅲ型、Ⅳ型为腺瘤，Ⅴ型相当于癌。由于$V_I$型隐窝中病变浸润深度在黏膜内~黏膜下层浅层浸润癌以及黏膜下层深层浸润癌中各占约一半，因此过去认为出现$V_I$型隐窝虽然对于病变的性质诊断是有帮助的，但是对于浸润深度的诊断即对于治疗方法的选择并不是有用

**图1 ◆ 结晶紫染色下的隐窝形态**

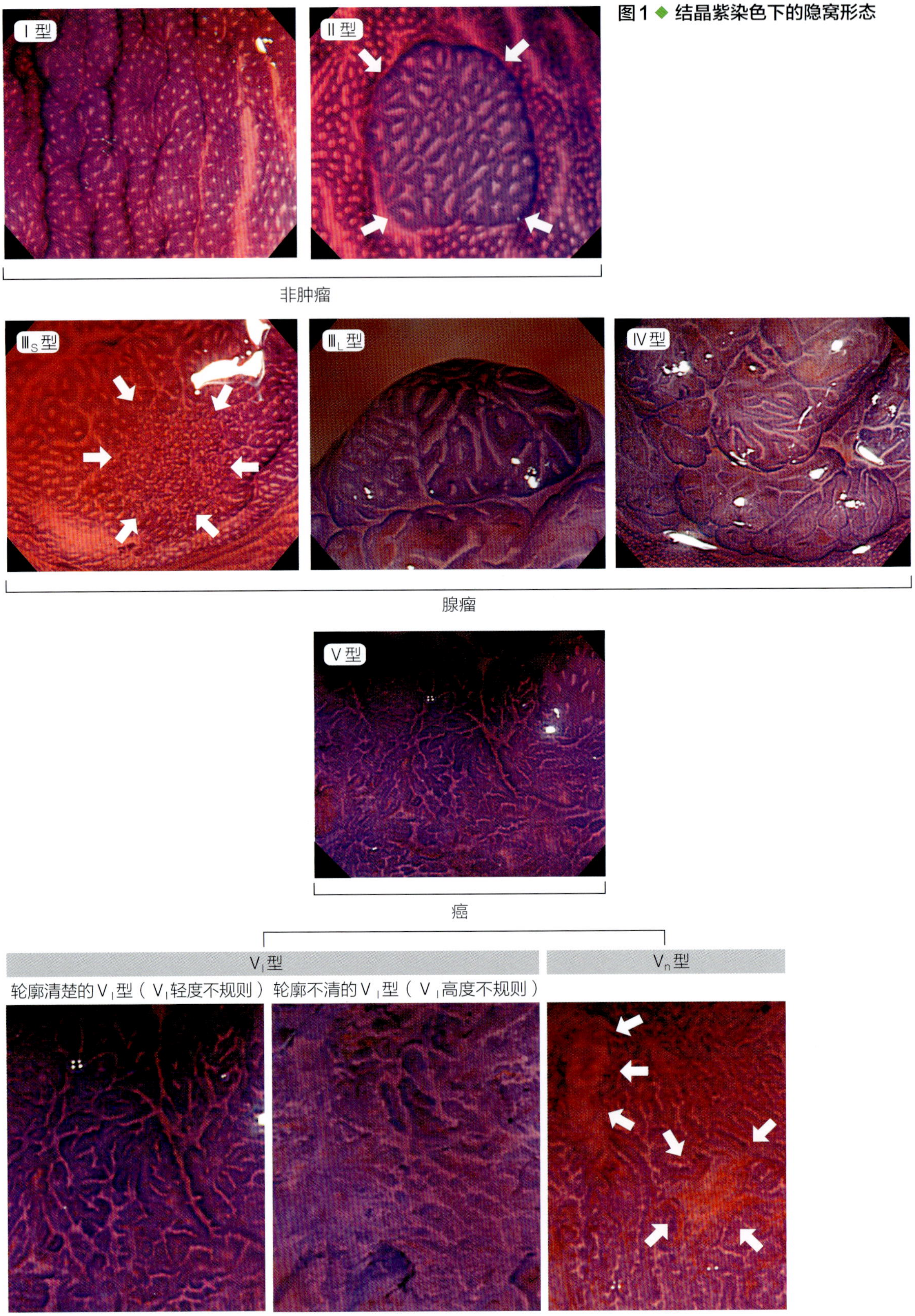

的指标。因此很多的学者提出了能够对选择治疗方针有更好帮助的各种V型隐窝的亚分类。

## V型隐窝形态

有关V型隐窝，多家医院的分类以及对于这些分类的解读一直未得到统一。日本从2002年开始对于隐窝形态的特征性变化进行了查证并明确了其诊断学的意义，确定了国际通用的分类，并由日本厚生劳动省设置了“有关结肠肿瘤性病变腺管开口诊断学意义的研究班（工藤班）”，其后2004年4月在日本箱根召开研讨会，达成了以下共识。

① 不规则的腺管结构叫$V_I$型。
② 有明显的无构造区域的隐窝叫$V_N$型。
③ 可以附注SM癌的指标：浸润形态，高度不规则的腺管群，猫抓征。

由于明确了$V_N$型隐窝的定义使根据$V_N$型隐窝诊断SM深部浸润癌的能力有所提高，但是如果将没有明确结构区域的病变诊断为$V_I$型会造成表现为$V_I$的病变囊括了从黏膜内癌到SM深部浸润癌等范围很广的病变而出现问题。因此，在2005年12月工藤班会议上进一步探讨了$V_I$型隐窝的亚分型，将$V_I$型隐窝分为轻度不规则和高度不规则，$V_I$高度不规则型隐窝成为SM深部浸润的指标之一。$V_I$高度不规则型隐窝的定义是“隐窝形态被破坏、废弃”，具体是出现隐窝内腔狭小、边缘不规则、轮廓不清、隐窝间间质区域［stromal area（SA）］※1染色不良或不染、猫抓征等的任何表现。

我们以前曾经报道过对于$V_I$型隐窝轮廓的分型。将边缘染色良好、轮廓清楚的隐窝称为轮廓清晰的$V_I$型，将隐窝边缘染色不良、被覆上皮的染色不良且隐窝轮廓不清称为轮廓不清，并报道了这一亚分型的有效性[3]。

工藤等发现在V型隐窝中观察到在一定范围内的猫抓样改变，提出这样的表现是部分表面结构残存的SM深部浸润癌的诊断指标[5]。

现在统一的工藤分类是在原来的工藤・鹤田分类的基础上加上箱根研讨会以

**用语解说**

※1 隐窝间间质［stromal area（SA）］：是对于隐窝之间部分的称呼，SA的染色状态与SM浸润状态相关，反映浸润造成浅层组织的变化以及SM浸润程度。林等认为隐窝的形态并不能完全反映SM垂直浸润距离，存在并没有隐窝形态不规则的SM深部浸润癌，因此研究了SA在染色时的着色程度和病理组织学所见的关系[4]。其结果，在SM深部浸润癌几乎都表现为染色性降低或消失，将这样的特征性改变称为在SM深部浸润癌中出现的SA形态。

※2 间质反应［desmoplastic reaction（DR）］：当癌浸润到黏膜下层时引起间质瘢痕化的集体反应，这一表现在表层出现时，更容易判断为SM癌。

及工藤班会议中Ⅴ型隐窝形态分类后形成的。

## 隐窝和组织结构

在做隐窝形态诊断时一定要充分理解隐窝反映了哪些病理组织学上的特点。Ⅴ型隐窝的病变在组织学上表现为腺管分支明显、细胞核排列紊乱，尤其在$V_N$型这一倾向更加明显。另外，当癌组织浸润到黏膜下层深层就会出现间质反应［desmoplastic reaction（DR）］※2，在DR明显的部位有腺管密度下降，因此在观察表面结构时可能会解读为无结构或者接近无结构的隐窝形态。$V_I$型隐窝形态的组织结构表现为伴有轻度的DR，并没有腺管密度的减低，不会像$V_N$型那样DR面直接露出于病变的表面，表面还是有一定程度的隐窝残留。但是腺管的分支程度在$V_I$型的部分较Ⅴ型以外的部分更明显，因此$V_I$型隐窝就意味着明显的结构异型。表现为Ⅴ型以外的隐窝形态的病变腺管的分支并不显著，也没有DR，因此腺瘤的可能性大，即使有癌也是黏膜内癌的可能性大，出现SM浸润的可能性很低。另外，我们关注一下病变表层的相当于隐窝间的被覆上皮和隐窝形态之间的关系

**表1 ◆ 病变的隐窝形态与浸润程度**

| 浸润程度 | pit pattern | | | | 合计 |
|---|---|---|---|---|---|
| | Ⅴ型以外 | 轮廓鲜明的$V_I$ | 轮廓不清的$V_I$ | $V_N$ | |
| adenoma | 11（68.8％） | 2（11.8％） | 2（7.7％） | | 15 |
| Tis~T1a | 5（31.2％） | 9（52.9％） | 6（23.1％） | 1（10.0％） | 21 |
| T1b | | 6（35.3％） | 18（69.2％） | 9（90.0％） | 33 |
| 合计 | 16（100％） | 17（100％） | 26（100％） | 10（100％） | 69 |

**表2 ◆ 浸润程度与表层腺管上皮的变性、脱落**

| 浸润程度 | 表层腺管上皮的变性、脱落 | | | | 合计 |
|---|---|---|---|---|---|
| | 均（－） | 仅变性（＋） | 仅脱落（＋） | 均（＋） | |
| adenoma | 7（46.7％） | | 1（6.6％） | 7（46.7％） | 15（100％） |
| Tis~T1a | 6（28.6％） | 5（23.8％） | 1（4.8％） | 9（42.8％） | 21（100％） |
| T1b | 3（9.7％） | 3（9.7％） | | 25（80.6％） | 31（100％） |
| 合计 | 16（23.9％） | 8（11.9％） | 2（3.0％） | 41（61.2％） | 67（100％） |

**表3 ◆ 病变的隐窝形态和病变表层腺管上皮的变性、脱落**

| 隐窝形态 | 表层腺管以及被覆上皮的变性、脱落 | | | | 合计 |
|---|---|---|---|---|---|
| | 均（－） | 仅变性（＋） | 仅脱落（＋） | 均（＋） | |
| Ⅴ型以外 | 9（56.3％） | | 1（6.3％） | 6（37.4％） | 16（100％） |
| 轮廓鲜明的$V_I$ | 6（35.3％） | 4（23.5％） | | 7（41.2％） | 17（100％） |
| 轮廓不清的$V_I$ | 1（4.2％） | 3（12.5％） | 1（4.2％） | 19（79.1％） | 24（100％） |
| $V_N$ | | 1（10％） | | 9（90％） | 10（100％） |
| 合计 | 16（23.9％） | 8（11.9％） | 2（3.0％） | 41（61.2％） | 67（100％） |

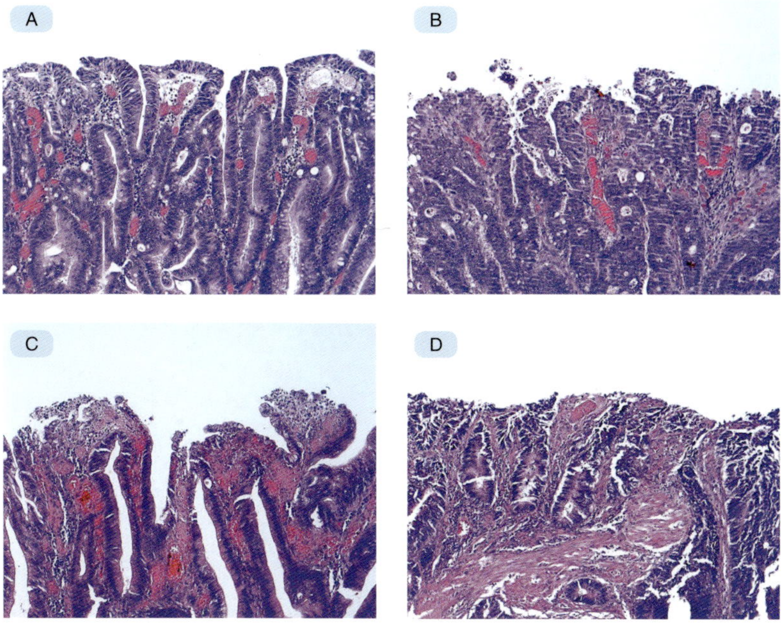


**图2◆病变表层腺管及被覆上皮的变性、脱落**
A）无脱落及变性
B）仅有变性
C）仅有脱落
D）同时有脱落及变性

（表1~表3，图2），显示随着浸润深度的加深，被覆上皮出现变性、脱落的比例也增加。随着隐窝形态从V型以外的病变向$V_N$型的转变，这种上皮的脱落比例也随之增加。$V_I$轻度不规则和$V_I$高度不规则型隐窝在组织学上的差别在于病变表层上皮的变性、脱落以及表层间质反应、黏膜肌层的消失等。

## 结语

本节介绍了结肠病变的隐窝形态分类及其定义。临床诊断中我们需要掌握隐窝形态分类，在充分了解隐窝尤其是V型隐窝的组织学结构的基础上进行诊断就会从更深层次理解隐窝形态。

### 参考文献

[1] 工藤進英，他：微小大腸癌の診断—実体顕微鏡所見も含めて．胃と腸，25：801-812，1990.
[2] 田中信治，他：座談会—V型pit pattern診断の臨床的意義と問題点．早期大腸癌，5：595-613，2001.
[3] 唐原 健，他：輪郭不明瞭VI型pitの意義．早期大腸癌，11：403-408，2007.
[4] 林 俊壱，他：SM massive癌診断における間質所見の重要性—「stromal areaの染色性低下」とSA patternの意義．早期大腸癌，11：409-413，2007.
[5] 工藤進英，他：臨床からみた大腸腫瘍のpit pattern診断．胃と腸，31：1313-1323，1996.

3）放大内镜诊断

# 3. 放大观察及拍照留图基础与技巧

樫田博史

放大观察分为通过染色增强结构的方法以及不用染色的图像增强方法。本节介绍这些观察的基础及观察、留图的实际操作方法。

## 放大观察的种类

说到放大观察，根据使用的内镜以及图像增强方法的不同分为：①通过移动内镜前端的镜头获得放大图像（真正的放大内镜）；②内镜接近观察对象获得更大的图像；③将内镜图像进行数字放大（电子放大）观察；④以上方法的组合；等等。

**Point**

**①的放大可以在最大放大倍率80倍以内进行任意倍数的放大，需要对于内镜前端与放大对象之间的距离进行微细的调整，否则对不上焦距。②是最近出现的内镜，用按钮切换成近焦模式，可以在远景及近景间切换。③看起来操作容易，但是会影响画质，电子放大一般是在2倍以内，因此常常是①和②联合使用。**

单纯放大普通内镜的图片并不能提供更多的信息，因此一般是在喷洒色素后放大观察。最近出现包括血红蛋白增强图像、NBI（narrow band imaging）、FICE（flexible spectral imaging color enhancement）、BLI（blue laser imaging）等不需要色素的图像增强方法，并不断地证明这些图像增强方法联合放大内镜后非常有助于诊断（→图像增强观察※1）。

## 放大观察的基础：隐窝形态

采用放大内镜可以详细观察结肠病变的表面结构。我们将结肠隐窝（crypt，gland）的开口部称为隐窝（隐窝开口），从黏膜表面观察的隐窝形态及排列称为隐窝形态（隐窝结构）。隐窝形态反映病变的病理组织学构造。对于隐窝形态曾有过很多的分类方法，现在使用最普遍的是工藤（・鶴田）分类[2, 3]［参照第3章3）-2］，将隐窝形态分为Ⅰ、Ⅱ、$Ⅲ_S$、$Ⅲ_L$、Ⅳ、Ⅴ型。Ⅰ型为正常黏膜，呈类圆形的点状隐窝，见于黏膜下肿瘤以及炎性息肉。Ⅱ型是比正常的隐窝开口较大的类圆形或星芒状隐窝，见于增生性息肉。$Ⅲ_S$是比正常小的类圆形隐窝，是凹陷型

---

**用语解说**

※1 图像增强观察[1]：包括NBI和FICE等，以前在日本称为“特殊光观察”，但是没有对应的英文，也有人认为词不达意。其后出现了新的内镜分类，将色素内镜观察和特殊光观察称为广义的“图像增强观察”。“图像增强观察”进一步分为靛胭脂、结晶紫等色素法，红外线观察等的光学法，FICE等数字法，NBI・BLI・AFI（anto—fluorescence imaging system）等数字光学法。

病变（Ⅱc）特征性的表面结构。Ⅲ$_{L}$为线状长条形隐窝，最多见于腺瘤性隆起型病变以及表浅型隆起型病变，对应于病理上的管状腺瘤。Ⅳ型呈分支样、脑回状以及绒毛状结构，多见于大的隆起型息肉以及侧向发育型肿瘤（LST），病理上多为管状绒毛状腺瘤以及绒毛状腺瘤。V型分为隐窝尚存在、形态或排列呈不规则的V$_{I}$（irregular）型和腺管破坏呈无结构的V$_{N}$（non-structure）型（→V$_{I}$型高度不规则※2）。

## NBI（图1~图4，表）[6-9]

正常结肠黏膜的表层血管呈蜂巢样，在NBI下血管的可见程度存在个体差异以及结肠不同部位的差别。当存在黏膜下肿瘤以及炎症时，这些血管形态被强调（昭和分类的normal pattern）。增生性息肉的血管在NBI下看不清楚（佐野分类的typeⅠ、广岛分类的type A、昭和分类的faint pattern、慈惠分类的1型）；管状腺瘤呈现规则的网格状结构（佐野分类的type Ⅱ、广岛分类的type B、昭和分类的network pattern、慈惠分类的2型）；绒毛状腺瘤有时候血管呈显著增生（昭和分类的dense pattern，慈惠分类的3V型）。癌的NBI表现根据肉眼分型的不同会有所不同，以隆起型为主体的T1（SM）癌的血管增粗，粗细不均、扭曲（佐野分类的TypeⅢA、广岛分类的type C2、昭和分类的irregular pattern、慈惠分类的3I型），而以凹陷型为主体的T1（SM）癌常表现为血管中断，而且常伴有无血管区（佐野分类的typeⅢB、广岛分类的type C3、昭和分类的sparse pattern、慈惠分类的4型）。

有关NBI非放大内镜对于发现结肠病变的诊断能力的看法尚未统一，有报道在肿瘤与非肿瘤的鉴别方面，尤其是在NBI放大内镜下具有和色素内镜相似的诊断能力，对于癌的浸润深度也具有良好的诊断能力，在鉴别T1a（SMs）以内的病变和T1b（SMm）的鉴别以及决定治疗方针方面也有所帮助。随着NBI的登场，使需要靛胭脂染色的病例减少，但是目前认为对于癌浸润深度的诊断色素染色放大内镜下的隐窝形态诊断较NBI准确率高[10]，因此当在NBI下怀疑癌时，有必要进行结晶紫染色下的放大观察进行隐窝形态诊断。

有关NBI下诊断的相关分类尚需要统一。在日本和国外几个中心提出了NICE分类并做了前瞻性研究[11]，目的是要提出适合国外实际情况的非放大内镜下使用的简单分类方法，结合对治疗方针的决定作用，将病变分为非肿瘤的1型、腺瘤到T1a癌的2型、T1b以上的3型，这是和昭和分类相似的思路。

但是，在日本有人对于不使用放大内镜的NBI诊断提出强烈的质疑，所以决定制定放大内镜下的NBI统一分类。现在由癌研究开发经费“消化道恶性肿瘤的标准化治疗的多中心共同研究”中的内镜小组“消化道癌的内镜标准化治疗的相关研究”（斋藤豊班）进行研究，主要参与医院的代表们正在讨论中。

**用语解说**

※2 V$_{I}$型高度不规则[4]：V$_{I}$型隐窝形态包含从高异型度腺瘤到T1（SM）癌在内的多种病变。将有可能是T1b（SM massive）癌需要谨慎处理的V$_{I}$型隐窝pattern称为“V$_{I}$型高度不规则”。具体是当出现隐窝内腔狭小、边缘不规则、轮廓不清、表层上皮染色不良或不染、scratch sign等的表现时称为“V$_{I}$型高度不规则”。如果以V$_{N}$型隐窝形态以及V$_{I}$型高度不规则作为指标，则诊断T1b（SM massive）癌具有较高的诊断率[5]。

| | | | |
|---|---|---|---|
| 网状毛细血管（－） | Ⅰ | 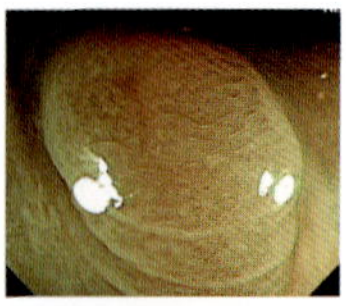 | |
| 网状毛细血管（＋）<br>黏膜腺周围有毛细血管 | Ⅱ | 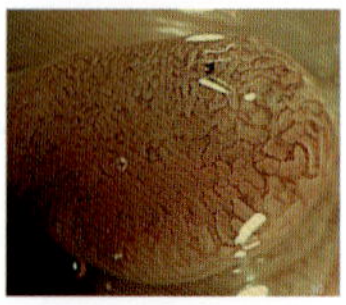 | |
| 网状毛细血管的特征是：无孔端、分支和不规则收缩 | ⅢA | 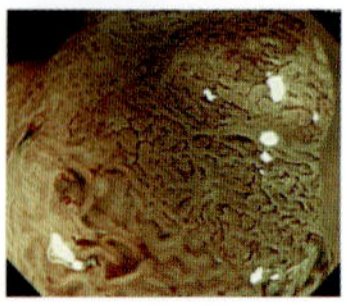 | 缺乏一致性<br>毛细血管密度高 |
| | ⅢB | 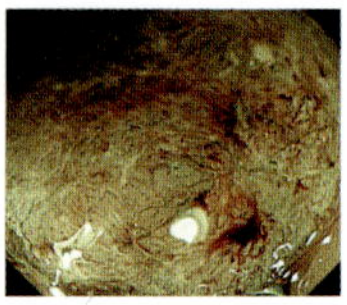 | 几乎无血管或微毛细血管疏松 |

**图1◆ 佐野微血管形态分类**
引自参考文献[6]

## 放大观察和拍片、留图方法（图5）

### 1 发现病变及普通观察

我们积极推广使用放大内镜及图像增强观察，但是发现病变依然是在白光下的非放大观察。检查过程中要注意避免遗漏皱襞口侧的病变，也可以通过反转内镜观察皱襞上以及皱襞背侧是否存在病变。

发现病变后首先用加入西甲硅油的水充分清洗，通过吸引去除残渣及黏液，必要时可以改变体位观察。

**技巧**

在清洗病变时，如果水压过高造成病变出血会影响观察。另外，冷水会刺激肠蠕动，建议使用温水清洗。在水中加入西甲硅油是为了去除气泡，我们在清洁肠道时也让患者在口服清肠液的同时一起服用西甲硅油。当去除黏液困难时还可以用加了蛋白酶的水清洗。

在留取图片时，首先要在远景留取病变的整体图像，然后再接近观察。要在充分注气使肠管伸展以及稍微吸气使肠管松弛的两种状态下观察、留图。对于大的病变或者有蒂的病变必要时可变换患者的体位，在容易观察病变全貌、液体等不遮盖病变的状态下拍照留图。

可疑为癌的病变要在充分注气使肠管伸展和稍微吸气使肠管松弛2种状态下观察，进行形态变化的评估（“空气变形”的评价）。

| | | | |
|---|---|---|---|
| type A | | 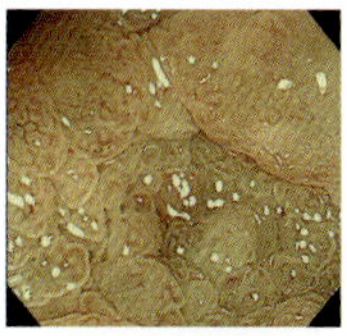 | 正常～褪色调，微血管不可见（隐窝内腔显示为褐色～黑色）。 |
| type B | | 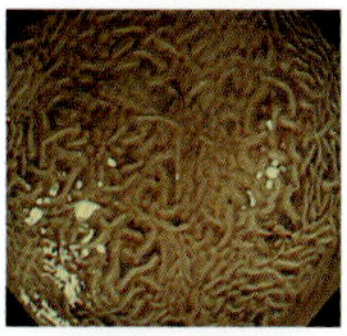 | 由于腺管周围呈棕色变化和结构增强，可以间接观察到清晰、规则的表面形态。另外，可见围绕着隐窝的网格状微血管形态。 |
| type C | 1 | 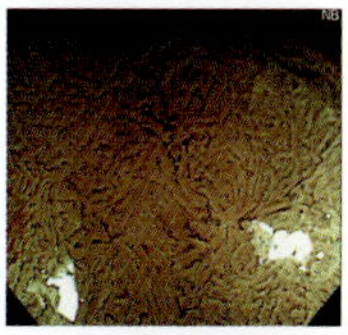 | 间接地观察到不规则的表面形态。血管呈不规则的网格状结构，粗细、分布比较均一。 |
| | 2 | 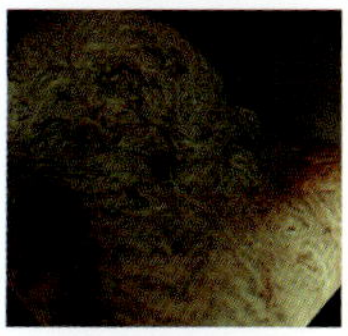 | 间接观察到明显不规则的表面形态，血管呈不规则的网格状结构，粗细、分布不均一。 |
| | 3 | 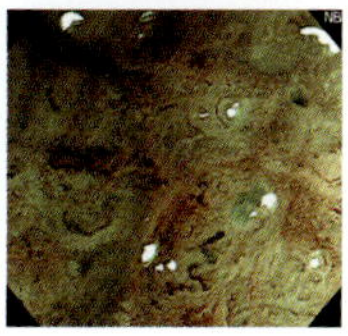 | 观察不到表面形态，不规则的血管粗细、分布不均一，可见无血管区域（AVA），散在的断片化血管。 |

**图2 ◆ NBI 放大观察的广岛分类（表面结构和微血管的综合诊断标准）**

**技 巧**

在接近病变拍摄的时候，稍微放大一点就可以获得对上焦点的清晰的照片。具备近焦按钮的新型内镜可以采用近焦模式。另外，为了避免反光，需要对镜头与病变的距离和角度做微细调整。

## 2 NBI放大观察[12]

搭载NBI光源的内镜可以一键式转换图像，继而提高放大倍率就可以得到合适的结构增强及色彩增强※3的观察及留图。

放大观察时，并不是一下就做最大倍率的放大观察，首先要在拍摄病变整体图像后，边逐渐提高放大倍率边留取图片。如果一下子就做最大倍率的放大，在重新看照片时就会不清楚到底是针对哪个部位做的放大观察。由于光学放大是可以在80倍以内的任意倍率下放大，如果不对内镜前端和病变之间的距离做微细的调整就不能获得清晰的图像，因此需要随着放大倍率的提高而接近病变，放大倍率的降低而远离病变，在左手（也可以脚踏板）调整调焦杆的同时右手进出内镜进行焦距调整很重要。开始的时候可能会感觉操作困难，但是随着经验的积累会

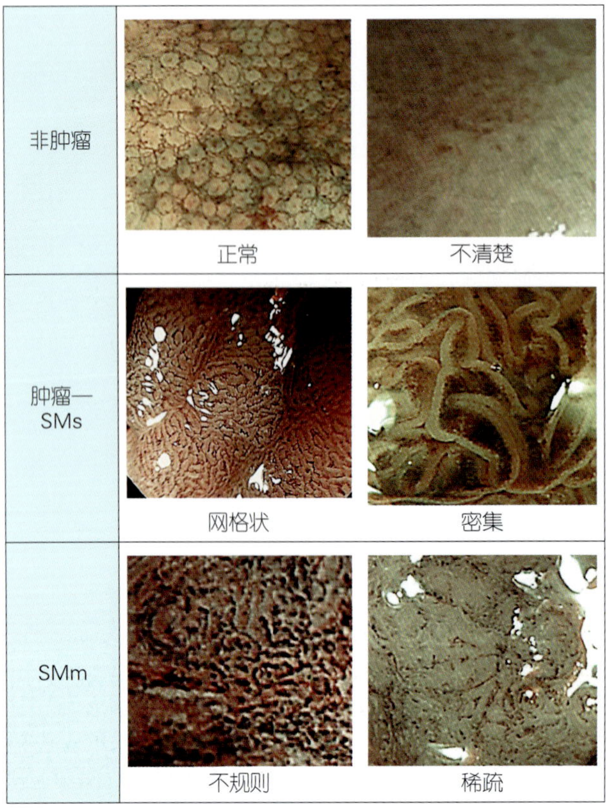


**图3◆ 血管形态分类**

SMs：SM浅层浸润癌
SMm：SM深部浸润癌
引自参考文献［7］

逐渐适应。在容易受到呼吸、心跳等影响的横结肠等部位需要很好地选择冻结图像的时机，必要时可以让患者憋住气。

## 3 色素放大观察

色素内镜包括使色素填充于与凹陷部和隐窝内而增强结构的对比法和通过染色观察表面结构的染色法。前者用于观察病变的形态及是否存在凹陷，多数情况

---

**用语解说**

※3 增强按钮：奥林巴斯公司的光源系统（EVIS-LuceraSpectrumCV-260SL，CLV-260SL）具有结构增强及色彩增强的调节按钮，分别由“1、2、3”3个按钮构成，结构增强分为A0~8，B0~8，一共18种，色彩增强分为0~8，一共9挡，分别在“1、2、3”的每个按钮上设定，可以根据不同的医院和医生喜好预先设定好。我们在白光下观察病变时常用的设定为结构增强按钮“3”（设为B8），色彩增强按钮“1”（设定为0）。结构增强A是从CV-240开始搭载的增强模式，适合对平坦型病变的观察及隐窝形态观察，结构增强B是CV-260开始搭载的新的增强模式，和A模式比较，适合频率成分高的观察对象（黏膜形态及毛细血管）的观察。B模式只能在Q型或者H型内镜设置，其余的内镜在连接主机时会自动设定为A模式的结构增强模式。

NBI下色彩增强模式与一般的色彩增强功能完全不同，设定为自动补正上、下消化道的背景黏膜的不同。NBI的色彩模式1为上消化道、支气管模式，3为结肠模式，2为中间模式，不能由使用者自行设定。我们在做NBI观察时结构增强选择“3”（设定为B8），色彩增强选择“2”或者“3”。奥林巴斯新型光源系统（Elite）会根据连接的是胃镜还是结肠镜而自动选择色彩增强模式。

| | | |
|---|---|---|
| 1型 | 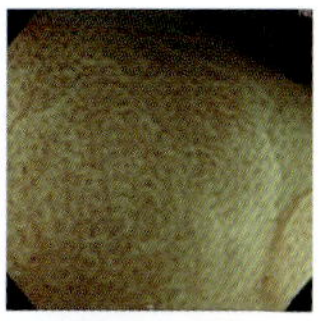 | 看不到血管走行 |
| 2型 | 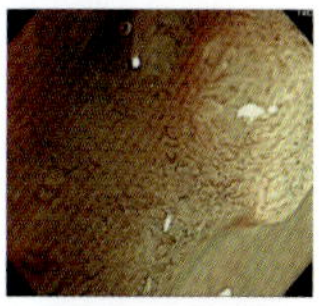 | 血管轻度扩张 |
| 3V型 | 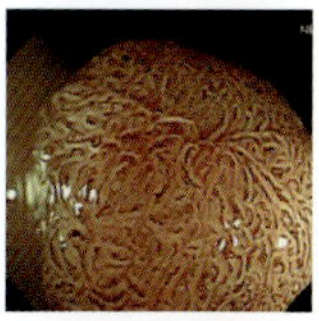 | 在绒毛状结构的腺管间质部出现扩张的血管，排列规则 |
| | | 血管显著扩张 |
| 3I型 | 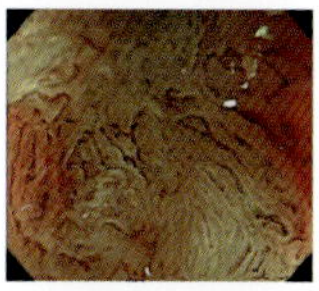 | 扩张的血管走行不规则 |
| 4型 | 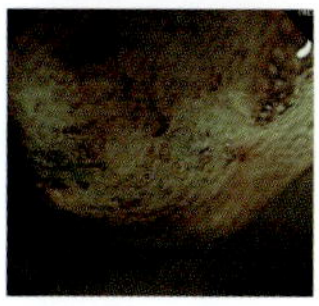 | 血管分布稀疏，走行不清 |

**图4 ◆ 慈惠血管形态分类**

引自参考文献［8］

**表 ◆ 结肠NBI分类的对比**

| 病理诊断 | 分类 | | | |
|---|---|---|---|---|
| | 佐野 | 广岛 | 昭和 | 慈惠 |
| normal | I | A | normal | 1 |
| hyp | | | faint | |
| ade<br>Tis<br>T1a<br>T1b | II | B | network | 2 |
| | ⅢA | C1<br>C2<br>C3 | dense | 3V |
| | ⅢB | | irregular | 3I |
| | | | sparse | 4 |

hyp：增生性息肉；ade：腺瘤

下也可以诊断隐窝形态，一般使用的色素为0.2%~0.4%的靛胭脂。后者一般使用0.05%~0.1%结晶紫，适合详细观察隐窝形态。

首先从钳道注入靛胭脂喷洒，在非放大下观察病变的形态、范围。留取图片时先在远景拍摄病变整体像后再留取接近观察图像。要在充分注气使肠管伸展以

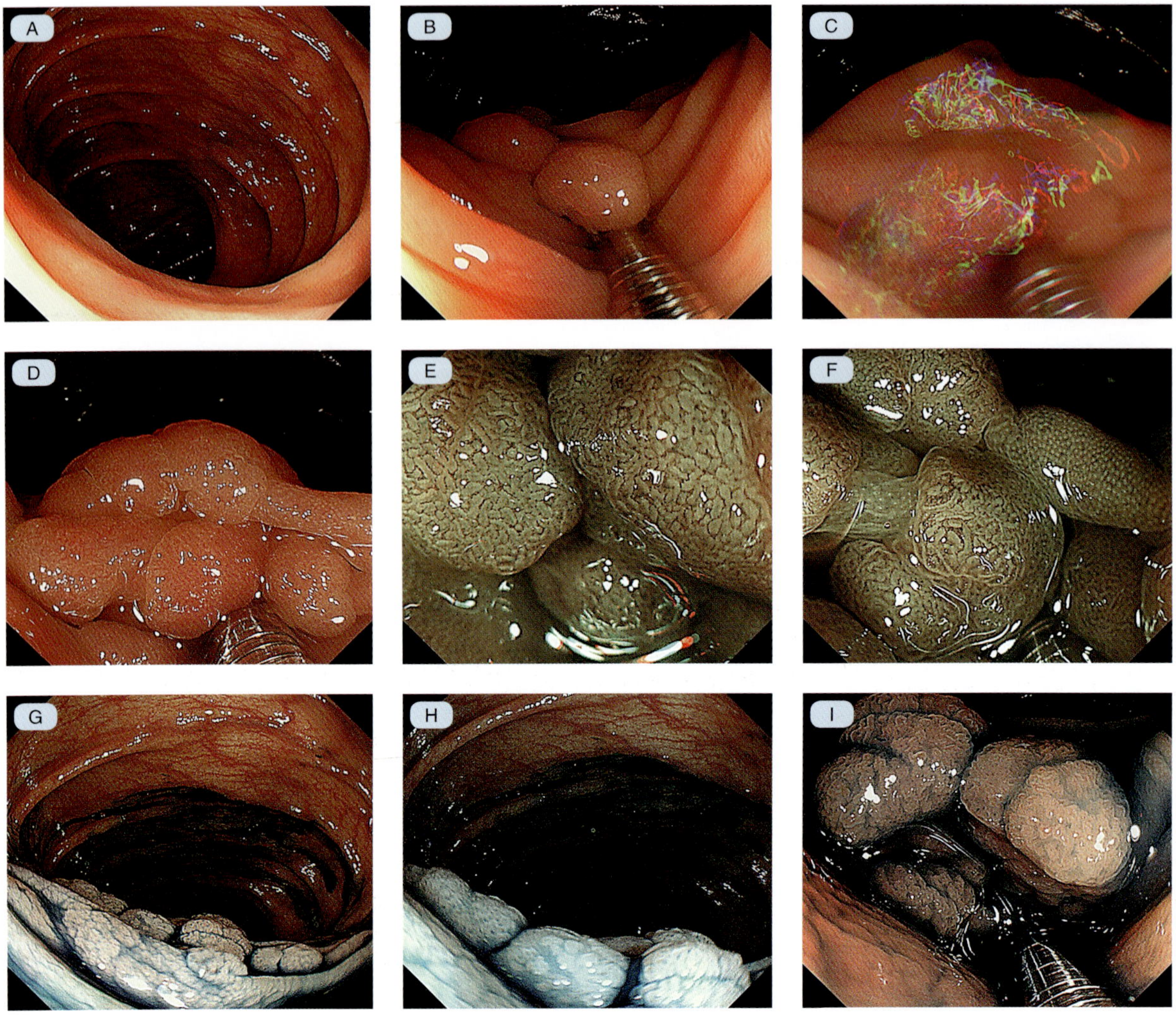


**图5 ◆ 放大观察以及留图：升结肠侧向发育型肿瘤（LST）**

A）钡灌肠提示这个部位有息肉，但是不确定
B）用附件（这里是钛夹）将皱襞挑开，看到病变的一部分
C）用内镜注水清洗残渣及黏液
D）边向下压附件边将内镜靠近，可以看到更多的范围。低倍放大并对上焦距
E）NBI高倍放大一边缓慢退器械一边增加放大倍数，可以看到病变整体几乎都是网格状形态
F）NBI高倍放大与周围黏膜的界限
G）退出附件后经钳道喷洒靛胭脂
H）接近病变低倍放大只能看见病变的边缘
I）再次用附件向下压黏膜后接近病变，低倍放大观察

（下页续）

及略微吸气使肠管松弛的两种状态下观察及拍照留图（→空气变形※4），然后再逐渐提高放大倍率进行隐窝形态的观察。

**用语解说**

※4 空气变形：可疑癌的病变需要在充分注气肠管伸展和略吸气肠管松弛两种状态下观察，凹陷型Tis（M）癌和T1a癌（SM浅层浸润癌）的凹陷在吸气后较注气状态看着更深，这种现象就叫作“空气变形现象”。T 1b（SM深部浸润癌）癌由于病变整体僵硬固定，凹陷的形态不随注气、吸气发生变化。

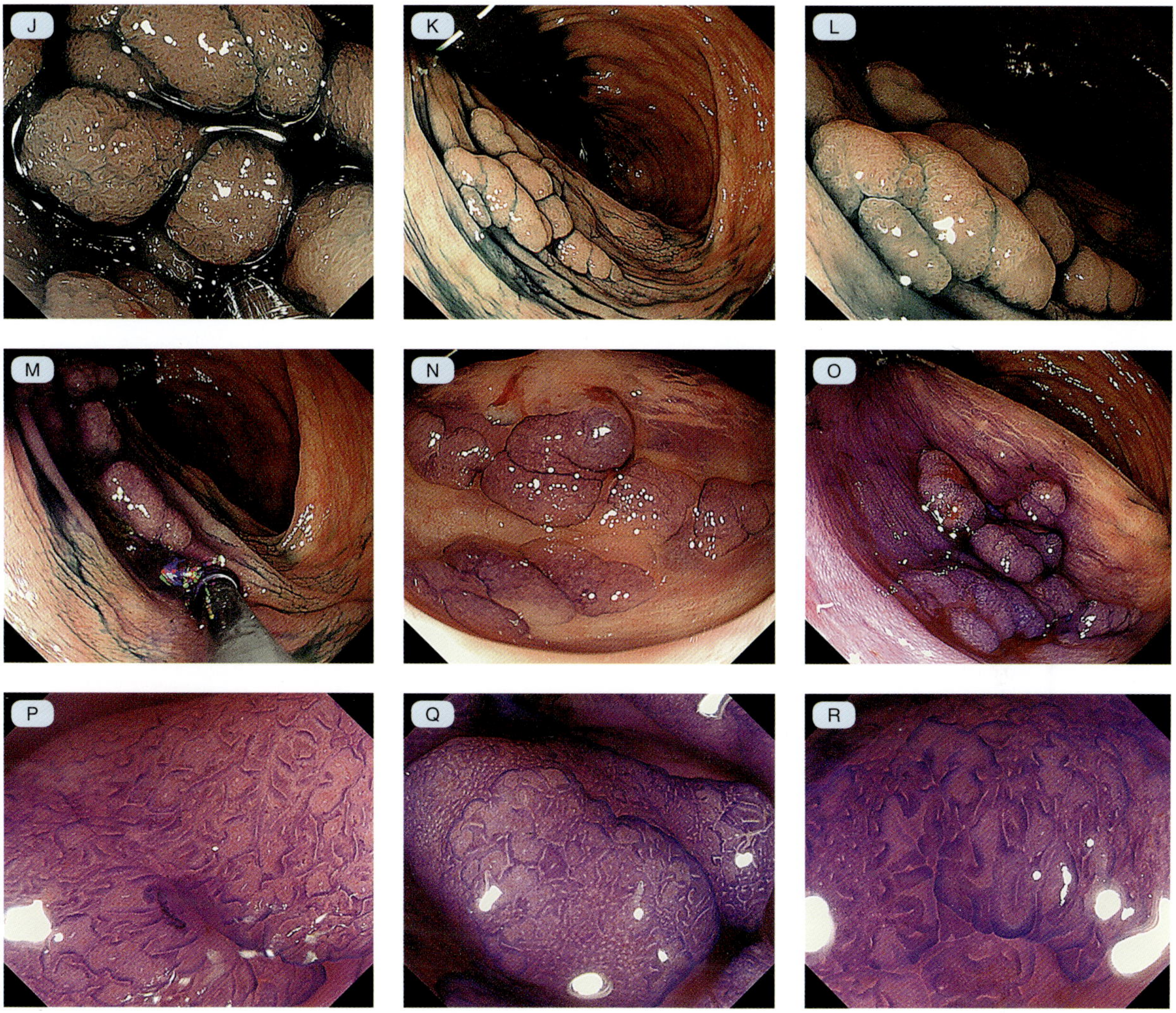


**图5 ◆ 放大观察及拍照留图：升结肠侧向发育型肿瘤（LST）**（接上页）

J）一边回退附件一边提高放大倍数，可见Ⅳ型隐窝形态
K）由于从肛侧看不到病变的全貌，进行了反转观察
L）低倍放大下明确为LST-G颗粒均一型
M）用染色喷洒管缓慢滴染结晶紫，观察水流方向，从病变水流方向上方开始滴注结晶紫染色
N）染上一定程度后用水清洗后观察染色状况，染色略淡
O）染色充分后再用水清洗一次
P）高倍放大图像
Q）稍微等一会就完全染上色。低倍放大
R）高倍放大像可见$\mathrm{III}_L$型和Ⅰ型隐窝混杂存在，诊断为低异型度腺瘤，行EMR

**技巧**

被皱襞遮挡的病变以及大病变的口侧部分往往会被忽视，所以一定要充分接近病变口侧完成观察，必要时用钳子或者其他附件下压皱襞或者改变病变的朝向等进行观察。这些附件对于在放大观察时微调内镜与病变之间的距离也是非常有帮助的。

在用加入西甲硅油的水将靛胭脂、黏液等冲洗干净后，用喷洒管将结晶紫一点点喷洒到病变上，喷洒的时候注意要喷到病变的整体，如果仅仅喷洒到病变，要将染色液一点一点地滴下来染色，染色结束后要尽可能将多余的染色剂吸出。染色需要花一点时间，等待时间1~2min。残留的黏液和染液混合后会凝固成线状，一定要用含有西甲硅油的水清洗掉。染色满意后再一点点提高放大倍率进行隐窝形态的观察及拍片留图。由于黏液等的影响造成染色不良有可能将隐窝形态误判为$V_N$型，因此需要充分清洗后反复染色直至染色满意。

**技巧**

一定要记住清洗黏液。水压过高或者喷洒管的前端接触病变等都可能造成出血，需要引起注意。尤其是NBI观察和结晶紫染色时，出血会造成观察困难，因此建议使用前端圆形设计的染色用喷洒管（non-traumatic tube）。

**Point**

结晶紫染色一旦着色后，一段时间内不会掉色，因此注意不要一开始就染得过深。先稍微染一点，如果觉得染色过浅再追加染色。染色液会朝着重力方向流动，因此要调整喷洒管的位置使色素刚好流到病变部位。从病变水流上游开始滴注色素更容易使病变整体染色。当病变淹没在水中造成观察困难时，可以通过变换体位进行调整。

**文献**


[1] 丹羽寛文，田尻久雄：内視鏡観察法に関する新たな分類の提唱．臨牀消化器内科，23：137-141，2008.

[2]「大腸 pit pattern 診断学」（工藤進英/編著），医学書院，2005.

[3] 樫田博史：大腸の pit pattern 分類と NBI 分類．消化器内視鏡，26：105-109，2014.

[4] 工藤進英，他：大腸腫瘍の拡大観察—$V_I$型 pit pattern の分析および診断に関するコンセンサス．胃と腸，1：1751-1832，2006.

[5] Ignjatovic J，et al：Chicken recombinant antibodies against infectious bursal disease virus are able to form antibody-virus immune complex. Avian Pathol，35：293-301，2006.

[6] Ikematsu H，et al：Efficacy of capillary pattern type Ⅲ A/Ⅲ B by magnifying narrow band imaging for estimating depth of invasion of early colorectal neoplasms. BMC Gastroenterol，10：33，2010.

[7] Wada Y，et al：Diagnosis of colorectal lesions with the magnifying narrow-band imaging system. Gastrointest Endosc，70：522-531，2009.

[8] 斎藤彰一，他：大腸領域における画像強調観察のコツ　NBI·AFI観察を中心に．Gastroenterol Endosc，50：1754-1763，2008.

[9] Kashida H：Usage of narrow band imaging system in the colorectum. Intest Res，7：1-7，2009.

[10] Wada Y，et al：Diagnostic accuracy of pit pattern and vascular pattern analyses in colorectal lesions. Dig Endosc，22：192-199，2010.

[11]Tanaka S & Sano Y：Aim to unify the narrow band imaging（NBI）magnifying classification for colorectal tumors：current status in Japan from a summary of the consensus symposium in the 79th annual meeting of the Japan Gastroenterological Endoscopy Society. Digestive Endoscopy，23：s131-139，2011.
[12]樫田博史，他：画像強調による大腸腫瘍の精密診断．消化器内視鏡，23：790-796，2011.

3）放大内镜诊断

# 4. 放大观察的临床意义（含图像增强观察）

樫田博史

放大内镜观察在肿瘤与非肿瘤的鉴别、癌浸润深度诊断以及决定治疗方针方面具有重要意义，在治疗中病变残留的判断以及治疗后局部复发的诊断中也有帮助。本篇介绍包括图像增强在内的放大观察的意义。

## 肿瘤与非肿瘤的鉴别诊断

结肠原发性病变除了癌和腺瘤以外还包括增生性息肉、炎性息肉、黏膜下肿瘤（SMT）和非上皮性病变。对于这些病变的鉴别诊断在普通内镜下在一定程度是可以完成的，放大观察是更有帮助的（图1）。

有关隐窝形态（pit pattern）诊断的详细内容在其他章节中有所介绍，分为Ⅰ、Ⅱ、$Ⅲ_S$、$Ⅲ_L$、Ⅳ、Ⅴ型6种［参考第3章3-2，3-3］。Ⅰ型为正常黏膜形态，也可见于黏膜下肿瘤和炎性息肉的表面。Ⅱ型为增生性息肉，$Ⅲ_S$、$Ⅲ_L$、Ⅳ、Ⅴ型见于肿

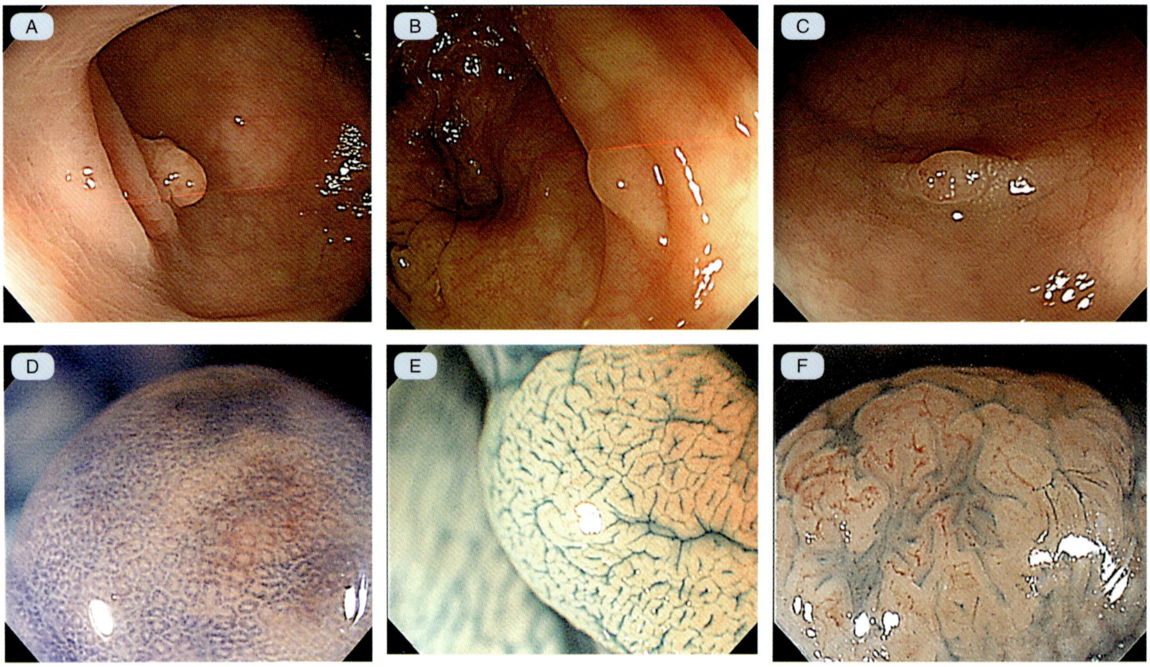


图1 ◆ 肿瘤与非肿瘤的鉴别诊断

A~C）普通内镜观察：单靠这些图像不容易做出病变性质的诊断

D）A的结晶紫染色放大观察：Ⅰ型隐窝形态，为炎性息肉

E）B的靛胭脂染色放大观察：Ⅱ型隐窝形态，诊断为增生性息肉

F）G的靛胭脂染色观察：$Ⅲ_L$型隐窝形态，诊断为腺瘤

瘤性病变[1]。

在检查过程中，首先插入内镜并在普通内镜下发现病变，其后切换到图像增强模式观察，然后再进一步放大观察。在普通内镜下不好确定是腺瘤还是增生性息肉时切换为图像增强模式就可以轻松做出诊断。这一过程中不用做活检就可以做出实时诊断。

最近包括窄带成像（narrow band imaging：NBI）、FICE（flexible spectral imaging color enhancement：FICE）、蓝激光图像（blue laser imaging：BLI）等不需要染色剂的机械式图像增强观察成为可能，在多家医院进行的有关NBI放大观察下对于肿瘤与非肿瘤的鉴别诊断效果的观察都得到良好的结果。我们将结肠NBI放大内镜下观察到的血管形态分为正常（normal）、不清楚（faint）、网格状（network）、密集（dense）、不规则（irregular）、稀疏（sparse）6种形态［参考第3章3-3图3］[2, 3]，血管不清（faint pattern）作为增生性息肉的特征性表现，在与肿瘤的鉴别诊断方面准确率达到98%。



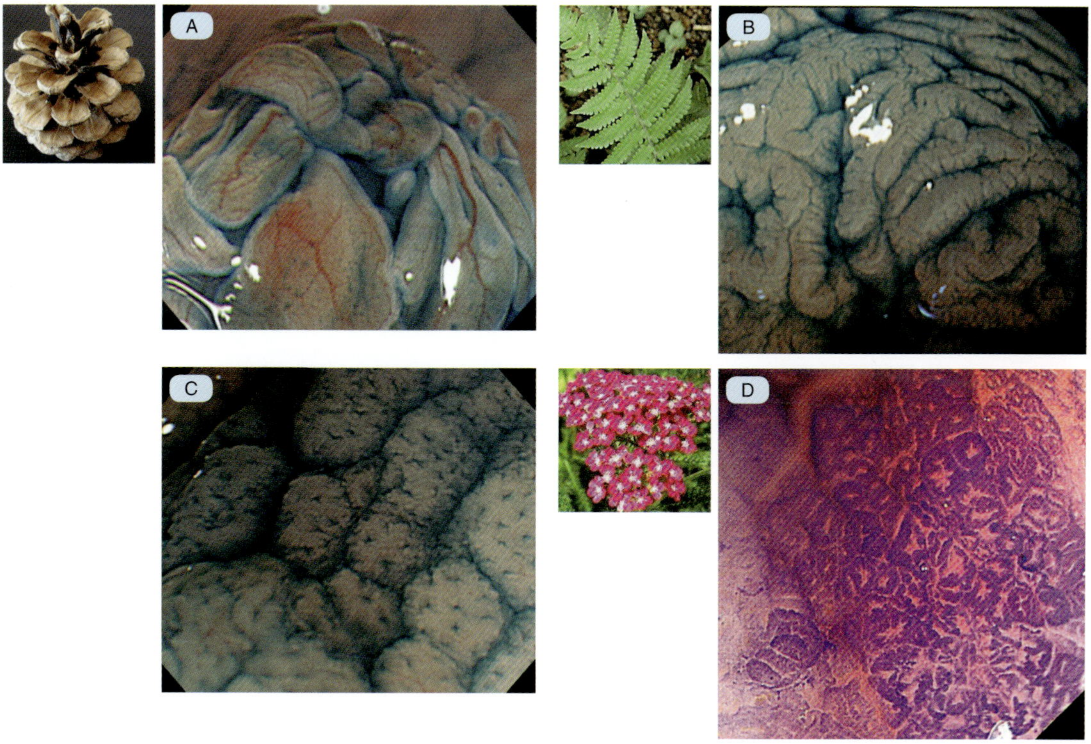


**图2◆ 结肠锯齿状病变的色素内镜放大观察（A、B为TSA，C、D为SSA/P）**
A）松塔样（pinecone-like） B）羊齿状（fern-like） C）星芒状（star-like） D）花瓣状（flower-like）

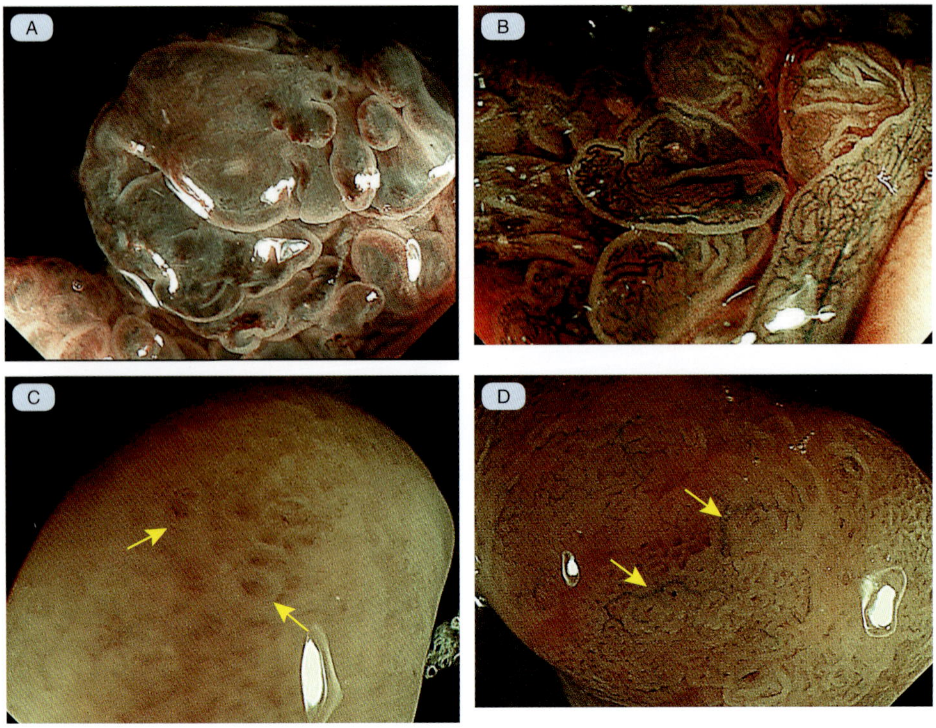

**图3◆ 结肠锯齿状病变的NBI放大观察（A、B为TSA，C、D为SSA/P）**

A）密集型（dense pattern） B）叶脉型（leaf vein pattern） C）中央点状型（centeral dot pattern） D）花瓣型（lacy vessel pattern）

**MEMO**

传统锯齿状腺瘤（traditional serrated adenoma：TSA）和无蒂锯齿状腺瘤、息肉（SSA/P）的隐窝形态是独特的，不好套用到目前的分类里。我们将其分为松塔状、羊齿状、星芒状以及花瓣状4种形态进行了探讨（图2）。前两种为典型的TSA表面结构，后两种为SSA/P的表面结构，也有这几种混合存在的[4]。锯齿状病变在NBI下的表现也是独特的（图3）。到目前都认为SSA/P与增生性息肉的内镜下鉴别是困难的，但是结合放大观察就可以有相当的鉴别诊断能力（图4）。

## 癌的浸润深度诊断

在普通内镜下也可以对部分T1b（SM massive）癌做出诊断，但是在放大内镜下的隐窝形态观察对结肠癌的浸润深度的诊断是非常有用的（图5）。

V型隐窝形态（pit pattern）基本上就是癌的隐窝形态（pit pattern）。进一步将V型分为$V_I$型和$V_N$型，即把隐窝存在但形态及排列不规则的称为不规则（irregular）型，腺管被破坏，呈现无结构的称为无结构（non-structure）型。2004年4月在日本箱根隐窝结构（pit pattern）研讨会中明确将不规则的腺管结构的称为$V_I$，明确具有一定范围的无表面结构的称为$V_N$型。对于$V_N$型隐窝结构（pit pattern）的诊断较为严格，而$V_I$型隐窝结构（pit pattern）涵盖的范围较广，因此需要明确$V_I$型隐窝结构（pit pattern）中T1b（SM massive）癌的诊断标准。针对这个问题，

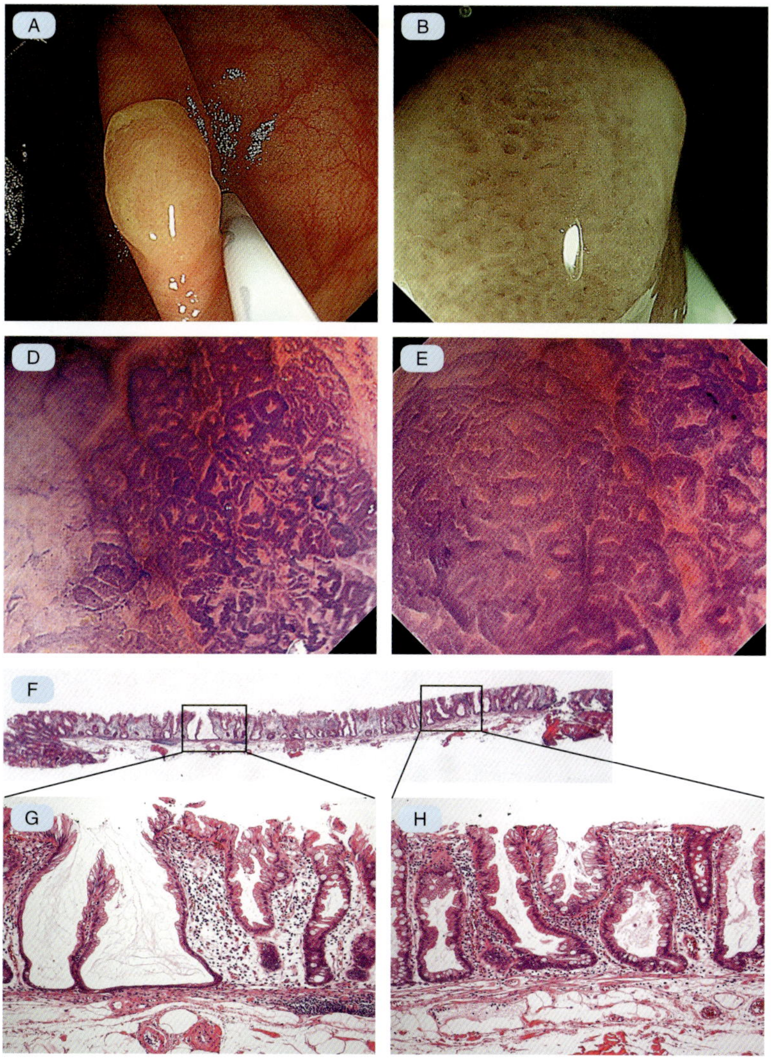


**图4 ◆ SSA/P 1例（盲肠，Ⅱa型，7mm）**

A）普通内镜图像　B）NBI放大图像　C）靛胭脂染色图像　D，E）结晶紫染色放大图像　F）EMR标本的低倍全景图　G，H）EMR标本放大图像

在日本厚生劳动省癌研究基金“结肠肿瘤性病变的腺管开口结构的诊断意义研究”班（工藤班）中进行了讨论，将有可能存在T1b（SM massive）癌的可能性而需要慎重处理的$V_I$型隐窝结构（pit pattern）称为“$V_I$高度不规则”。“$V_I$高度不规则”的表现包括隐窝（pit）的内腔狭小、边缘不规则、轮廓不清、表层上皮的染色不良或不染、猫抓征等。如果将$V_N$型隐窝结构（pit pattern）和$V_I$高度不规则作为诊断标准，T1b（SM massive）癌几乎都会被正确诊断[5]。

在NBI放大观察下的网格状结构（network pattern）和密集样结构（dense pattern）主要为腺瘤的表现，但是也包含一部分黏膜内癌。不规则结构（irregular pattern）多见于隆起型病变和（除假凹陷型）LST的T1b（SM massive）癌，稀疏型结构

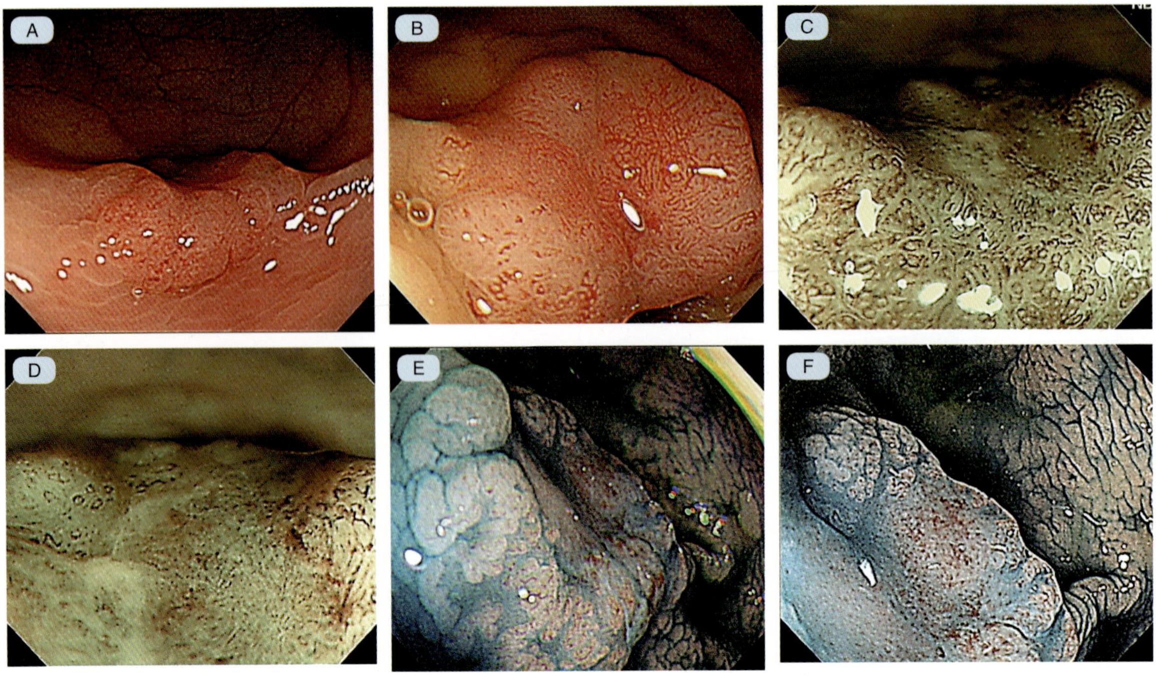


**图5 ◆ 浸润深度诊断的实例（横结肠，Ⅱa＋Ⅱc型，14mm大小的病变）**

A）普通观察
B）普通观察：近距离正面观察
C）NBI中倍放大观察：边缘呈网格状结构（network pattern），凹陷部为稀疏型结构（sparse pattern）
D）NBI高倍放大观察：凹陷部的血管粗细、走行不均一，分布稀疏
E）靛胭脂染色低倍放大观察
F）靛胭脂染色中倍放大观察：凹陷面明显，边缘隆起部呈Ⅲ$_L$型隐窝形态

（接下页）

（sparse pattern）多见于凹陷型病变和假凹陷型LST的T1（SM）癌或者隆起型病变内的凹陷部。将不规则（irregular）或者稀疏型结构（sparse pattern）作为诊断T1b（SM massive）癌的指标，诊断的准确率为89%[2, 3]。

**Pit fall**

**NBI可以在白光及NBI之间一键式切换，优点是受黏液附着的影响小。有人认为NBI具有和色素放大内镜相同的观察效果，但是更多人认为略逊于色素放大内镜。NBI的出现并不意味着完全不需要色素染色，目前认为NBI和色素放大内镜是相互补充的关系。**

**MEMO**

由于溃疡性结肠炎相关结肠癌或者异型增生周围伴有炎症黏膜，因此在普通内镜下难以发现，建议做随机活检，但是诊断效率非常低下。最近我们在探讨在内镜下锁定可疑部位后进行靶向活检，但是不好套用过去的隐窝结构（pit pattern）分类。这种病变的初期表现为LST样形态，隐窝结构（pit pattern）多表现为Ⅳ型[6]，对于浸润深度的诊断并不简单。期待NBI对于发现溃疡性结肠炎相关结肠癌或者异型增生有所帮助，但是目前尚未明确。

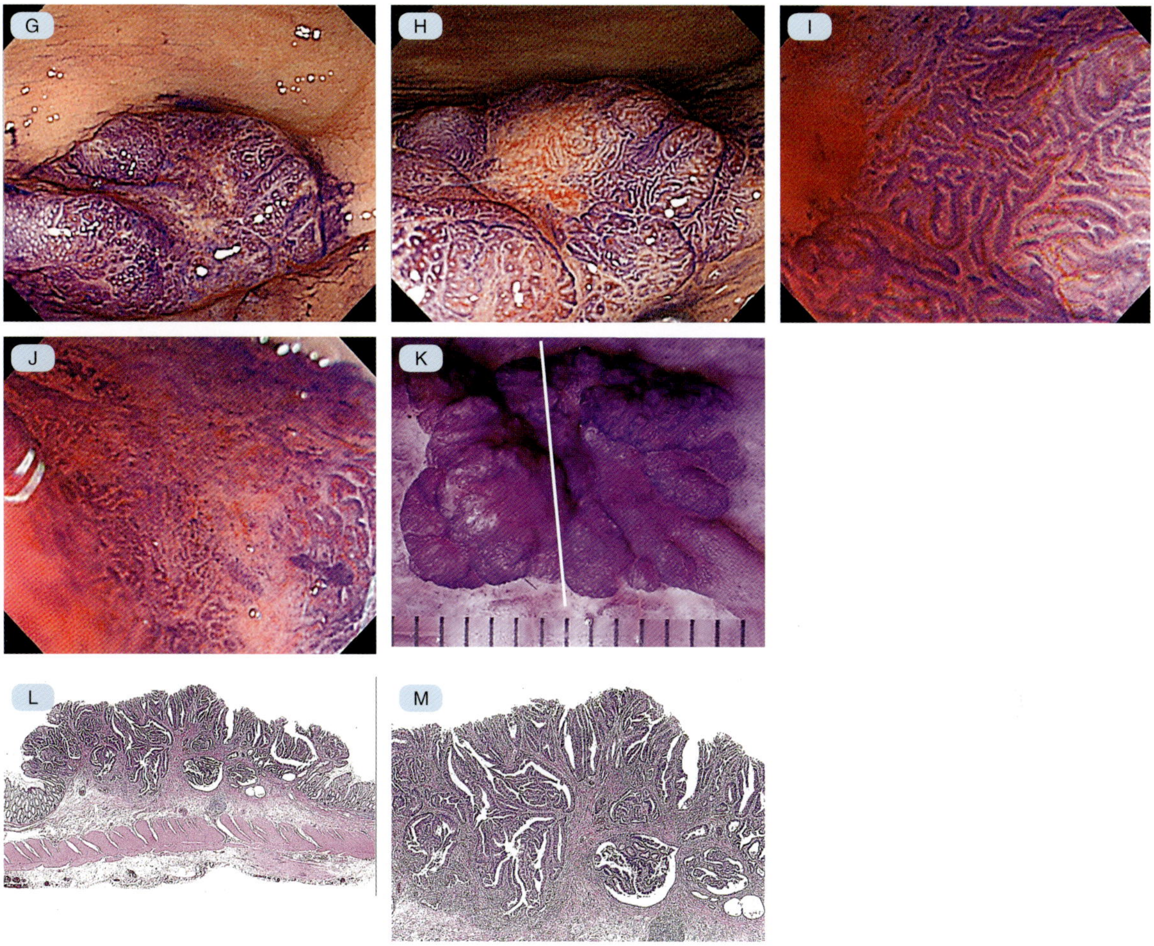


**图5** ◆ **浸润深度的诊断（横结肠，Ⅱa＋Ⅱc型，14mm的病变）**（接前一页）

G）结晶紫染色图像

H）结晶紫染色低倍放大图像

I）结晶紫染色高倍放大图像：凹陷部位边缘附近呈 $V_I$ 轻度不规则到高度不规则

J）结晶紫染色凹陷中心部位：从 $V_I$ 高度不规则到 $V_N$ 隐窝形态（pit pattern），诊断为T1b（SM massive）癌而手术治疗

K）实体显微镜下图5M的组织切片的取材线的部位

L）手术标本的低倍整体图片

M）手术标本的高倍放大图像：为腺癌（Adenocarcinoma）（tub1），T1b（pSM1850μm），ly0，v0，pN0

## 放大内镜观察在确定治疗方针中的意义

隐窝形态（pit pattern）与病理组织结构及癌的浸润深度相关，因此在决定治疗方针方面具有参考意义。通过隐窝形态（pit pattern）诊断可以不做活检、在检查现场做出实时诊断并决定治疗方针而不需要等待活检结果。如果能排除黏膜下肿瘤，隐窝结构（pit pattern）为Ⅰ、Ⅱ型的病变为非肿瘤型病变而不需要内镜下切除，即使在普通内镜下不好确定是增生性息肉还是腺瘤时，观察隐窝形态也很容易做出鉴别诊断。

结肠病变的隐窝形态（pit pattern）与组织学诊断之间也存在密切相关性，单纯$Ⅲ_L$的病变几乎没有T1（SM）癌，5mm以下的小病变也不需要很着急地治疗。Ⅳ型的病变包括Tis（M）癌和部分T1（SM）癌，需要注意。凹陷型病变在早期就容易出现SM浸润，但是如果单纯为$Ⅲ_S$型隐窝形态，几乎没有T1b（SM massive）癌，因此适合EMR。表现为$V_N$型隐窝形态（pit pattern）时几乎都是T1b（SM massive）以深的癌，原则上需要外科手术治疗。呈现$V_I$型隐窝形态（pit pattern）时可能为高异型度腺瘤、Tis（M）癌、T1（SM）癌，当出现高度异型时T1b（SM massive）癌的可能性大，这时候可以做黏膜下注射，如果没有非抬举征阳性，则可以做EMR和ESD，并需要充分探讨组织学上的浸润深度及是否存在脉管浸润来决定追加手术的必要性。

和大小比较，LST的浸润深度多相对表浅，常常是内镜治疗很好的适应证，但是在治疗前一定要充分评估是否隐藏着$V_N$型和$V_I$高度不规则等的隐窝形态（pit pattern）。

## 残留或复发的诊断

在实施EMR和ESD等内镜治疗前，一定要事先正确判断病变的范围，为此NBI及色素内镜，尤其是放大内镜下的观察是有帮助的。结肠一般不需要在治疗前做标记，但在切除后一定要马上确认是否有病变残留，这时候色素放大内镜下的观察是极其重要的。如果确认有残留，需要做追加EMR、热活检（hot biopsy）、APC等处理。

在治疗后随访的检查中需要认真观察治疗后的部位，在普通内镜下看着仅仅是瘢痕的部位有时候在放大观察下会发现微小的复发病变，也就是放大观察对于复发病变的早期诊断也是有帮助的。其优点是不需要活检，当场就可以做出诊断。

**参考文献**


[1] 樫田博史，他：大腸腫瘍のpit pattern分類．胃と腸，42：613-618，2007.

[2] Wada Y，et al：Diagnostic accuracy of pit pattern and vascular pattern analyses in colorectal lesions. Dig Endosc，22：192-199，2010.

[3] 樫田博史：大腸腫瘍診断におけるNBI拡大内視鏡の意義．Gastroenterol Endosc，54：235-243，2012.

[4] 樫田博史：SSA/Pの診断学と内視鏡治療の選択．Modern Physician，34：585-590，2014.

[5] 樫田博史，他：拡大観察による大腸sm癌の深達度診断．消化器内視鏡，18：293-301，2006.

[6] 樫田博史，他：内視鏡診断—拡大観察で狙撃生検が可能になるか.「Colitic cancer—診断と治療の現況」(渡邉聡明，他/編)，pp61-69，日本メディカルセンター，2006.

3）放大内镜诊断

# 5. NBI与放大观察

林 奈那，田中信治



NBI（narrow band imaging）系统是利用光的波长特性来显示黏膜表层微小血管走行的新的图像诊断技术。本篇介绍NBI的特性及其对于结肠肿瘤的临床应用价值。

## NBI的原理

消化道的上皮性肿瘤是由黏膜上皮发生的，为了在早期更有效地发现这些病变，需要能够敏感地捕捉到黏膜表层微结构（毛细血管结构、腺管开口形态等）变化的内镜系统。NBI系统就是利用光的波长特性实现这一需求的。

一般光在机体组织内的穿透能力具有波长依赖性，短波长的穿透深度浅，在表面附近散射、吸收后成为反射光，长波长的光线可以传到机体深部。根据这一原理，如果将内镜照射光限制在短波长就会更清晰地表现黏膜表层的微结构变化。NBI（narrow band imaging）系统在电子内镜前端加上顺序式光学滤镜，将照射光集中在短波长并窄带化，使照射光到达的深度局限在黏膜表层，详细显示出黏膜表层的微小血管结构（图1）[1]。

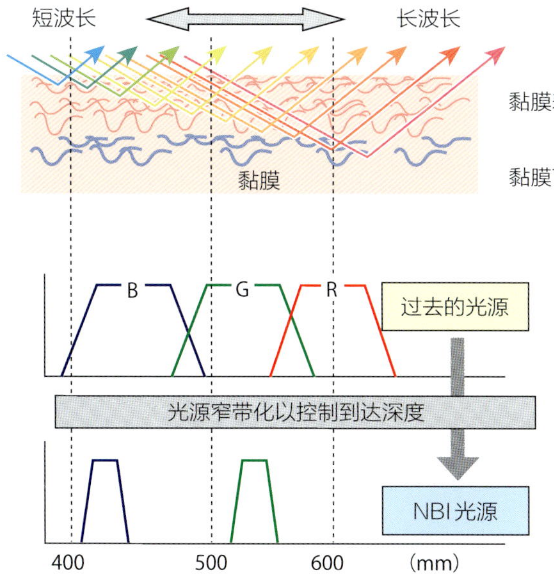


**图1◆ NBI的原理**
光在机体内的传导深度与波长相关，短波长的光传导深度浅，长波长的光可以传导到机体深部。NBI用光学滤膜将照射光窄带化，选择短波长光照射，使照射光的传导深度局限在黏膜表层而敏感地捕捉黏膜表层的微细结构变化

A）EVIS LUCERA SPECTRUM（过去的光源）

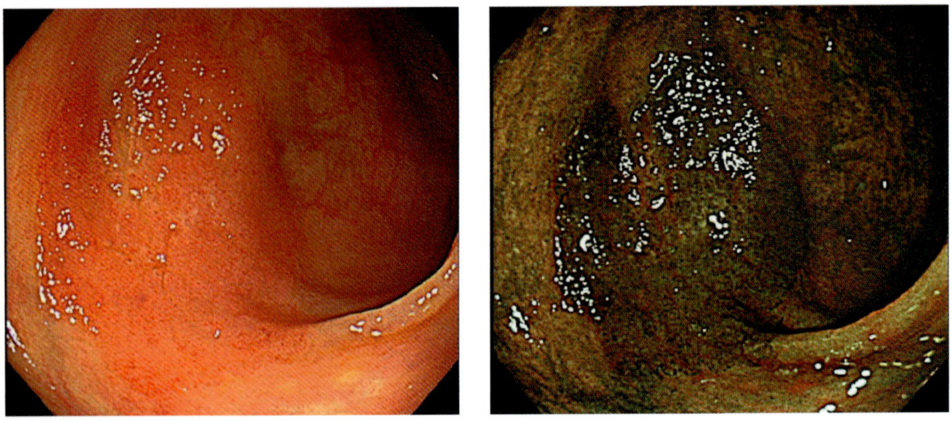

B）EVIS LUCERA ELITE（新型光源）

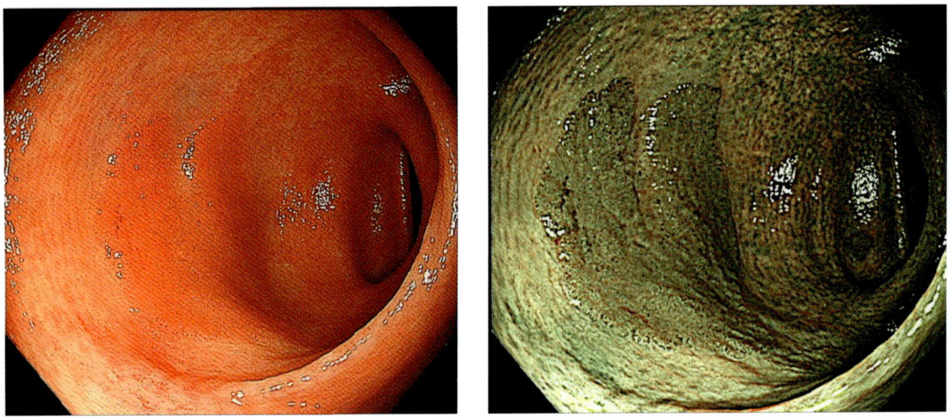

**图2 ◆ 结肠病变的NBI观察图像**

EVIS LUCERA ELITE（新型光源，B）和EVIS LUCERA SPECTRUM（过去的光源，A）比较，在中景观察下也可以得到明亮的图片

## NBI模式下发现病变

NBI系统是通过捕捉对比度高的肿瘤黏膜表层新生血管图像，使病变的边界更加容易被识别，以期待其对发现病变的敏感性。已有多篇有关EVIS LUCERA SPECTRUM系统NBI模式对于发现病变作用的荟萃分析，均未提示NBI模式有利于发现病变[2-4]。这一系统的NBI模式最大的问题在于光亮度不够造成图像亮度不够（图2A）。在2012年秋季发售的EVIS LUCERA ELITE系统改变了光源系统的灯泡以及图像信号回路，即使在远景也能得到足够亮度的NBI图像（图2B），以提高发现病变的诊断敏感性。我们做的多中心RCT共同研究结果显示与普通观察比较，采用EVIS LUCERA ELITE系统的NBI观察可以显著提高发现病变的诊断能力[5, 6]，期待今后更多的研究进一步验证。

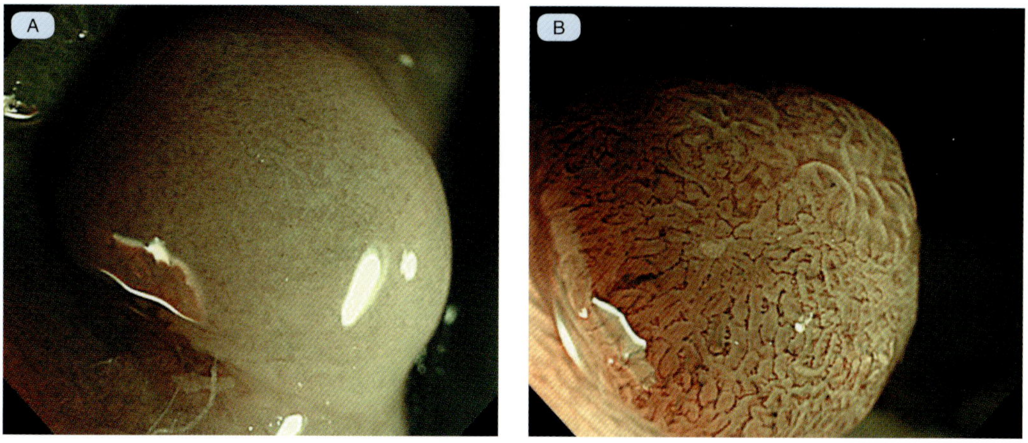


**图3 ◆ NBI放大观察下的肿瘤与非肿瘤的鉴别**
A）增生性息肉：呈白色，看不到微血管
B）腺瘤：呈棕色，规则的表面结构（surface pattern）

## NBI模式下病变性质的诊断（增生/腺瘤/癌的鉴别）

### 1 根据微血管形态对病变性质诊断

结肠上皮性肿瘤的血管增生随着组织学异型度的增加而活跃，微血管的口径及密度也随之增加[7, 8]。正常黏膜及增生性病变的表层微血管非常细，在当前波长下的NBI观察难以观察到微血管。但是在肿瘤性病变的表层可以观察到棕色的微血管（图3），进一步发展为癌时，则伴随着癌细胞的浸润增殖和炎症细胞浸润以及间质反应，会出现血管粗细不均及排列不规则、分布不均。采用这些特性，在NBI下观察微血管的有无、血管粗细、分布不均有可能鉴别出肿瘤/非肿瘤、腺瘤/癌。这种肿瘤性病变的诊断不仅适用于术前诊断，还可以应用于内镜切除术后微小病变残留的诊断。有很多关于这些问题的研究报道，均得到相同的结论并已达成共识。

### 2 结肠肿瘤的NBI放大观察所见

#### a）血管形态（vascular pattern）

在NBI放大观察下，结肠肿瘤性病变的隐窝之间的黏膜表层微血管呈棕色，并可见编织样血管形态。随着组织学异型度的增加，微血管的粗细及血管密度会增加[10]，在一定程度上可以鉴别腺瘤/癌，但是单纯依靠血管形态对肿瘤性质做出诊断还存在一定的局限性[11-13]。

#### b）表面结构（surface pattern）

由于结肠肿瘤的隐窝间黏膜下存在微血管网（capillary network），在NBI放大观察下该部位呈现棕色，而没有血管的隐窝开口部和小凹周边上皮呈白色，在NBI图像强调下就可以观察到类似隐窝的结构（图4，图5）[11-13]。迄今为止这一结构被称为“隐窝样结构”和“白区”等多种称谓，在2010年5月的第79届日本消化内镜学会总会（田尻久雄会长）共识研讨会上统一称之为“表面结构（surface pat-

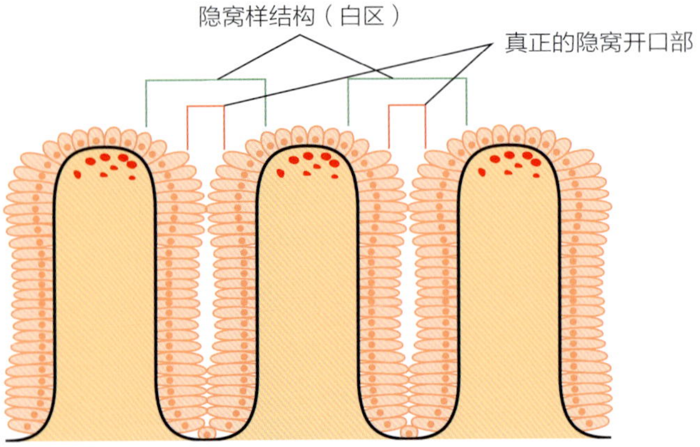


**图 4 ◆ 隐窝样结构和真正的隐窝之间的关系**

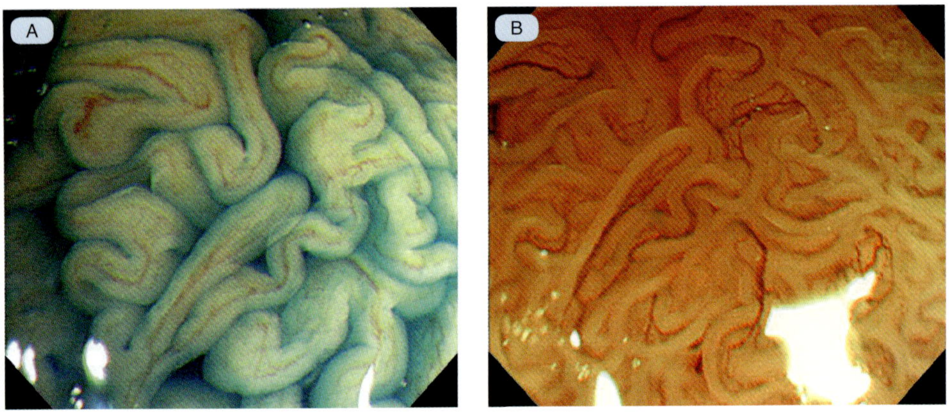


**图 5 ◆ 隐窝和表面结构（surface pattern）的对比**

A）靛胭脂染色放大观察下的Ⅳ型隐窝形态

B）同一病变的NBI放大观察

在隐窝之间黏膜下可见深棕色的微血管，通过其周围的淡棕色微血管网可以间接地诊断表面结构为Ⅳ型pit pattern

tern）”[12]。明确了在没有腺管结构的口咽部及食管只观察血管的诊断学理论[4]，而在巴雷特（Barrett）食管、胃等柱状上皮区域的放大内镜观察中尝试在观察血管形态的基础上加上表面微结构的评估以提高诊断敏感性[15]，尝试在没有柱状上皮大腺管的口咽部、食管鳞状上皮区域[1]以及肠道的诊断中尝试加入对表面结构（surface pattern）的评价来提高诊断能力也成为自然而然的事情。在癌的部位，由于小凹间黏膜及隐窝开口部出现损伤、破坏、炎症反应以及间质反应等影响，会出现黏膜表面结构（surface pattern）以及微血管形态的的不规则和消失，用NBI放大观察评价这些变化就可以做出早期癌的浸润深度的诊断。

## 3 早期结肠癌的病变性质诊断（异型度及浸润深度）

在口咽部、食管通过捕捉放大内镜下表层毛细血管的异常走行以及血管的扩张进行早期癌的浸润深度的诊断。在结肠人们也期待有相同的作用，因此在众多的医院开展了NBI放大观察下对于病变表层微血管的不规则、增粗、分布不均等的

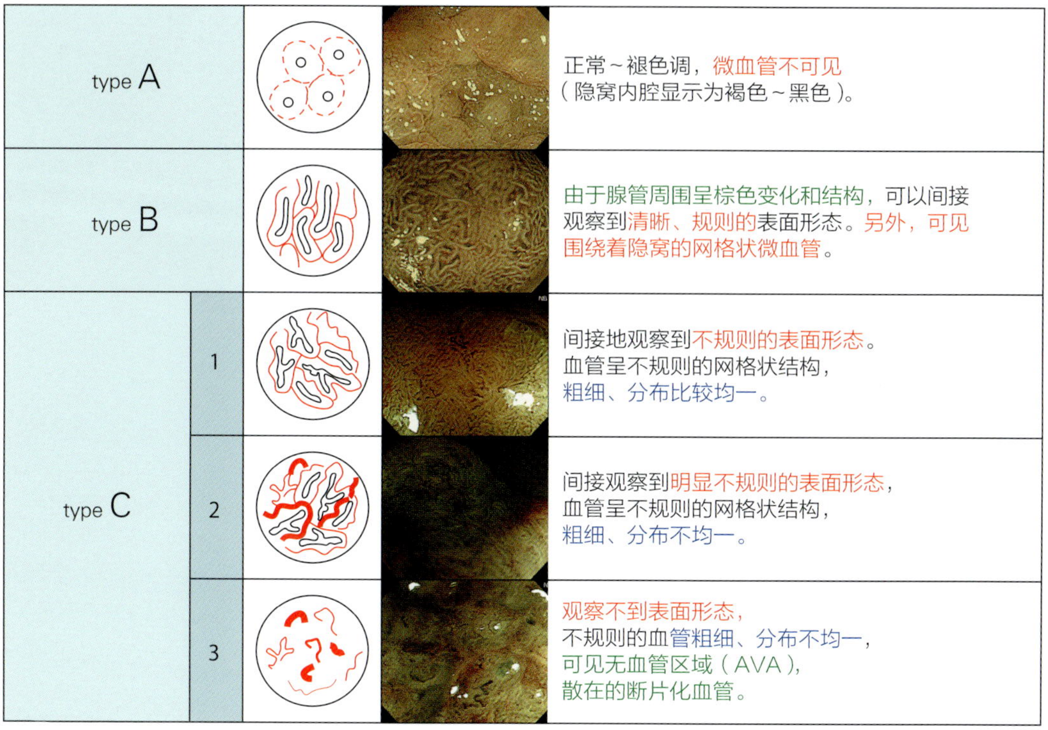


**图6 ◆ NBI广岛分类（最重视表面形态的分类）**

**表1 ◆ 广岛分类与结肠增生/腺瘤/早期癌的组织类型、浸润深度的关系**

| NBI放大表现 | 病变数 | HP | TA | 腺癌 | |
|---|---|---|---|---|---|
| | | | | M~SM-s | SM-d |
| A | 60（100%） | 58（97%） | 2（3%） | | |
| B | 376（100%） | 2（1%） | 296（79%） | 78（20%） | |
| C1 | 206（100%） | | 63（31%） | 139（67%） | 4（2%） |
| C2 | 61（100%） | | | 26（43%） | 35（57%） |
| C3 | 84（100%） | | | 3（4%） | 81（96%） |
| 合计 | 787 | 60 | 361 | 246 | 120 |

HP：hyperplasia；TA：tubular adenoma；M：mucosal；SM-s：submucosal-scanty；SM-d：submucosal-deep

评估，对其在癌的浸润深度诊断中的作用进行了验证性研究。图6为广岛分类[16]，综合评估表面结构（surface pattern）和微血管形态，分为A、B、C型3种[17]。

### a）A型

观察不到明显的微血管的增生性表现（表1）。隐窝内腔表现为黑色点状，是重要的和腺瘤鉴别诊断要点。

### b）B型

规则的表面结构（surface pattern）或者围绕隐窝的规则的网格状结构，以腺瘤为主（表1）。

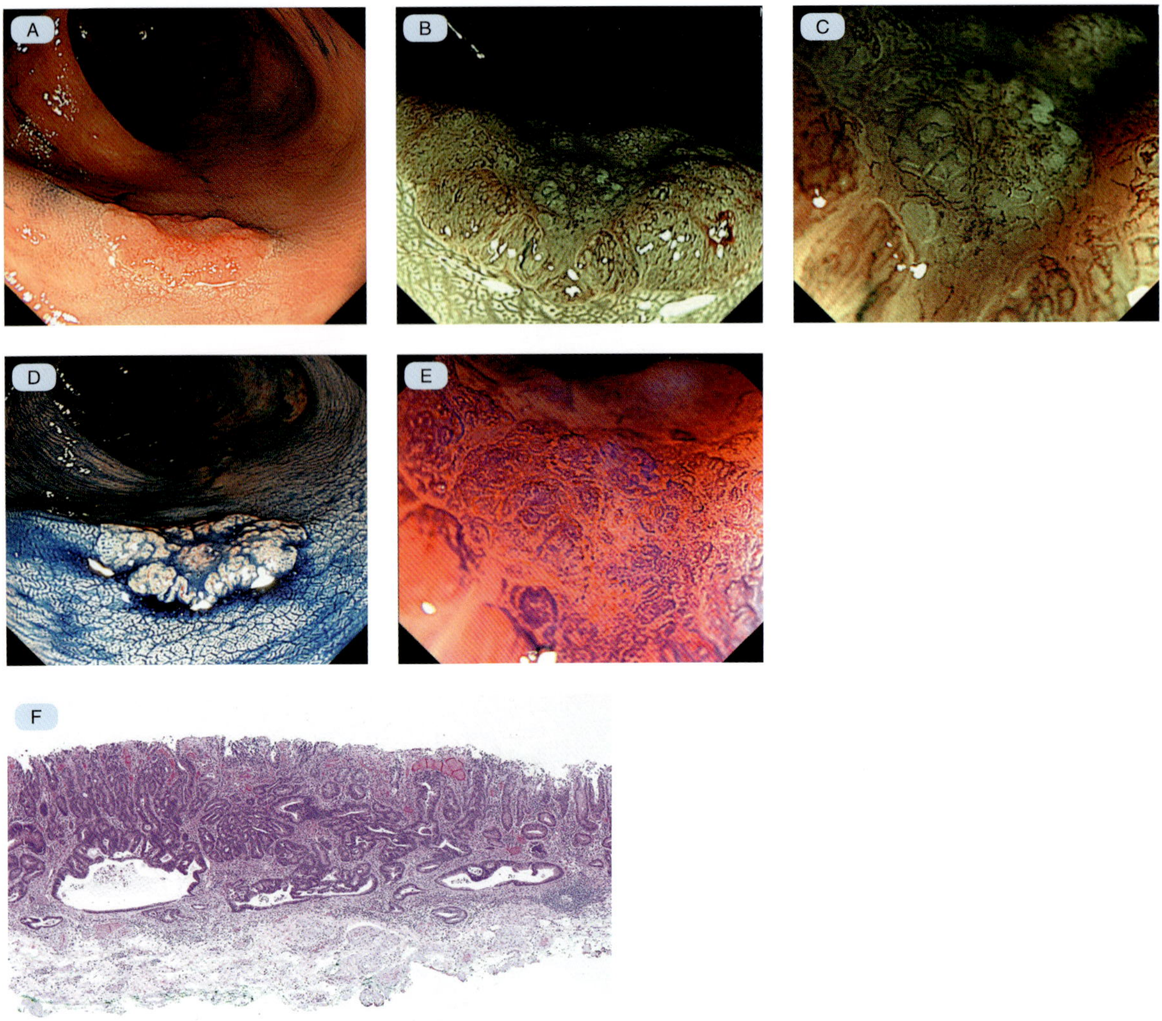


**图7 ◆ 早期结肠癌（SM深部浸润癌）的NBI放大观察**

A）普通内镜观察：直肠Rb直径15mm大小的Ⅱ a+Ⅱ c病变
B）NBI观察（低倍放大）
C）NBI观察（高倍放大）：凹陷部的表面结构被破坏，可见断片化的血管（广岛分类type C3）
D）靛胭脂染色图像
E）结晶紫染色（高倍放大）：凹陷部的隐窝被破坏，部分染色不良，出现无结构区域
F）病理组织学图片（HE，中倍放大）：SM浸润距离是从表层开始测定的，为1300μm

### c）C型

C型是病变表面结构呈现不规则或者消失，隐窝结构相当于Ⅴ型，主要是癌的表现（表1）。

① C1是隐窝结构不规则，但是血管的粗细及分布尚均匀
② C2是隐窝结构明显不规则，血管的粗细及分布不均匀
③ C3是隐窝结构不清楚或者观察不到，出现无血管区（avascular area：AVA），出现断片化血管

**表2 ◆ NICE分类和佐野、广岛、昭和分类的关系**

| | type 1 | type 2 | type 3 |
|---|---|---|---|
| 色调 | 与背景黏膜相近或更亮 | 相对背景黏膜偏棕色（需确认色调变化是由血管所致） | 相对背景黏膜呈棕色或深棕色，有时伴有片状血色区域 |
| 血管（Vessels） | 无血管或可能仅有孤立的丝状血管 | 增粗的棕色血管围绕白色结构** | 部分区域血管破碎不规则或缺失 |
| 表面结构（Surface pattern） | 均一的黑色或白色圆点，或均一的无结构区域 | 卵圆形、管状或分支白色结构**，环绕棕色血管 | 不规则或缺失 |
| 佐野分类 | type Ⅰ | type Ⅱ ~ ⅢA | type ⅢB |
| 广岛分类 | type A | type B~C2 | type C3 |
| 昭和分类 | Faint pattern | Network pattern<br>Dense pattern<br>Irregular pattern | Irregular pattern<br>Sparse pattern |

**：这些结构可能代表pits和隐窝开口上皮。

根据以上的定义，C1主要是腺瘤~SM浅层浸润癌，C3几乎全部为浸润深度超过1000μm以上的SM深部浸润癌（图7）。

针对结肠肿瘤的放大内镜分类及评价法有好几种，在日本尚未做到统一。表2总结了在国际上普及的NICE（NBI International Colorectal Endoscopic）分类[18]和在日本主流的几种NBI放大内镜下分类的相互关系。NICE分类的1型相当于广岛分类A型、佐野分类[19] Ⅰ 型、昭和分类[20]不清楚型，另外NICE分类3型与广岛分类C3型、佐野分类ⅢB型、昭和分类稀疏型以及不规则型的一部分几乎一致，分类大体上是相似的。在日本统一NBI放大观察分类的捷径是首先统一这些分类的大条目，剩下的部分（相当于NICE分类2型）要根据临床需求再做细分类。目前，在日本厚生劳动省的会议上，全国的多个医院集中起来共同探讨这一问题，期待最终的结果。

## 结语

本篇介绍了NBI观察对于结肠肿瘤性病变诊断的临床应用价值。NBI可以一键式瞬间切换图像模式，完成不需要色素染色的图像增强检查，希望能够将这种操作非常简便的检查方法应用到临床筛查中，在隐窝结构诊断学的基础上结合NBI放大观察下的微血管形态分析，提高结肠内镜的诊断敏感性。目前在普及放大观察技术的同时正在进行微血管诊断的标准化工作。

**技 巧**

NBI是将普通光窄带化并选择短波长的光作为照射光，因此较普通内镜亮度暗。比如在白光下呈现黄色的粪水在NBI下呈现红色血液样颜色，因此熟悉了白光下观察的NBI初学者会有一些不适应。另外，由于减少了光量，远景观察容易显得黑暗或不清楚。因此，需要在接近黏膜表层~中景下观察以利于对于微小病变的检出。

## 参考文献


[1] 佐野寧，他：狭帯化RGB filter内蔵narrow band imaging（NBI）systemの開発·臨床応用．胃と腸，36：1283-1287，2001.

[2] Pasha SF，et al：Comparison of the yield and miss rate of narrow band imaging and white light endoscopy in patients undergoing screening or surveillance colonoscopy：a meta-analysis. Am J Gastroenterol，107：363-70；quiz 371，2012.

[3] Jin XF，et al：Meta-analysis for evaluating the accuracy of endoscopy with narrow band imaging in detecting colorectal adenomas. J Gastroenterol Hepatol，27：882-887，2012.

[4] Nagorni A，et al：Narrow band imaging versus conventional white light colonoscopy for the detection of colorectal polyps. Cochrane Database Syst Rev，1：CD008361，2012.

[5] Sano Y，et al：Next-generation narrow band imaging system（ELITE）for colon polyp detection：a prospective，multicenter randomized trial. United European Gastroenterol，1：Supple A138，2013.

[6] 鴨田賢次郎，他：LUCERA ELITEを用いたNBI観察は大腸病変拾い上げ診断能を向上させるか？ 日本消化管学会総会学術集会プログラム·抄録集10：159，2014.

[7] Konerding M A，et al：3D microvascular architecture of pre-cancerous lesions and invasive carcinomas of the colon. Br J Cancer，84：1354-1362，2001.

[8] Hirata M，et al：Magnifying endoscopy with narrow band imaging for diagnosis of colorectal tumors. Gastrointest Endosc，65：988-995，2006.

[9] Machida H，et al：Narrow-band imaging in the diagnosis of colorectal mucosal lesions：a pilot study. Endoscopy，36：1094-1098，2004.

[10] Hirata M，et al：Evaluation of microvessels in colorectal tumors by narrow band imaging magnification. Gastrointest Endosc，66：945-952，2007.

[11] Oba S，et al：Current status of narrow-band imaging magnifying colonoscopy for colorectal neoplasia in Japan. Digestion，83：167-172，2011.

[12] Tanaka S & Sano Y：Aim to unify the narrow band imaging（NBI）magnifying classification for colorectal tumors：current status in Japan from a summary of the consensus symposium in the 79th Annual Meeting of the Japan Gastroenterological Endoscopy Society. Dig Endosc，23 Suppl 1：131-139，2011.

[13] Oba S，et al：Characterization of colorectal tumors using narrow-band imaging magnification：combined diagnosis with both pit pattern and microvessel features. Scand J Gastroenterol，45：1084-1092，2010.

[14] 「画像強調観察による内視鏡診断Image-Enhanced Endoscopyアトラス」（吉永繁高，他/著），日本メディカルセンター，2010.

[15] 「胃拡大内視鏡」（八尾建史，他/著），日本メディカルセンター，2009.

[16] 田中信治，他：大腸腫瘍の診断·治療におけるNarrow Band Imaging（NBI）の役割．Gastroenterol Endosc，50：1289-1297，2008.

[17] Kanao H，et al：Narrow-band imaging magnification predicts the histology and invasion depth of colorectal tumors. Gastrointest Endosc，69：631-636，2009.

[18] Hayashi N，et al：Endoscopic prediction of deep submucosal invasive carcinoma：validation of the narrow-band imaging international colorectal endoscopic（NICE）classification. Gastrointest Endosc，78：625-632，2013.

[19] Sano Y，et al：Meshed capillary vessels by use of narrow-band imaging for differential diagnosis of small colorectal polyps. Gastrointest Endosc，69：278-283，2009.

[20] Wada Y，et al：Diagnosis of colorectal lesions with the magnifying narrow-band imaging system. Gastrointest Endosc，70：522-531，2009.

3）放大内镜诊断

# 6. BLI与放大观察

吉田直久，内藤裕二，伊藤義人



## BLI的原理

蓝激光图像（Blue laser imaging，BLI）是以激光作为光源的内镜系统LASEREO（富士胶片），是窄带光图像增强内镜观察（image-enhanced endoscopy，IEE）的一种。BLI光源是由波长为410nm以及450nm的2个激光以及荧光体组成的，即410nm激光发出的窄带光加上用450nm的激光激发荧光体产生光，可以实现高亮度的窄带光观察（图1）[1]。

BLI的短波长光不易在黏膜内散射，容易被血管吸收，因此可以清晰地显示出黏膜表层微血管及轻微的黏膜凹凸、深部血管等信息。由于激光的波幅不到2nm，可以获得特异性更高的鲜明图像。进一步提高450nm的激光输出功率就可以在更明亮的窄带光下观察，即BLI-bright模式，BLI-bright模式在远景观察以及较暗的视野下具有很好的观察效果，当然白光下的观察和氙灯的效果也是一样的。

## 结肠肿瘤的BLI观察

在远景观察时可以采用BLI-bright模式（图2A、B），由于图像明亮，可以很好地观察病变以及周围黏膜血管的走行。BLI模式则可以很好地显示出病变的血管形态以及表面黏膜的隐窝结构，适用于放大观察（图2C~E）。在视野发暗时可以切换为BLI-bright模式以获得更好的观察效果。

在光学设定方面，结构增强可以选择A0到A8，BLI-bright以及BLI模式默认的设定均为A6，在我院设定为A4使图像更加柔和（图3）[2]。色彩增强的设定包括C1、C2、C3，C1为棕色，C2为亮绿色，C3为黄绿色。结肠观察时在我院采用和NBI的色彩增强CE3颜色相近的C2，这个模式在表面结构的观察时显得比NBI更白一些，对比更加鲜明[2]。另外，光学放大的最大倍率为135倍，在结肠肿瘤的诊断

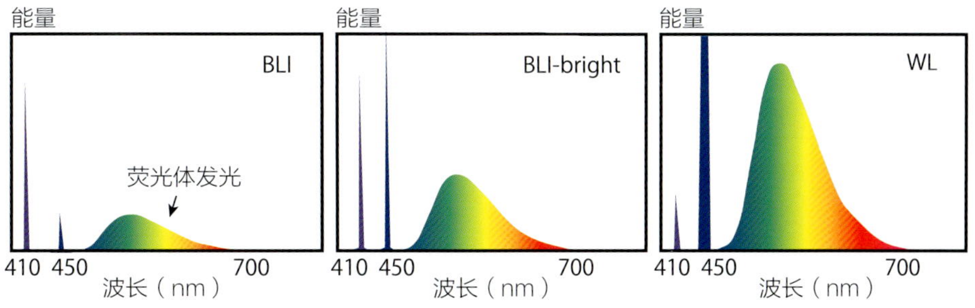


图1 ◆ BLI的原理观察模式与照射光谱

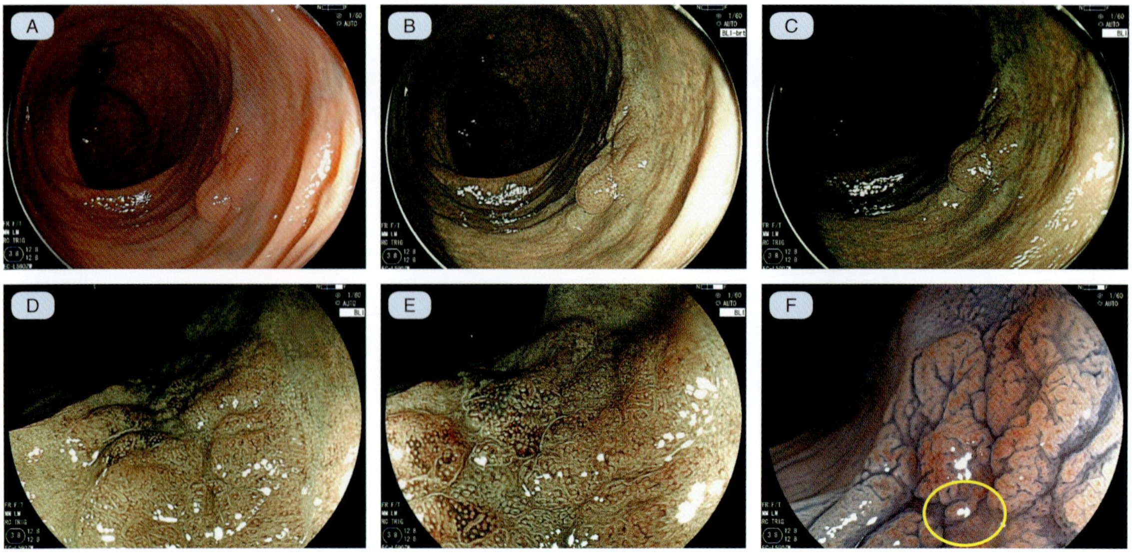


**图2 ◆ BLI与BLI-bright**

A）白光观察　B）BLI-bright：在明亮的视野下可以清晰地观察到病变的边界及表面结构　C）BLI：虽然可以看到病变，但是表面结构略不清楚，病变口侧管腔较暗，不好观察　D）BLI放大观察：隆起部未见不规则的表面结构，凹陷部难以观察　E）BLI放大观察：凹陷部见规则的圆形或椭圆形表面结构，诊断为广岛分类的B型　F）色素放大观察：呈Ⅲ$_{L}$或Ⅳ型隐窝。○是BLI下观察得很清楚，在色素染色下，由于液体的存留导致观察不清。内镜治疗后病理结果为低级别腺瘤

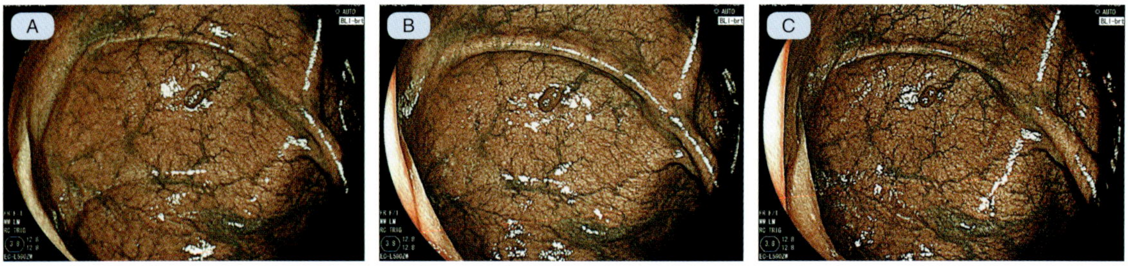


**图3 ◆ BLI模式的结构增强设定**

A）A4　B）A6　C）A8

中不推荐使用最大放大倍率，可以在略低的放大倍率下观察。

在内镜图像右上角有放大倍率的标尺，可以根据标尺调整放大倍率。光学放大是7段式放大，第3段为50~60倍，第5段为80~90倍，第7段为120~135倍（图4）。在实际使用中，第5段最容易对焦，最适于在结肠肿瘤的精查中使用。

## BLI放大观察下的分类

结肠病变的BLI放大观察可以沿用NBI分类进行诊断。我们曾经报道对于肿瘤与非肿瘤的鉴别可以采用广岛分类[3]。在使用广岛分类时一般是先观察表面结构，辅以血管形态的观察，在BLI模式下表面结构显示得更加清晰，更有利于诊断[4]。在我院针对314个病变进行了BLI放大观察，采用广岛分类的诊断准确率为84.3%（表1）[1]。用BLI图像来解读广岛分型的各型（图5）[1]，A型表面结构呈圆形，微

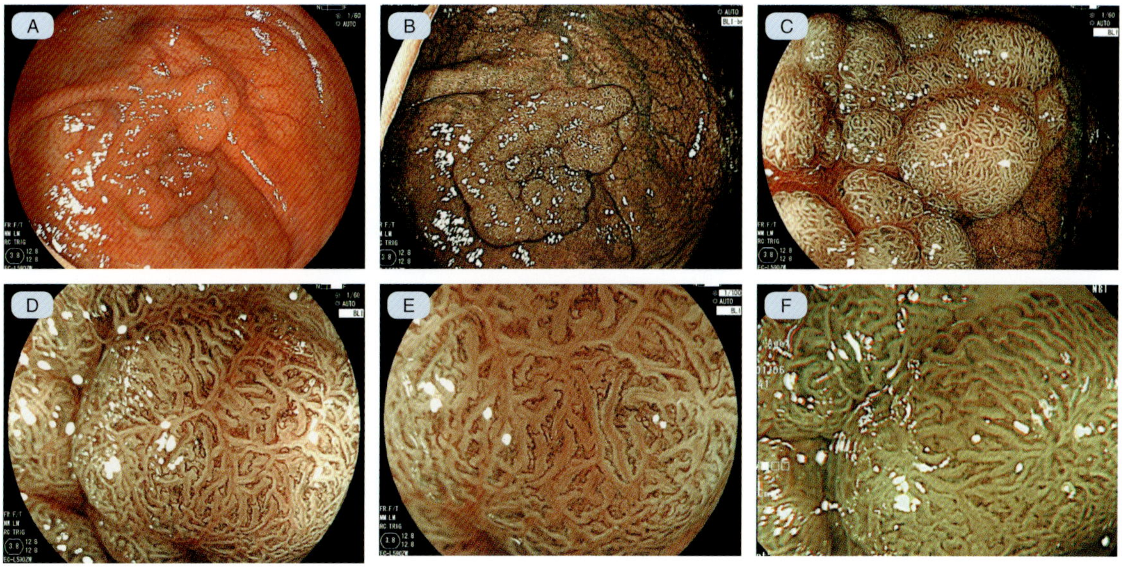


**图4◆盲肠腺瘤**

A）白光观察，盲肠见长径20mm的表面伴有颗粒的平坦型病变　B）BLI-bright图像，结构增强A6，色彩增强C2。视野明亮，能很好地显示出表面结构。病变整体呈现肿瘤性表面结构及血管形态　C）BLI图像，结构增强A6，色彩增强C2。第3段放大50~60倍　D）第5段放大80~90倍的观察，表面结构呈Ⅳ型，血管形态扭曲、扩张，诊断为广岛分类Type B的乳头样（papillary）形态　E）第7段放大120~135倍的观察　F）和D相同部位的NBI观察

**表1◆结肠肿瘤的BLI放大内镜下的诊断作用**

| | Number $n=314$ | HP | Ad | M | sSM | dSM | dSM率 |
|---|---|---|---|---|---|---|---|
| type A | 39 | 39 | | | | | |
| type B | 159 | 2 | 142 | 14 | | 1 | 0.6 % |
| type C1 | 92 | | 26 | 56 | 8 | 2 | 2.1 % |
| type C2 | 13 | | | 9 | 2 | 2 | 15.3 % |
| type C3 | 11 | | | 1 | 1 | 9 | 81.8 % |

HP：增生性息肉（hyperplastic polyp）；Ad：腺瘤（adenoma）；M：黏膜内癌（intramucosal cancer）；sSM：浅层浸润至黏膜下层的癌症（shallowly invaded submucosal cancer）；dSM：深层浸润的黏膜下癌（deeply invaded submucosal cancer）

整体准确率：84.3 %

引自参考文献[1]

血管形态几乎不可见，有时候可见散在的血管，但是并没有包绕腺管的龟甲样网格状血管，为增生性息肉的表现。

type B包括乳头状以及管状2种形态，乳头状结构是呈现Ⅳ型隐窝形态，边缘光滑，其血管形态呈现粗细略有不均，没有形成网格状结构。而管状表面形态是呈现Ⅲ$_L$型以及Ⅲ$_S$型隐窝形态，血管形态呈现均一的网格状，不伴有血管粗细不均。B型主要是腺瘤的表现。C1型的表面结构相当于Ⅴ$_I$型不规则的隐窝结构，血管形态呈现扭曲及粗细不均（正常血管的1.5倍左右）等不规则。C2型是在C1型不规则的基础上出现边缘不规则的表面结构以及不均一的血管形态。C1型相当于腺瘤到黏膜下层浅层浸润癌，C2型包括从黏膜内癌到黏膜下层深部浸润癌的多种病

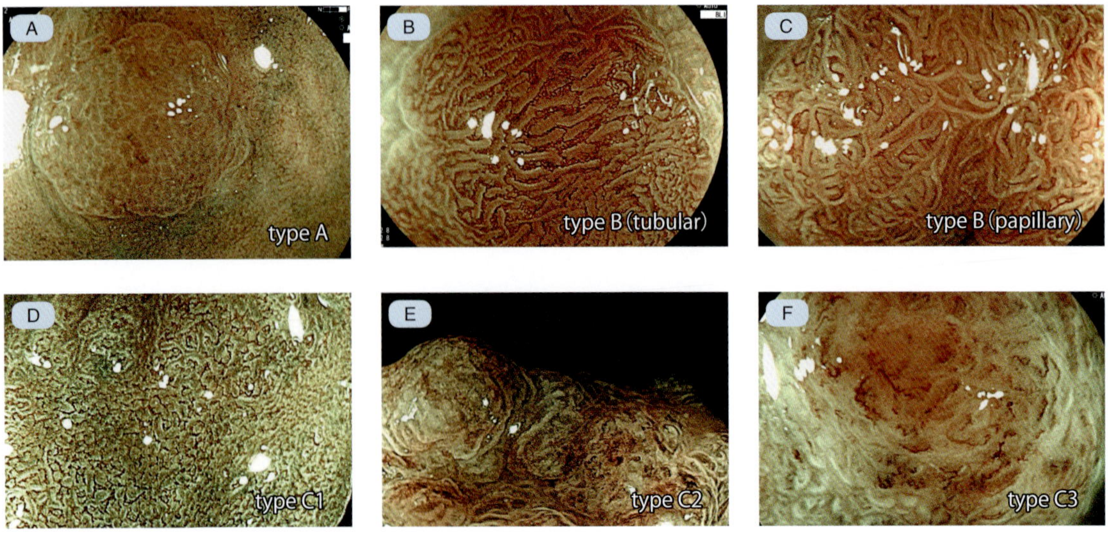


**图5 ◆ BLI下的NBI分类（广岛分类）**

A型为增生性息肉，B型为腺瘤，C1型包括腺瘤到黏膜下层浅层浸润癌，C2型包括黏膜内癌到黏膜下层深部浸润癌，C3型为黏膜下层深部浸润癌

**表2 ◆ 肉眼分型、肿瘤大小与BLI放大内镜诊断效果**

| | 大小（mm） | BLI分类 | Number | HP | Ad | M | sSM | dSM | 准确率 |
|---|---|---|---|---|---|---|---|---|---|
| 隆起型<br>20mm以上<br>*n* = 24 | 29.3 | type A | 0 | | | | | | 83.3 %*1 |
| | | type B | 6 | | 4 | 2 | | | |
| | | type C1 | 13 | | 1 | 8 | 3 | 1 | |
| | | type C2 | 0 | | | | | | |
| | | type C3 | 5 | | | | | 5 | |
| 隆起型<br>小于20mm<br>*n* = 143 | 6.5 | type A | 36 | 36 | | | | | 95.1 %*2 |
| | | type B | 92 | 2 | 90 | | | | |
| | | type C1 | 13 | | 5 | 7 | | | |
| | | type C2 | 1 | | | | 1 | | |
| | | type C3 | 2 | | | | | 2 | |
| 表浅型<br>20mm以上<br>*n* = 100 | 32.6 | type A | 0 | | | | | | 70.0 %*3 |
| | | type B | 33 | | 22 | 10 | | 1 | |
| | | type C1 | 57 | | 16 | 37 | 3 | 1 | |
| | | type C2 | 9 | | | 6 | 1 | 2 | |
| | | type C3 | 1 | | | | | 1 | |
| 表浅型<br>小于20mm<br>*n* = 47 | 11.2 | type A | 3 | 3 | | | | | 82.9 %*4 |
| | | type B | 28 | | 26 | 2 | | | |
| | | type C1 | 10 | | 4 | 4 | 2 | | |
| | | type C2 | 3 | | | 3 | | | |
| | | type C3 | 3 | | | 1 | 1 | 1 | |

＊1 vs ＊2：$P = 0.03 < 0.05$　＊3 vs ＊4：$P = 0.09$

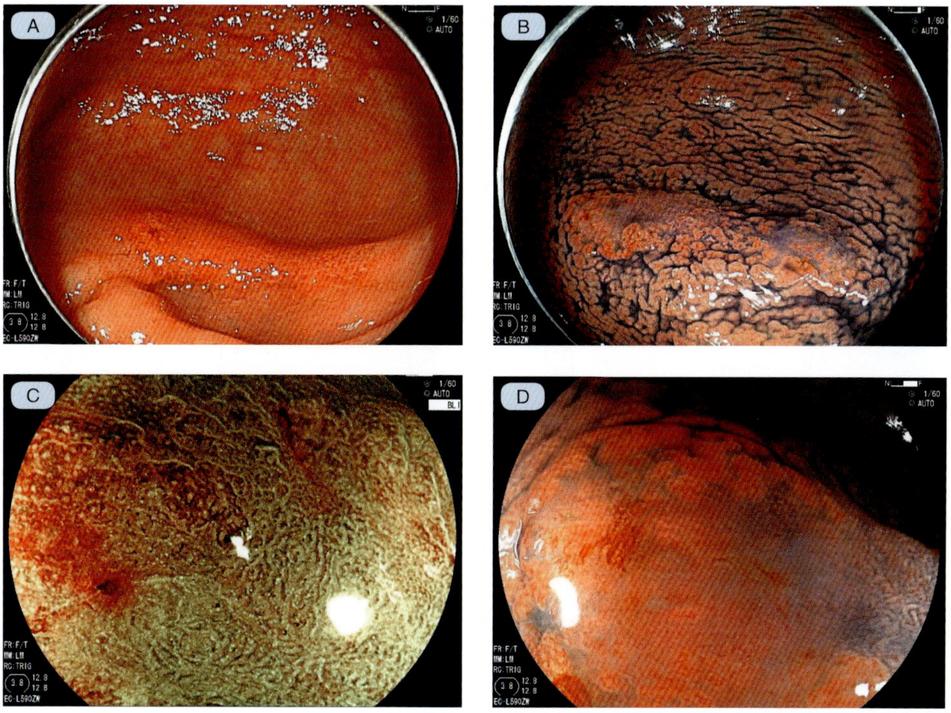

**图6 ◆ 盲肠黏膜下层浅层浸润癌**

A，B）盲肠长径20mm的扁平隆起型病变。表面未见颗粒样改变，部分呈浅凹陷　C）BLI放大观察病变，左侧的凹陷边缘不规则伴表面结构不清，为广岛分类的Type C 2　D）由于病变左侧的凹陷部有黏液，在靛胭脂染色下观察不清。内镜下切除后组织学诊断为腺瘤内癌（Cancer in adenoma），tub1 > por，pSM（100 μm），ly1，v0，HM0，VM0

理表现（表1）[1]。C3型的表面结构呈现$V_N$型隐窝结构消失，血管形态呈现无血管区以及显著扩张的血管中断，这一表现与黏膜下层深层浸润癌几乎一致。但是这一标准的诊断准确率受肉眼分型及肿瘤大小的影响（表2），在我们的研究中发现长径在20mm以上肿瘤的诊断准确率在72.5%，显著低于20mm以下肿瘤的92.1%（$P$<0.001），肉眼分型中，表浅型的诊断准确率低于隆起型[1]。建议在BLI下诊断困难的病例加用结晶紫或靛胭脂染色综合诊断。

色素内镜下的观察是非常有效的，但是当病变黏液较多以及易出血时就会观察困难，有时候会对病变评估过深。这时针对病变的一部分由于黏液等造成染色不良的部位采用BLI观察可以很好地识别表面结构及血管形态（图6）。

在非放大下观察到明显的椭圆形或者绒毛样表面结构时可以判读为肿瘤，当出现边界不清的表面结构及血管形态时可诊断为非肿瘤（图7）[1]。我们的研究显示对于小于10mm的息肉，BLI对于肿瘤与非肿瘤的鉴别诊断准确率为95.2%，显著高于白光下的83.2 %（表3，$P$=0.004）。

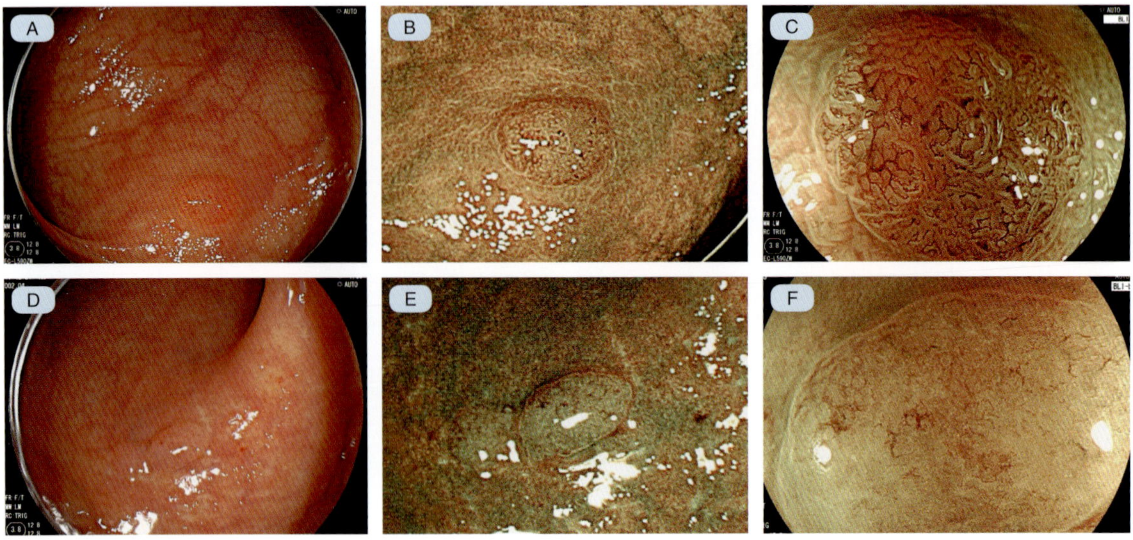

**图7 ◆ BLI非放大观察**

A）白光观察，长径3mm的隆起型病变　B）BLI非放大观察下可见肿瘤性表面结构　C）BLI放大观察下可见Ⅲ$_L$型隐窝样表面结构，为广岛分类的B型，病理诊断为腺瘤　D）白光观察，长径3mm的隆起型病变　E）BLI非放大观察下血管并不醒目，表面结构边缘不清，为非肿瘤性表现　F）BLI放大观察为界限不清的圆形表面结构，血管形态为散在的未形成网格样的结构，为广岛分类的A型。病理诊断为增生性息肉

**表3 ◆ 非放大BLI与白光观察的诊断能力评价**

| | 平均大小（mm） | 内镜诊断 | 组织学诊断 肿瘤 | 组织学诊断 非肿瘤 | 准确率 |
|---|---|---|---|---|---|
| BLI 10mm以上 *n* = 182 | 25.2 | 肿瘤 *n* = 179 | 177 | 2 | 98.9 % |
| | | 非肿瘤 *n* = 3 | 0 | 3 | |
| BLI 小于10mm *n* = 125 | 5.5 | 肿瘤 *n* = 87 | 85 | 2 | 95.2 %*1 |
| | | 非肿瘤 *n* = 38 | 4 | 34 | |
| 白色光 10mm以上 *n* = 182 | 25.2 | 肿瘤 *n* = 179 | 177 | 2 | 98.3 % |
| | | 非肿瘤 *n* = 3 | 1 | 2 | |
| 白色光 小于10mm *n* = 125 | 5.5 | 肿瘤 *n* = 87 | 71 | 16 | 83.2 %*2 |
| | | 非肿瘤 *n* = 38 | 5 | 33 | |

*1 vs *2：$P = 0.004 < 0.01$

## 总结

本篇介绍了BLI模式对于结肠肿瘤的观察。BLI包括BLI模式和BLI-bright模式，充分调整好亮度及对比度就可以得到画质良好的图片，可以做出对于病变性质的诊断。

## 参考文献


[1] Yoshida N, et al：Ability of a novel blue laser imaging system for the diagnosis of colorectal polyps. Dig Endosc, 26：250-258, 2014.

[2] 吉田直久, 他：BLIによる大腸腫瘍の観察法. Gastroenterol Endosc, 2014 in press.

[3] Yoshida N, et al：The ability of a novel blue laser imaging system for the diagnosis of invasion depth of colorectal neoplasms. J Gastroenterol, 49：73-80, 2014.

[4] Kanao H, et al：Narrow-band imaging magnification predicts the histology and invasion depth of colorectal tumors. Gastrointest Endosc, 69：631-636, 2009.

4）超声内镜诊断

# 1. 管壁层结构与EUS操作基础

趙 栄済，安立英矢，中川善雄

结肠领域的超声内镜（EUS）检查是通过扫查管壁的断层图像，评价病变的进展及变化的检查法，适用于癌、黏膜下肿瘤样病变、类癌以及炎症性疾病在内的所有病变。检查时需要了解正常结肠管壁的层结构以及操作的基本方法[1-5]。

## 正常管壁层结构（图1）

正常结肠壁在EUS下一般可以观察到5层结构，有时候也可以看到多层结构，但是在任何情况下都能看到的层结构才是最有意义的。5层结构分别是：第1层的高回声和第2层的低回声为黏膜层，第3层的高回声为黏膜下层，第4层的低回声为固有肌层，第5层的高回声为浆膜下层和浆膜层。图1A和图1B分别为正常结肠在12MHz和7.5MHz超声频率下的图像。

**Point**

超声频率越高越容易衰减，对深部病变的诊断越困难。因此，20MHz适合于对高度低平的病变的详细观察，7.5MHz更适合于对隆起高的病变以及壁外病变的观察。对正常结肠壁的观察20MHz优于7.5MHz。

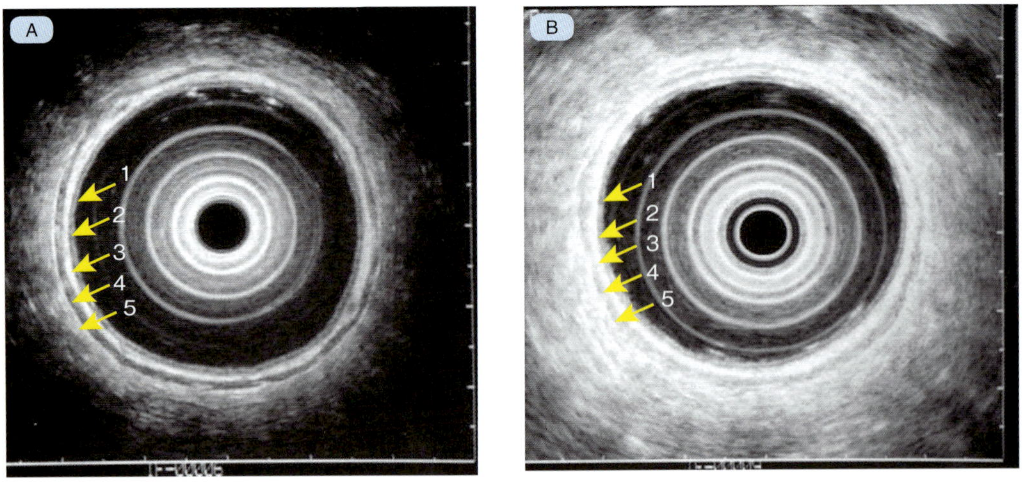


图1 ◆ 正常肠壁的EUS像

第1层、第2层：黏膜层；第3层：黏膜下层；第4层：固有肌层；第5层：浆膜下层及浆膜层。
A）20MHz　B）7.5MHz

## EUS的基本操作

### 1 术前准备

按照结肠镜检查的术前准备进行，残渣过多不仅影响内镜观察，还会造成去泡水的混浊进而不能得到清楚的超声图像。我们是检查前1日服用缓泻药（枸橼酸镁1瓶或者匹克硫酸钠1瓶），检查当日用清洁肠道药物（聚乙二醇2L）进行肠道准备。

术前1天睡前：枸橼酸镁1瓶，便秘的患者追加匹克硫酸钠1瓶

↓

当日早晨：聚乙二醇2L

### 2 术前用药

按照结肠镜检查，检查前注射（肌肉或者静脉）抑制肠蠕动的解痉剂，必要时加用镇静药物和镇痛药物。

· 解痉药物

丁溴山莨菪碱或者胰高血糖素1mg

· 镇静药物

咪唑安定2~4mg

· 镇痛药物

盐酸哌替啶35mg

### 3 去泡水

在EUS中要使用去泡水，就是将自来水煮沸后冷却使用，主要是未经处理的自来水中含有无数微小气泡，不能获得清晰的超声图像。另外，要使用和体温接近的温水，避免刺激肠蠕动。

**MEMO**

由于超声不能穿透气泡，在超声探头和观察目标之间需要通过水传导。

### 4 操作方法

EUS前要在内镜下详细观察病变，然后从钳道注入去泡水，如果有自动注水器就可以方便地使用脚踏板注水。病变浸入水下后将管腔内多余的空气吸出，确保病变在水下以便于超声扫查。要对病变进行从口侧到肛侧的连续扫查。

**MEMO**

EUS扫查法分为球囊法和注水法。前者是用去泡水充满将超声内镜前端震动子周围的球囊后将球囊紧贴病变进行检查。后者是将病变完全浸没在水下进行检查的方法。在结肠的EUS检查无论超声专用镜还是小探头都采用注水法进行。

### 5 体位

需要选择容易存水的体位检查。一般采用容易预测存水方向的仰卧位开始，回盲部的病变采取头高脚低位，如果有可以调节倾斜度的检查床更方便。

**参考文献**


[1] 趙 栄済，他：内視鏡的超音波断層法（EUS）による大腸疾患の検討―癌深達度診断を中心に―．Gastroenterol Endosc，30：926-935，1988.

[2] 趙 栄済，他：炎症性腸疾患における内視鏡的超音波検査法（EUS）の意義．胃と腸，32：511-515，1997.

[3] 趙 栄済，他：大腸疾患に対する超音波検査の基本―超音波内視鏡および細径プローブを用いて．臨牀消化器内科，14：585-598，1999.

[4] Cho E，et al：Endoscopic ultrasonography for colorectal cancer. Digestive Endoscopy，13：S19-S21，2001.

[5] 趙 栄済，他：EUSの標準的描出法―下部消化管．消化器の臨床，8：718-723，2005.

# 2. 专用超声内镜

趙　栄済，安立英矢，中川善雄

结肠用专用超声内镜可以获得清楚的超声图像，适用于所有的结肠疾病，尤其是需要详细评估的SM癌的浸润深度以及适合7.5 MHz超声扫查的大的肿瘤以及壁外病变的诊断。



## 结肠超声内镜（图1）

最新型的结肠用超声内镜为直视型内镜，在内镜观察时可以将超声前端部收纳（图1A、B），EUS探查时再推出使用（图1C、D）。超声的扫查范围为360°，频率设定为20MHz以及7.5MHz两种，可以一键式转换。将前端收纳后就可以和普通结肠镜一样操作，可以进镜到回盲瓣并观察[1]。

**技巧**

内镜的选择：结肠使用的超声内镜（EUS）包括专用超声内镜及内镜小探头2种。专用超声内镜适用于所有管腔病变及管壁外的病变的诊断，可以获得鲜明的超声图像。内镜超声探头适用于在内镜也难以确定的小病变以及狭窄的评估，在下消化道通过钳道插入的小探头使用起来更方便。临床上一般是先用小探头检查，当不能获得足够的信息时换成超声内镜检查。

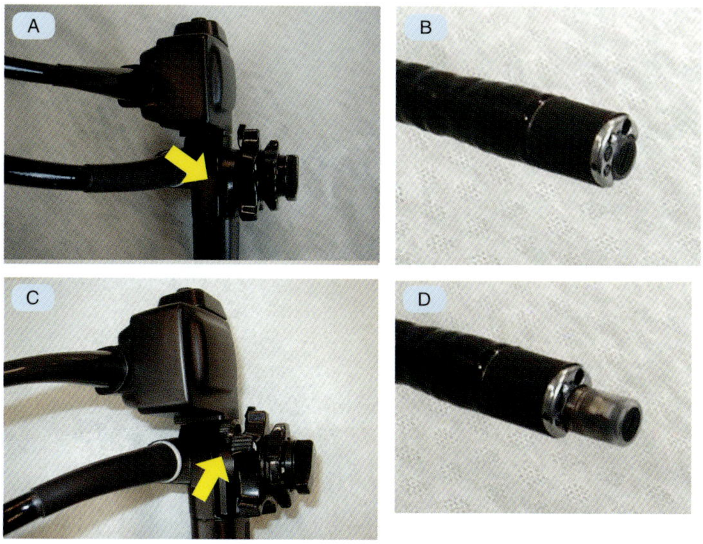


**图1 ◆ 结肠专用超声内镜**

A）内镜观察时的手柄操作部（⇩：将手柄推下的状态）
B）同一内镜前端
C）EUS探查时的手柄操作部（⇧：将手柄抬起的状态）
D）同一内镜前端

**MEMO**

在结肠领域使用EUS是从1984年开始的，当时使用的是上消化道超声内镜，1987年开发出第1号结肠专用超声内镜，2000年开始使用现在的超声内镜。超声探头是从1990年开始使用的，1993年开始使用目前的小探头。可以说超声内镜在结肠领域的开发是专用超声内镜和小探头两者并行开发的。

如果没有结肠专用超声内镜，对于直肠到直乙交界范围内的病变可以采用前斜式上消化道专用超声内镜检查。

## 专用超声内镜下结肠癌的诊断

### 1 癌的浸润深度及SM浸润度

在EUS下癌呈现为低回声的肿瘤，癌的浸润深度是根据低回声的肿瘤对于肠壁结构的破坏及保留的表现进行判断的[2]，即读取和层结构相对比的低回声肿瘤最深部所在的位置。M癌（图2）是指低回声的肿瘤局限于第2层，层结构均保留完好。SM癌（图3）是低回声的肿瘤最深部到达第3层高回声层内，第1层和第2层被破坏，但是第4层以深的层结构保留。MP癌（图4）是低回声的肿瘤最深部在第4层，虽然第3层被破坏，第4层外缘尚光整。SE癌是低回声的肿瘤将第4层破坏，即第4层外缘不光滑。在EUS下不能鉴别组织学上的SS和SE，主要是浆膜下层和浆膜层均表现为第5层。当癌的低回声与邻近脏器的界限不清时诊断为SI。在术前根据EUS进行肠壁浸润深度诊断是根据《结肠癌诊治规约》中组织学上浸润深度分为M、SM、MP、SS-SE、SI，这有助于治疗方针的确定。

SM癌的浸润深度是决定治疗方针的重要因素，在EUS下SM癌的浸润深度是基于相对分类做出诊断[3, 4]，即低回声的肿瘤最深部位于相邻正常结构的第3层高回声的表层1/3以内时叫SM1，2/3以内时称为SM2，2/3到第4层的低回声附近时叫SM3。图5为SM2癌的病例。SM癌的浸润深度诊断对于决定治疗方针，尤其是内镜切除适应证判断是极其重要的，一般SM浸润深度在1000μm以下是内镜切除的适应证。在EUS下术前诊断浸润距离是困难的，在实际工作中通过在EUS下是SM1以内的病变还是SM2以上的病变而决定治疗方针。判断为SM1以内的病变则内镜下切除，切除后要对于切除标本进行包括浸润深度在内的详细的病理学评价来确定最终的治疗方针。

**MEMO**

SM癌浸润深度分类包括相对分类和绝对分类。前者将SM层三等分，由浅到深依次为SM1、SM2、SM3。SM癌存在淋巴结转移，SM1癌和SM2或者SM3相比淋巴结转移率非常低，因此术前鉴别是M癌以及SM1癌是非常重要的。相对分类可以在术前或者外科手术标本上进行，不适用于没有固有肌层的内镜切除标本。评价内镜切除标本的癌浸润深度使用绝对分类。绝对分类是测量黏膜肌层下缘到癌浸润最深部位的距离，现在认为浸润距离在1000μm以内的SM癌没有脉管浸润及淋巴结转移而判定为治愈性切除。因此，无论绝对分类还是相对分类，在术前治疗方法的选择以及术后评价内镜治疗是否为治愈性切除的判定都是很重要的分类方法。

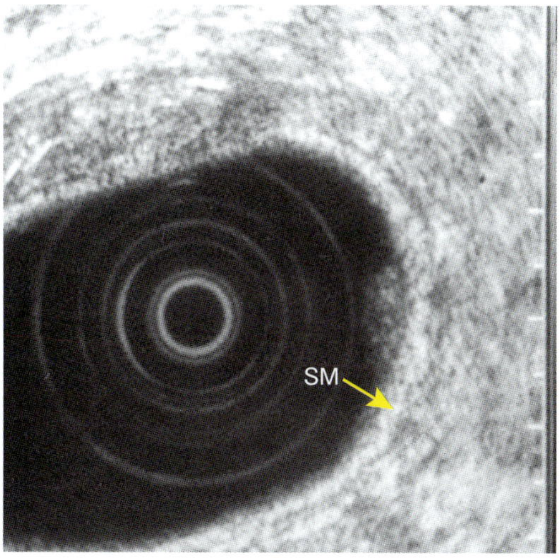


图2 ◆ M癌症病例

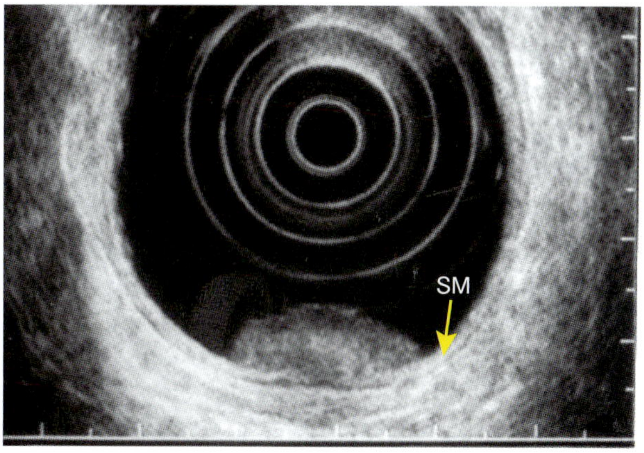


图3 ◆ SM癌症病例

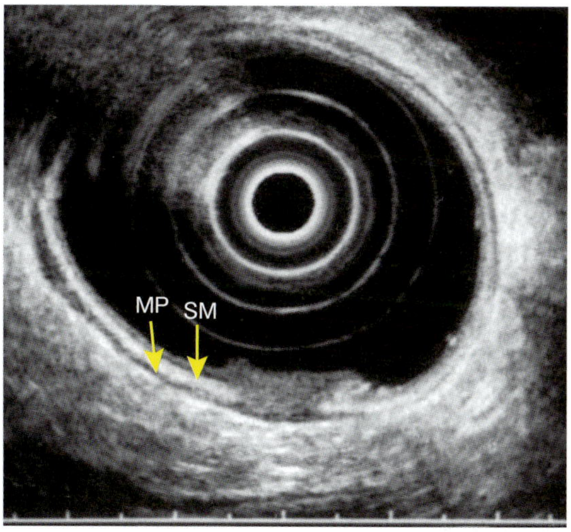


图4 ◆ MP癌症病例

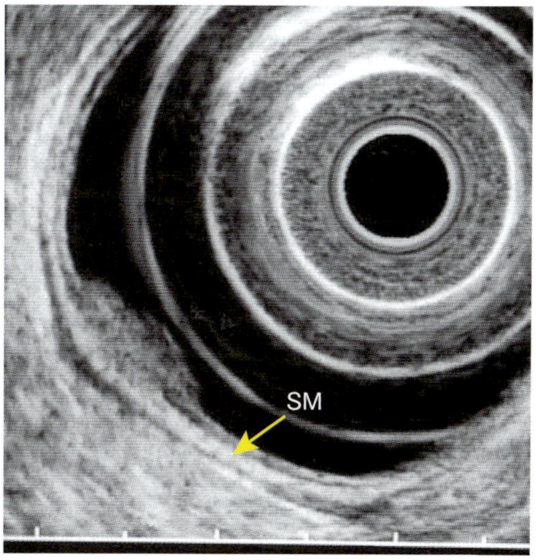


图5 ◆ SM2癌症病例

**Pit fall**

癌的浸润深度诊断是将低回声的肿瘤与相邻两侧正常层结构放在同一个垂直断面的图像上进行评价的。在评价过程中要从病变口侧到肛侧进行病变整个范围的连续扫查，根据最深部位进行评价，同时需要反复确认图像的可重复性。在结肠，由于有较多的转弯、扭曲的部位，要努力从病变的口侧到肛侧认真地扫查并留取有意义的图像。要用对诊断有意义的图像进行诊断，注意切线方向的图像、没有扫查整个病变的图像、没有把两侧正常黏膜涵盖进来的图像、没有可再现性的图像都是没有诊断意义的图像。尤其是针对SM浸润深度诊断需要观察更微细的变化，需要检查者有不遗漏浸润最深部的集中力及常规做反复确认的执着的态度。

## 2 淋巴结转移的诊断

对于癌，尤其是SM深层浸润癌除了要评估浸润深度外，还需要判断是否有淋巴结转移[5]。图6是转移淋巴结的EUS图像，EUS下对于转移淋巴结的诊断绝不能

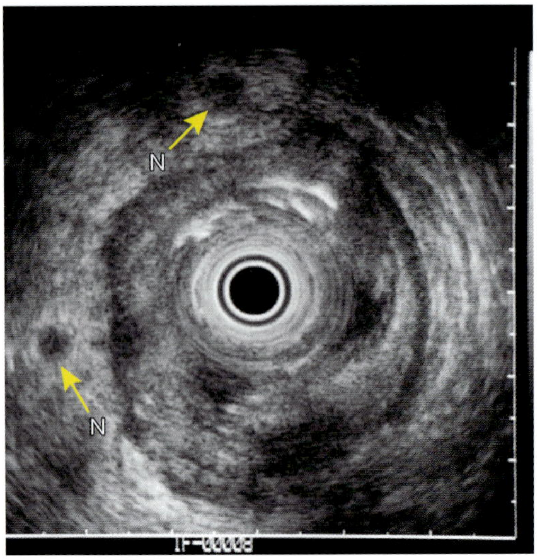


图6 ◆ 结肠癌的淋巴结转移（N）

说是高敏感性的检查，因此在对肠道外EUS扫查不充分时，要诊断为淋巴结转移不确定并优先评估浸润深度，根据癌浸润深度对应的淋巴结转移率决定治疗方针以及手术方式更为妥当。

**技 巧**

在癌的口侧及肛侧各5cm的范围内进行EUS扫查，探讨是否存在第1组淋巴结肿大。在癌部位的肠壁外发现与脉管不相通的类圆形低回声团块时判断为淋巴结转移阳性。在对于壁外全周进行观察时，专用超声镜优于小探头扫查。

**参考文献**

[1] 趙 栄済，他：新型大腸用超音波内視鏡XCF-UMPQ230の臨床的有用性．早期大腸癌，6：537-541，2002.

[2] Cho E，et al：Endoscopic ultrasonography，in the diagnosis of colorectal cancer invasion. Gastrointest Endosc，39：521-527，1993.

[3] 趙 栄済，他：EUSによる大腸sm癌浸潤度診断—内視鏡診断との比較—．消化器内視鏡，9：609-614，1997.

[4] 趙 栄済，他：大腸sm癌の浸潤度診断．内科，91：841-844，2003.

[5] 趙 栄済，他：大腸癌におけるEUS像描出の問題点と対策．消化器内視鏡，15：102-106，2003.

4）超声内镜诊断

# 3. 超声小探头诊断基础及技巧

斉藤裕輔，藤谷幹浩

本文介绍早期结肠癌诊断中超声小探头（EUS）检查的适应证、检查方法、扫查技巧、诊断效果，并通过病例进一步说明本检查的作用。



## 超声小探头（EUS）的适应证

超声内镜检查与钡灌肠、内镜检查不同，是可以得到类似病理切片一样的断层图像的检查方法。对结肠癌浸润深度的评估是超声小探头（EUS）很好的适应证，尤其是近些年表浅型早期结肠癌发现率增加，在比较小的阶段就可能出现SM深部浸润的病变到底该EMR、ESD等内镜下切除还是外科手术治疗时，超声小探头的检查具有重要的作用[1]。超声小探头还可以测量SM浸润距离、评价在T1b癌的浸润最深处与MP层之间是否存在ESD剥离间隙，客观地评估ESD对病变完整切除的可能性。我认为这一检查是今后对于T1b结肠癌的内镜治疗适应证的扩大探索中必需的检查方法[2，3]。

## EUS的检查方法

### 1 去泡水充满法

为了得到EUS下结肠壁断层图像，需要注入去泡水或者温水（去泡水充满法），还需要抑制肠蠕动以便探查淹没在水下的病变，即使用抗胆碱药物或者胰高血糖素。一般从直肠到乙状结肠需要注入150~200mL的水，横结肠到升结肠需要300mL以上大量的水。在注入温水时注意要缓慢注入以免混入气泡。

### 2 EUS下扫查病变的要点

#### a）病变显示不良的原因

EUS检查中不能获得良好图像（约10%的病变）的原因包括①高龄患者由于肠蠕动造成储水困难，②病变位于半月皱襞（haustra）上或者背侧难以扫查到病变，③内镜下病变位于正对面，EUS难以垂直扫查病变等。我们一定要知晓本检查法存在这样的局限性后再进行检查。

#### b）边看超声图像边扫查

超声内镜扫查的重点是要保持与病变适当的距离并缓慢地对病变进行全方位扫查。扫查时我们不要看内镜图像，而是边看超声图像边扫查，这是内镜技术提高及获得良好图像的要点。在超声扫查前要在内镜下事先看好浸润深度可能最深的部位后重点扫查（图1），例如对结节聚集型病变的扫查时，要在内镜下详细观察是否存在大的结节、糜烂及溃疡[4]，然后对这个部位重点进行超声扫查就可以提

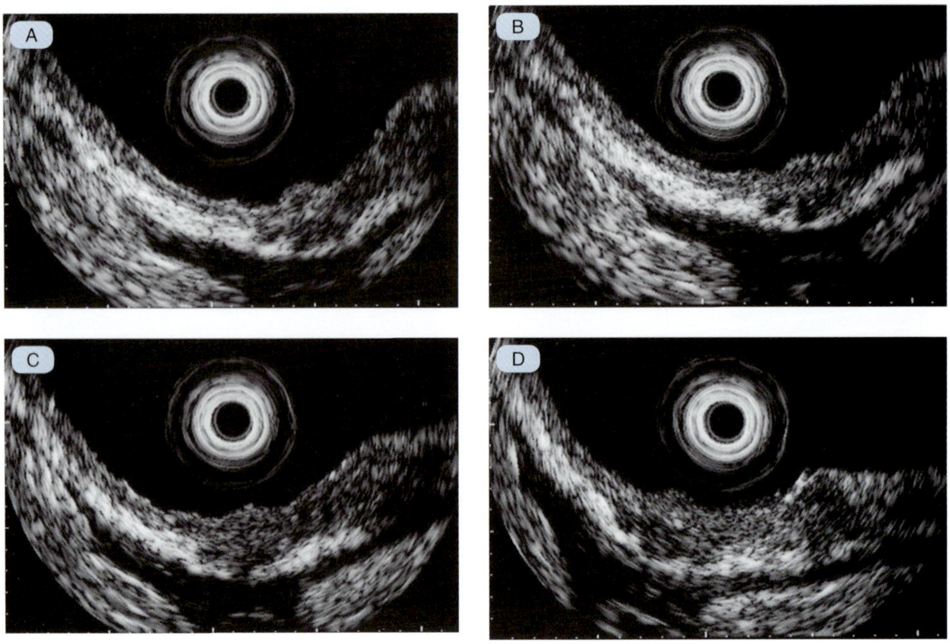


**图1 ◆ 瞄准浸润部位扫查**
在内镜下看好可能浸润的部位，要从周围向浸润部位缓慢地开始扫查，重点扫查浸润部位

高诊断准确率。

### c）尝试抵住病变扫查

由于超声在组织深部衰减，在隆起型病变有时候扫查不清浸润最深的部位，这时候可以将超声探头顶住病变顶部及基底部后进行扫查，这样就可以扫查到浸润最深部。但是采用这一方法有可能引起出血，因此需要在常规内镜观察结束以后进行。

**Pit fall**

- **采用普通内镜进行EUS扫查时，如果在事先注入较多的温水后一边吸引一边扫查病变就可以获得更清晰的图像。**
- **一边看内镜图像一边扫查有可能分散注意力。在开始的时候由于超声图像的上下左右与内镜图像相反，有可能造成混乱，但是随着检查例数的增加会很快适应。边看着超声图像边扫查是很重要的。**

## 3 克服深部衰减及扫查转移淋巴结

20MHz的超声探头的频率高，空间分辨能力强，但是对于隆起高度高的病变由于超声的衰减，诊断浸润深度常常会出现困难。因此，我们对于高度超过6mm的病变采用12MHz以下的低频率超声探头（图2）。另外，20MHz的探头最佳扫查范围约为2cm，不适用于对于壁外淋巴结转移的诊断。在EUS下评价SM深部浸润癌（T1b）是否存在淋巴结转移时，推荐使用12MHz或者7.5MHz的小探头。

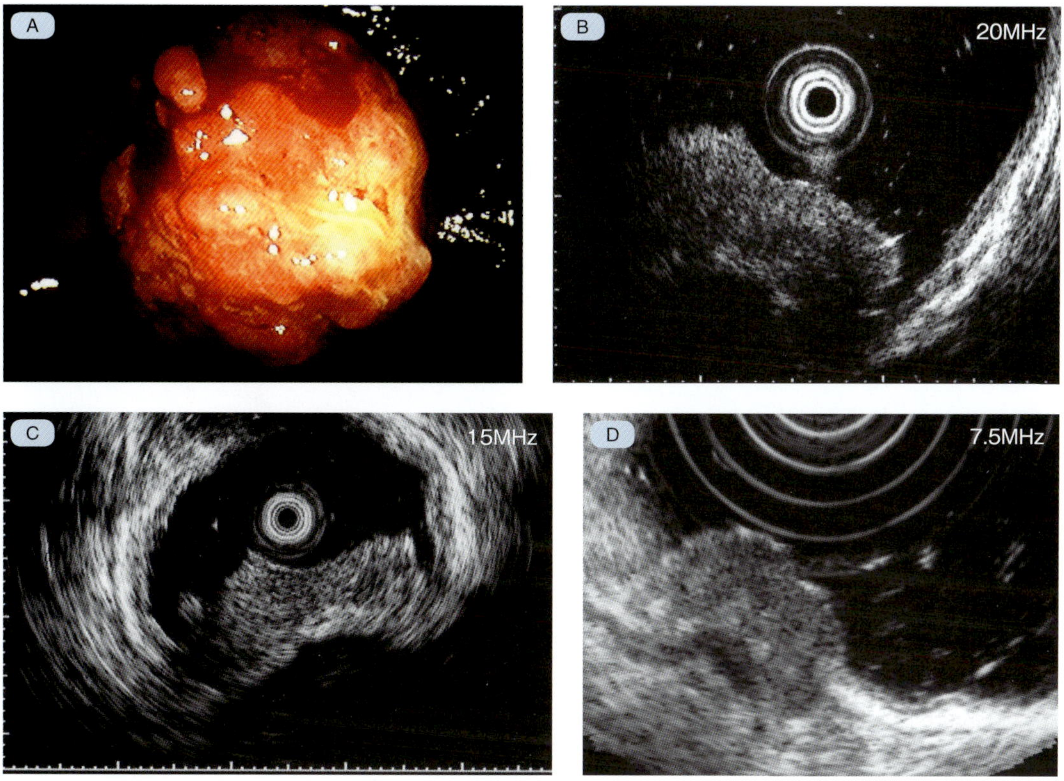


**图2 ◆ 直肠22mm的Ⅰs型T1b癌（SM浸润距离5000μm）**

病变高度为8mm（A），采用20MHz小探头时，由于超声波在深部衰减而诊断困难（B）。15MHz下可以看到深部，但是不够清晰（C）。采用7.5MHz后可以清楚地扫查到浸润最深部，诊断为SM-m癌（D）。在小探头检查时，需要根据病变的高度选择低频率的超声探头



## 正常结肠壁的EUS图像

正常结肠壁在20MHz EUS下最多呈现9层结构，第1~3层为黏膜层，第4层串状低回声层为黏膜肌层，第5层的高回声为黏膜下层，第6~8层为固有肌层，第6层内环肌层与第8层外纵肌层之间的第7层为串状高回声层，相当于固有肌层间高回声（界面回声）。第9层的高回声层为浆膜（外膜）下层及浆膜层（图3）。

## EUS下结肠癌浸润深度诊断

我们总结了最近7年间在我科行EUS的早期结肠癌274个病变，其中表浅型151个病变中隆起型为123个病变。图4为EUS下浸润深度诊断能力的评价。浸润深度的整体准确率虽然较低，为69.9%，但是这仅是对于内镜下怀疑为SM癌的病变进行的EUS检查，明显的腺瘤以及Tis癌并没有做EUS（图4A）。按照不同的肉眼分型计算诊断准确率发现，表浅型为82.8%，显著高于隆起型的69.9%（$p=0.03$，卡方检验）。无论肉眼分型，T1b癌的诊断准确率高于Tis以及T1a癌（图4B）。所以我们认为EUS最适合于怀疑T1b癌的病变。

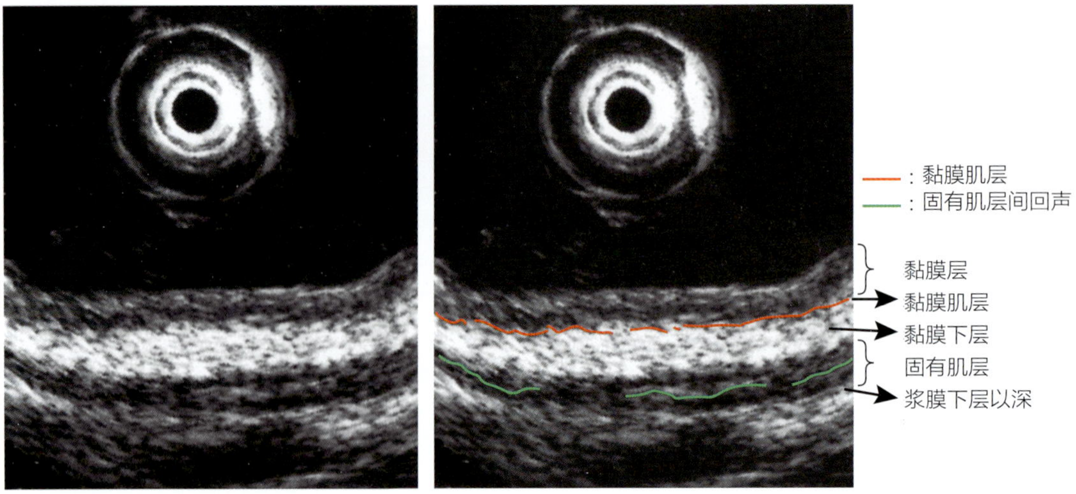


**图3 ◆ EUS下正常结肠壁的结构（SP-501；20 MHz）**

可见9层结构，从管腔内开始第1~3层为黏膜层，第4层的串状低回声层（—）为黏膜肌层，第5层为黏膜下层，第6层为内环肌层，第7层的串状高回声层为固有肌层（—），第9层为浆膜下以深的层

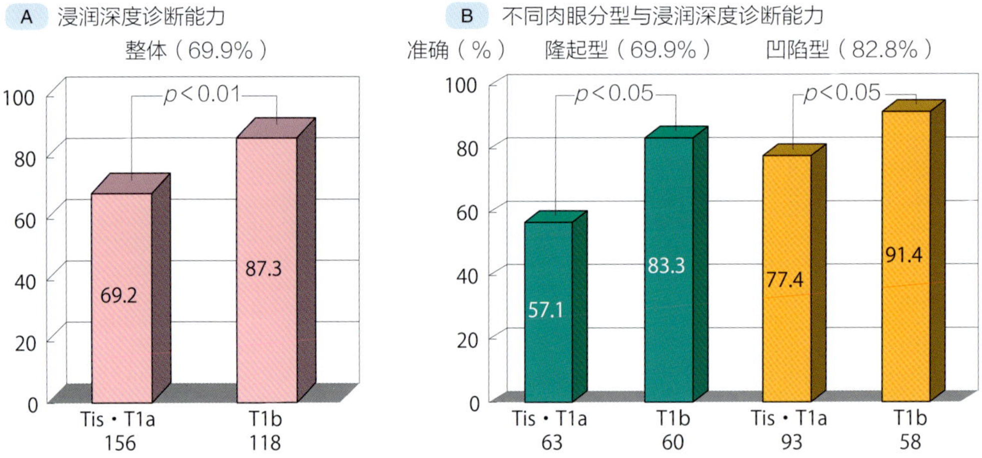


**图4 ◆ EUS下浸润深度诊断准确率**

整体准确率较低，为69.9%（A），这仅仅是对怀疑为SM癌的病变进行的EUS。与Tis和T1a癌比较，无论隆起型还是表浅型，T1b癌的诊断准确率显著增加。因此，EUS适合于怀疑为T1b癌的评估

## 病例介绍

### a）直肠Ra的5mm大小的Ⅰs型T1a癌（图5，SM浸润深度260μm）

大小为5mm，较小的隆起型SM癌。放大内镜下见具有一定区域性的伴有糜烂的病变，考虑为SM癌。在EUS下并没有明显的SM浸润的表现，诊断为内镜治疗的适应证而实施了EMR。结果为中分化腺癌，糜烂部分浸润到黏膜下层270μmSM。

### b）直肠Ra的7mm大小的Ⅰs型T1a癌（图6，SM浸润深度700μm）

钡灌肠下见隆起中央小的钡斑，放大结肠镜下见隆起中央明显发红的凹陷，

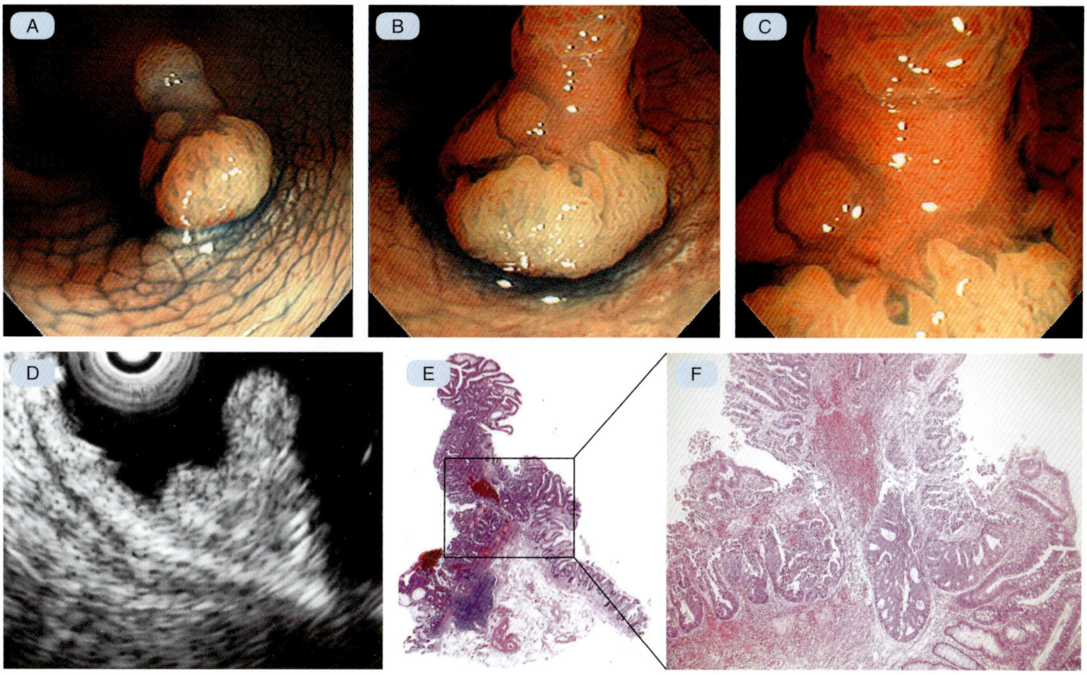

图5◆ Ⅰs型T1a癌（7mm）

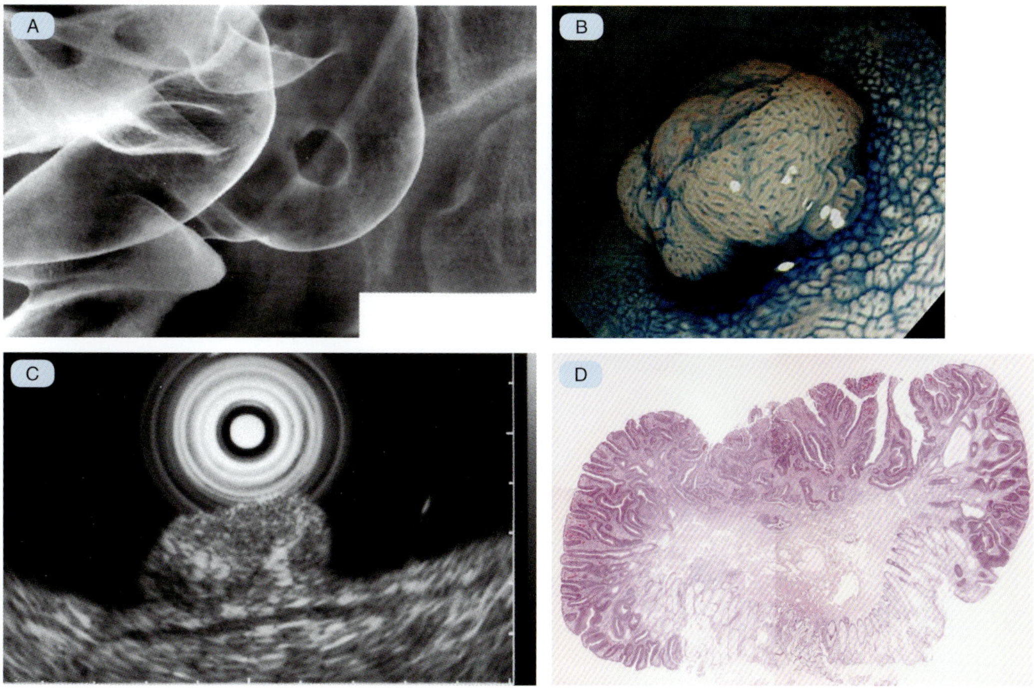

图6◆ Ⅰs型T1a癌（5mm）

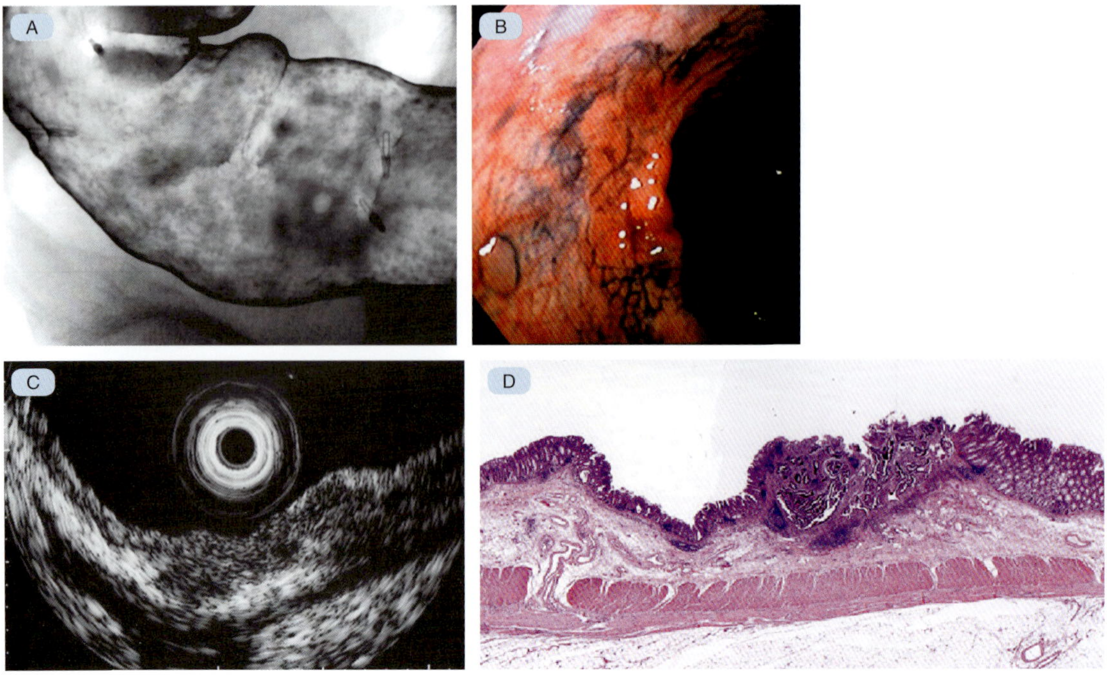

图7◆ Ⅱa＋Ⅱc型T1b癌（15mm）

表面性状与周围不同，怀疑SM浸润癌，在EUS下考虑SM浸润部分很少，未见大范围的浸润而行EMR切除。组织病理学诊断为T1a，SM浸润距离为700μm。本例和上一例在EUS下均未见明显的SM浸润，判断为内镜下可以完全切除的病变。超声内镜有助于治疗方法的选择。

### c）Rs的大小15mm的Ⅱa＋Ⅱc型T1b癌（图7，浸润深度1500μm）

钡灌肠见平坦型病变中出现平缓的隆起，可疑SM深部浸润癌。内镜下可见低平的隆起存在SM深部浸润癌的可能性。EUS下SM层可见中等量呈低回声的癌浸润，行外科手术治疗。在内镜下见轻微的皱襞集中，预测存在纤维化。期待今后对于这类存在中等量的SM浸润的T1b病变可以通过术前评估MP与癌的浸润部之间是否存在充分的剥离间隙来判断能否通过ESD完整切除的可能性，可以在手术前行ESD后测定黏膜下层浸润距离。

### d）横结肠13mm大小的Ⅱa型T1b癌（图8，浸润深度3300μm）

大小为13mm的小病变，为SM深部浸润癌。钡灌肠可见皱襞集中，内镜下病变的隆起起始部为正常黏膜覆盖，考虑SM深部浸润癌可能，EUS下可见显著的SM浸润。外科手术后结果与术前评估一致，SM浸润深度为3300μm，为SM深部浸润癌。

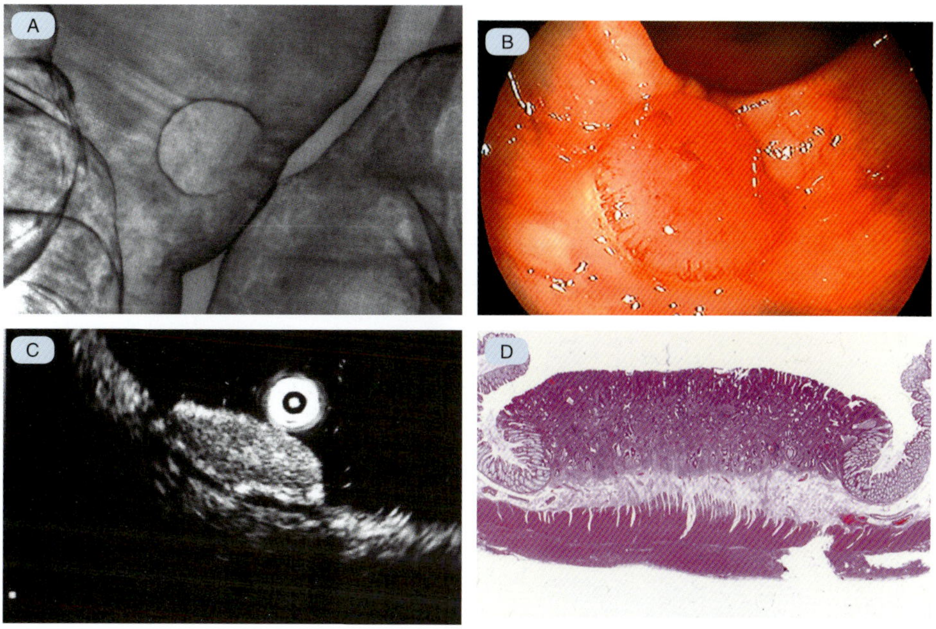


图8◆ Ⅱa型T1b癌（13mm）

## 总结

- 注入稍多量温水后，边吸引边扫查。一边观察超声图像（不是观察内镜图像）一边扫查，获得最佳的垂直图像。
- 病变高度小于6mm时建议选择清晰度良好的20MHz超声探头，超过6mm时，为了避免超声在深部衰减，建议使用12MHz的超声小探头。
- 内镜下找到可能为浸润深度最深的部位后，以此为中心进行扫查可以提高诊断准确率。

### 参考文献

[1] Saitoh Y, et al：Efficacy of high-frequency ultrasound probes for the preoperative staging of invasion depth in flat and depressed colorectal tumors. Gastrointest Endosc, 44：34-39, 1996.
[2] Tanaka S, et al：Clinical usefulness of high-frequency ultrasound probes for new invasion depth diagnosis in submucosal colorectal carcinoma. Dig Endosc, 16：S161-164, 2004.
[3] 斉藤裕輔, 他：超音波内視鏡を用いた大腸SM癌に対する深達度診断および内視鏡治療適応拡大の可能性. 胃と腸, 47：491-502, 2012.
[4] 太田智之, 他：結節集簇様大腸病変における内視鏡所見の検討. Gastroenterol Endosc, 37（4）：739-744, 1995.

# 结肠胶囊内镜的现状及未来

岡　志郎

## 前言

结肠第二代胶囊内镜（PillCam® COLON2：CCE-2）出现于2009年，日本在2014年1月纳入保险。CCE-2在胶囊两端都有172°视角的摄像头，具有自动调整拍照图像数量的自适应帧数率（adaptive frame rate：AFR）以及自动测量病变大小的功能（polyp size estimation：PSE）。期待今后结肠胶囊内镜对于全结肠镜检查困难病例以及羞于接受结肠镜检查的患者能增加一个选择。本节介绍结肠胶囊内镜的特征、适应证及术前准备。

## 结肠胶囊内镜的特征

患者只要咽下胶囊内镜就可以在接近生理状态下观察消化道，其最大的优势是简便且痛苦少。第一代结肠胶囊内镜（PillCam® COLON 1）在2006年上市，第二代（CCE-2）2009年上市，CCE-2在日本于2013年7月通过药事认证，2014年1月纳入保险范畴。

CCE-2胶囊长31.5mm，宽11.6mm（图1A），两端有172°视角的摄像头。搭载着自动调整拍摄帧数的AFR，当胶囊缓慢前行时，拍摄帧数为4张/s，前行速度快时为35张/s。数据记录器（DR3，图1B）可以自动识别小肠和结肠黏膜面的形状，当判断胶囊在小肠时，拍摄帧数为14张/min以节电，也可以在数据记录器上随时确认胶囊的图像。读片软件的升级搭载了PSE功能，可以不受与病变距离的影响而准确测量病变的大小（图2）。CCE-2对于6mm以上的结肠息肉的敏感性为84%~91%，特异性为64%~94%（图3）[1-3]。

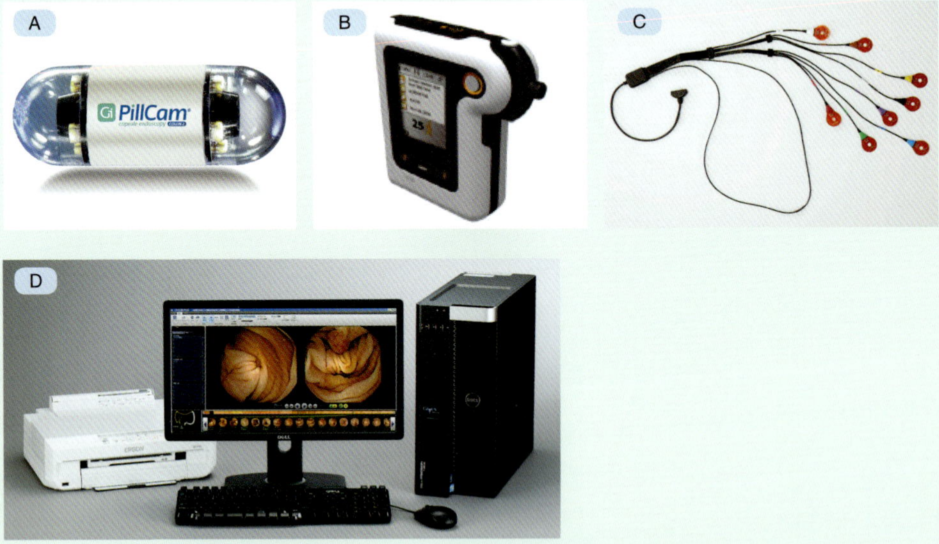


**图1 ◆ 结肠胶囊内镜检查的主要机器**
A）PillCam®COLON 2胶囊　B）PillCam®记录仪DR3
C）PillCam®接收线　D）RAPID®工作站

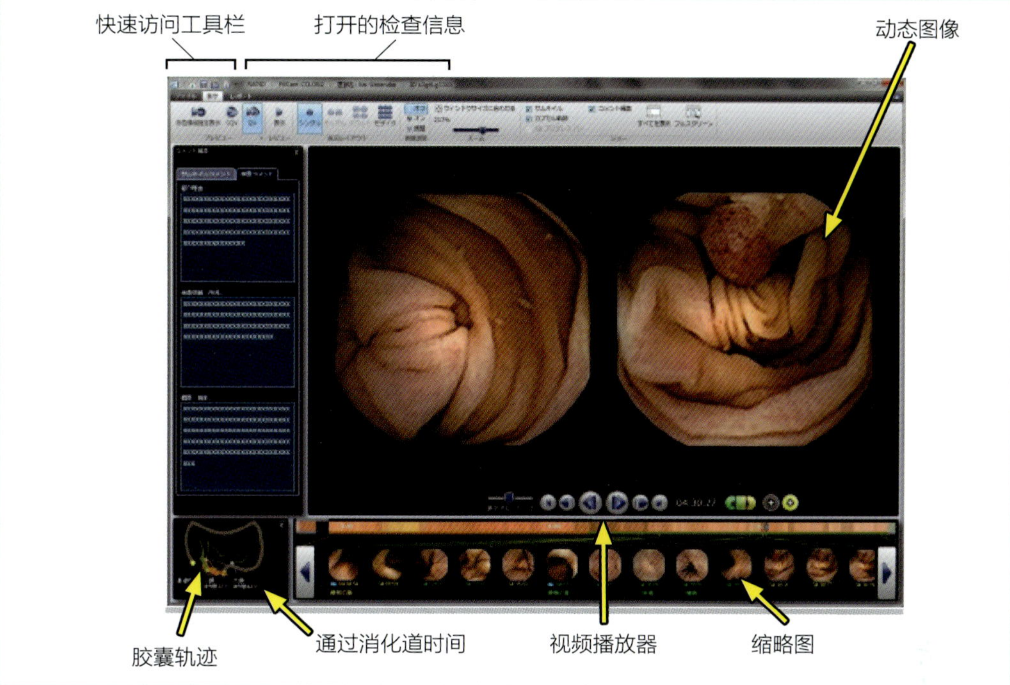


**图 2 ◆ RAPID® 工作站的画面**

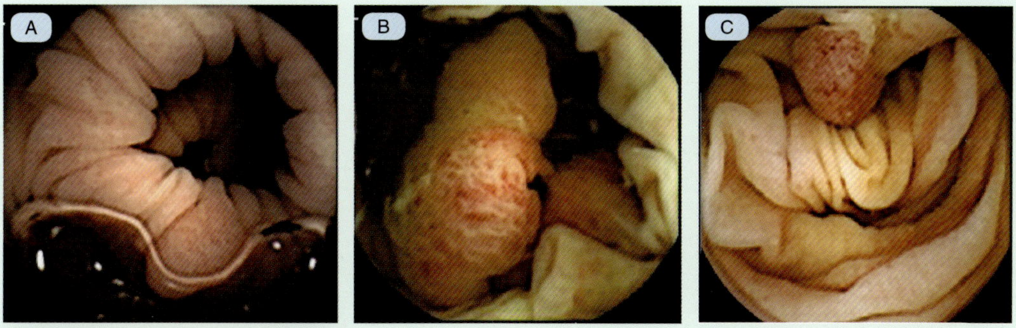


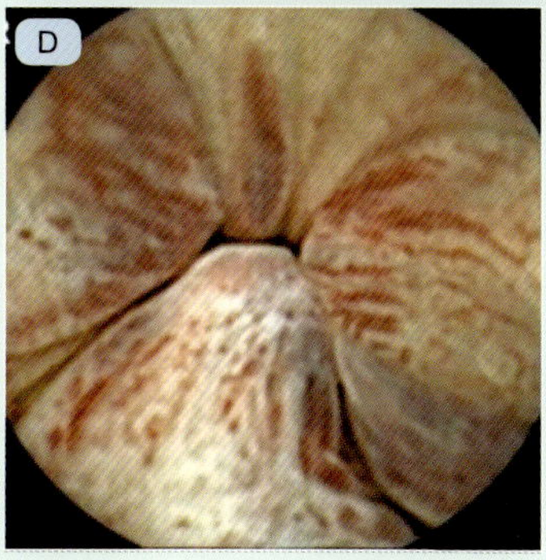


**图 3 ◆ PillCam® COLON 2 下的结肠病变图像**

A）无蒂型（0- Ⅰs）病变：存在于皱襞上的病变，可见气泡
B）有蒂型（0- Ⅰp）病变
C）有蒂型（0- Ⅰp）病变：PSE 功能可以轻松测量病变大小
D）内痔核可以诊断结肠肿瘤以外的病变

## ■ 结肠胶囊的术前准备

要想获得敏感性高的诊断，在CCE－2前的术前准备是极其重要的。有关结肠胶囊内镜的术前准备都是参考国外的经验，需要在2日内服用包括推进胶囊在内的4.5～6L的缓泻药物[4]，根据日本的多中心前瞻性随机对照研究，推荐减少缓泻剂量的聚乙二醇电解质散（PEG-ELS）检查当日服用法（表）[5]。期待今后开发出新的可以减少服用缓泻剂量以及根据患者状态个体化选择缓泻剂等方法。

## ■ 结肠胶囊内镜的适应证

在药品医疗器械综合机构（PDMA）通过的药事认证中，结肠胶囊内镜的适应证为“已知或怀疑存在结肠疾病的患者”，使用目的为“有必要做结肠镜检查，但检查困难时，以提供诊断结

**表◆ 结肠胶囊内镜检查相关的服药及指令（推荐流程）**

| 检查前一天 | | | |
|---|---|---|---|
| DR3图像 | 顺序 | 时间 | 检查或者服用/注意事项 |
| — | — | 早餐，午餐，晚餐 | 低渣饮食 |
| — | — | 吞下C2前10~15h | 清洁肠道（枸橼酸镁P：180mL） |
| — | — | 睡前 | 服用缓泻药物（番泻甙：2粒） |
| **检查当日** | | | |
| 记录仪画面 | 顺序 | 时间 | 检查或者服用/注意事项 |
| — | 服用术前用药 | 吞下胶囊前135min | 清洁肠道药物（复方电解质溶液：1.5L） |
| | 术前用药服用结束 | 吞下胶囊前45min | 确认结肠清洁程度 |
| — | | 吞下胶囊（开始检查） | 用适量水吞下胶囊（去黏液剂、消泡剂、甲氧氯普胺、碳酸氢钠）<br>走路5min以上。在服用第1粒推进药物前禁止饮水 |
| 0 | 确认到达小肠 | 吞下胶囊1h后 | 医生通过实时监测图像确认胶囊位置。注：1h内胶囊到达小肠时，记录仪画面的“0”会跳过 |
| 1 | 推进1 | 确认吞下胶囊1h内或1h后进入小肠 | 医生通过实时监测图像确认到达小肠<br>第1次推进：消化道动力药等（枸橼酸镁：900mL），行走5min以上 |
| 2* | 推进2 | 记录仪图像“1”1h以后 | 第2次推进：消化道动力药等（枸橼酸镁：900mL），行走5min以上 |
| 3* | 促进蠕动 | 记录仪图像“2”1h以后 | 服用促动力药物等（枸橼酸莫沙比利：4片），促进蠕动，行走5min以上 |
| 4* | 推进3 | 记录仪图像“3”2h以后 | 服用检查餐<br>第3次推进：服用促动力药物等（枸橼酸莫沙比利：4片），促进蠕动，行走5min以上 |
| 5* | 推进4 | 记录仪图像“4”2h以后 | 服用检查餐<br>第4次推进：服用促肠道运动药物等（复方电解质液：1L），行走5min以上 |
| 6* | 栓剂 | 记录仪图像“5”2h以后 | 使用促进排便药物 |
| | 检查结束 | 检查结束时间 | 胶囊排出或者胶囊摄像结束，回收记录仪 |

使用药物、服用剂量、服用时间等的流程最终由检查机构的医生决定。

*胶囊排出时间为检查结束时间，确认排出后的记录画面要删除。引自GIVEN公司的文书

肠疾病需要拍摄结肠黏膜图像为目的”。检查困难的情况为“FOBT（便潜血检查）阳性，但是由于粘连等原因造成结肠镜检查困难以及由于害羞等心理负担不希望做结肠镜检查等各种情况”。而保险收录的适应证为：①有结肠镜检查必要性，尝试过结肠镜检查，但由于肠粘连等原因未能到达回盲部；②有必要做结肠镜检查，但是由于腹部手术病史等预测存在粘连等或存在器质性异常，估计结肠镜检查困难的患者。期待今后扩大保险适应证，能够作为结肠癌筛查的二次精查法的补充。

## ■ 结束语

结肠胶囊内镜检查是对于肠粘连等原因造成全结肠镜检查困难的病例、由于害羞等心理负担顾虑结肠镜检查的患者减少结肠检查障碍的有效的辅助模式，期待在将来结肠胶囊检查的应用能够提高日本结肠癌筛查的应答率。但是还存在医疗成本、读片医生的培养、术前准备方法的改良、提高表浅型结肠病变的诊断能力等问题，需要今后进一步探讨。

### 文献


[1] Eliakim R, et al：Prospective multicenter performance evaluation of the second-generation colon capsule compared with colonoscopy. Endoscopy, 41：1026-1031, 2009.

[2] Harmann D, et al：A pilot study evaluating a new low-volume colon cleansing procedure for capsule colonoscopy. Endoscopy, 44：482-486, 2012.

[3] Spada C, et al：Second-generation colon capsule endoscopy compared with colonoscopy. Gastrointest Endosc, 74：581-589, 2011.

[4] Leighton JA, et al：A grading scale to evaluate colon cleansing for the PillCam COLON capsule: a reliability study. Endoscopy, 43：123-127, 2011.

[5] Kakugawa Y, et al：New reduced volume preparation regimen in colon capsule endoscopy. World J Gastroenterol, 18：2092-2098, 2012.

# 1. 息肉切除术的适应证及应用

永田信二

息肉切除术是将圈套器套在病变蒂部，采用高频电流烧灼切除的方法[1]。具体的适应证包括长径6mm以上的有蒂型或者亚蒂型、有可能完整切除的病变。可疑恶变的亚蒂型息肉由于存在浸润的可能性，不建议采用息肉切除术，应该选择黏膜切除术。

## 所谓的息肉

在《结肠癌诊治规约》[2]中对于息肉的记载为"所谓的结肠息肉为肉眼可见黏膜面的局限性隆起的总称，无论组织学性状"。因此，结肠息肉中包含上皮性肿瘤与非肿瘤，非上皮性肿瘤与非肿瘤。本篇介绍结肠息肉中的上皮性肿瘤的息肉切除术（polypectomy）的适应证及其应用。

## 息肉切除术

息肉切除术是将圈套器套在病变的蒂部，采用高频电流烧灼的方法[1]。与《结肠癌诊治规约（第8版）》中记载的圈套息肉切除术是同义词[3]。

## 息肉切除术的适应证

表中显示的是在我院的结肠肿瘤（腺瘤＋早期癌）的形态、长径与癌变的关系。长径在5mm以下的Ⅰp、Ⅰsp、Ⅰs型病变的癌变率为1.5%（56/3774），显著低于凹陷型（Ⅱc，Ⅱa＋Ⅱc）的40.1%（13/32）。因此，将长径在6mm以上的Ⅰp、Ⅰsp型病变作为息肉切除术的适应证。当然，5mm以下的Ⅰp、Ⅰsp、Ⅰs型病变在内镜下可疑癌变时也应该是内镜下切除的对象。

## 息肉切除术的操作方法（图1，图2）

### 1 切除前

- 进镜后充分吸引肠液，因为在操作过程中从口侧有肠液流出会影响视野，也会造成通电不畅。万一出现穿孔，会减少肠液的漏出，避免腹膜炎。
- 当病变位于水下时，可以变换体位。

表◆ 结肠肿瘤（腺瘤、早期癌）的形态、长径与癌变率

| 形态 | 长径（mm） | | | | 合计 |
|---|---|---|---|---|---|
| | ≤5 | 6~10 | 11~19 | ≤20 | |
| Ⅰp，Ⅰsp，Ⅰs | 1.5（56/3774） | 7.7（426/5515） | 32.1（427/1330） | 62.3（296/475） | 0.9（1205/11094） |
| Ⅱa | 0.5（2/426） | 5（40/815） | 18.5（42/227） | 37.8（37/98） | 7.7（121/1566） |
| PD | 0（0/2） | 0（0/2） | 57.1（4/7） | 95（19/20） | 74.2（23/31） |
| Ⅱc，Ⅱa+Ⅱc | 40.1（13/32） | 68（53/78） | 88（56/64） | 96（48/50） | 75.9（170/224） |
| LST-G（颗粒均一型） | — | 16.7（3/18） | 34.1（28/82） | 56.2（73/130） | 45.2（104/230） |
| LST-G（结节混合型） | — | 22.2（2/9） | 17.9（5/28） | 72.8（110/151） | 62.2（117/188） |
| 合计 | 1.7（71/4234） | 8.1（524/6437） | 32.2（562/1738） | 63.1（583/924） | 13.1（1740/13333） |

日本广岛市立安佐市民病原内镜科1995年1月—2013年12月

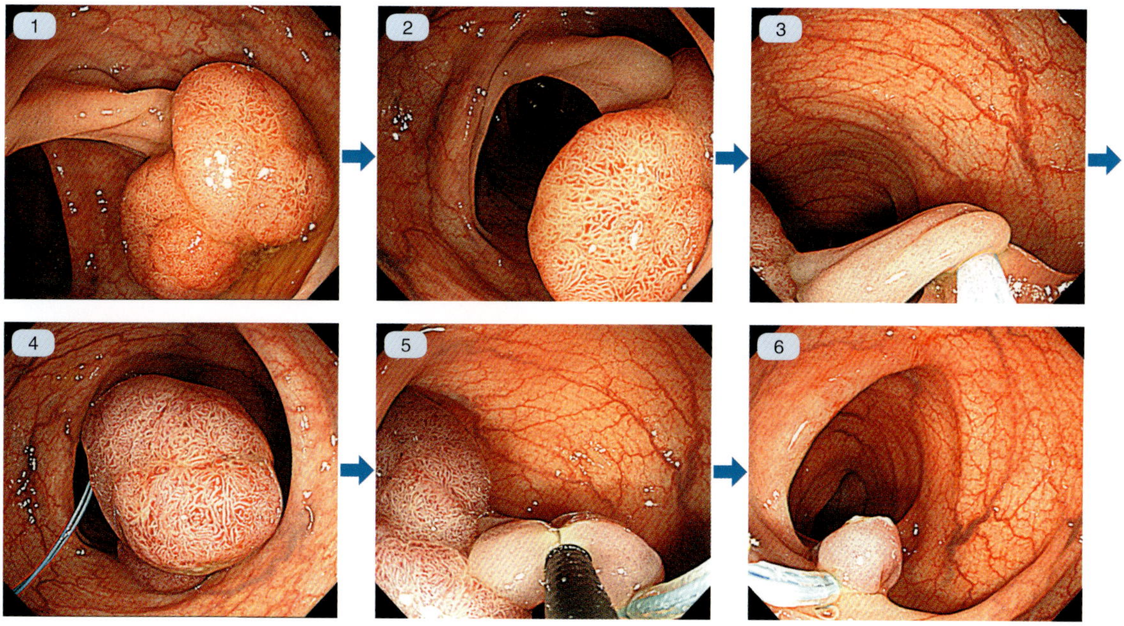


图1◆ 结肠息肉切除术：20mm大小的有蒂型息肉切除

①观察20mm大小的有蒂型息肉的全貌
②观察息肉蒂部
③在蒂的根部套上尼龙圈
④确认血流受阻后，头部呈暗红色
⑤在尼龙圈与息肉头部之间套上圈套器
⑥切除后，尼龙圈防止出血。尼龙圈脱落后随大便排出体外

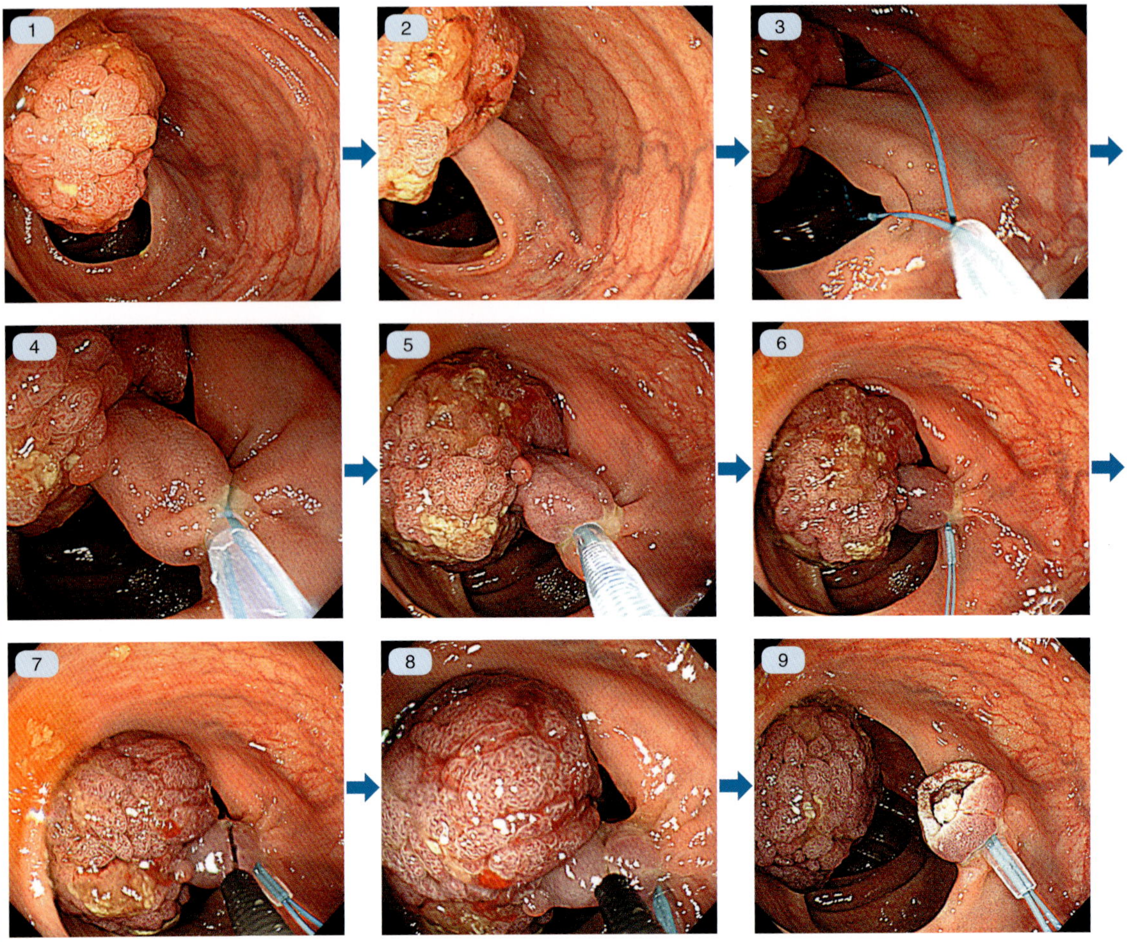

**图2 ◆ 结肠息肉切除术：40mm的有蒂型息肉的切除**

①观察40mm大小的有蒂型息肉的全貌
②观察息肉蒂部
③④在蒂部近肠管侧套上尼龙圈
⑤确认伴随血流的阻滞，息肉头部变为暗红色
⑥释放尼龙圈
⑦⑧在尼龙圈与息肉头部之间套上圈套器
⑨切除后通过尼龙圈避免出血。尼龙圈会脱落并随大便排出体外

· 在内镜拉直、操作稳定状态下治疗，这是基本原则。但是在乙状结肠或者有粘连的肠管时不要强行拉直，反倒在成襻的状态下更容易操作。

**技 巧**

要在内镜拉直、操作稳定状态下治疗，这是基本原则。但是在乙状结肠或者有粘连的肠管时不要强行拉直，在成襻的状态下反倒更容易操作。

· 观察病变全貌（图1 ①，图2 ①）。观察到有可能有癌变的亚蒂型息肉时，要行黏膜切除术。
· 要确认圈套器套住的部位为基底部（图1 ②，2 ②）。
· 要变换体位或者旋镜，使息肉的头部因重力下垂，这一点很重要。

· 将病变放到附件伸出的方向或者直视病变。这时候对空气量的调整也是很重要的，大量注气会使病变处于切线方向，减少空气量可以直视病变。

**技巧**

调整空气量是重要的，减少空气量会使操作变得容易。

· 当病变的肛侧皱襞妨碍操作时，可以用前端帽压下皱襞获得良好的视野。
· 在下面的情况下尼龙圈是有效的（图1 ③，图2 ③④）。
①有蒂型息肉有粗大的营养血管时。
②息肉基底位于皱襞背侧，预测切除后对断端处理困难时。
③有出血倾向时。

## 2 切除时

· 能观察到病变口侧时，将外鞘放到病变肛侧的基底后，稍微压下的状态下收紧圈套器。
· 看不到病变口侧时，将外鞘放到病变口侧后，稍微外拉内镜，请助手慢慢收圈套器，直到有抵抗为止。这时候通过放开数毫米圈套器后再收紧，可以释放误套入的正常黏膜以及肌层。
· 助手要记住套住息肉时圈套器的手感。
· 注意避免圈套器前端接触正常黏膜。
· 病变的一部分和正常黏膜接触会使电流集中到这一点而造成穿孔，需要注意。
· 但是巨大息肉以及位于弯曲部，不能避免息肉与正常黏膜接触时，要加大息肉与正常组织的接触面积，保证接触面积大于收紧的圈套器的面积后再通电。
· 使用尼龙圈时，收紧后息肉头部变为暗红色才是有效的收紧（图1 ④，图2 ⑤）。
· 一般高频电装置的设定使用组织凝固力强的凝固波或者凝固-切开混合电流切除。
· 过度通电会造成固有肌层热变形，是造成穿孔的原因。
· 通电不充分会造成出血。
· 通电后仍不能切除病变时，先将圈套器松开，换个位置圈套，如果仍不能切除就要中止治疗，不要勉强切除。

## 3 切除后

· 如果发现有残留，要追加切除。
· 切除后渗血、动脉性出血时，需要对于裸露血管使用软凝电凝止血，组织夹也是有效的。

## 4 切除标本的处理

· 切除标本要用网篮、异物钳（三爪、五爪）完整回收。
· 要在断端染墨，以便取材人员识别。
· 原则上以病变最大切面为中心，每隔2mm取材。

## 总结

- 使内镜处于能够自由自在地控制的状态很重要。
- 出血及预防出血的对策是使用凝固止血、尼龙圈、组织夹等。

**参考文献**


[1]「大腸癌治療ガイドライン—医師用（2014年版）」（大腸癌研究会/編），pp13，金原出版，2014.

[2]「大腸癌取扱い規約（第7版）」（大腸癌研究会/編），pp57，金原出版，2006.

[3]「大腸癌取扱い規約（第8版）」（大腸癌研究会/編），pp19，金原出版，2013.

# 2. EMR的适应证

田村 智

本篇介绍LST病变的EMR适应证以及术后随访。LST是EMR的最佳适应证，但是在术前需要做好浸润深度的诊断，再加上病变部位以及如何确保视野等进行适应证的判断很重要。随访策略取决于是否存在侧方残留，随访中要确认是否有残留复发。



## 前言

随着结肠内镜的普及，我们不仅能够发现息肉，还会发现更多的凹陷型肿瘤[1]以及侧向发育型肿瘤（lateral spreading tumor，LST）[2, 3]，因此内镜下黏膜切除术（endoscopic mucosal resection，EMR）成为日常诊疗中不可或缺的内镜治疗手段。从内镜治疗的角度来看，由于肿瘤的大小、存在部位、与皱襞的关系等，我们经常会遇到治疗难度高的病变。凹陷型病变大小在10mm左右就有较高的黏膜下层浸润的发生率，需要完整切除病变，因此术前浸润深度的诊断显得尤为重要。凹陷型病变适合内镜治疗的大小为长径10mm左右，比LST的治疗难度相对较低，因此本篇我们介绍在日间门诊进行的EMR技术在LST病变治疗中安全、有效地开展的方法及适应证。

在进入正题以前需要强调以下要点：

- 最重要的是术前病变性质及浸润深度的诊断。
- 术前诊断为腺瘤的病变，超过整块切除的大小，可以采用2~3次的分片切除，如果是安全、完整的切除，在临床上不会产生问题。
- EMR术后3~6个月以内需要确认是否存在残留复发。
- 预测可能会多块分片切除的LST-G，建议采用ESD治疗。

## 从肉眼形态看EMR适应证

10mm以上侧向发育型肿瘤型病变称为LST。根据是否存在颗粒分为颗粒型和非颗粒型（non-granular type，NG），颗粒型进一步分为颗粒均一型（granular homogenous type，G）和伴有大结节的颗粒混合型（nodular mixed type，Mix）。我们对于包含亚分型在内的3种内镜下形态类型与浸润深度进行研究（表1），G型SM癌占4.9%，腺瘤占82.3%。提示由比较均一的小隆起形成的LST-G是内镜治疗的最佳适应证，因此即使病变很大，如果能够有很好的内镜视野来掌握病变全貌，这种病变是积极行EMR或者内镜下分片黏膜切除术（endoscopic piecemeal mucosal resection，EPMR）（以下称分片EMR）的适应证。混合型SM癌占24.3%，发生率最高，黏膜下层浸润多发生于大结节部位，因此在术前一定要仔细观察大

**表1◆LST的亚型与病理组织学诊断**

| | 腺瘤 | M癌 | SM癌 |
|---|---|---|---|
| 颗粒均一型<br>G<br>（$n$＝164） | 135<br>（82.3％） | 21<br>（12.8％） | 8<br>（4.9％） |
| 结节混合型<br>Mix<br>（$n$＝140） | 619<br>（43.60％） | 45<br>（32.1％） | 34<br>（24.3％） |
| 非颗粒型<br>NG<br>（$n$＝371） | 256<br>（69％） | 67<br>（18.12％） | 48<br>（12.9％） |

**表2◆LST的大小与整块切除率**

| | ≤20mm<br>（$n$＝440） | 21~30mm<br>（$n$＝102） | ≤31mm<br>（$n$＝41） |
|---|---|---|---|
| 整块切除 | 352<br>（80％） | 34<br>（33.3％） | 5*<br>（12.2％） |
| 分片切除 | 88<br>（20％） | 68<br>（66.7％） | 36<br>（87.8％） |

*：长径为40mm

结节，确认没有SM深部浸润的表现后决定是否行内镜治疗。非颗粒型SM癌发生率在G和Mix之间，随着病变大小的增加，癌变率随之增加，31mm以上的半数存在SM浸润。另外，在NG即使在10mm左右也可能存在SM癌，因此需要采用放大内镜等诊断手段进行浸润深度判定后再考虑是否采用内镜治疗。

## LST的内镜治疗

LST多为大的病变，比较多的病变是采用分块切除，但是通过局部注射及圈套的调整也可以做到整块切除。肿瘤大小与完整切除率的关系见表2，20mm以下的病变80%可以整块切除，21mm以上的整块切除率就倒过来了，到了31mm以上，有90%为分块切除。因此，从肿瘤大小来看，可能整块切除的病变大小在20mm以下，如果病变部位、肉眼形态以及视野暴露较好的病变，即使是40mm左右的病变也可以整块切除。

EMR的技巧在于黏膜下注射以及圈套的方法。局部注射要努力把病变放在内镜容易观察的方向，要使病变朝向肛侧，努力注射成一个半球形。圈套时将圈套器的前端固定成为支点，重点是要能够将病变整体套住。对于沿着肠管短轴方向生长的接近20mm的LST-G往往难以整块切除。

以下我们用病例说明操作技巧。

### 1 病例1：乙状结肠LST-G，30mm，M癌（图1）

近乎均一的小隆起聚集而形成的病变，诊断为LST-G（图1①②）。根据肉眼形态及隐窝结构诊断为腺瘤或者腺瘤内癌。为了避免由于局部注射造成病变口侧观察不清，要从病变口侧开始注射（图1③），如果肛侧隆起不充分，就更换位置追加注射，直至整体形成充分的隆起（图1④）。注射后调整内镜，将圈套器前端固定到病变一侧作为支点，将病变完整套住（图1⑤）。在收紧圈套器时，要缓慢收紧，避免病变滑脱。收紧圈套器后要前后移动圈套器观察肠管的活动，轻轻松开圈套器（不要使病变脱出）并注气，将肠管伸展后再收紧圈套器，确认固有肌层没有被圈套器收进去，然后再通电切除（图1⑥）。最后喷洒色素观察残端是否有残留，如果有可能，可以用放大内镜观察隐窝结构确认是否有腺瘤残留。这对于预防局部复发是不可或缺的步骤。

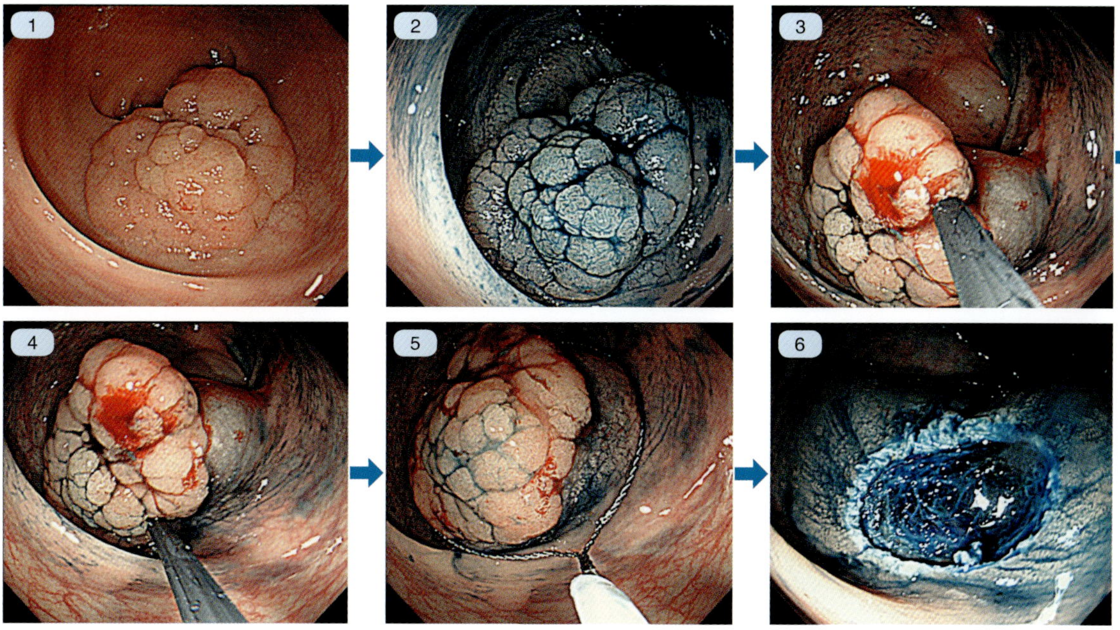


**图1 ◆ 乙状结肠LST-G，30mm，M癌**

①普通内镜下的观察
②靛胭脂染色图像
③从病变口侧注射以免遮挡病变口侧
④更换部位注射，使病变整体隆起
⑤以圈套器前端作为支点将病变整体套住
⑥确认没有套上肌层后，采用切开电流切除，观察侧切缘无肿瘤腺管残留后结束操作



### 2 病例2：升结肠的Ⅰs，25mm，管状绒毛状腺瘤（图2）

广基隆起型病变，诊断为Ⅰs（图2①），由于病变跨越皱襞而反转内镜观察（图2②，③）。由于病变的50%在皱襞口侧，在反转状态下进行口侧注射使病变倒向肛侧（图2④）。注射结束后通过操控内镜将整个病变用圈套器套住，稍微下压的状态下收紧圈套器（图2⑤），前后移动圈套器确认肠管的活动状况，注气将肠管伸展开后在保持套住病变的状态下轻轻松开再重新套上圈套器，确认没有套上固有肌层后，轻微拉起圈套器后用切开电流切除（图2⑥）。

### 3 病例3：结肠肝曲的LST-NG，25mm，M癌（图3）

没有颗粒及结节的LST-NG见图3①②。根据肉眼形态及隐窝结构诊断为腺瘤或腺瘤内癌。病变位于结肠肝曲的内侧，沿着肠管短轴方向生长。不好观察到病变的整体图像，同时内镜难以保持在同一个部位，是EMR困难部位。黏膜下注射是在推进内镜的状态下从病变口侧开始注射以免遮挡口侧，直到病变整体隆起充分（图3③）。注射后调整内镜，以圈套器前端作为支点（图3③⇦部分）将病变整体套上。由于这个病变沿着肠管的短轴方向生长，在以圈套器前端作为支点圈套、收紧圈套器时要缓慢收紧，以免病变一部分脱出。套住病变后前后移动圈套器观察肠管的移动情况后，注气稍微松开圈套器后再套紧病变，确认没有套进肌层后，用切开电流切除（图3④）。最后色素喷洒后用放大内镜认真观察是否有腺

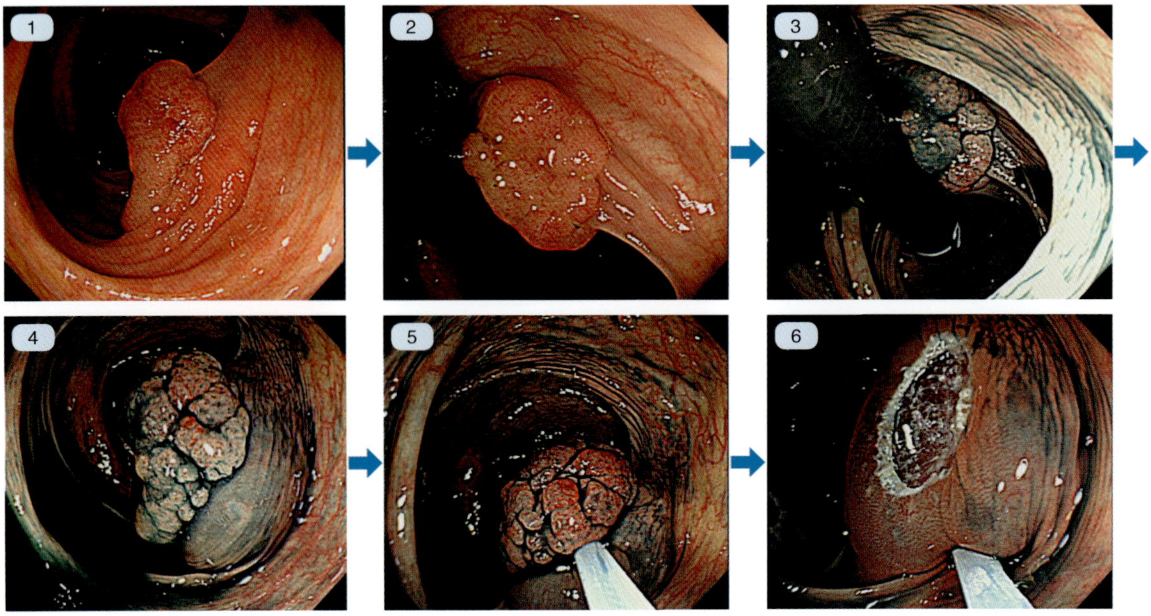


**图2 ◆ 升结肠Ⅰs，25mm，管状绒毛状腺瘤**

①普通内镜下的观察
②反转内镜下的普通内镜观察
③反转内镜下的靛胭脂染色观察
④反转内镜下从口侧注射
⑤像要把标本整体压进来的感觉套住标本
⑥确认没有套住肌层后用切开电流切除后结束操作

瘤腺管残留。图3 ⑤为切除标本的实体显微镜图像。在圈套器前端固定部分的侧切缘较近，但6个月后的随访未见残留复发，确定为完全治愈。

## 4 病例4：直肠Rs的LST-NG，30mm×20mm，SM癌（图4）

没有颗粒、结节的病变，诊断为LST-NG（图4①②）。从肉眼形态及隐窝结构诊断为M癌或者黏膜下层浅层浸润癌而选择内镜下切除。病变位于Rs的略微肛侧，是比较难以观察病变全貌的部位，且病变沿着肠管短轴生长。局部注射从病变口侧开始，一直注射到病变整体充分隆起（图4③）。注射后用圈套器（本病例用的是带针的圈套器）前端在病变口侧固定作支点，尽可能张开圈套器将病变完整套住（图4④）。由于本病变是沿着肠管短轴方向生长，注意病变的一部分有可能脱出，要将圈套器缓慢收紧（图4⑤）。套扎后前后移动圈套器确认肠管的活动后注入空气使肠壁伸展，轻微松开圈套器后收紧来确认没有套住肌层后用切开电流切除（图4⑤）。最后喷洒色素后用放大内镜认真地确认侧方断端没有腺瘤腺管的残留。

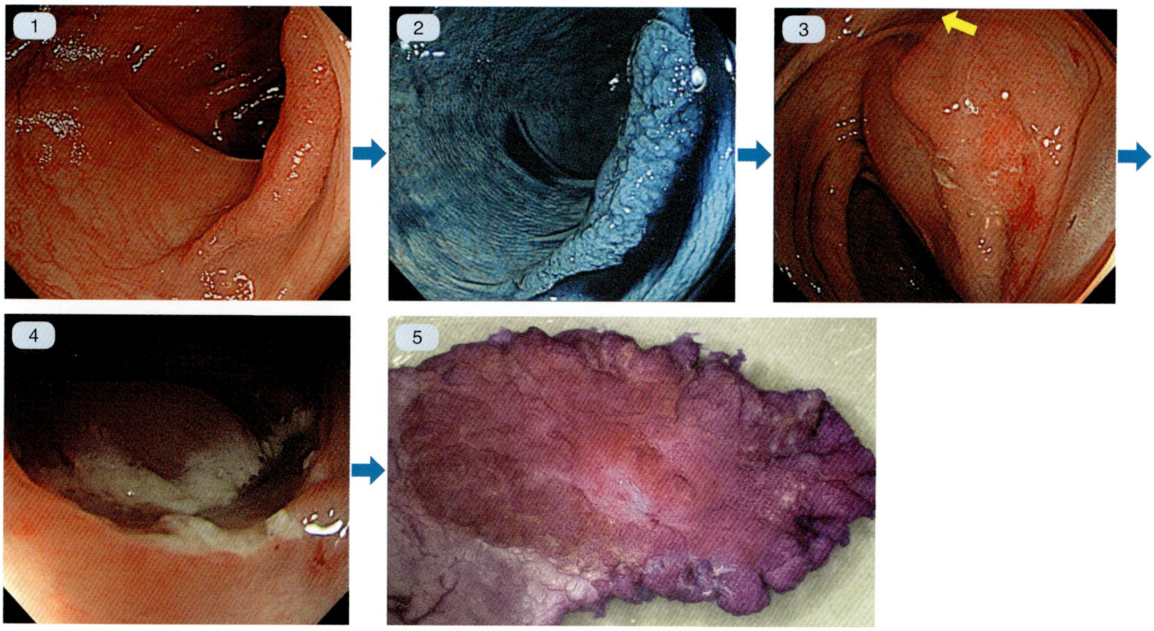


**图3◆ 结肠肝曲的LST-NG，25mm，M癌**

①普通内镜观察
②靛胭脂染色图像
③黏膜下注射，从病变口侧开始，以免遮挡口侧，注射到病变整体充分隆起
④圈套器前端作为支点（③的箭头）固定，确认肌层没有被套进去后切除
⑤切除标本的实体显微镜观察

## LST EMR术后的随访

在LST内镜治疗后用放大内镜确认侧方断端没有残留，随访可在3~6个月后进行。但是经常会由于病变口侧被半月瓣遮挡或者由于强烈的肠蠕动造成观察不充分。这时候可以在内镜前端装上前端帽后检查及治疗。在EMR术后没有充分观察到切除断端时，需要在溃疡愈合的术后2~3个月做随访内镜检查，确认有无残留复发。如果存在复发，可以当时处理。以后术后1年随访。在随访时可能会出现不能看出病变切除的部位，切除后点墨会有所帮助。

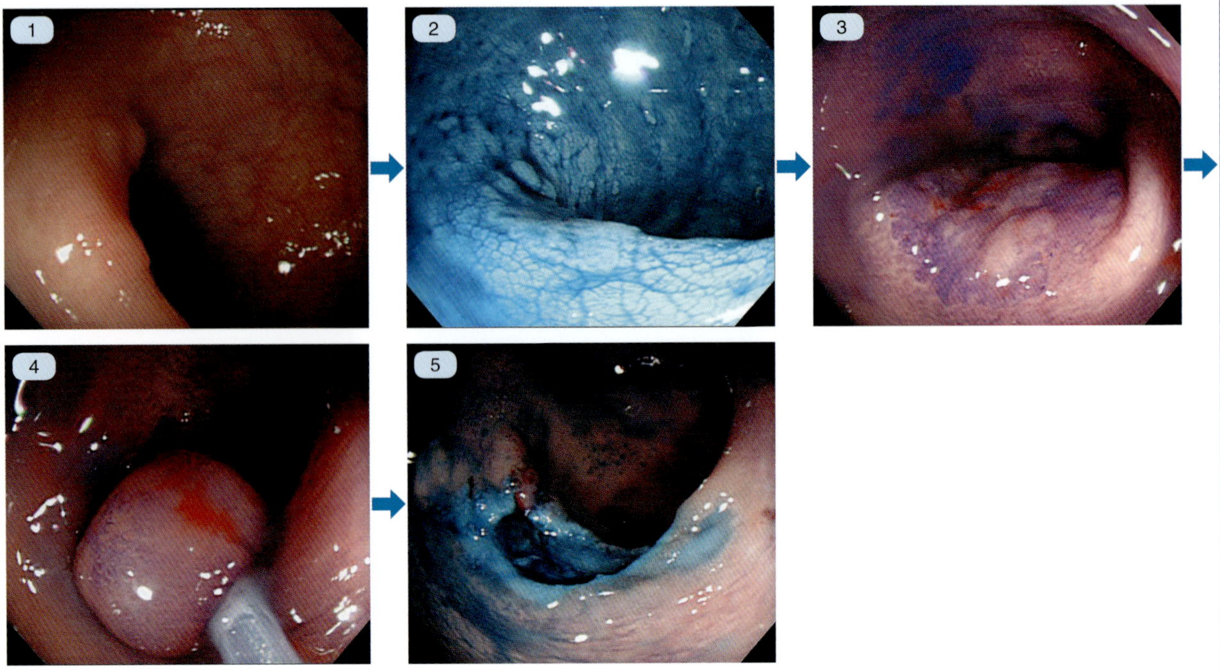

**图4 ◆ 直肠Rs的LST-NG，30mm×20mm，SM癌**

①普通内镜观察
②靛胭脂染色图像
③黏膜下层注射从病变口侧开始，直到病变整体充分隆起
④圈套器前端在病变口侧固定作为支点，尽可能将圈套器开大后套住整个病变
⑤病变沿肠管短轴方向生长，因此收紧圈套器时要避免脱出，要缓慢收紧圈套器，确认没有套住肌层后切除

## 参考文献


[1] Kudo S, et al：Depressed Type of Colorectal Cancer. Endoscopy, 27：54-57, 1995.
[2] 工藤進英, 他：早期大腸癌の内視鏡診断－新しい概念；LSTを含んで. 消化器外科, 18：719-729, 1995.
[3] Tamura S, et al：Lateral Spreading Colon Cancer. N ENGL J MED, 351：e24, 2004.

# 3. 分片EMR的思路及应用

冈 志郎，田中信治

内镜下黏膜切除术（endoscopic mucosal resection，EMR）是平坦凹陷型病变以及大的广基隆起型病变的标准治疗方法，但是用圈套器整块切除的大小极限为20mm左右。因此对于大于20mm的大病变需要做分片切除或者以整块切除为目的的经内镜下黏膜剥离术（endoscopic submucosal dissection，ESD）。但是不完整的分块EMR有可能造成病变残留、复发，后续的治疗会困难，因此在做分片切除时，需要在放大内镜下对于隐窝结构进行诊断，并且要求有较高的切除技术。本篇介绍分片切除的思路及实际应用。



## 分片EMR的适应证

为了正确判断病变是否为根治性治疗，对于肿瘤的内镜下切除原则上要求进行整块切除。但是，EMR整块切除困难的直径在20mm以上的大多数肿瘤为以腺瘤为主的所谓的侧向发育型肿瘤（laterally spreading tumor，LST）。尤其是颗粒结节型的LST-G，和肿瘤大小相比，黏膜下层浸润率低，大多数为腺瘤或者黏膜内癌[1]，对于异型度高的部位以及是否有SM浸润可以通过放大内镜下的隐窝结构观察得到诊断，因此这些病变是分片EMR的很好的适应证。

在做EPMR时，术前要设计好切除计划，对于术前诊断组织异型度高的部位以及可能存在SM浸润的部位不要分片，用尽可能少的片数进行有计划的切除（图1，图2）[2]。另外，由于LST-G的边缘为腺瘤性病变，因此可以像做息肉切除一样紧靠着边缘切除。

## 分片EMR的技巧及要点

做分片EMR的条件包括：①可以清晰地观察病变，术前能够做出病变性质诊断；②实施医生具有能够整块切除20mm左右病变的技术。下边是按照分片EMR顺序的技巧及要点。

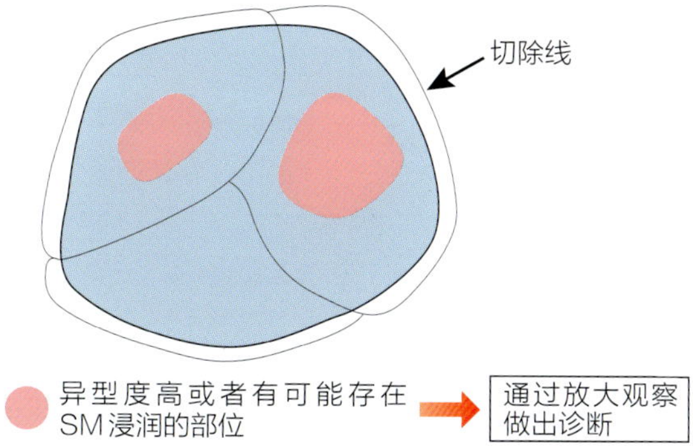


**图1 ◆ 计划性分片EMR**
事先设计切除线，避免将放大观察考虑异型度高或者有可能存在SM浸润的部分分片切除

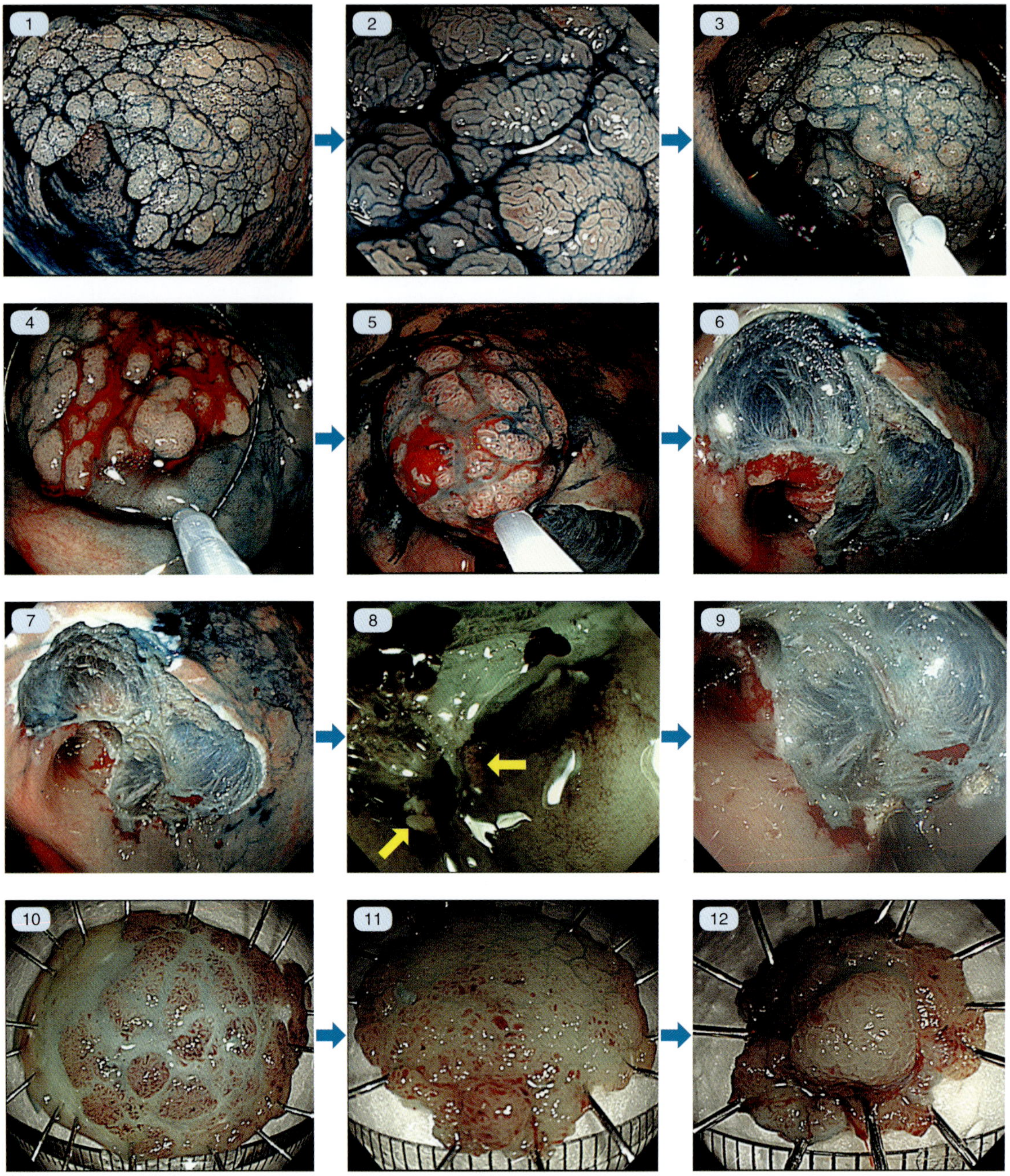


**图 2 ◆ EPMR 的应用**

① 盲肠，长径 50mm 的 LST-G（颗粒均一型）
② 放大观察，肿瘤为均一的 $Ⅲ_L$ 型隐窝结构
③ 在病变中心注射甘油果糖，形成均匀的隆起
④～⑥ 圈套器采用双股螺旋形圈套器
⑦ 切除后的溃疡，病变分 4 片切除
⑧ NBI 放大观察下的溃疡边缘的放大图片，可见微小的病变残留（⇨）
⑨ 对于残留病变用热探头进行修整，用网篮状异物钳将切除标本全部回收
⑩～⑫ 切除标本。如图所示，用大头针将标本垂直于黏膜肌层固定

## 1 摆位

在内镜拉直、操作自由的状态下开始治疗。由于结肠镜钳道在画面的6点钟方向，要调整内镜使病变位于6点钟方向或者在内镜图像正面（图2①）。

当病变位于皱襞背侧以及弯曲部位时，反转内镜操作以及使用前端透明帽是有效的，当无论如何也不能将病变放到合适的位置时，要将内镜交给上级医生或者使用双气囊或单气囊内镜治疗，必要时可以终止内镜治疗而转行外科治疗。不应该在控镜不好的状态下做内镜下治疗。

## 2 注射液

黏膜下注射做成容易圈套的隆起很重要。注射液建议使用能够维持较长隆起时间的甘油果糖或透明质酸。在注射液内加上少量靛胭脂有助于确认切除后溃疡底部（黏膜下层是否切除完整，是否存在出血点、肌层断裂等），加入少量的肾上腺素具有预防出血的作用。

## 3 注射部位

局部注射要在靠近病变口侧进行，原则上不要刺入病变内部。针对需要分块切除的大病变，单纯在边缘注射并不能使病变中心充分隆起，有时候注射液弥散到病变周围使隆起变平而难以圈套。为了在大的病变形成有利于圈套的均一的隆起，需要在放大观察下呈现$\text{III}_L$~Ⅳ型隐窝结构的腺瘤且异型度低的部位注射（图2③）。当出现非抬举征（non-lifting sign）阳性时，要终止分块切除而中转外科切除，如果判断为明显的瘢痕造成抬举不良时，有必要行ESD治疗。

## 4 圈套

圈套器有很多种类（硬度、大小），有必要根据病变的大小、存在部位等使用不同的圈套器。我们使用带针的圈套器以免在圈套时打滑。当病变位于切线位以及病变口侧呈下坡样形态时，需要圈套器下压的力量并不出现反弹，这时候需要使用双螺旋形圈套器等硬的圈套器（图2④~⑥）。

在圈套时，如何固定圈套器前端很重要。圈套器不仅要沿着肠管长轴使用，根据情况还要沿着短轴方向使用，因此固定圈套器前端会使圈套变得更容易。在稍微吸出肠管内空气后再圈套可以套上大块病变，但是也存在套入肌层造成穿孔的风险，要引起注意。在切除过程中如果感受到抵抗，有可能是将肌层套进来，要将圈套器稍微松开，释放套入的肌层后再重新圈套。

## 5 切除后对溃疡边缘的放大观察及修整

有报道，分片切除术的局部复发率高于整块切除术[3]，发生局部复发率高的医院大多数是切除后对于切除部位的观察不足。黏膜内病变内镜下治疗后局部复发的原因大多为病变边缘的残留。

即使是病理组织学诊断为断端阳性，大多数情况下由于热变性以及热效应也不会出现残留。诊断微小残留需要在内镜下判断，对于切除后溃疡周围进行放大内镜下的隐窝结构的诊断是有帮助的[4]。由于结肠背景黏膜没有炎症，很容易做出肿瘤与非肿瘤的鉴别诊断。

放大观察时，不要一开始就在高倍放大下观察病变边缘，为了进行点对点的定位，要先在低倍放大下观察，这一点很重要。最近可以通过NBI放大观察下根据微血管形态进行评价，即使不用色素内镜也可以对于微小病变的残留做出判断（图2⑧）。在发现有微小病变残留时，可以采用APC凝固以及热活检进行局部残留的处理，预防局部复发。这个过程中如果对于微小残留病变处理不充分，就可能造成局部复发，需要烧灼到组织出现一定程度的碳化。这样，在分片EMR术后对于创面的放大观察以及修整具有预防局部复发的作用[1, 4, 5]。

有时候，在溃疡底部切除线之间会有线状黏膜残留，如果置之不理就可能成为局部复发的原因。呈岛状残留的可以追加EMR，呈细线状残留的可以用热探头等进行修整（图2⑨），这样的措施可以预防切除术后溃疡底部的残留复发。有时候在学会等病例讨论会上可见只切了黏膜层而黏膜下层没有切到的病例，这样不规范的操作出现溃疡底部的残留复发的可能性很大。切除后对溃疡底部进行修整时，加热过度会造成迟发穿孔的风险增加，需要引起注意。

## 6 切除标本的回收

把分块切除的标本全部回收是进行正确的病理组织学诊断必需的。在回收标本时可以使用网篮状异物钳（图3）。网篮状异物钳的好处是有可能将大的切除标本以及多个切除标本一次性完全回收，另外也会减少对标本的损伤[5]。由于回收标本收在网篮内，也可以防止回收过程中的脱落（尤其是在肛门）。在深部结肠进行分片切除后回收标本困难，在回收标本时，可先将标本放到一起，用回收网篮收紧一个标本后再打开网篮回收另一个标本，这样就可以避免用异物钳勉强地一次去抓取多个标本，可以毫无遗漏地一次性高效回收标本（图3）。

当一次操作不能回收所有标本时，多次进出内镜也是不得已的选择，目的是要把所有的标本回收。

**MEMO**

大的腺瘤EMR/ 分片EMR后的局部残留复发率为1.8%~27.2%，医院之间有所差别[3]。现在结肠癌研究会的“内镜切除技术标准化研究”计划中正在进行“长径20mm以上结肠肿瘤的各种内镜切除技术的局部根治性以及并发症的多中心前瞻性研究”。

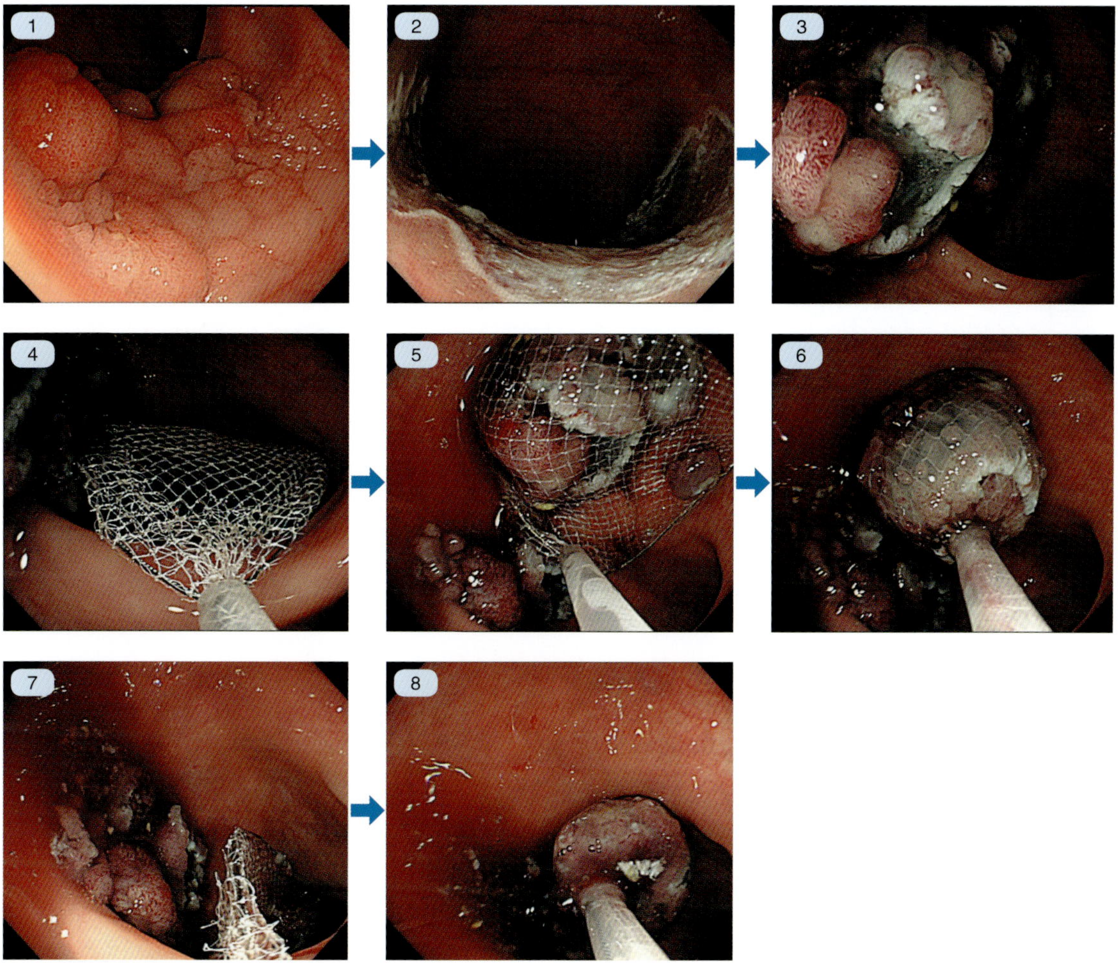


**图3◆ 网篮状异物钳回收分片切除标本**

① 乙状结肠，60mm大小的LST-G病变
② 分片切除后的溃疡底
③ 肠管内分片切除的多个标本
④ 网篮状异物钳
⑤ 不是把切除标本一次套上，而是先在可能的范围内尝试
⑥ 将回收的标本抓牢
⑦ 再次尝试套未回收的标本
⑧ 完成所有标本一次回收

## 文献

[1] 岡志郎，他：結節集簇型sm癌に対するEMR（分割切除を含む）.「消化器セミナー86，大腸sm癌；今日の診断と治療」（武藤徹一郎/著），pp129-138，へるす出版，2002.

[2] 田中信治，他：大腸腫瘍に対する内視鏡的分割切除の有用性と問題点．早期大腸癌，2：695-700，1998.

[3] 岡志郎，他：早期大腸癌に対する内視鏡治療の適応．「臨床に直結する消化管疾患治療のエビデンス」（上村直実，菅野健太郎/編），pp265-268，文光堂，2005.

[4] 田中信治，他：計画的分割切除·EMR後局所遺残病変の診断への応用.「消化管拡大内視鏡診断の実際－観察のコツと診断のポイント」（田尻久雄，田中信治/編），pp198-203，金原出版，2004.

[5] 岡志郎，他：大腸ポリープの取扱い　摘除後の効率的回収と切除辺縁の確認．消化器内視鏡，17：1289-1294，2005.

# 4. ESD的适应证

林　奈那，田中信治

经内镜下黏膜剥离术（endoscopic submucosal dissection，ESD）是无论病变大小均可以整块切除的技术。由于内镜附件的开发、技术的进步以及病例的积累，结肠ESD的难度逐渐降低。日本消化内镜学会进行的多中心前瞻性对照研究结果也证实这一技术的安全性及有效性，并于2012年4月纳入保险。但是，和食管及胃有所不同，结肠良性病变占多数，在早期癌中也包含了包括低异型度癌、高异型度癌、腺瘤内癌、de-novo癌等多种多样的癌。在对早期结肠癌行ESD时，需要做好正确的术前诊断，以便正确选择适应证。

## 结肠ESD的现状及适应证

### 1《结肠癌治疗指南》中内镜治疗的适应证的原则

在《结肠癌治疗指南》（2014年版，结肠癌研究会/编）中记载着内镜治疗的原则[1]。我们要了解这里记载的是“癌”而不是“腺瘤”的治疗方针。

结肠癌中内镜治疗的对象原则上是早期癌。关于癌的内镜治疗，大的原则为几乎没有淋巴结转移可能性且其大小及部位可以完成整块切除的病变。如果实施内镜下治疗，必须要知晓病变大小、预测浸润深度、组织学类型等相关资料。与早期食管癌及早期胃癌不同，在结肠以腺瘤居多，在术前做好腺瘤、腺瘤内癌、不伴腺瘤成份的癌的鉴别诊断对于治疗方法的选择是极其重要的。

具体的内镜治疗适应证（图1）包括：①腺瘤、黏膜内癌、黏膜下层浅层浸润癌；②无论大小；③无论肉眼类型。在ESD普及之前，指南内镜治疗的适应证上

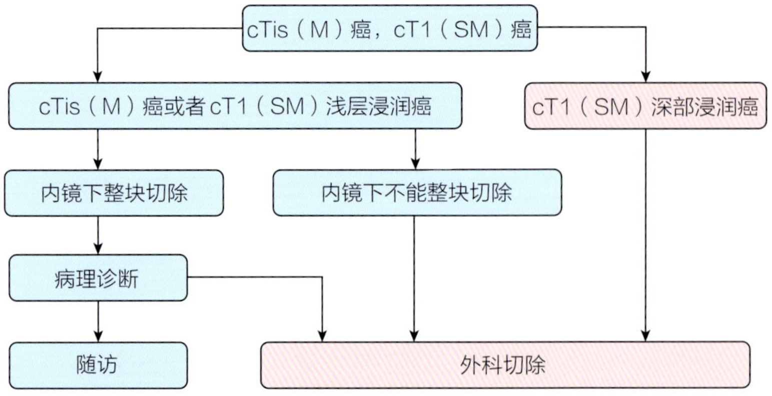


图1 ◆ 术前诊断为M癌或SM癌的治疗方针
引自参考文献[1]

需要内镜下整块切除的病变中

1）用圈套器难以完整切除的病变
- ·LST-NG，尤其是假凹陷型
- ·表现为Ⅴ型隐窝结构的病变
- ·SM浅层浸润癌
- ·大的凹陷型病变
- ·怀疑为癌的大的隆起型病变※1

2）伴有黏膜下层纤维化的黏膜内病变※2

3）溃疡性结肠炎等慢性炎症背景下的散发型腺瘤

4）内镜切除后局部残留的早期癌

注）：※1：包括整体为隆起高的结节聚集型病变（LST-G）
※2：因为活检或者病变的蠕动等原因造成的

【补充】

1）决定是否适合需要参考普通内镜下表现加上放大内镜下隐窝结构的观察

2）明显的黏膜下层大量浸润癌原则上不适合

3）结节聚集型病变（LST-G）要通过肉眼形态及放大观察下隐窝结构的观察决定治疗方针

"从LST的多样性看治疗方针"

·颗粒均一型：EPMR

·结节混合型①只有一部分为大的结节：计划行EMR或ESD

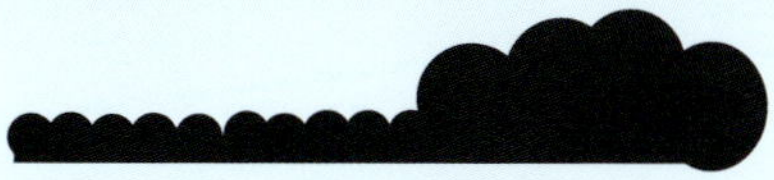

·结节混合型②病变整体由大结节形成：ESD或外科手术

*在普通内镜下的观察基本上按照上述原则做出决策。但是实际上决定治疗方针的因素包括根据放大内镜下隐窝结构诊断的组织异型度诊断以及术者的内镜技术水平

4）局限于黏膜下层的小型SMT，根据具体情况可能成为适合的病变

**图2◆适合结肠ESD的病变（结肠ESD标准化研讨部会案）**

记载着“长径小于2cm”，但是使用ESD后，对于腺瘤、M癌、黏膜下层浅层浸润癌，无论大小都可以完整地整块切除，因此结肠ESD的适应证为有必要整块切除，但是用圈套器有可能成为分片切除的病变[1, 2]。

## 2 纳入保险的经过

ESD技术最初是在早期胃癌的治疗中确立并于2006年纳入日本保险的，其后2008年食管癌也纳入保险。我们一直期待早期结肠癌也被纳入保险，但是由于结肠是皱襞及弯曲较多的脏器、肠壁菲薄等解剖学特点，带来内镜操作困难等问题，要求很高的技术。出于从有效性以及安全性的角度考虑，日本厚生劳动省于2009年6月30日将结肠ESD作为先进医疗对满足一定标准的医疗机构做出许可。随着附件、内镜及其周边器材的改良，伴随着技术成熟，对于适应证的筛选、经济性等方面成为课题，2008年在日本“内镜推进联络会议”下属组织的“结肠ESD标准化研讨会”中提出纳入保险问题，提出的适应证是充分考虑了结肠肿瘤的临

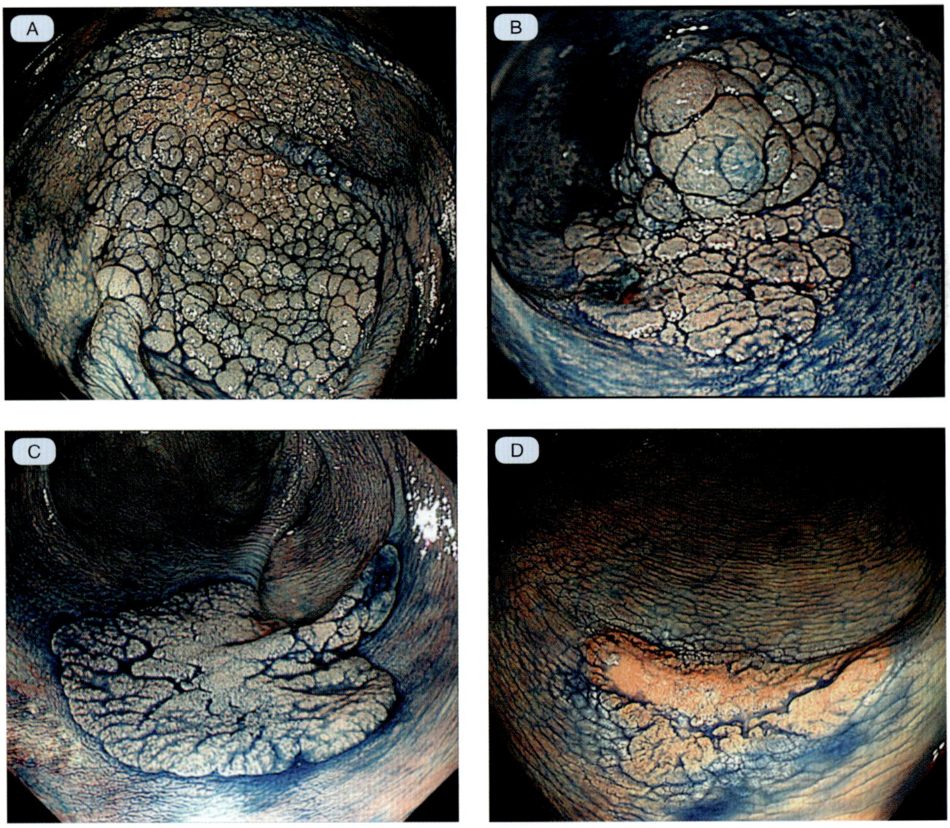


**图3◆ 结肠侧向发育型肿瘤（LST）的形态多样性及治疗方针（分片切除vs整块切除）**

A）颗粒均一型：大半部分为腺瘤性病变，SM浸润很少，如果不是V型隐窝结构，可以行分片EMR

B）结节混合型：大的结节部位有可能SM浸润，这个部分不应该分片切除

C）表浅隆起型：如果不是V型隐窝结构，允许行分片EMR

D）假凹陷型：这一类型与隐窝结构无关，较高的SM浸润率，需要整块切除后的病理诊断

床病理学背景后的纯粹的医学适应证（图2）[3-6]。其后以先端医疗实施的结肠ESD的病例做了前瞻性对照研究，并由日本消化内镜学会收集数据，基于这一有效性及安全性结果，于2012年4月开始纳入日本保险，成为保险适应证。

## 3 适应证标准

迄今提倡的“结肠ESD标准化研讨会”的详细内容与在第2章4中介绍的LST的类型（图3）有关，在需要内镜整块切除的病变中，用圈套器难以整块切除的LST-NG，尤其是假凹陷型、表现为$V_I$型隐窝结构的病变、SM浅层浸润癌、大的凹陷型肿瘤、可疑癌的大的隆起型病变［也包括整体为隆起高度高的结节聚集型病变（LST-G）］。除此之外，还包括由于活检或病变的蠕动造成黏膜下层纤维化的黏膜内病变、溃疡性结肠炎等慢性炎症为背景的散发性局限性腺瘤、内镜切除后残留的早期癌等（图2）。反过来讲，这些适应证以外的病变为EMR的适应证，很明显的腺瘤也允许做分片EMR[3-6]。

但是，2012年4月纳入保险的适应证“K721-4早期恶性肿瘤结肠黏膜下层剥离术”的标准如表中所示，在具体的解释中记载着“长径在2~5cm的早期结肠癌或者腺瘤”，这样就在临床上产生了混乱及理解困难。事实上作为保险适用项目上记载着“早期恶性肿瘤”，原则上早期癌是其适应证，在解释文中又记载着“腺瘤或者早期癌”，主要是针对术前诊断为早期癌而ESD术后病理诊断为腺瘤的对策。实际上黏膜内癌的病理诊断标准在各个病理医生之间存在差异，这样去对应这一问题应该是合理的。但是加入了未能整块切除就不能寻求保险支付，这个还是需要解决的问题，因为即便结果是分块切除了，但事实上也是做了ESD。另外，对于长径2~5cm做出限制也是一个问题，这一点和食管表浅型癌及胃癌中的没有大小限制不统一。日本消化内镜学会结肠ESD病例的前瞻性随机对照研究结果显示结肠病变的大小不是影响ESD的有效性及安全性的因素（图4）。结肠ESD中内镜操作性的难易度与单纯的病变大小无关，而纤维化的程度影响更大[3-7]。现在正在向厚生劳动省申请取消病变大小限制以及不是整块切除就不被保险认定的问题。目前还没有针对实施结肠ESD操作医生的操作精准度的管理系统，需要关注经验少的医生操作难度大的结肠ESD而出现并发症的问题。适应证中病变大小的

**表◆ 结肠ESD的保险适应证（2012年4月~）**

| |
|---|
| K721-4 早期恶性肿瘤结肠黏膜下层剥离术 |
| （1）短期或者同一入院期间，不管次数，仅限定第一次实施日1次 |
| （2）使用内镜下高频电切除器将病变全周切开，通过剥离黏膜下层，对于长径在2~5cm的早期癌或者腺瘤进行包括病变在内的整块切除 |
| （3）在早期恶性肿瘤的结肠黏膜下层剥离术的同时进行的内镜下止血术的诊疗费包含在EDS治疗费中，不能另外结算 |

引自平成24年诊疗报酬点数表

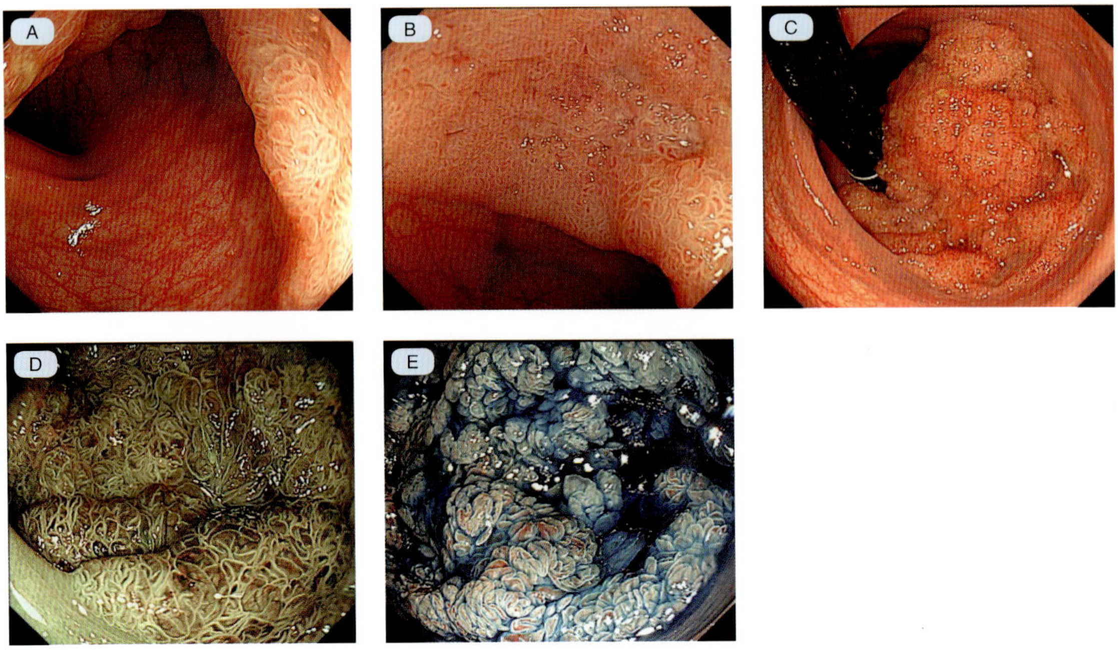


**图4-1 ◆ 直肠100mm大小的LST-G（结节混合型）**

长径100mm大小的肿瘤，顺镜观察难以看到病变全貌，放大观察未见SM浸润的表现

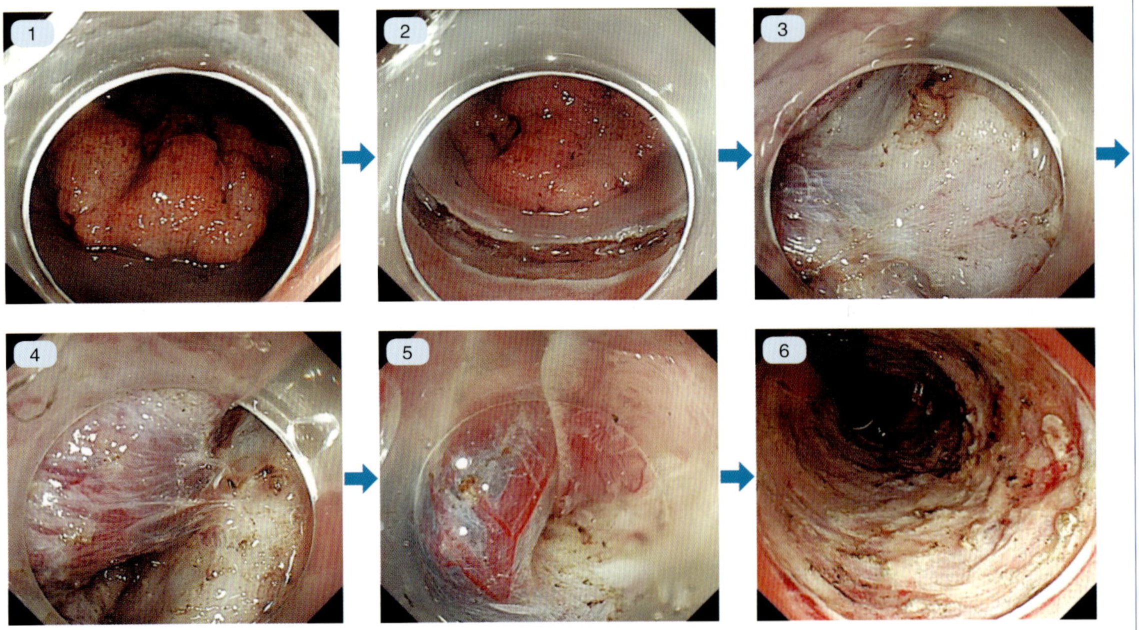


**图4-2 ◆ ESD的操作**

以Dual knife为主，合用SB knife Jr. 进行ESD操作。局部注射液采用透明质酸钠溶液，黏膜下层纤维化明显，富有血管

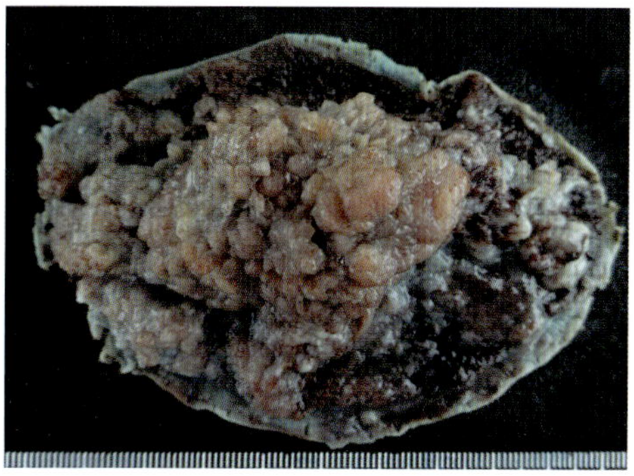

**图4-3 ◆ ESD 标本**

整块完整切除，为高分化腺癌（Well diffrentiated adenocarci noma in adenoma），pTis，ly0，v0，HM0，VM0，为治愈性切除

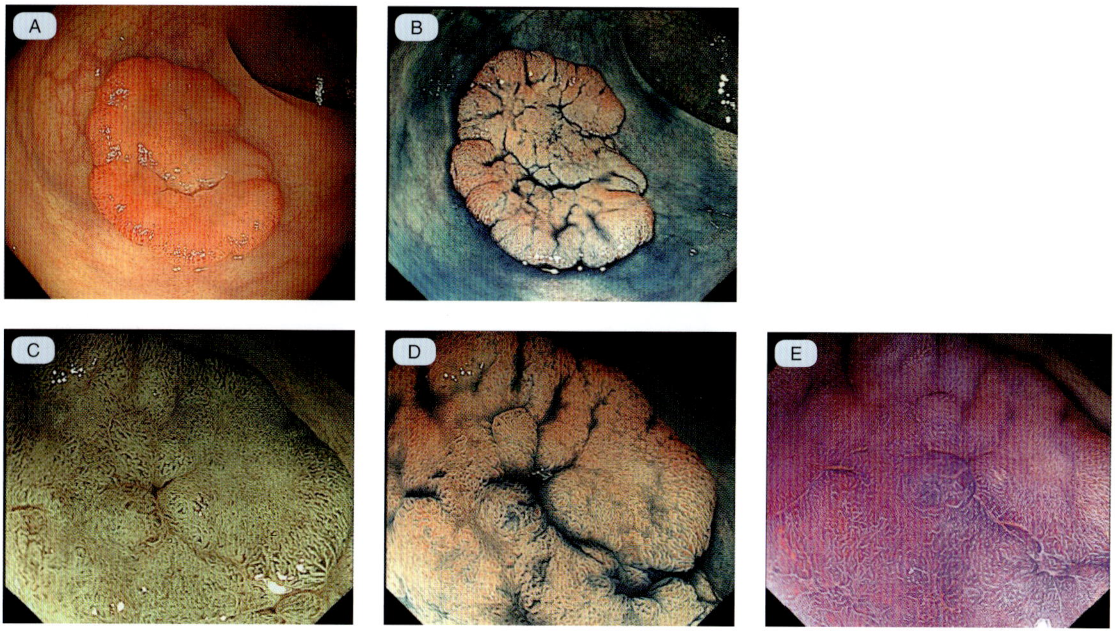


**图5-1 ◆ 直肠长径30mm的LST-NG（表浅隆起型）**

放大观察未见SM浸润的表现

保险适应证与纯粹的医学适应证是不一致的，但是，即使在食管及胃中存在难度高的病变，也并不是允许经验不足的医生草率地去做而引起不良事件。期待在不远的将来，能够修订结肠ESD的保险适应证。

## 4 杂交ESD（Hybrid ESD）

杂交ESD（EMR与ESD联合）是将病变周围切开后，在必要且充分的黏膜下层剥离后用圈套器圈套切除，是兼具ESD和EMR优点的技术。优点是操作时间短、避免黏膜下层剥离带来的穿孔（在一直处于病变在正面的情况等）、EMR整块切除困难的病变获得整块完整切除。杂交ESD的适应证遵循ESD的适应证，从大小来讲是可以整块切除的长径30mm以上的病变（图5）。

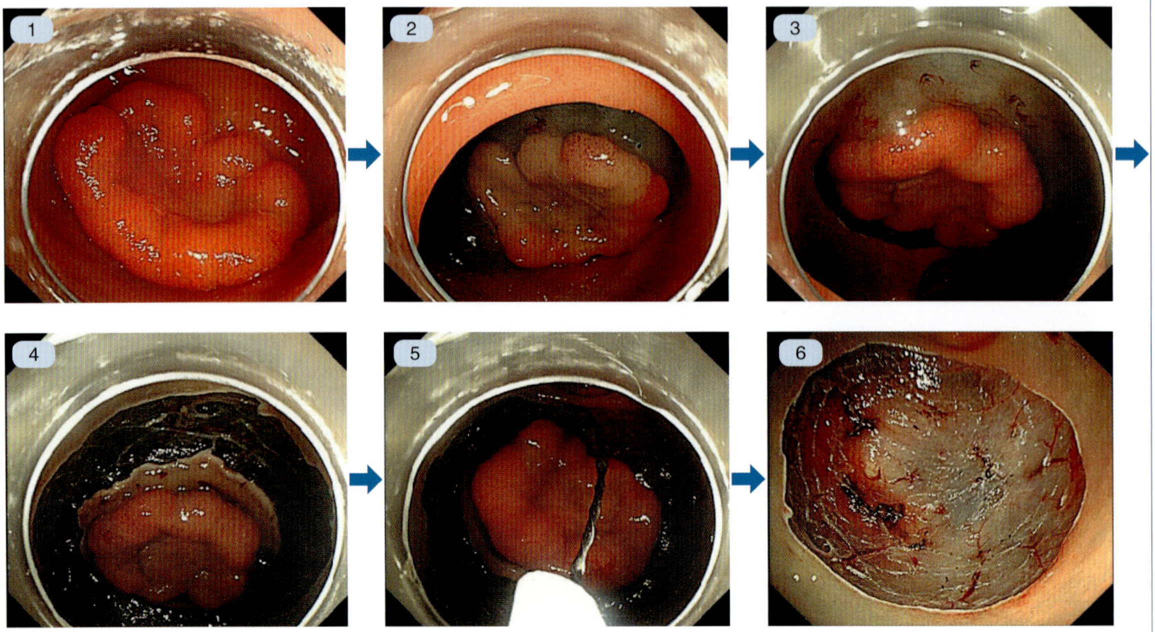

**图5-2◆ 杂交ESD的操作**

用Dual knife将病变周围切开后圈套切除

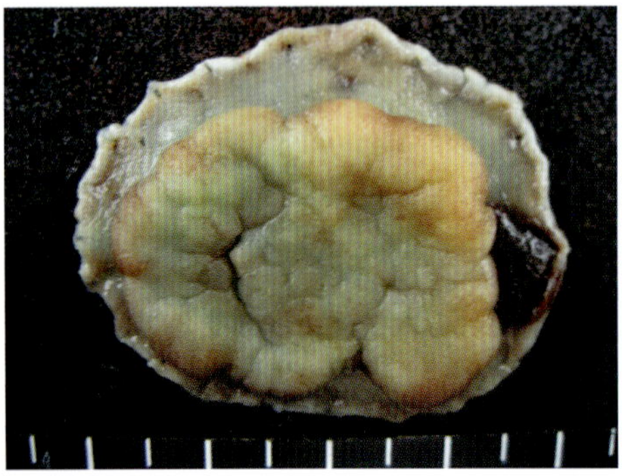

**图5-3◆ ESD标本**

整块完整切除，为高分化腺癌（Well diffrentiated adenocarcinoma），pTis，ly0，v0，HM0，VM0，治愈性切除

杂交ESD最重要的是从黏膜下层剥离转到圈套的时机。标准是病变从环周切开后全周剥开1cm以上，黏膜下层充分剥离到固有肌层正上方，病变完全套入圈套器，收紧圈套器后为20mm以下的状态。建议使用前端不易弹起、可以顶在肌层上的硬的圈套器。


**参考文献**

[1]「大腸癌治療ガイドライン—医師用（2014年版）」(大腸癌研究会/編)，金原出版，2014.

[2] Tanaka S，et al：High-magnification colonoscopy（with videos). Gastrointest Endosc，64：604-613，2006.

[3] Tanaka S，et al：Endoscopic submucosal dissection（ESD）for colorectal neoplasia：Possibility of standardization. Gastrointest Endosc，66：100-107，2007.

[4] Tanaka S, et al：Multicenter questionnaire survey on the current situation of colorectal endoscopic submucosal dissection in Japan. Dig Endosc, 22 (Suppl) ：2-8, 2010.

[5] Tanaka S, et al：Colorectal endoscopic submucosal dissection：present status and future perspective, including its differentiation from endoscopic mucosal resection. J Gastroenterol, 43：641-651, 2008.

[6] Tanaka S, et al：Current status and future perspectives of endoscopic submucosal dissection for colorectal tumors. Dig Endosc, 24 Suppl 1：73-79, 2012.

[7] Hayashi N, et al：Predictors of incomplete resection and perforation associated with endoscopic submucosal dissection for colorectal tumors. Gastrointest Endosc, 79：427-435, 2014.

# 1. 肿瘤与非肿瘤的鉴别 Case ①

佐野 亙，佐野 寧

A

【病　例】52岁，男性

【主　诉】腹痛

【既往史】无特殊

【现病史】因腹痛行结肠镜精查，在直肠上段发现红色隆起型病变（Ⅰs）和略微褪色的扁平隆起型病变（Ⅱa）（图1~图4）

**1. Ⅱa病变的微血管形态（capillary pattern）（佐野分类）为**

①Ⅰ型
②Ⅱ型
③Ⅲ$_A$型
④Ⅲ$_B$型

**2. Ⅱa病变的隐窝形态（pit pattern）为**

①Ⅰ型
②Ⅱ型
③Ⅲ$_L$型
④Ⅲ$_S$型
⑤Ⅳ型
⑥Ⅴ型

**3. Ⅱa病变的内镜诊断为**

①增生性息肉
②腺瘤
③癌

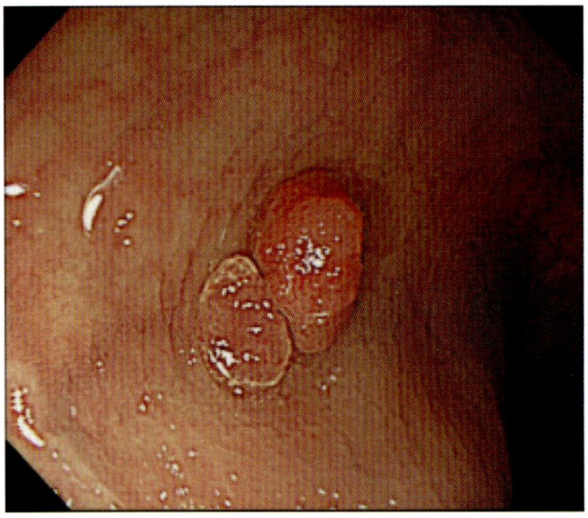

图1◆普通观察

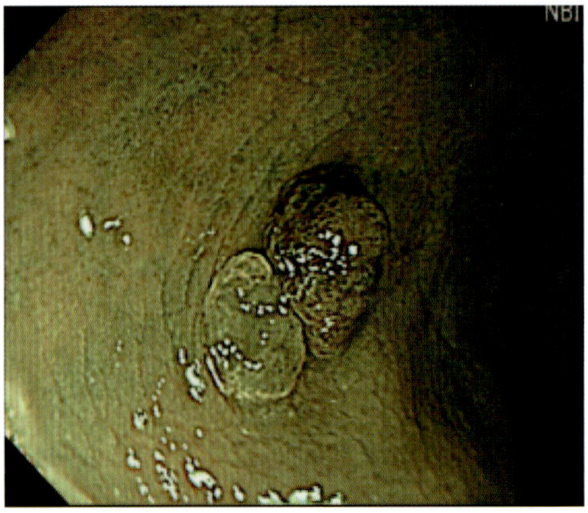


图2◆NBI观察

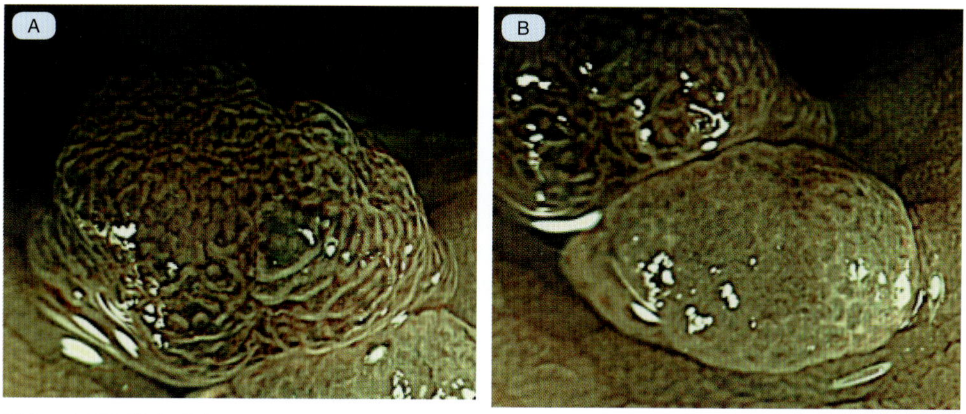


图3 ◆ NBI 放大观察

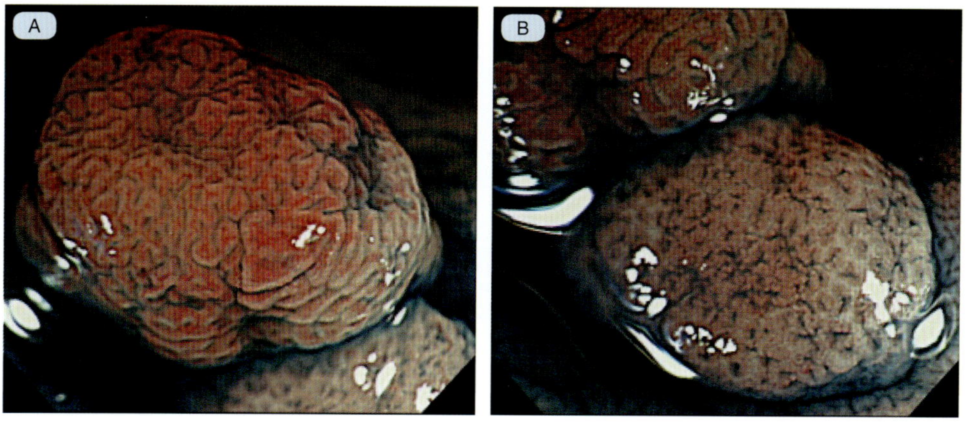


图4 ◆ 色素染色放大观察



## 解 读

### 1. 病例解读

普通观察（图1）下为相邻的2个病变，一个为5mm大小的红色隆起型病变（Ⅰs），另一个为3mm大小的略微褪色的扁平隆起型病变（Ⅱa）。NBI（非放大）观察（图2）下，Ⅰs型病变呈棕色，Ⅱa病变未显示为棕色。据此推测Ⅰs病变为肿瘤性病变，Ⅱa型病变为非肿瘤性病变。NBI放大观察（图3）下Ⅰs型病变可见比较均一的围绕腺管排列的、略微扩张的网格状血管［meshed capillary vessel（以下称MC 血管）］（Ⅱ型微血管形态），Ⅱa型病变未见MC血管（Ⅰ型微血管形态）。因此诊断Ⅰs型病变为肿瘤（腺瘤），Ⅱa病变为非肿瘤（增生性息肉）。色素染色放大内镜观察（图4）下Ⅰs型病变为管状腺瘤特征性的管状细长的隐窝结构（$Ⅲ_L$型隐窝结构），Ⅱa型病变为增生性息肉特征性的星芒状隐窝（Ⅱ型隐窝结构）。病理组织学诊断结果Ⅰs型病变为管状腺瘤（轻度~中度异型），Ⅱa型病变为增生性息肉（图5）。

### 2. 普通观察、色素染色观察、NBI观察对肿瘤与非肿瘤的鉴别诊断能力（表）

比较了普通观察、色素染色观察、色素染色放大观察对于肿瘤与非肿瘤的鉴别诊断

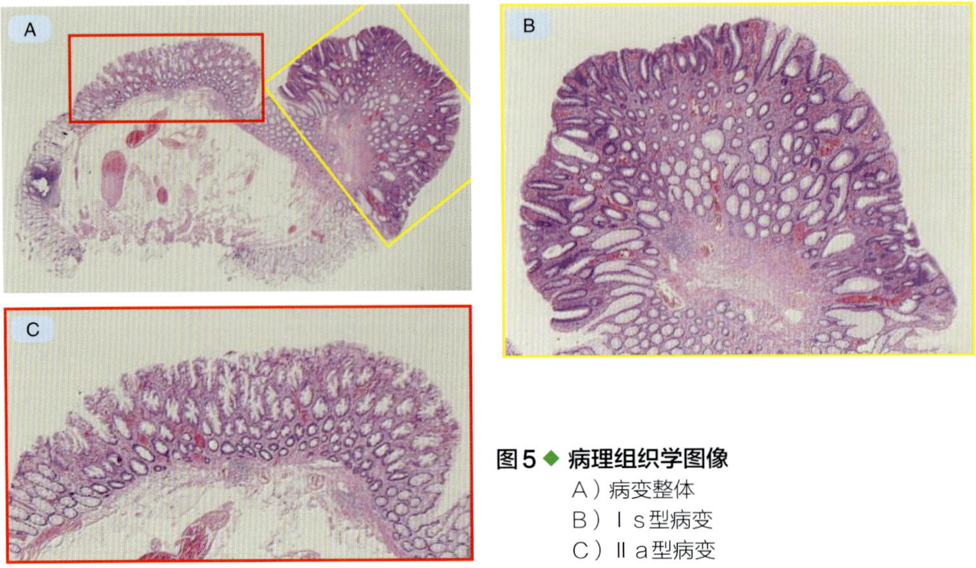

**图5 ◆ 病理组织学图像**

A）病变整体

B）Ⅰs型病变

C）Ⅱa型病变

**表 ◆ 普通观察、色素染色观察、NBI观察对结肠病变的肿瘤性与非肿瘤性病变的鉴别能力**

| 作者 | 方法 | 病例数 | 整体精度（%） | 敏感性（%） | 特异性（%） | PPV（%） | NPV（%） |
|---|---|---|---|---|---|---|---|
| Konishi K[2] | 普通观察 | 407 | 68 | 90 | 61 | 94.4 | 85.1 |
| Fu KI[1] | 普通观察 | 206 | 84.0 | 88.8 | 67.4 | 93.4 | 63.3 |
| Machida H[3] | 普通放大观察 | 43 | 79.1 | 85.3 | 44.4 | 85.3 | 44.4 |
| Fu KI[1] | 色素染色观察 | 206 | 89.3 | 93.1 | 76.1 | 93.1 | 76.1 |
| Konishi K[2] | 色素染色放大观察 | 405 | 92 | 97 | 100 | 96.3 | 86.5 |
| Fu KI[1] | 色素染色放大观察 | 206 | 95.6 | 96.3 | 93.5 | 98.1 | 87.8 |
| Machida H[3] | 色素染色放大观察 | 43 | 93.4 | 100 | 75.0 | 91.2 | 100 |
| Kato S[4] | 色素染色放大观察 | 210 | 99.1 | 92 | 100 | 99.8 | 100 |
| Machida H[3] | NBI 放大观察 | 43 | 93.4 | 100 | 75.0 | 91.2 | 100 |
| Sano Y[5] | NBI 放大观察 | 150 | 95.3 | 96.4 | 92.3 | 97.3 | 90 |

PPV：阳性预测值（positive predictive value）；NPV：阴性预测值（negative predictive value）

能力，普通观察、色素染色观察、色素染色放大观察诊断准确率分别为84.0%、89.3%、95.6%，敏感性为88.8%、93.1%、96.3%，特异性为67.4%、76.1%、93.5%，提示色素染色及色素染色放大内镜下的观察优于普通观察[1]。同样比较了普通观察和色素染色放大观察，诊断准确率分别为68%、92%，敏感性为90%、97%，特异性为61%、100%，提示色素染色放大观察的有效性[2]。比较了包括放大观察在内的普通内镜、色素染色内镜及NBI观察：普通内镜诊断准确率为79.1%，敏感性85.3%，特异性44.4%；色素染色内镜和NBI观察的诊断准确率为93.4%，敏感性为100%，特异性75.0%，效果相同[3]。另外，色素染色放大内镜诊断准确率为99.1%，敏感性为99.8%，在肿瘤与非肿瘤的鉴别诊断中非常有价值。在NBI放大观察下根据存在MC血管诊断为肿瘤的诊断准确率为95.3%，敏感性为96.4%，特异性为92.3%，证实MC血管的存在对于肿瘤与非肿瘤的鉴别诊断是非常有效的[4, 5]，即通过观察色素染色或者NBI放大观察下的隐窝结构或者微血管形态，是否存在MC血管对于肿瘤与非肿瘤的鉴别诊断具有90%以上的诊断准确率。

**A**

**1. ①Ⅰ型微血管形态**
**2. ②Ⅱ型隐窝结构**
**3. ①增生性息肉**

**参考文献**


[1] Fu K I, et al：Chromoendoscopy using indigo carmine dye spraying with magnifying observation is the most reliable method for differential diagnosis between non-neoplastic and neoplastic colorectal lesions：a prospective study. Endoscopy, 36：1089-1093, 2004.

[2] Konishi K, et al：A comparison of magnifying and nonmagnifying colonoscopy for diagnosis of colorectal polyps：A prospective study. Gastrointest Endosc, 57：48-53, 2003.

[3] Machida H, et al：Narrow-band imaging in the diagnosis of colorectal mucosal lesions：a pilot study. Endoscopy, 36：1094-1098, 2004.

[4] Kato S, et al：Magnifying colonoscopy as a non-biopsy technique for differential diagnosis of non-neoplastic and neoplastic lesions. World J Gastroenterol, 12：1416-1420, 2006.

[5] Sano Y, et al：Meshed capillary vessels by use of narrow-band imaging for differential diagnosis of small colorectal polyps. Gastrointest Endosc, 69：278-283, 2009.

# 1. 肿瘤与非肿瘤的鉴别 Case ②

冈　志郎

## Q

【病　例】50多岁，男性
【主　诉】便潜血阳性
【既往史】无特殊
【现病史】体检发现便潜血阳性而行结肠镜检查，发现乙状结肠病变（图1）

**1. 这个病变的诊断是**
　① 增生性病变　② 腺瘤或黏膜内癌　③ 黏膜下层浸润癌

**2. 治疗方针**
　① 随访　② 内镜下切除　③ 外科切除

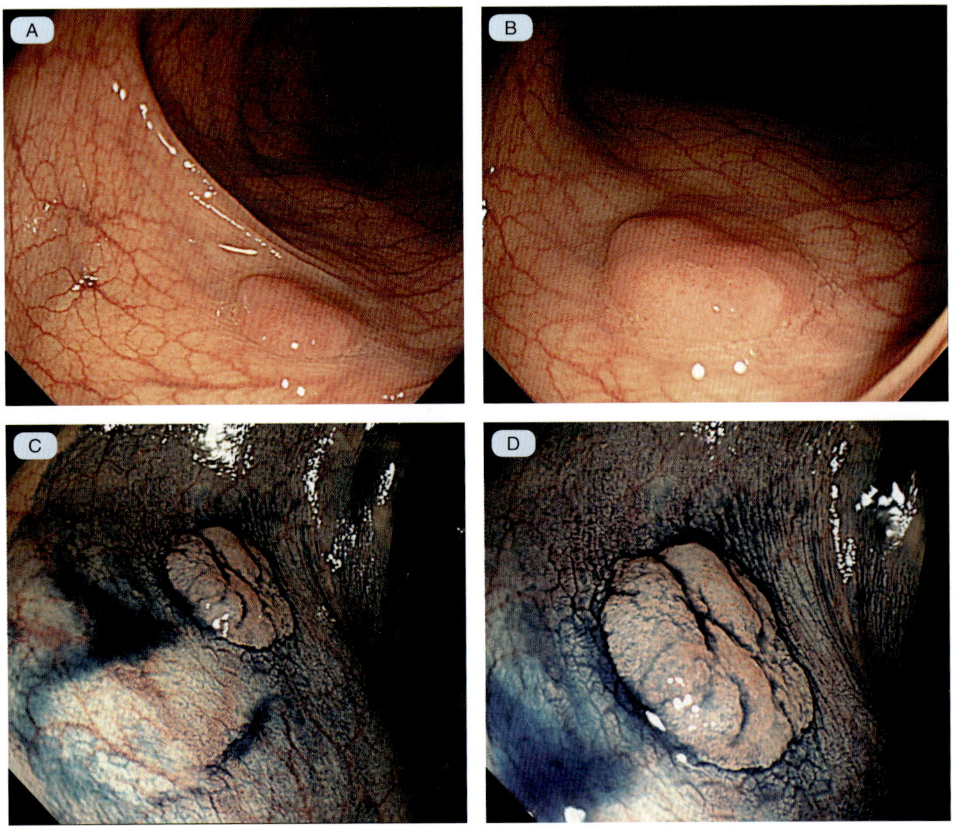


**图1 ◆ 普通观察及色素染色观察**
A）普通内镜下远景观察　B）普通内镜下近景观察　C）色素染色远景观察　D）色素染色近景观察

## 解　读

乙状结肠长径12mm的上皮性肿瘤。普通内镜下观察（图1A、B）为界限清楚的扁平隆起，颜色同周围~略显发红，表面光滑，略有反光。色素染色图像上（图1C、D）病变的边界更加清楚，表面可见沟槽样结构，肉眼分型为0-Ⅱa型。

腺瘤（adenoma）可能呈现不同的肉眼形态，其中最多见的为0-Ⅰs、Ⅱa型。普通观察下腺瘤的特征为边界清楚、表面均匀、光滑，颜色可以呈现从正常色到发红的改变，红色越深异型度越高。当出现凹陷和表面凹凸、糜烂等表现时需要考虑合并癌等可能性[1]。但是，有时候腺瘤恶变局限于黏膜层（M 癌）或者仅少部分浸润到黏膜下层（SM癌）时会表现和腺瘤一样的外观，因此在普通内镜下常常难以严格鉴别腺瘤、M癌、SM浅层浸润癌。而增生性息肉（hyperplastic lesion）呈现白色或者没有颜色改变，常常表现为表面光滑、有透明感。在色素染色下腺管排列规则（参照 图2A、B），容易与腺瘤鉴别。

放大内镜下腺瘤多表现为$Ⅲ_L$~$V_I$型隐窝结构，轻度不规则，而增生性病变大部分为Ⅱ型隐窝结构（参照图2C）[2, 3]。另外，在NBI放大观察下腺瘤表层血管清晰可见，增生性病变血管不清楚（参考图2D），这对于鉴别两者有所帮助（表1，表2）[4, 5]。

本病变在放大观察下（图3A）为$Ⅲ_L$型隐窝形态，部分隐窝呈大小不同及形态不规则的$V_I$型轻度不规则的形态。在NBI放大观察（图3B）下为比较均一的网格状血管形态。综合以上所见，诊断为腺瘤或者黏膜内癌，行EMR切除，最终病理为高异型度管状腺瘤（图4A、B）。

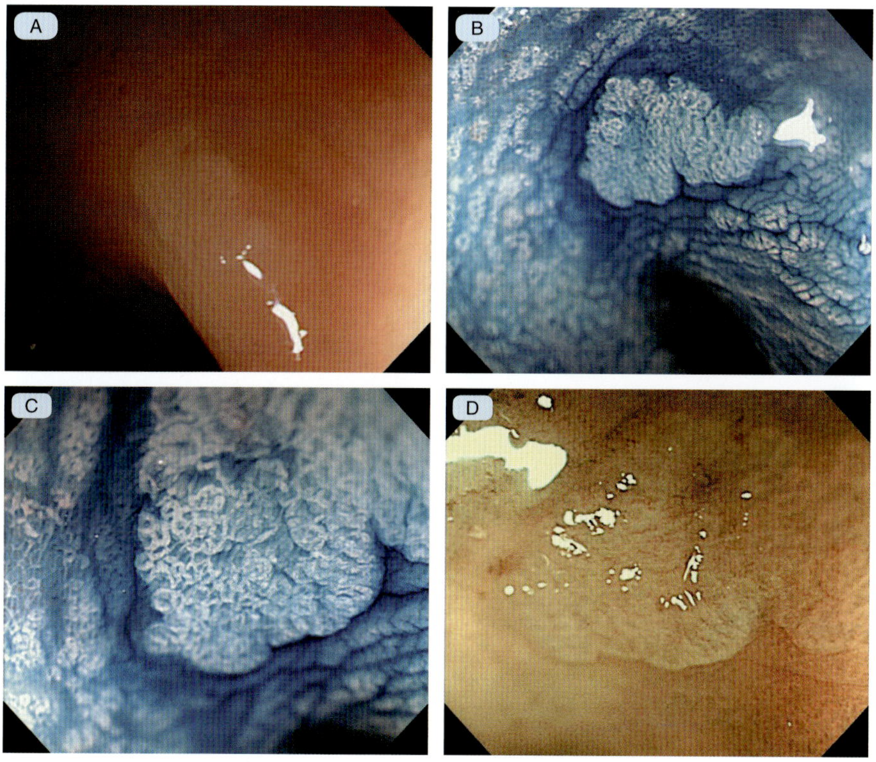


**图2◆ 参考病例：增生性病变**

A）普通观察　B）色素染色观察　C）放大观察　D）NBI放大观察

第5章 1. 肿瘤与非肿瘤的鉴别Case②

表 1 ◆ NBI 放大观察下病变表层微血管的不规则与病理组织学诊断的关系

| 不规则程度 | 病变数 | HP | TA | 癌 | |
|---|---|---|---|---|---|
| | | | | M~SM1 | SM-m |
| 不清楚 | 20 | 18（90 %） | 2（1 %） | | |
| 规则 | 119 | 2（10 %） | 98（90 %） | 19（46 %） | |
| 轻度不规则 | 38 | | 9（9 %） | 22（54 %） | 7（37 %） |
| 高度不规则 | 12 | | | | 12（63 %） |
| 合计 | 189 | 20（100 %） | 109（100 %） | 41（100 %） | 19（100 %） |

A vs a，B vs b：＊：$P<0.01$
以不清诊断HP的诊断能力：敏感性90%，特异性99%
规则诊断腺癌的诊断能力：敏感性68%，特异性93%
高度不规则诊断SM-m的诊断能力：敏感性63%，特异性100%
引自参考文献[5]

表 2 ◆ NBI 放大观察下的病变表层微血管粗细 / 分布与病理组织学诊断的关系

| 粗细 / 分布形态 | 病变数 | HP | TA | 癌 | |
|---|---|---|---|---|---|
| | | | | M~SM1 | SM-m |
| 不清楚 | 19 | 18（90 %） | 1（1 %） | | |
| 均一型 | 140 | 2（10 %） | 103（94 %） | 31（76 %） | 4（21 %） |
| 混合型 | 30 | | 5（5 %） | 10（24 %） | 15（79 %） |
| 合计 | 189 | 20（100 %） | 109（100 %） | 41（100 %） | 19（100 %） |

A vs a，B vs b：＊：$P<0.01$
以不清楚诊断HP的诊断能力：敏感性90 %，特异性99%
混合型诊断SM-m的诊断能力：敏感性79%，特异性91%
引自参考文献[5]

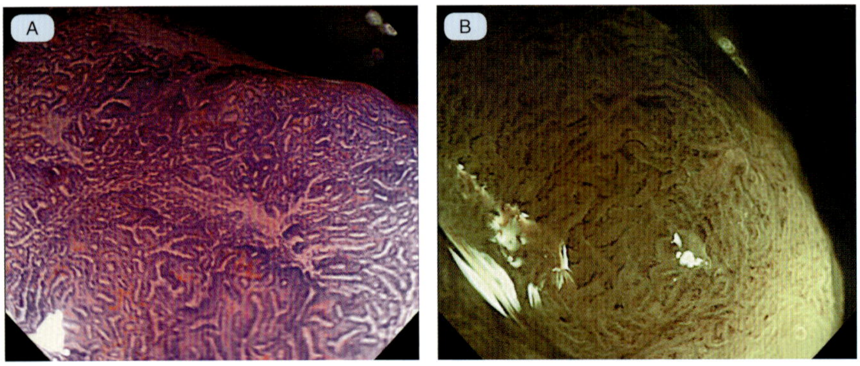


图 3 ◆ 本病例的放大观察
A）结晶紫染色
B）NBI放大观察

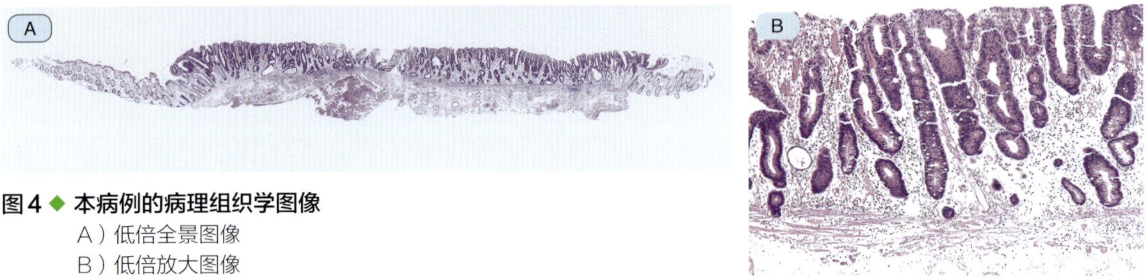


图 4 ◆ 本病例的病理组织学图像
A）低倍全景图像
B）低倍放大图像

除了肿瘤/非肿瘤的鉴别，神经内分泌肿瘤（neuroendocrine tumor G1：NET）（图5）的诊断也很重要。NET好发于距齿状线10cm以内的直肠。作为神经内分泌肿瘤来源的内分泌细胞存在于黏膜固有层深层，随着肿瘤的生长会出现SM浸润，因此在内镜下呈现黏

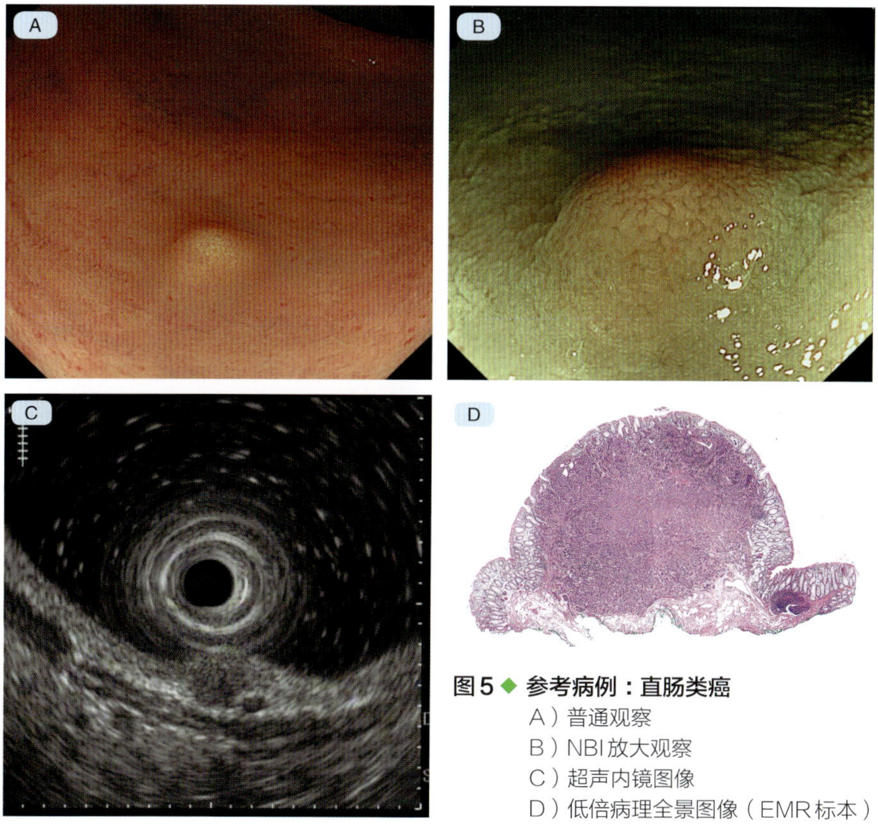


**图5◆ 参考病例：直肠类癌**
A）普通观察
B）NBI放大观察
C）超声内镜图像
D）低倍病理全景图像（EMR标本）

膜下肿瘤的形态，呈黄白色，表面可见扩张的血管，当肿瘤直径大于10mm常会出现中央凹陷及发红、糜烂、溃疡（图5A、B）。超声内镜（endoscopic ultrasound，EUS）对于病变主体的诊断有帮助（图5C）。10mm以下的病变，表面无凹陷及溃疡者，局限于SM的病变是内镜下切除的适应证[6]。

**A**

**1. ②腺瘤或黏膜内癌**
**2. ②内镜下切除**

**参考文献**


[1] 津田純郎，他：大腸腫瘍性病変の通常内視鏡診断はどこまで病理診断に迫れるか．胃と腸，34：1623-1633，1999．

[2] 田中信治，他：大腸腫瘍のpit pattern分類．「基本からわかる大腸疾患の精密内視鏡診断」（田中信治/編），pp35-39，中山書店，2004．

[3] 田中信治，他：大腸腫瘍の拡大観察—何が進歩したのか V型pit pattern診断の変遷と現状—癌の深達度診断を中心に．胃と腸，41：1739-1750，2006．

[4] Hirata M，et al：Evaluation of microvessels in colorectal tumors by narrow band imaging magnification. Gastrointest Endosc，66：945-952，2007．

[5] 田中信治，他：NBIと臨床（1）腫瘍の診断 d. Narrow Band Imaging（NBI）による大腸腫瘍の組織型·深達度．早期大腸癌，11：131-141，2007．

[6] 斉藤裕輔，他：大腸カルチノイド腫瘍の全国集計-大腸カルチノイド腫瘍の治療方針．胃と腸，40：200-213，2005．

# 1. 肿瘤与非肿瘤的鉴别Case③

寺崎元美，田中信治

Q

【病　例】50岁，男性

【主　诉】便潜血阳性

【既往史】高血压

【现病史】发现便潜血阳性而行结肠镜检查发现降结肠病变（图1~图3）而介绍到我院

**1. 这个病变的隐窝形态为**

①Ⅰ型　②Ⅱ型　③Ⅲ型　④Ⅳ型　⑤Ⅴ型

**2. 治疗方针**

①随访　②内镜切除　③外科切除

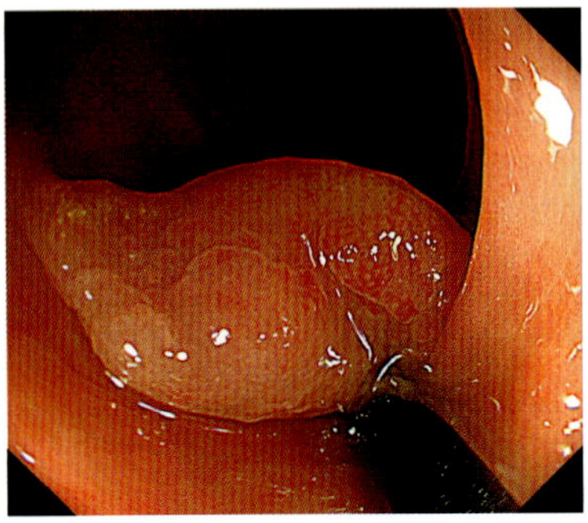

图1 ◆ 普通观察

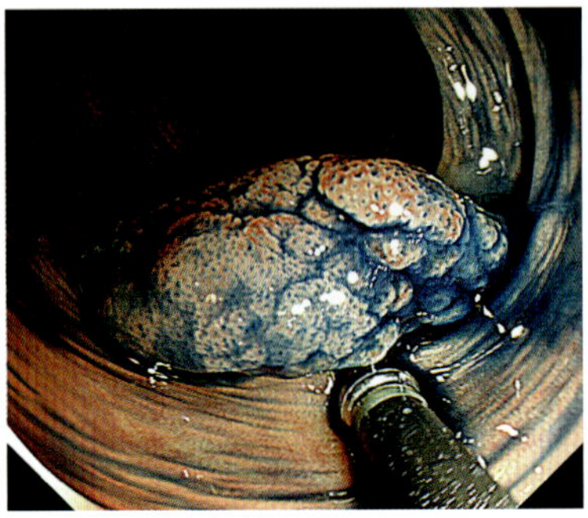

图2 ◆ 靛胭脂染色

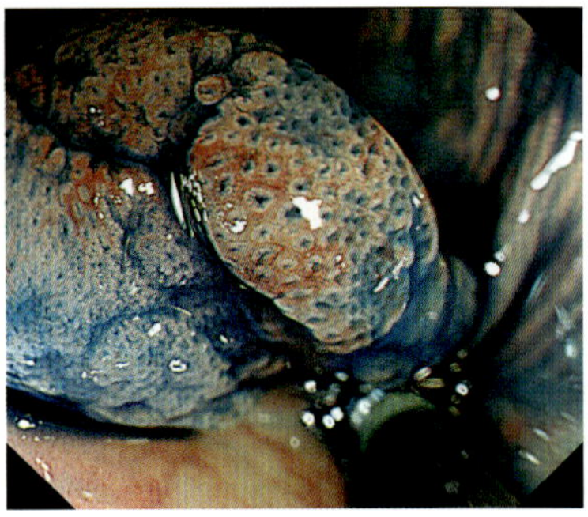

图3 ◆ 结晶紫染色放大观察

## 解　读

降结肠15mm大小的0-Ⅰs型病变，普通观察下（图1）表面有光泽，顶端出现部分发红，靛胭脂染色后（图2）病变边界变清楚。放大观察（图3）可见开大的星芒状隐窝开口部，略显大小不等，诊断为Ⅱ型隐窝开口。行EMR后组织学表现为隐窝基底部不规则扩张，向水平部呈L形，诊断为无蒂锯齿状腺瘤/息肉（SSA/P）。

近年来提出结肠锯齿状病变、SSA/P为微卫星不稳定（microsatellite instability：MSI）型结肠癌的癌前病变[1]，提出锯齿状病变，尤其是SSA/P的癌变途径（serrated neoplastic pathway）。SSA/P与增生性息肉（hyperplastic polyp：HP）类似，但具有腺管结构异常、产丰富的黏液、高度细胞增生等特征，是与HP不同的肿瘤性病变。SSA/P的病理诊断标准有Higuchi分类[2]以及WHO分类[3]，2013年7月在《结肠癌诊治规约（第8版）》中记载了

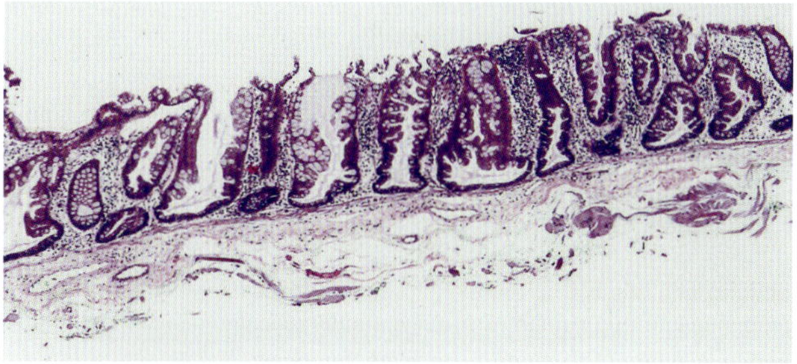

**图4 ◆ 病理组织学图像HE染色**

**表 ◆ 结肠SSA/P的病理组织学诊断标准**

| Higuchi 等的分类 | WHO 分类 | 结肠癌诊治规约（第8版） |
|---|---|---|
| 1）隐窝下部锯齿状腺管结构<br>2）不规则分支及水平方向排列的腺管<br>3）隐窝扩张<br>4）上皮/间质比增加（＞50％）<br>5）隐窝上部核分裂像<br>6）隐窝上部的细胞异型<br>细胞核出现明显的核小体和肿大小泡状的染色质<br>7）产黏液增加（细胞内、外）<br>符合以上7项中的4项 | 1）隐窝扩张<br>2）隐窝不规则分支<br>（倒T形，L形隐窝）<br>3）隐窝内锯齿状结构<br>MVHP（microvesicular hyper—plastic polyp）成分占病变的50％以上，这些所见在连续2~3个隐窝中出现 | 1）隐窝扩张<br>2）隐窝不规则分支<br>3）隐窝带部向水平方向延伸<br>（倒T形、L形隐窝），10％以上的区域出现上述3项中的2项者 |

根据参考文献[2-4]制作

结肠癌研究会进行的多中心研究的日本诊断标准（表）[4]。

SSA/P的特征包括好发于右半结肠，直径大于10mm，附着有黏液等。放大内镜下表现为比Ⅱ型隐窝开口更大的开大型Ⅱ型隐窝（开大Ⅱ型）。对于结肠锯齿状病变的治疗方针现在没有明确的规定，认为在远端结肠的直径5mm以下典型的HP极少发生癌变[5]，很多医院将长径10mm以上的病变作为治疗适应证[6]。

**A**

**1. ②Ⅱ型pit**
**2. ②内镜切除**

**参考文献**


[1] Jass J R, et al：Emerging concepts in colorectal neoplasia. Gastroenterology, 123：862-876, 2002.

[2] Higuchi T, et al：Demographic and pathological characteristics of serrated polyps of colorectum. Histopathology, 47：32-40, 2005.

[3] Snover DC, et al：Serrated polyps of the colon and rectum and serrated polyposis.「WHO classification of tumors of the digestive systrm, 4th ed」(Bosman FT, et al, eds.), pp160-165, IARC, 2010.

[4]「大腸癌取扱い規約（第8版）」(大腸癌研究会/編), 金原出版, 2013. .

[5] Liang JJ, et al：Importance of serrated polyps in colorectal carcinogenesis. ANZ J Surg, 83：324-330, 2013.

[6] 池上雅博, 他：大腸鋸歯状腺腫の病理診断. 胃と腸, 42：261-265, 2007.

# 2. 肿瘤的良恶性鉴别Case①

池松弘朗

Q

【病　例】50余岁，男性

【主　诉】便潜血阳性

【既往史】无特殊

【现病史】因便潜血阳性行结肠镜检查，发现横结肠病变（图1~图6）

1. 普通内镜下的浸润深度诊断是什么？
2. 包括放大内镜观察后的浸润深度诊断及治疗方针是什么？

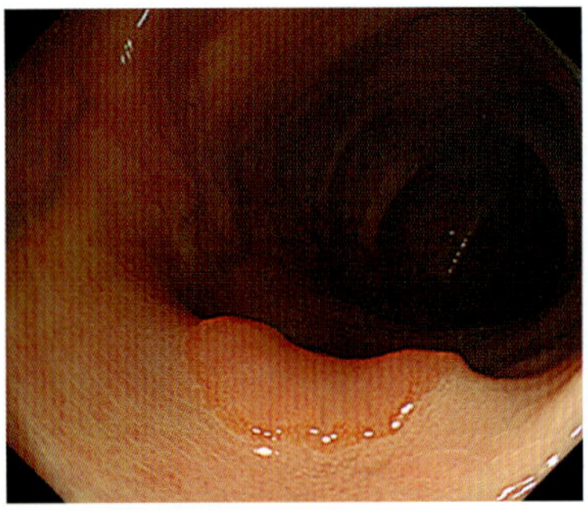

图1 ◆ 普通观察（吸出气体后）

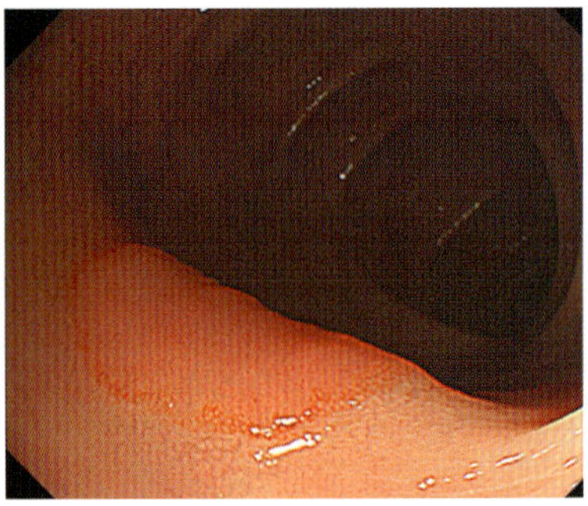

图2 ◆ 普通观察（注气后）

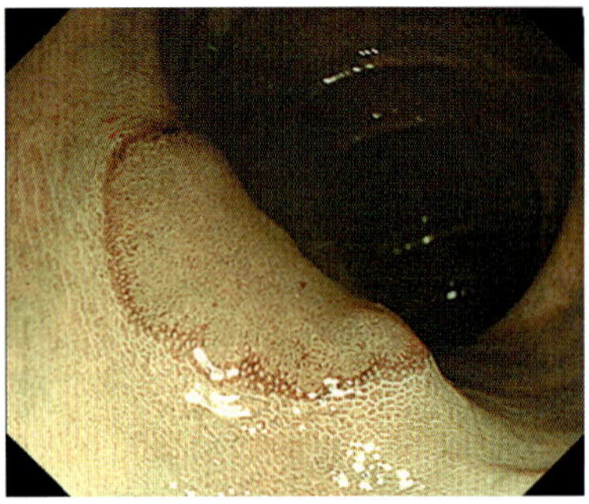

图3 ◆ NBI观察

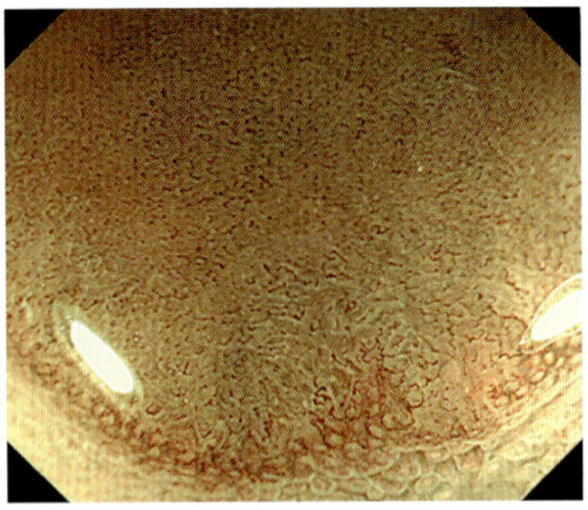

图4 ◆ NBI放大观察

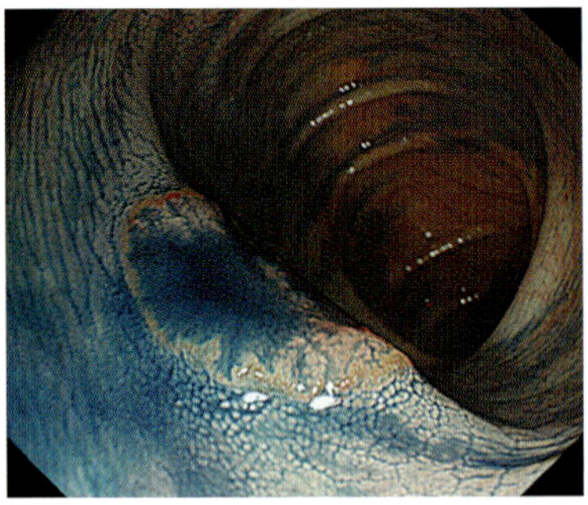

图5 ◆ 靛胭脂染色

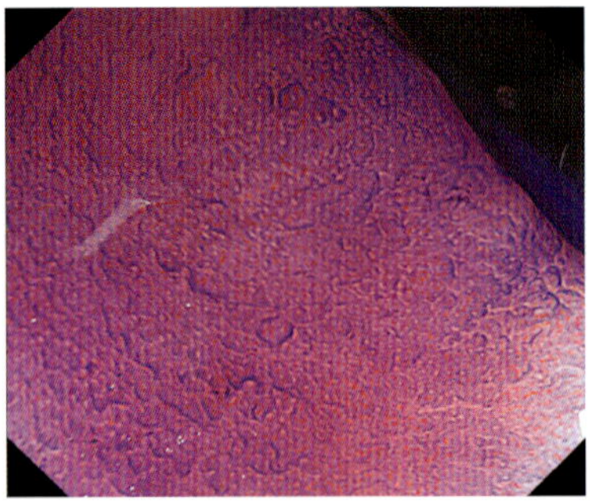

图6 ◆ 放大内镜观察

## 解　读

对于本例病变性质的诊断不会有疑问，但是良恶性鉴别会出现一些问题。普通观察（图1，图2）可见15mm大小的界限清楚的平坦型病变。中心浅凹陷，形态可随空气量的多少发生变化，因此普通内镜下考虑为腺瘤~黏膜内癌。NBI观察（图3）见由于病变边缘（正常黏膜）发红而在NBI下发黑，中央部血管看起来分布稀疏。NBI放大观察（图4）

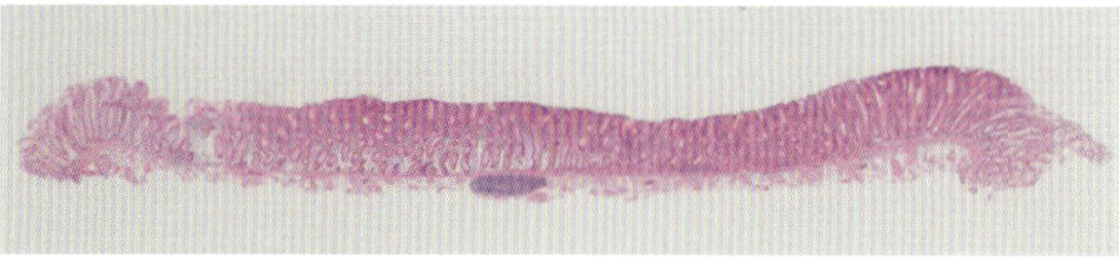

图7◆ 低倍全景图片

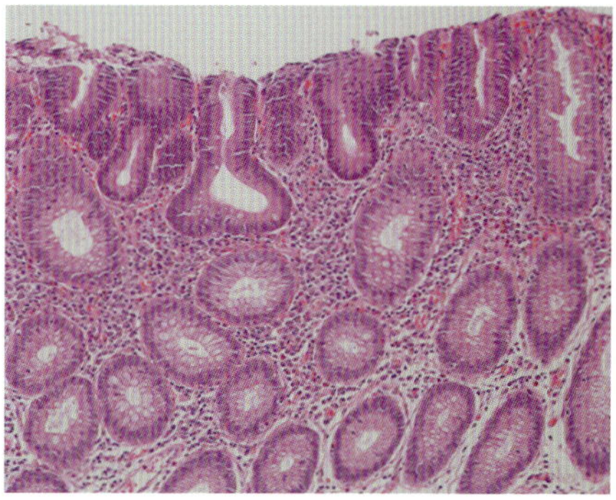

图8◆ 病理组织学图像

**表◆ 结肠腺瘤、早期结肠癌的微血管分型与组织学类型、浸润深度的关系**

| capillary pattern | 例数 | 组织学类型·浸润深度 | | |
|---|---|---|---|---|
| | | 腺瘤 | M癌，SM1癌* | SM2，SM3癌 |
| Ⅱ | 805 | 784（97.4%） | 20（2.5%） | 1（0.1%） |
| Ⅲ A | 92 | 16（17.4%） | 71（77.2%） | 5（5.4%） |
| Ⅲ B | 41 | | 12（29.3%） | 29（70.7%） |

*：SM1癌：＜1000μm　SM：黏膜下层（submucosa）

血管粗细均匀，排列规则，诊断为Ⅱ型微血管形态。靛胭脂染色（图5）可见存在相对凹陷，看起来像Ⅱc样，但是从侧面看有轻微的隆起，因此诊断为Ⅱa型。放大内镜观察（图6）见呈Ⅲ$_S$型隐窝形态，综合考虑浸润深度为M而行EMR。病理组织学诊断为黏膜表层中度异型性腺瘤（图7，图8）。

对于结肠病变，肿瘤与非肿瘤（性质诊断）的鉴别诊断较容易，但是良恶性鉴别较困难。有不少医院在切除之前进行活检，但是真正影响治疗方针的不是病变性质的诊断而是浸润深度诊断，腺瘤内癌这类病变取活检的部位也是个问题，对于像本例一样的平坦隆起型病变以及LST-NG等病变取活检会造成完整切除的操作出现困难等。放大内镜观察对属于内镜治疗适应证的SM1以内的病变是非常好的检查，NBI下微血管形态出现Ⅱ型、ⅢA型的病变、色素放大内镜观察下隐窝形态出现Ⅲ$_L$、Ⅲ$_S$、Ⅳ、V$_I$（轻度不规则）的病变几乎是SM1以内的病变[1-3]。因此考虑到对治疗的影响，充分的放大内镜下的观察比活检更重要。我院的数据显示，表现为Ⅱ型微血管形态的病变97.4%为腺瘤，因此认为采用NBI观察有可能在一定程度上做到良恶性鉴别（表）。

## A

**1. 腺瘤~黏膜内癌**
**2. 黏膜内癌EMR**

### 参考文献


[1] Sano Y, et al：Efficacy of magnifying chromoendoscopy for the differential diagnosis of colorectal lesions. Digestive Endoscopy, 17：105-116, 2005.

[2] Sano Y, et al：Magnifying observation of microvascular architecture of colorectal lesions using a narrow-band imaging system. Digestive Endoscopy, 18：S44-S51, 2006.

[3] 工藤進英，他：大腸腫瘍に対する拡大内視鏡観察と深達度診断-箱根シンポジウムにおけるV型亜分類の合意-. 胃と腸, 39：747-752, 2004.

# 2. 肿瘤的良恶性鉴别 Case ②

池松弘朗，大野康寛

Q

【病　例】50余岁，男性

【主　诉】腹痛

【既往史】无特殊

【现病史】因腹痛行结肠镜检查，发现横结肠病变（图1~图6）

1. 普通内镜下的浸润深度
2. 放大内镜观察后的浸润深度及治疗方针

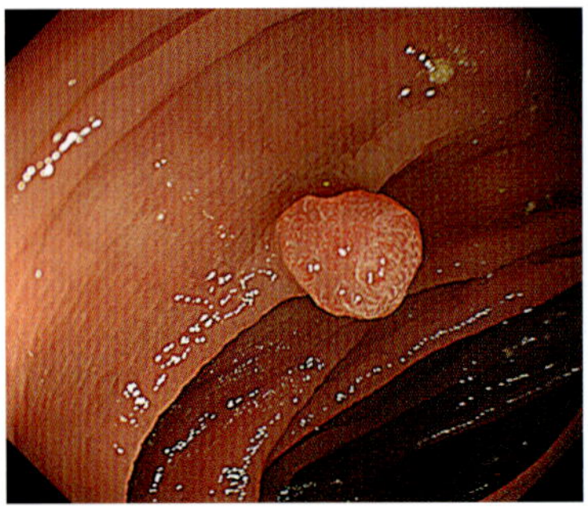

图1 ◆ 普通观察（远景）

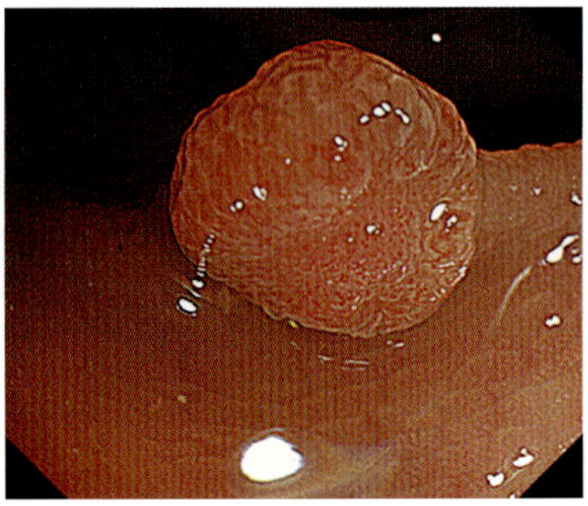

图2 ◆ 普通观察（近景）

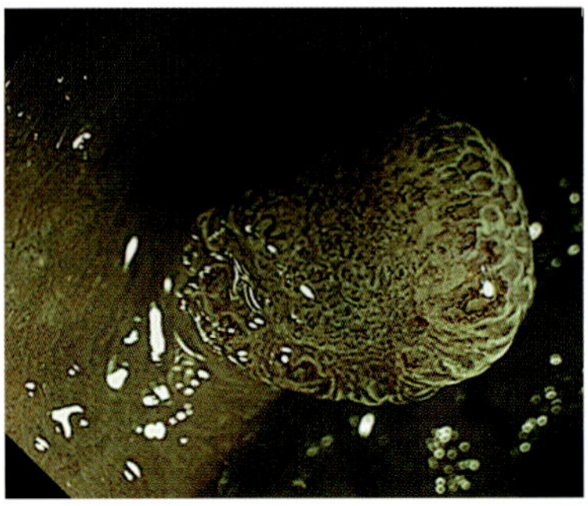

图3 ◆ NBI观察

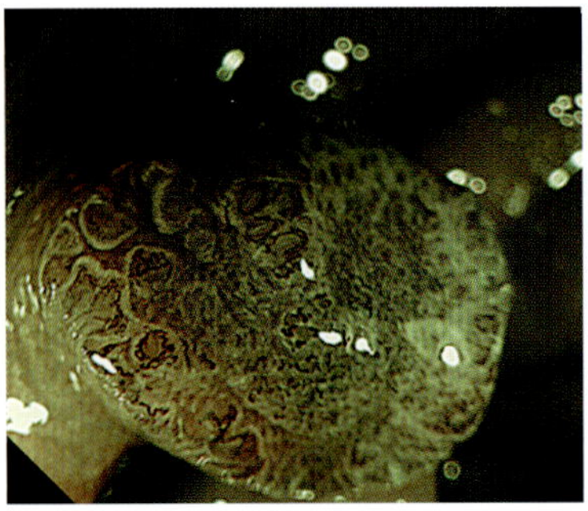

图4 ◆ NBI放大观察

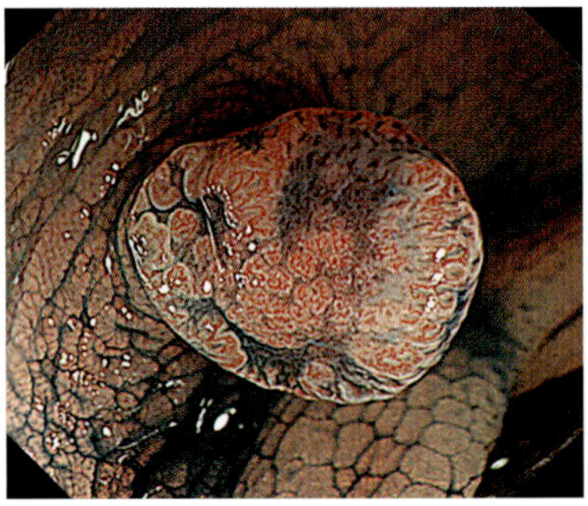

图5 ◆ 靛胭脂染色

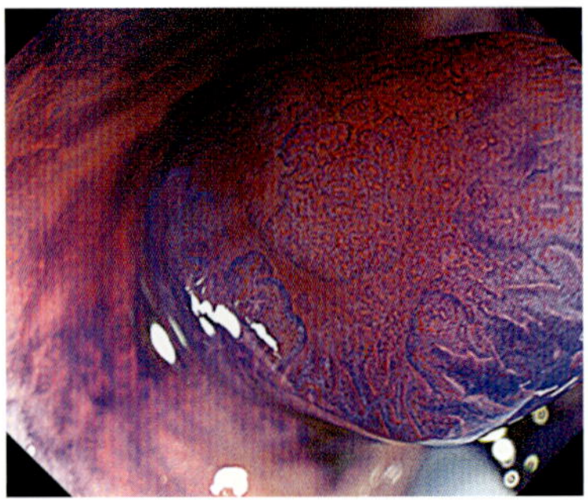

图6 ◆ 放大内镜观察

## 解 读

对于本例的病变性质诊断不会有问题，但是良恶性鉴别会有些疑问。普通内镜观察（图1，图2）见6mm大小的伴有中心凹陷的隆起型病变，中心部见浅凹陷，但是未见僵硬、皱襞集中、集中等，因此在普通内镜下诊断为腺瘤~黏膜内癌。NBI观察（图3，图4）病变凹陷部位血管尚规则，部分出现大小不等，诊断为ⅢA 型微血管形态。靛胭脂染色（图5）下凹陷部有明确的界限，在NBI下见粗大血管区域与周围正常黏膜相延续，预测是正常黏膜残存的部位。放大内镜观察（图6）可见与凹陷面一致的$Ⅲ_S$型隐窝形态。综合判断为浸润到M的病变而行EMR，病理是中度异型性腺瘤（图7~图9）。

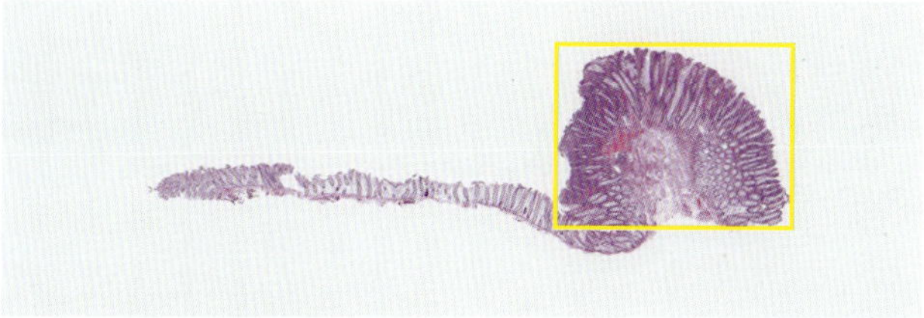

图7 ◆ 低倍全景图像

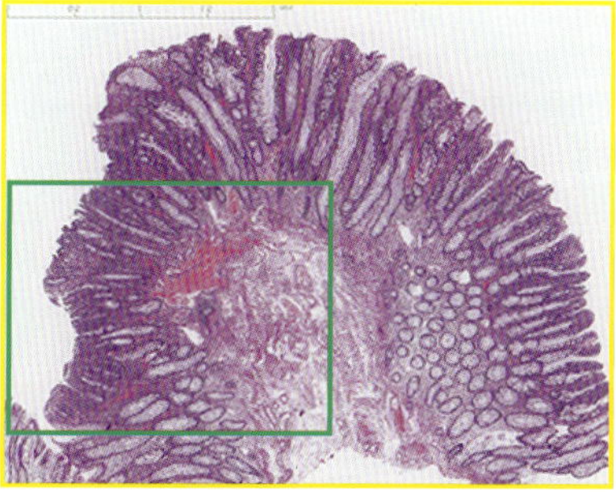

图8 ◆ 病理组织学图像（低倍放大图像）

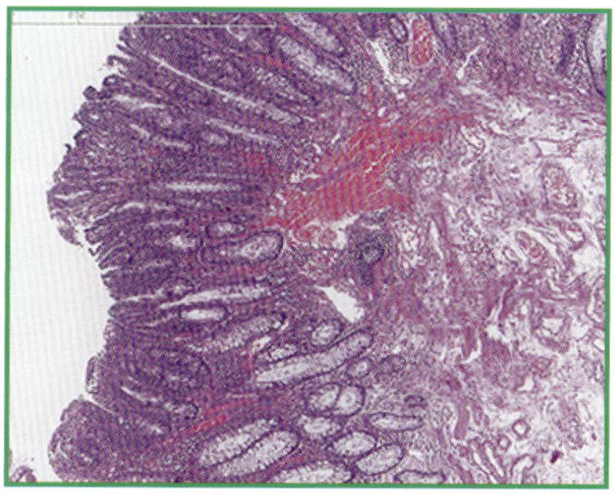

图9 ◆ 病理组织学图像（高倍放大图像）

**A**

1. 腺瘤~黏膜内癌
2. 黏膜内癌，EMR

# 2. 肿瘤的良恶性鉴别 Case ③

渡邊 真

Q

【病　例】56岁，男性

【主　诉】便潜血阳性

【既往史】无特殊

【现病史】因便潜血阳性行结肠镜检查，发现乙状结肠病变（图1~图4）

1. 病变的肉眼形态为

　①Ⅱc　②Ⅱa+Ⅱc　③Ⅱa

2. 这个病变的隐窝形态为

　①Ⅱ型　②$Ⅲ_S$型　③Ⅲ或者Ⅳ型　④$V_I$型　⑤$V_N$型

3. 组织学诊断

　①增生性病变　②腺瘤　③癌

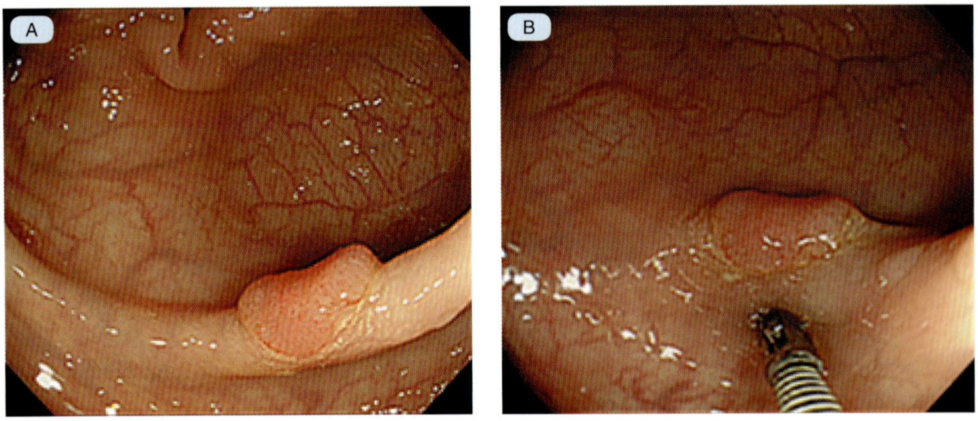


图1 ◆ 普通内镜观察

A）侧面像

B）活检钳压迫像

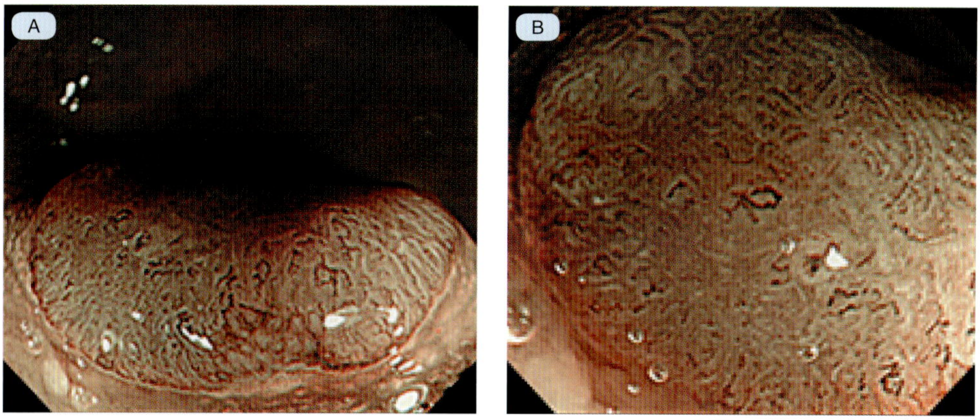


**图2 ◆ NBI 观察像**
A）非放大观察　B）放大观察

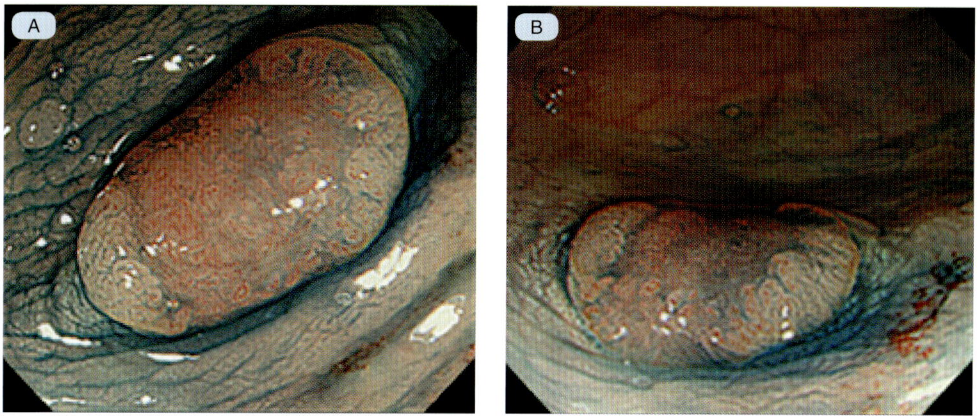


**图3 ◆ 靛胭脂染色**
A）正面观察　B）侧面观察

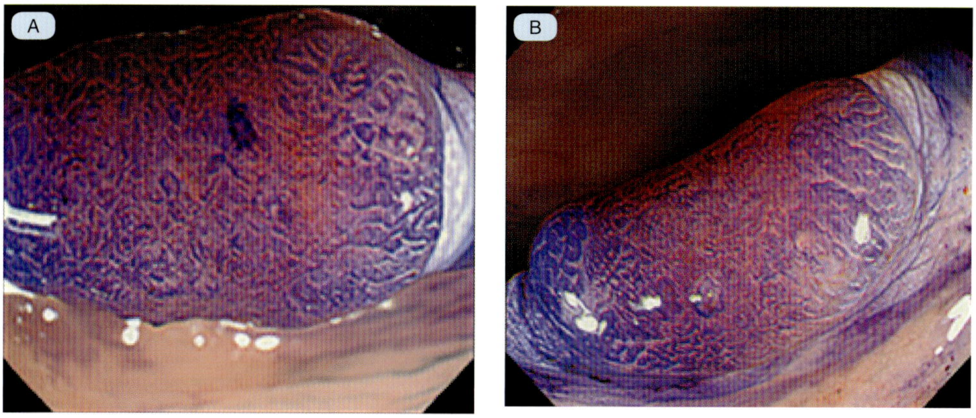


**图4 ◆ 结晶紫染色**
A）正面观察　B）侧面观察

## 解 读

普通内镜下（图1）病变为整体发红的扁平隆起，中央略凹陷，周边可见白斑。NBI观察（图2）下见边缘为正常~增生的形态，内部可见粗细不均、扭曲、部分中断的血管[1]。表面结构[2]比较清楚。在靛胭脂染色下（图3）见色素沉积的中央不规则的凹陷，肉眼形态为Ⅱ a+Ⅱc 型。结晶紫染色（图4）显示边缘为Ⅳ型隐窝形态，病变内部凹陷面可见大小不同的密集的隐窝，未见明显的$V_N$区域，考虑为$V_I$型隐窝形态。

由于普通观察、NBI观察显示为M或者SM浅层浸润癌，结晶紫染色下呈$V_I$型，出现隐窝管腔狭小、边缘不规则、轮廓不清等$V_I$高度不规则的表现[3]，不排除SM深部浸润癌的可能性。但是因病变小，有可能EMR切除，所以做了大活检为目的的EMR。

病变为大小7mm的扁平病变，病理低倍全景图（图5A）显示为伴有内部凹陷的Ⅱa+Ⅱc型病变。凹陷部位放大图像（图5B）见表现为细胞核异型及结构异型的肿瘤腺管占据全层，病理组织学诊断为高分化腺癌，浸润深度为m，ly0，v0。

本病例在色素内镜下病变显示得更清晰，病变内存在凹陷面，在NBI下见不规则的血管，放大观察诊断为Ⅴ型隐窝。上述检查方法有助于良恶性的鉴别诊断。

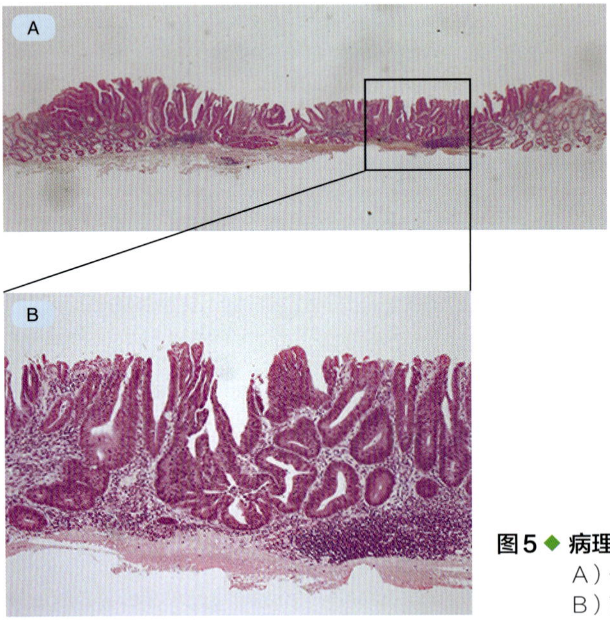


**图5 ◆ 病理组织学图像**
A）低倍全景图像
B）高倍放大图像

**A**

1. ①Ⅱa+Ⅱc
2. ④$V_I$型
3. ③癌

**参考文献**


[1] Ikematsu H, et al：Efficacy of capillary pattern type ⅢA/ⅢB by magnifying narrow band imaging for for estimating depth of invasion fo early colorectal neoplasmus. BMG Gastroenterol, 10：33, 2010.

[2] Tanaka S & Sano Y：Aim to unify the narrow band imaging（NBI）magnifying classification for colon tumors：current status in Japan from a summary of the consensus symposium in the 79th annual meeting of the Japan Gastroenterological Endoscopy Society：Dig Endsc, 23：S131-S139, 2011.

[3] 工藤進英，他：大腸腫瘍の拡大観察—$V_I$型pit patternの分析および診断の関するコンセンサス．胃と腸，41：1751-1761，2006.

[4]「大腸癌治療ガイドライン-医師用2014年版」（大腸癌研究会/編）．金原出版，2014.

# 2. 肿瘤的良恶性鉴别Case④

日下利広，安原裕美子

Q

【病　例】86岁，男性
【主　诉】下腹痛
【既往史】早期胃癌
【现病史】早期胃癌ESD术后随访中，出现下腹痛行筛查结肠镜检查，发现直肠病变（图1~图5）

1. 这个病变为
   ① 非肿瘤
   ② 腺瘤
   ③ 早期癌
   ④ 进展期癌
2. 这个病变的肉眼分型
   ① Ⅰ型
   ② Ⅱc型
   ③ LST-NG
   ④ LST-G
3. 这个病变的组织学类型及浸润深度
   ① 增生性息肉
   ② 腺瘤
   ③ 黏膜内癌~SM浅层浸润癌
   ④ SM深部浸润癌
4. 这个病变的治疗方针
   ① 随访
   ② EMR（分片切除也可）
   ③ ESD
   ④ 外科手术

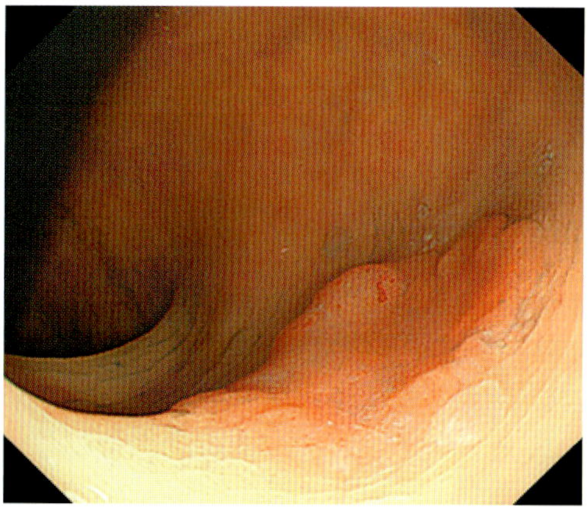

图1 ◆ 普通内镜图像

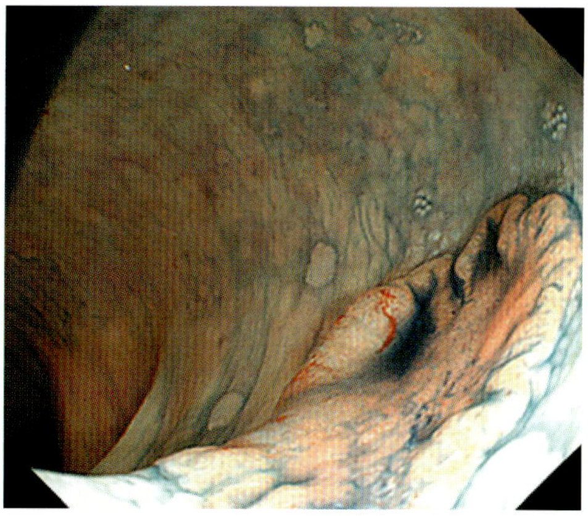

图2 ◆ 靛胭脂染色图像

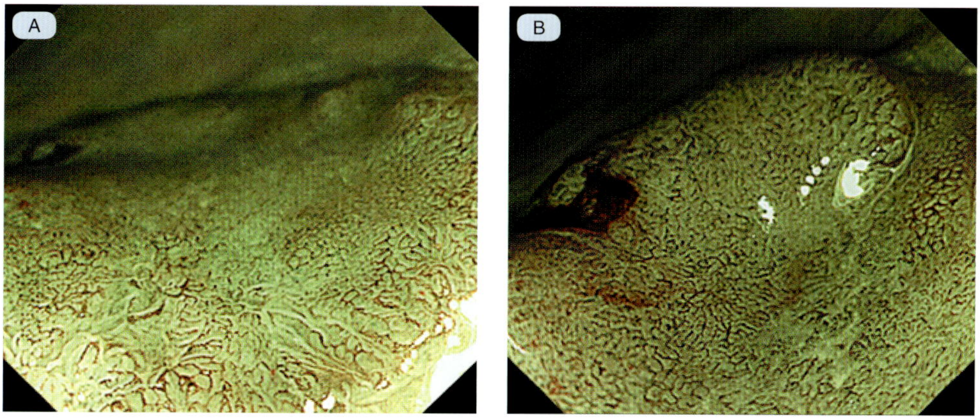


图3 ◆ NBI 放大内镜图像
A）肛侧　B）口侧

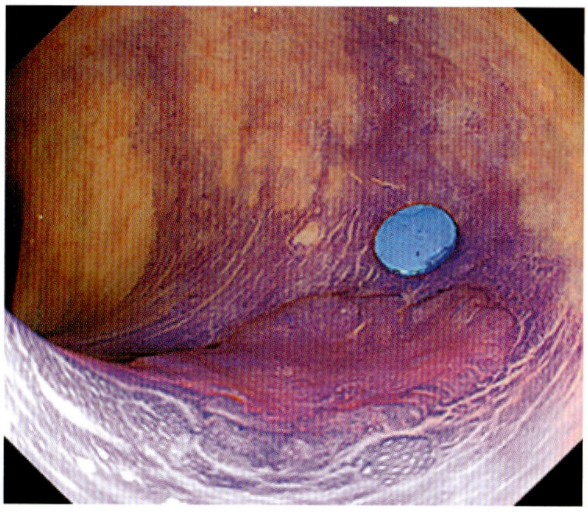

图4 ◆ 结晶紫染色非放大观察（远景）

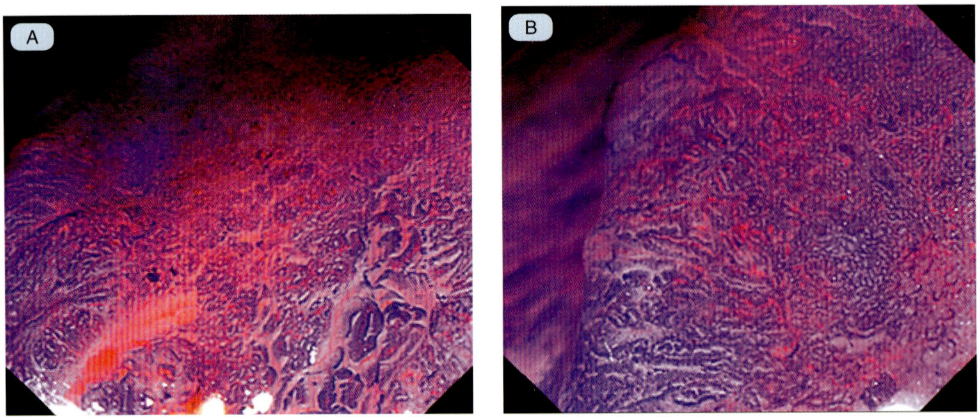

**图5◆ 结晶紫染色放大观察**

A）肛侧　B）口侧

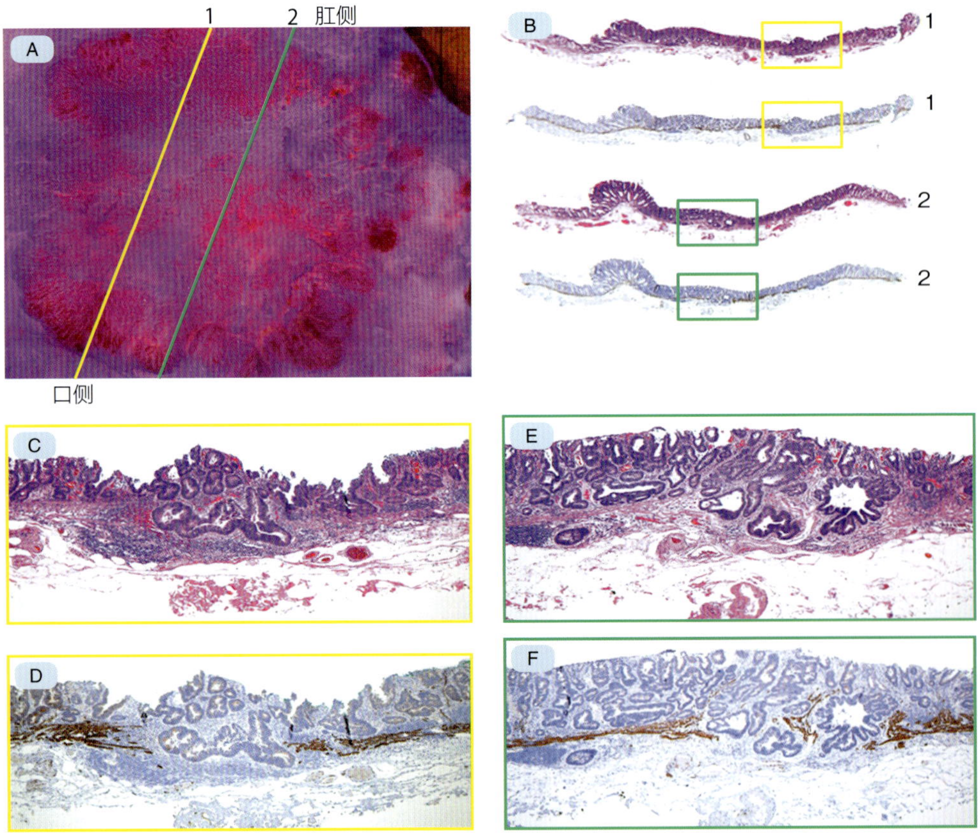


**图6◆ 切除标本**

A）实体显微镜图像　B）组织学图像（低倍放大）　C）组织学图像H E染色（1，高倍放大）　D）组织学图像结合蛋白（desmin）染色（1，高倍放大）　E）组织学图像HE染色（2，高倍放大）　F）组织学图像结合蛋白（desmin）染色（2，高倍放大）

## 解 读

病变为2mc左右的表浅隆起型，中央可见平缓的盆状凹陷，即所谓的LST-NG（非颗粒型LST）的假凹陷型（Pseudo-depression：PD）（图1，图2）。超过2cm的LST-NG的SM浸润率高，较高的多中心型浸润的发生率，因此对于这个病变需要详细的放大内镜下观察。放大NBI观察（图3A、B）下见微血管及微结构尚存在，但是整体表现为轻度不规则，仅有一部分血管密集、不规则更显著，但是未见明确的无血管区，主体为广岛分类的C1型，极少部分为C2型。病变大小接近25mm，未见注气后的管壁伸展不良的表现（图4）。结晶紫染色放大观察（图5A、B）主体为$V_I$型轻度不规则的隐窝结构，一部分为$V_I$型高度不规则的隐窝结构，但是这一范围较小，未见明确的$V_N$型隐窝。因此判断大部分为黏膜内癌，少部分存在SM浅层浸润的可能性。LST-NG-PD 病变常伴有黏膜下层纤维化，也有不少出现非抬举征。如果能排除SM深部浸润，这类病变是ESD完整切除合适的适应证。这个病变也做了ESD完整切除，病理组织学诊断为SM浅层浸润高分化腺癌，未见脉管浸润，断端阴性，为治愈性切除（图6）。

**A**

1. ③ 早期癌
2. ③ LST-NG
3. ③ 黏膜内癌~SM浅层浸润癌
4. ③ ESD

# 2. 肿瘤的良恶性鉴别Case⑤

中土井鋼一，田中信治

**Q**

【病　例】70岁，男性
【主　诉】便潜血阳性
【既往史】高脂血症
【现病史】因便潜血阳性行结肠镜检查发现乙状结肠病变（图1~图4）

1. 这个肿瘤的内镜诊断为?
2. 治疗方针是什么?

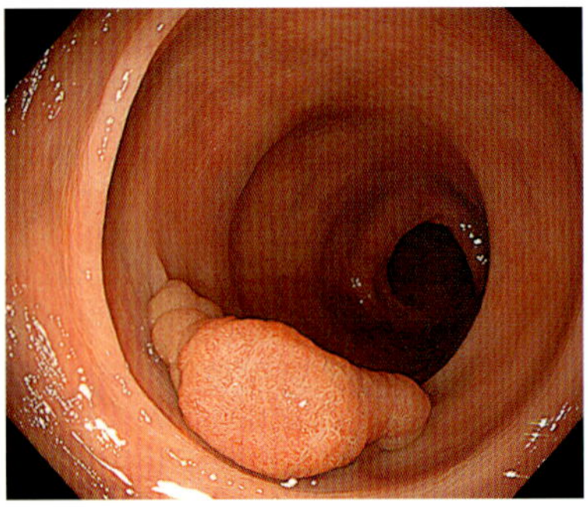

图1◆普通内镜图像

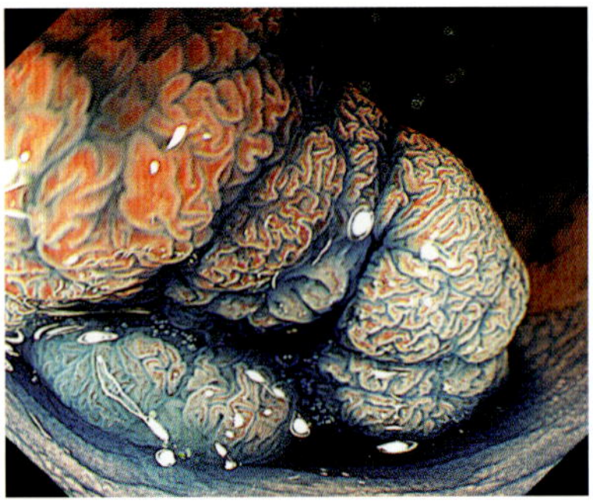

图2◆靛胭脂染色放大观察（病变右侧缘）

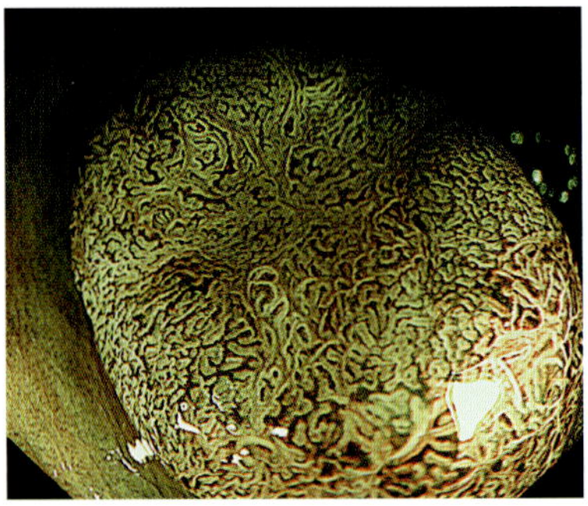

图3◆NBI放大观察（肛侧结节部分）

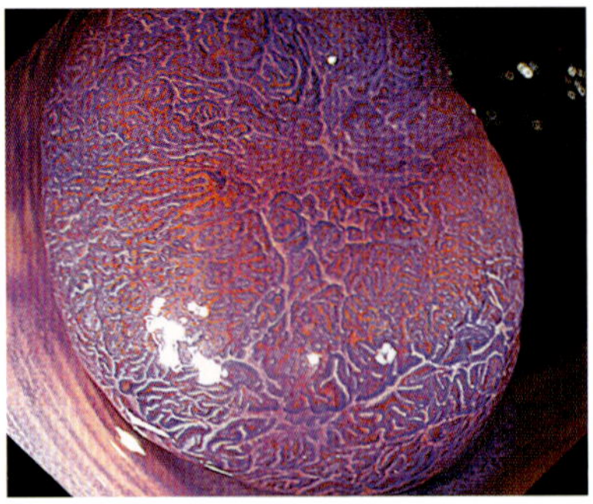

图4◆结晶紫染色下放大观察（肛侧结节部分）

## 解　读

普通内镜下为30mm大小的无蒂隆起型病变，表面呈结节分叶状，病变肛侧见略微发红的大结节（图1）。

靛胭脂染色放大观察见病变大部分为$\mathrm{III}_L$~Ⅳ型隐窝结构（图2），大结节的中央可见

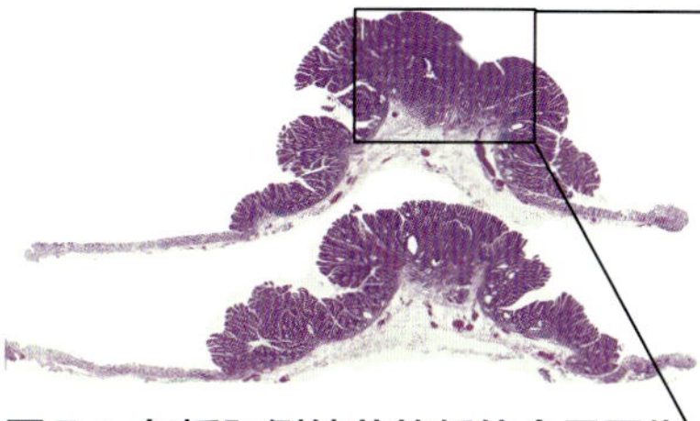

图5 ◆ 包括肛侧结节的低倍全景图像

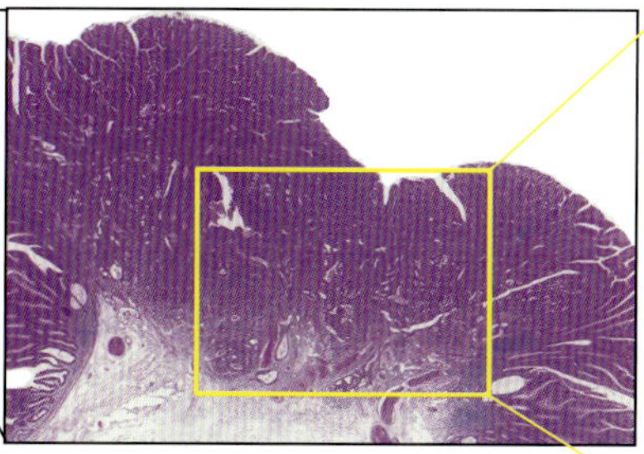

图6 ◆ 肛侧结节的低倍放大图像

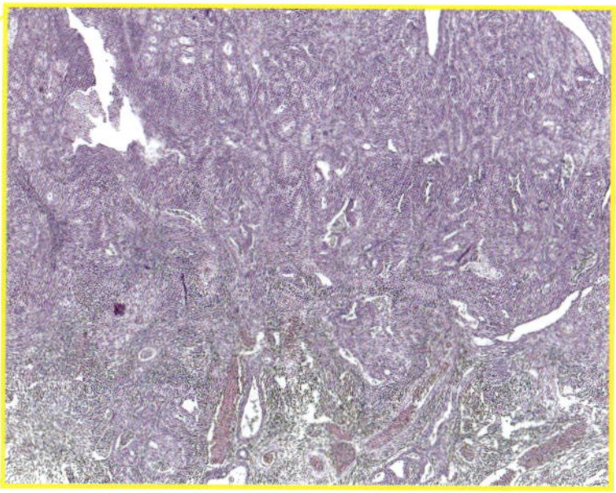

图7 ◆ 肛侧结节的中倍放大图像

轻微的凹陷，NBI放大观察可以间接观察到明显不规则的表面结构，为广岛分类的C2型（图3）。结晶紫染色放大观察该部位呈现不规则的隐窝结构，可见隐窝内腔狭小、边缘不规则、间质区域（表层被覆上皮）着色不良等表现，为$V_I$型高度不规则隐窝形态（图4）。

根据以上分析，病变大部分为腺瘤~黏膜内癌，在大结节处有可能为SM深部浸润癌。由于本病变$V_I$型高度不规则的隐窝结构区域较小，以整块切除活检为目的选择了ESD治疗，病理组织学诊断大部分为高级别绒毛管状腺瘤，大结节部分为中~高分化管状腺癌，出现SM深部浸润（SM浸润距离为3000μm，ly0，v0，出芽1级，HM0，VM0）（图5~图7）。根据《结肠癌治疗指南-医生用（2014年版）》[1]，SM浸润深度在1000μm以上为“需要肠段切除加淋巴结清扫”的病例。有报道“需要肠段切除加淋巴结清扫”病变中，像本例一样的主要组织学类型为管状腺癌/乳头状腺癌、脉管浸润阴性、出芽G1的病变，无论浸润深度，淋巴结转移率约为1.2%[2]（表），预后分析也有同样的报告[3]，结肠癌研究会的大规模研究计划也得出同样的结果（数据被省略）。

因此，为了对切除标本进行正确的病理诊断并根据病理结果决定治疗方针，是需要完整切除的ESD的，但是前提是通过正确的诊断除外明显的SM浸润癌。针对本病例和患者进行了充分的交流，尊重患者强烈的意愿，未追加手术而选择了随访。

表 ◆ 主要组织类型：满足管状腺癌/乳头状腺癌且脉管浸润阴性且出芽G1的结肠SM癌的浸润深度与淋巴结转移率

| SM浸润深度 | 淋巴结转移率 | 95%可信区间 |
|---|---|---|
| ＜1000μm | 0%（0/114） | 0~2.59 |
| ＜1500μm | 0%（0/149） | 0~1.99 |
| ＜1800μm | 0%（0/158） | 0~1.88 |
| ＜2000μm | 1.22%（2/164） | 0.15~4.34 |
| ＜3000μm | 1.56%（3/192） | 0.53~5.00 |
| ＜4000μm | 1.41%（3/213） | 0.29~4.06 |
| ＜5000μm | 1.33%（3/226） | 0.27~3.83 |
| 全部病例 | 1.20%（3/249） | 0.25~3.48 |

引自参考文献[2]

**A**

**1. 腺瘤~黏膜内癌（仅大的结节SM浸润）**
**2. ESD**


### 参考文献

[1]「大腸癌治療ガイドライン-医師用（2014年版）」（大腸癌研究会/編），金原出版，2014.

[2] Nakadoi K, et al：Management of T1 colorectal carcinoma with special reference to criteria for curative endoscopic resection. J Gastroenterol Hepatol, 27：1057-1062, 2012.

[3] Yoshii S, et al：Factors associated with risk for colorectal cancer recurrence after endoscopic resection of T1 tumors. Clin Gastroenterol Hepatol, 12：292-302. e3, 2014.

# 3. 癌的浸润深度 Case ①

金尾浩幸

## Q

【病　例】60余岁，男性
【主　诉】便潜血阳性
【既往史】无特殊
【现病史】因便潜血阳性行结肠检查发现乙状结肠病变（图1~图3）

1. 肉眼形态是什么？
2. 治疗方针是什么？

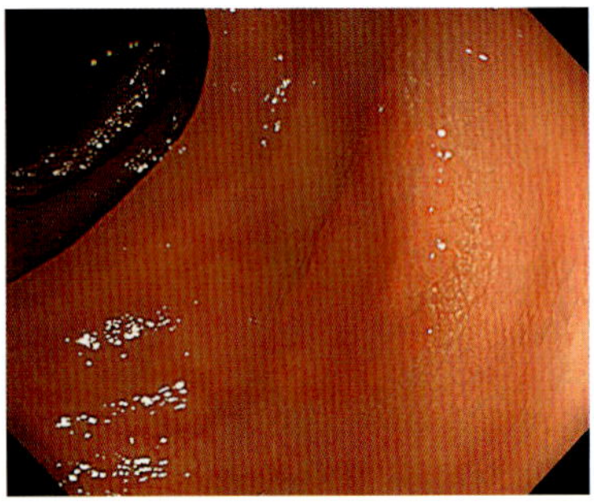

图1 ◆ 通普通内镜观察

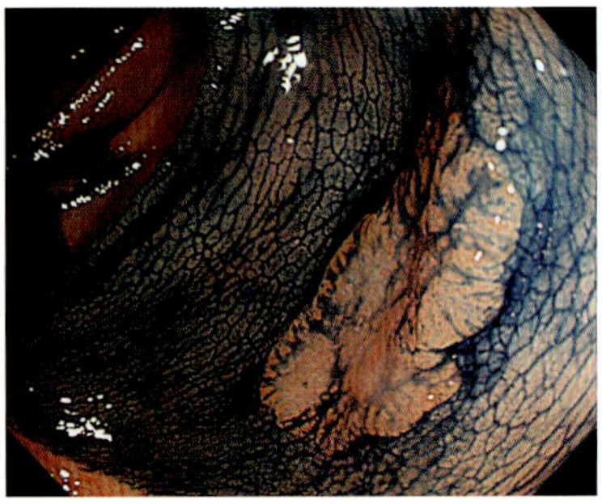

图2 ◆ 靛胭脂染色观察（病变右侧边缘）

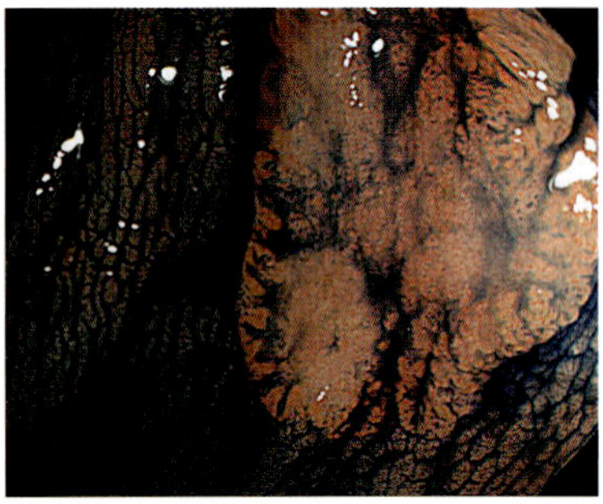

图3 ◆ 靛胭脂染色放大观察（低倍放大）

| Subtypes of LST | Classification in type 0 |
|---|---|
| LST granular（LST-G） | |
| Homogenous type | 0- Ⅱa |
| Nodular mixed type | 0- Ⅱa，0- Is + Ⅱa，0- Ⅱa + Is |
| LST non-granular（LST-NG） | |
| Flat elevated | 0- Ⅱa |
| Pseudo-depressed type | 0- Ⅱa + Ⅱc，0- Ⅱc + Ⅱa |

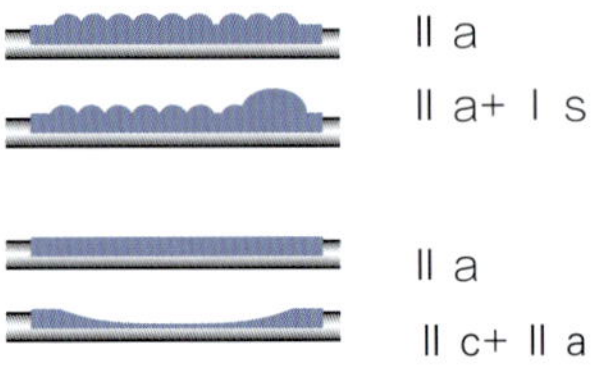


The term "LST (laterally spreading tumour)" refers to the lateral growth of lesions at least 10mm in diameter : this is in opposition to traditional polypoid (upward growth) of flat and depressed lesions (downward growth).

图4 ◆ 侧向发育型肿瘤的分类及与肉眼形态的关系

## 解 读

普通内镜下观察（图1）见乙状结肠20mm大小的略微发红的表浅型肿瘤。靛胭脂染色下（图2）病变边界清楚，可见平缓的盆状凹陷，不能看到凹陷的全周界限（图3）。肉眼分型为0-Ⅱa+Ⅱc型，也就是LST-NG（pseudo-depressed type，PD）（图4）[1]。与其他类型比较，PD的恶性度高，需要引起注意。冈等报道PD的癌变率为82.4%[2]，SM浸润率为44.1%[2]。田中等报道在SM浸润的PD中，表现为Ⅴ型隐窝以外的部位SM浸润率达到47%[3]。因此，PD的癌变率以及SM浸润率高，术前诊断SM浸润的部位困难，是有必要整块完整切除的病变。本例最终为黏膜内癌（图5），从肉眼分型也是要考虑存在SM浸润癌的可能性，应该选择ESD的病变。

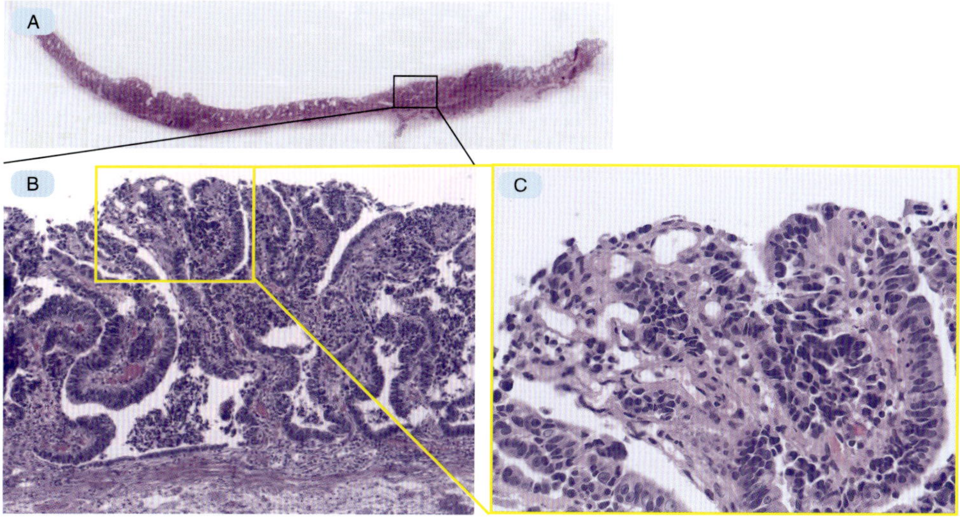


**图5 ◆ 病理组织学图像**

A）低倍全景图像　B）低倍放大图像　C）高倍放大图像
乙状结肠黏膜内腺癌，ESD
tub1>tub2，pM，ly0，v0，pHM0，pVM0

**A** 1. 0-Ⅱa+Ⅱc，［LST-NG（pseudo-depressed type）］
2. ESD

**参考文献**

［1］Kudo S，et al：Nonpolypoid neoplastic lesions of the colorectal mucosa. Gastrointest Endosc，68：S3-47，2008.
［2］岡志郎，他：早期大腸癌に対するESDとEMRの最適なすみ分け—ESDとEMRの治療成績から. 臨床消化器内科，23：79-88，2008.
［3］田中信治，他：大腸腫瘍の拡大内視鏡によるpit pattern診断. 病理と臨床，29：749-760，2011.

# 3. 癌的浸润深度 Case ②

斎藤彰一，田尻久雄，池上雅博

## Q

【病　例】64岁，男性
【主　诉】无特殊
【现病史】定期体检发现便潜血阳性就诊，结肠镜检查示直乙交界病变，为精查介绍到我院（图1，图2）

1. 肉眼形态及浸润深度诊断是什么？
2. 从表面形态预测的组织学类型是什么？

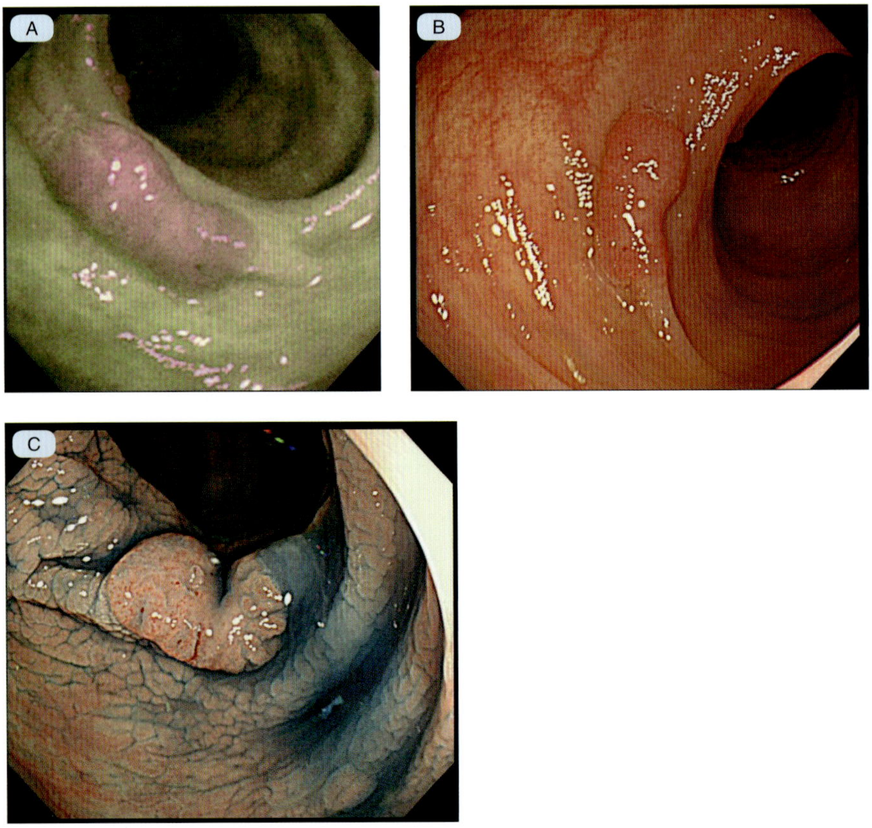


图1 ◆ 普通内镜观察

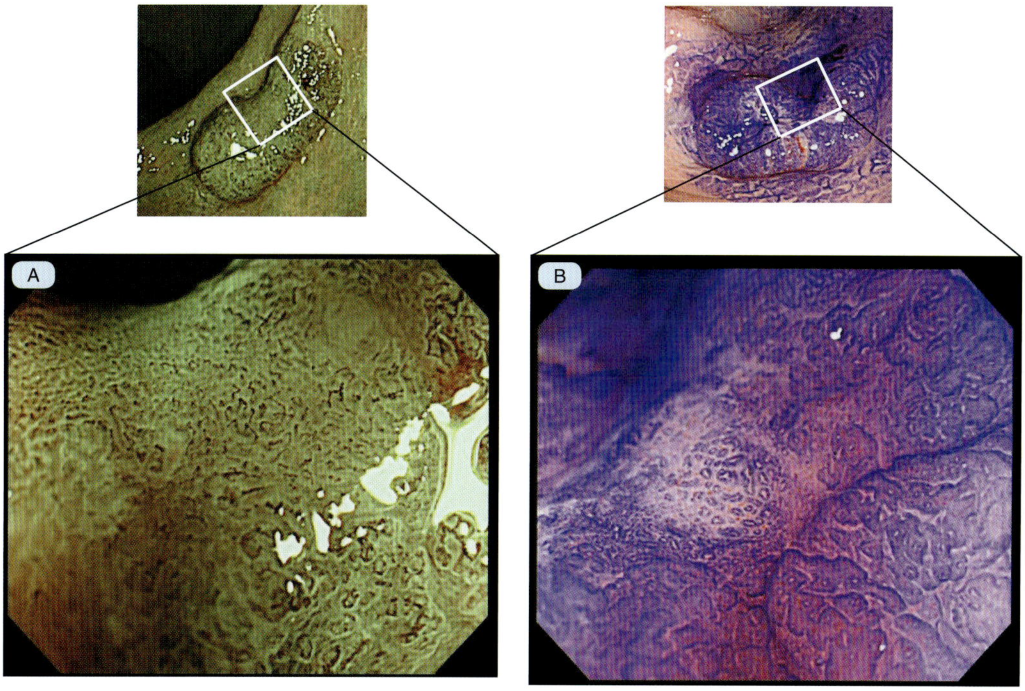


**图2 ◆ 放大内镜观察**



## 解　读

图1A：自发荧光内镜观察（AFI）下表现。周围正常黏膜呈现深绿色，病变部位呈现薰衣草样颜色，根据这一表现可以判断隆起部位为肿瘤性病变[1]，薰衣草样颜色越深，预测组织学异型度越高[2]。

图1B：中等量空气、白光观察下的表现。病变呈淡红色表浅型，界限清楚，跨越皱襞，未见注气后的伸展不良。中央貌似有轻微的凹陷，但未见明显的皱襞集中以及溃疡形成。

图1C：少量空气下的靛胭脂染色。靛胭脂染色后边缘隆起更明显，中央可见凹陷。病变没有僵硬感，伸展性好。考虑有SM浅层浸润的可能性。

图2A：NBI放大观察（中心部）。病变中央散在血管扩张，可见粗细不等、形状不一的血管扭曲，但是走行尚规则，可以排除伴有间质反应的黏膜下层浸润癌露出于黏膜表层。

图2B：结晶紫染色放大观察（中心部）。为和图2A相同部位的放大观察，当观察到如图2A一样不规则的血管时，需要做结晶紫染色下隐窝形态的观察。本病变边缘隆起起始部为规则的腺管开口，诊断为$\text{III}_{L}$型隐窝。中心部界限不清，可见腺管管腔狭小化，混有$\text{V}_{I}$轻度不规则的$\text{III}_{S}$型隐窝。因此推测主体病变为黏膜内，也不能排除SM浅层浸润的可能性，因此选择内镜下黏膜剥离术。

图3A：实体显微镜图像：16mm × 12mm大小的病变，从白实线处做切片（以⇨的方向切片）。

图3B：NBI模式下（非放大），将对应部位用A~E标记。

图4A：病变中心部的放大观察，将白线部分朝上包埋。

图4B：#7的低倍全景图，为局限于黏膜内的病变。

图4C：病变部位的高倍放大图片，黏膜内可见高分化腺癌，其正下方见数个腺管的SM浸润。

图4D：结合蛋白（desmine）染色见黏膜肌层被破坏，从黏膜肌层测量的浸润距离为120μm（➪）。

**最终病理诊断：**高分化腺癌，pT1a［SM120μm］，ly0，V0，出芽1级。

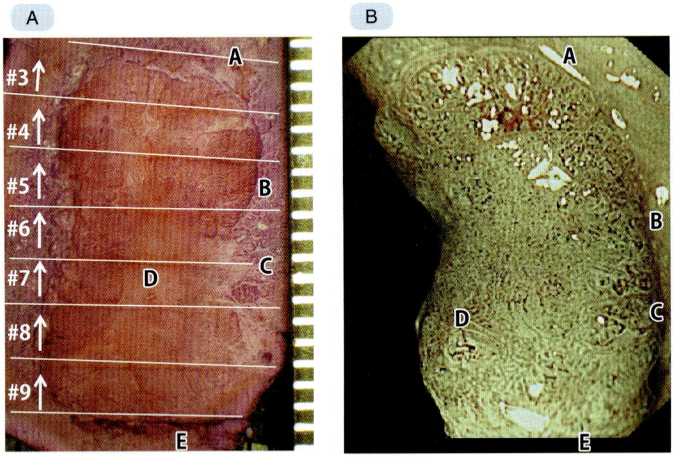


图3 ◆ 对比图（实体显微镜－内镜下表现）

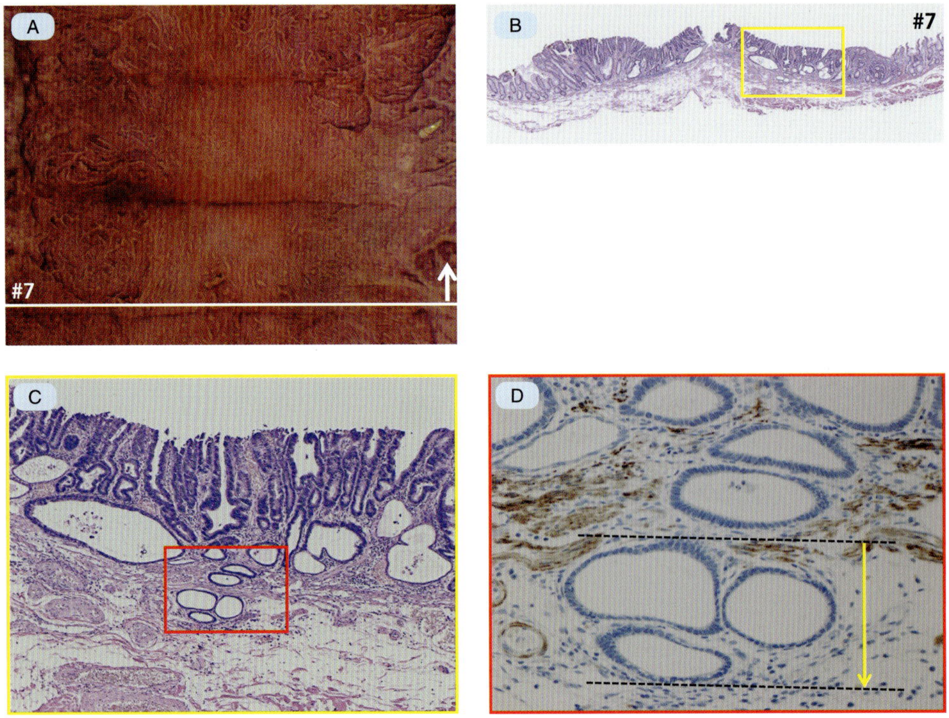


图4 ◆ 病理组织学所见

## A 1. 0-Ⅱa+Ⅱc，［LST-非颗粒型，假凹陷型（pseudo-depressed type）］，SM浅层浸润癌
## 2. 腺瘤内癌

**参考文献**


[1] Saito S，et al：Auto-fluorescence imaging makes it easy to differentiate neoplastic lesions from non-neoplastic lesions in the colon.「New Challenges in Gastrointestinal Endoscopy」pp330-337, Springer Inc，2008.

[2] Inomata H，Tamai N，Aihara H，et al. Efficacy of a novel auto-fluorescence imaging system with computer-assisted color analysis for assessment of colorectal lesions. World J gastroenterol 2013 19（41）：7146-53.

# 3. 癌的浸润深度 Case ③

坂本直人，寺井　毅，渡辺純夫

## Q

【病　例】63岁，男性
【主　诉】便潜血阳性
【既往史】无特殊
【现病史】体检发现便潜血阳性就诊，结肠镜检查见图片所示升结肠病变（图1~图7）

1. 普通内镜下的表现是什么？
2. NBI下的表现是什么？
3. 根据隐窝形态诊断是什么？
4. 浸润深度诊断是什么？
5. 治疗方针选择是什么？
   ① EMR
   ② ESD
   ③ LAC（surgical resection）

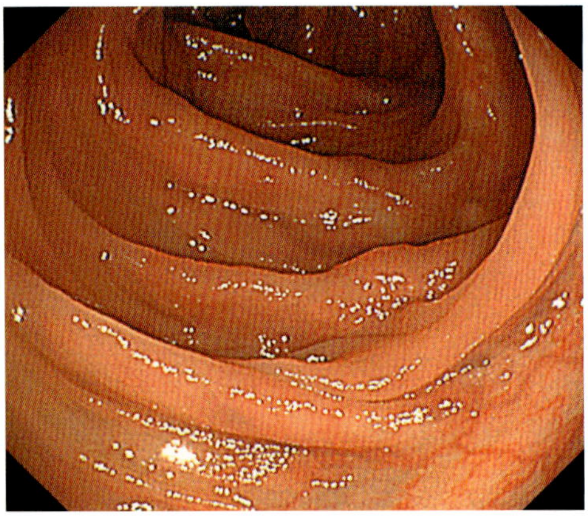

图1 ◆ 普通内镜观察（远景）

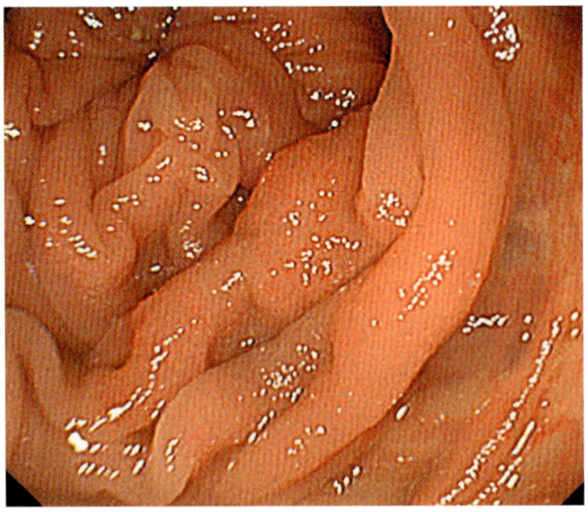

图2 ◆ 普通内镜观察（近景）

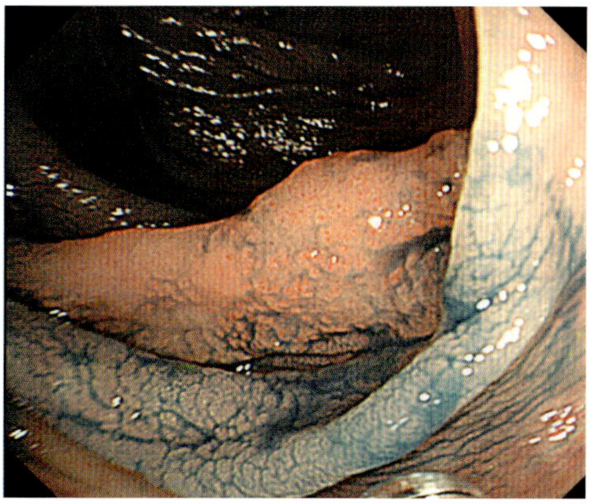

图3 ◆ 靛胭脂染色观察

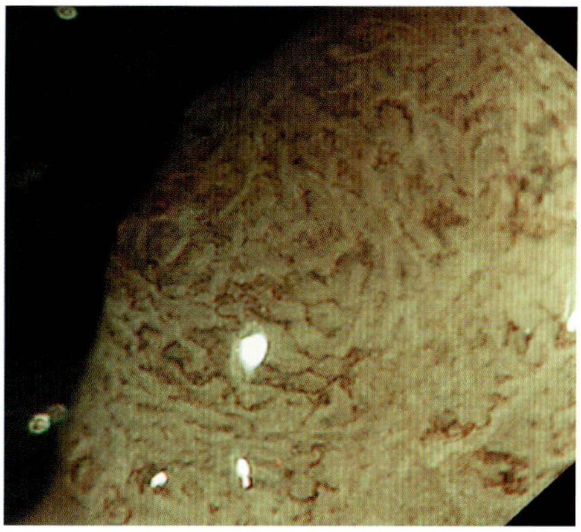

图4 ◆ NBI观察（中央右侧）

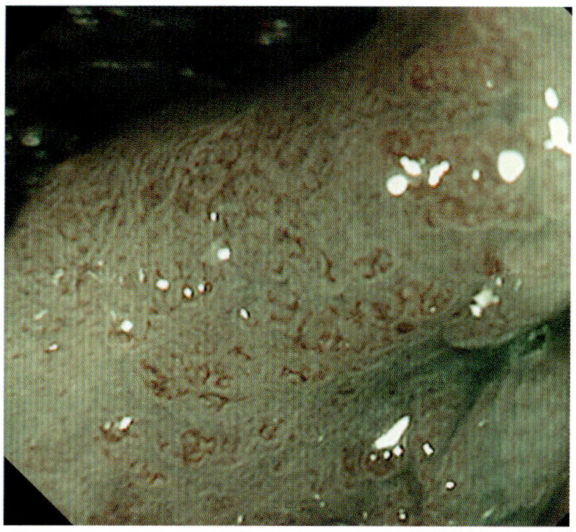

图5 ◆ NBI观察（右侧边缘）

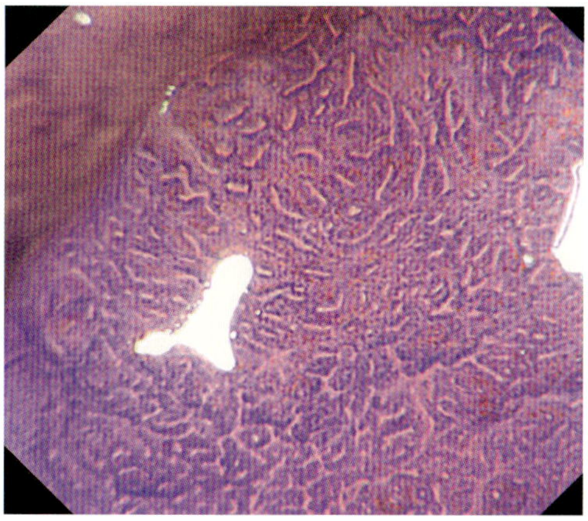

图6 ◆ 结晶紫染色观察（中央右侧）

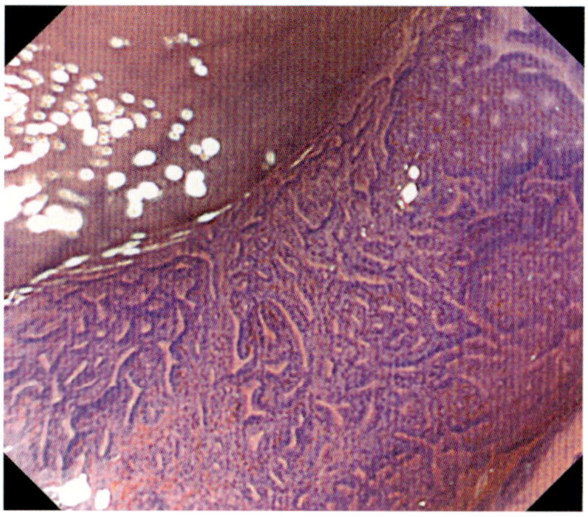

图7 ◆ 结晶紫染色观察（右侧边缘）

## 解 读

### 1. 普通内镜观察

注意观察后发现升结肠皱襞上的大小25mm的扁平隆起伴有平缓的凹陷（图1A），右侧见一轻微的隆起。减少空气量后（图2）感觉隆起部分的变形略不明显。靛胭脂染色后（图3）见肿瘤边界清楚，诊断为Ⅱa+Ⅱc型［LST-NG 假凹陷型（pseudo-depressed type）］。

### 2. NBI图像

整体保留着网格样结构，未见无血管区（avascular）以及血管中断、破坏等表现，图4、图5可见隆起部分呈轻微的血管粗细不一及排列不规则[1]。

### 3. 结晶紫染色下的放大观察

病变整体为$Ⅲ_L$型隐窝形态，如图6、图7所示，隆起部分的隐窝呈大小不同、排列不规则，部分呈现融合。但是这部分的轮廓尚清楚，边缘无不规则，也没有隐窝内腔的狭小化，因此诊断为$V_I$轻度不规则[2]。另外，$V_I$轻度不规则的隐窝与$Ⅲ_L$型隐窝之间的界限不清楚。

### 4. 诊断

普通观察下病变右侧部分随着空气量的改变而发生的形态学改变略显不足，存在$V_I$型隐窝形态，因此存在SM浅层浸润可能性大。但是隐窝形态呈现的是轻度不规则，也没有一定的区域性，因此SM浅层浸润可能性大。

### 5. 治疗方针

有时候LST-NG存在多灶性SM浸润[3, 4]，也有在腺管结构未被破坏的情况下就出现SM浸润，因此单纯从隐窝形态难以做出浸润深度的诊断。本病例在隆起以外也可能出现SM浸润，因此为了做出正确的病理诊断，需要将病变整块切除。从病变的大小以及形态考虑，ESD是整块切除病变最佳的方式，因此做了ESD[5]。

### 6. 病理组织学图像

病变大小为28mm×24mm，为高分化腺癌。SM（200μm），ly0，v0，pHM0，pVM0，出芽1级。

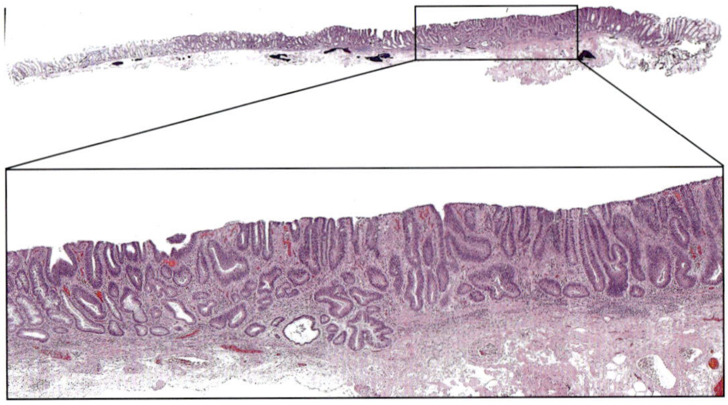

图8 ◆ 病理组织学低倍全景图片（中倍放大）

病变整体为从纺锤形到类圆形细胞核的低异型度~高异型度腺瘤样结构，N/C比低，部分为细胞核排列紊乱、腺管结构不规则的癌腺管。由于与腺瘤样腺管的界限不清，因此把病变整体都诊断为癌。在可疑SM浸润的隆起部分黏膜肌层断裂，该部位出现SM浸润（200μm）（图8）。

**A**

1. **Ⅱa+Ⅱc型病变［LST-NG（pseudo-depressed type）］**
2. **佐野分类CP type ⅢA[1]**
3. **$V_I$轻度不规则**
4. **SM浅层浸润癌**
5. **②ESD**

**参考文献**


[1] Ikematsu H, et al：Efficacy of capillary pattern type IIIA/IIIB by magnifying narrow band imaging for estimating depth of invasion of early colorectal neoplasms. BMC Gastroenterology, 10：33, 2010 .

[2] Kudo S, et al：Diagnosis of colorectal tumorous lesions by magnifying endoscopy. Gastrointest Endosc, 44：8-14, 1996.

[3] 寺井毅, 他：いわゆる側方発育型大腸腫瘍の治療. 胃と腸, 40 : 1843-1853, 2005.

[4] Uraoka T, et al：Endoscopic indications for endoscopic mucosal resection of laterally spreading tumours in the colorectum. Gut, 55：1592-1597, 2006.

[5] 坂本直人, 他：大腸EMR/ESDの現状と適応. 消化器内科, 57（3）：240-248, 2013.

# 3. 癌的浸润深度 Case ④

吉田直久，内藤裕二，伊藤義人

**Q**

【病　例】50余岁，女性
【主　诉】肿瘤精查
【既往史】无特殊
【现病史】发现便潜血阳性行结肠镜检查，发现直肠Rb的长径30mm的肿瘤性病变，为进一步检查来我科就诊（图1~图3）

**1. 病变浸润最深部位的NBI放大内镜的诊断是什么？**
① C1型（广岛分类）
② C2型（广岛分类）
③ C3型（广岛分类）

**2. 病变浸润最深部位的放大内镜下隐窝形态的诊断是什么？**
① $V_I$轻度不规则
② $V_I$高度不规则
③ $V_N$

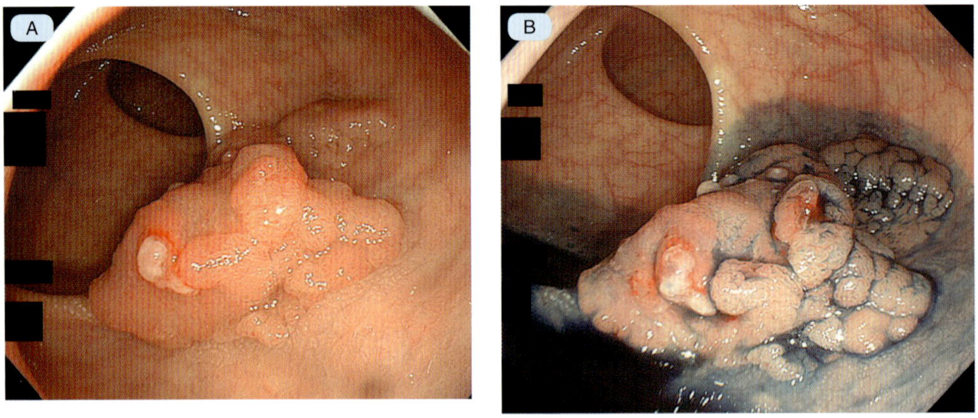


**图1 ◆ 普通内镜图像**
A）白光观察
B）靛胭脂染色观察

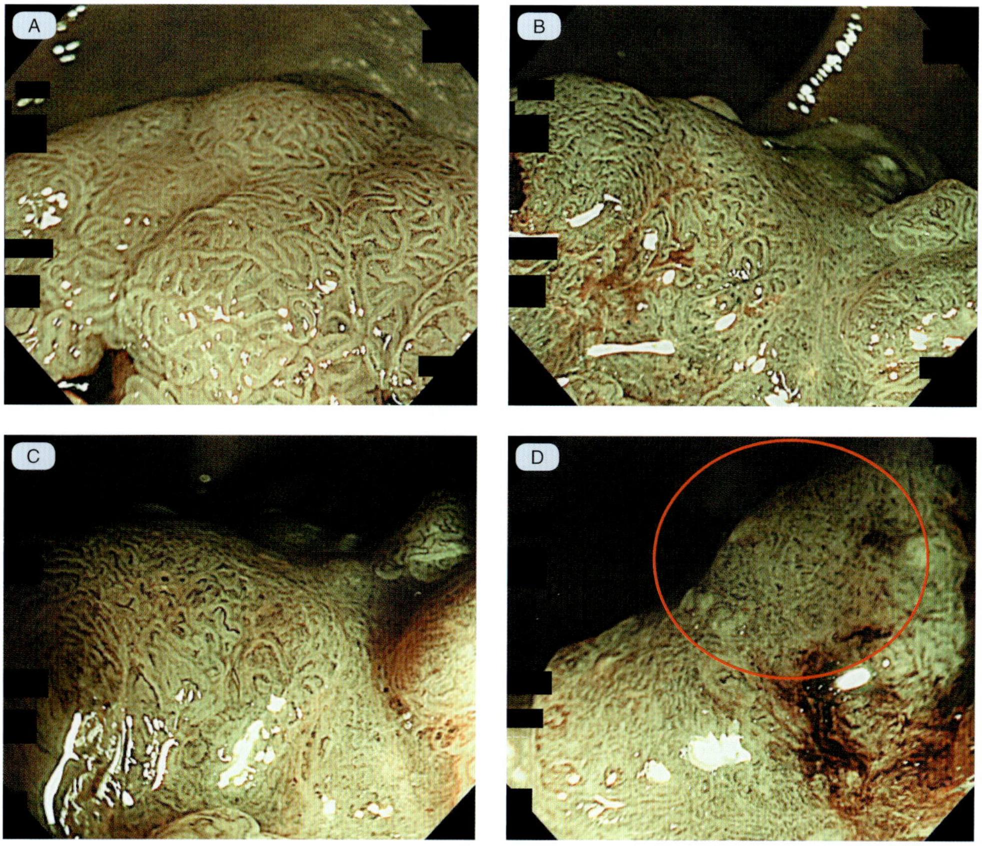


**图2 ◆ NBI放大观察**

A）平坦部分的CF-HQ290 NBI放大观察（近焦模式，70倍）
B）结节部分的CF-HQ290 NBI放大观察（近焦模式，70倍）
C）结节部分（右侧）的CF-260AZI NBI放大观察（90倍，和图B同一位置）
D）结节部分（中央部分）的CF-260AZI NBI放大观察（90倍）

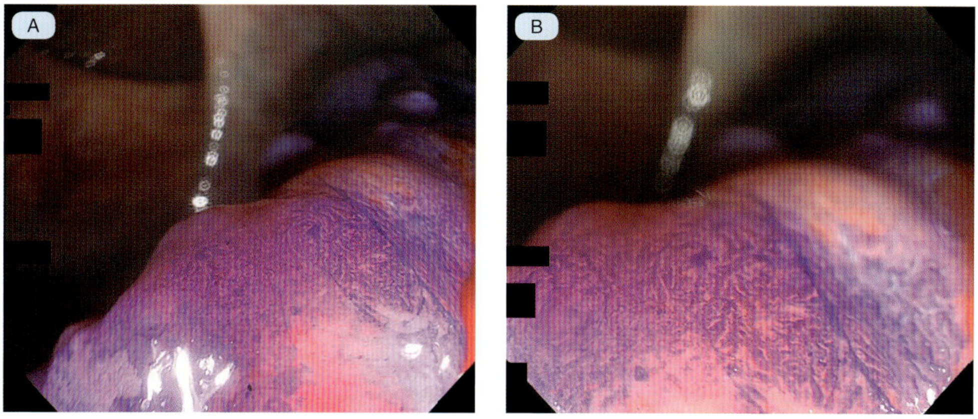


**图3 ◆ 结节部分的结晶紫染色放大观察**

A）中倍放大（对应于图2D）
B）高倍放大（对应于图2D）

## 解　读

普通内镜下见长径30mm的伴有结节的平坦隆起型病变，平坦部分表面低平颗粒状隆起，颗粒较均一。结节部分中央可见凹陷，表面黏膜粗糙，形态不随空气量的改变而变化，具有膨胀感（图1）。

采用ELITE系统的放大内镜CF-HQ290 NBI的近焦模式（70倍）观察，见平坦均一部位呈Ⅳ型隐窝形态（图2A），可见散在的血管形态，未见明显的粗细不均。结节部分呈现$V_I$样隐窝及不规则的表面结构，部分边缘不清，可疑结构消失（图2B）。血管形态呈现明显的粗细不均。在CF-260AZI的放大观察（90倍）可以观察到具有微细的表面结构的血管，部分可疑有破坏（图2C），还能够观察到血管形态。图2D见表面形态呈$V_I$样不

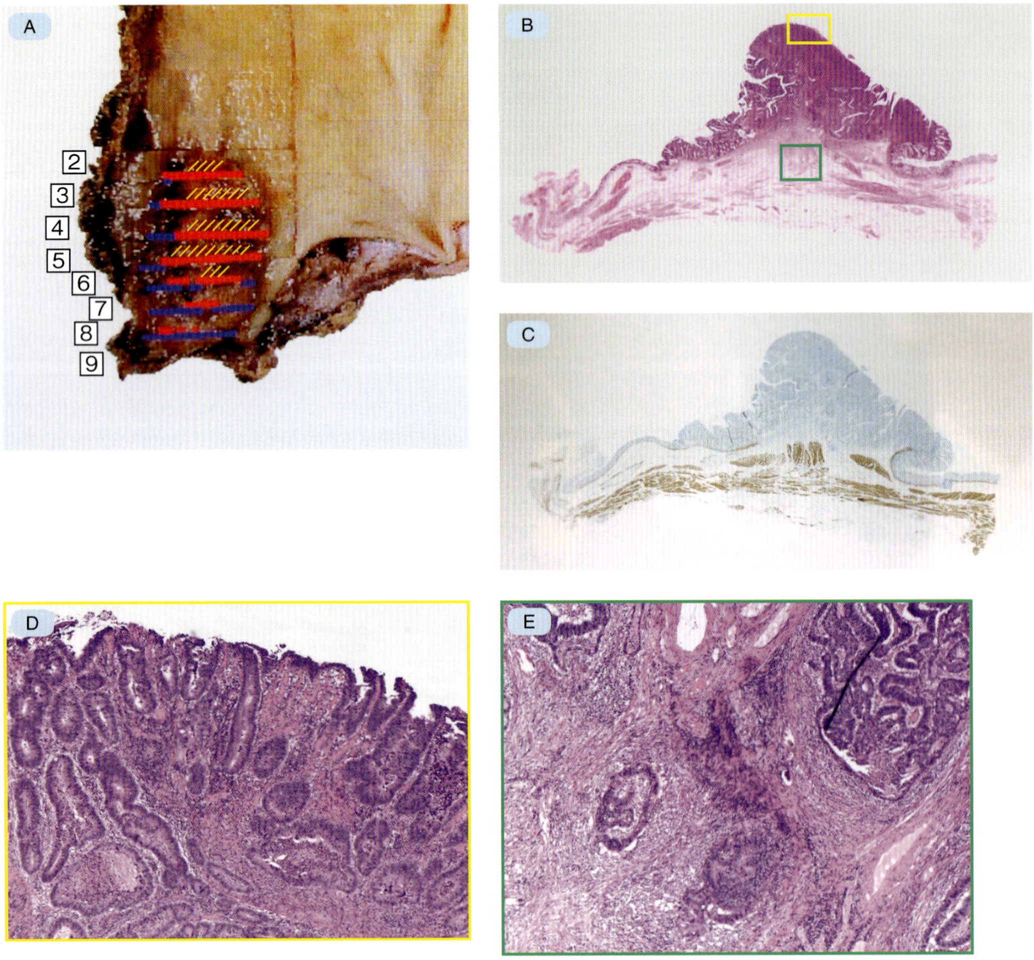


**图4 ◆ 病理组织学图像**

A）切除标本：蓝线（腺瘤），红线（M癌），黄斜线（SM癌）
B）HE 标本（低倍全景图）
C）结合蛋白抗体染色
D）HE 标本表层部分（高倍放大）
E）HE 标本浸润最深部（高倍放大）

规则，部分表面结构消失。血管形态呈粗细不均，部分有破坏。因此，诊断为广岛分类的C3型。

中央部分的隐窝形态由于有黏液而观察不清或者呈现$V_I$高度不规则，少部分有结构消失的区域，为$V_N$型隐窝形态。因此，诊断为黏膜下层深部浸润癌而行外科手术治疗。

病理所见（图4）肿瘤大小为36mm×21mm，可见腺管分支明显并伴有腺管融合，诊断为高分化腺癌，黏膜下层有较广泛的浸润。肿瘤表层也可见SM癌腺管的露出，周边部分呈排列规则的腺瘤。结合蛋白抗体染色见黏膜肌层完全中断。最终的病理诊断为腺瘤内癌，tub1，SM（7000μm），ly0，v0， PM0，DM0， n0。

**A**

**1. ③ type C3（广岛分类）**

**2. ③ $V_N$**

# 4. 放大内镜诊断 Case ①

佐野村 誠

Q

【病 例】47岁，男性
【主 诉】便潜血阳性
【既往史】无特殊
【现病史】发现便潜血阳性行结肠镜检查，发现直肠 Ra 长径 3mm 的病变（图1~图7）

1. 这个病变的隐窝形态诊断是什么？
   ① $V_I$轻度不规则 ② $V_I$高度不规则 ③ $V_N$
2. 这个结肠肿瘤的病理组织学类型、浸润深度及治疗方针是什么？

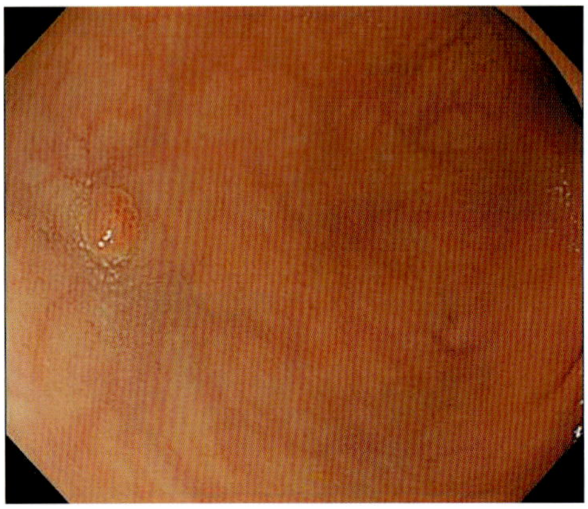

图1 ◆ 普通内镜观察（远景图）

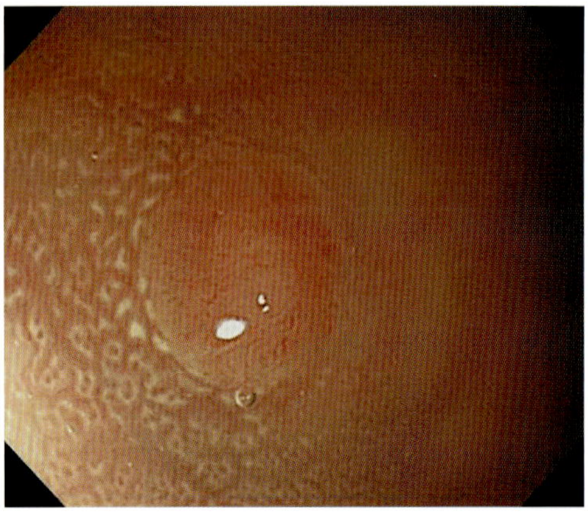

图2 ◆ 普通内镜观察（近景图）

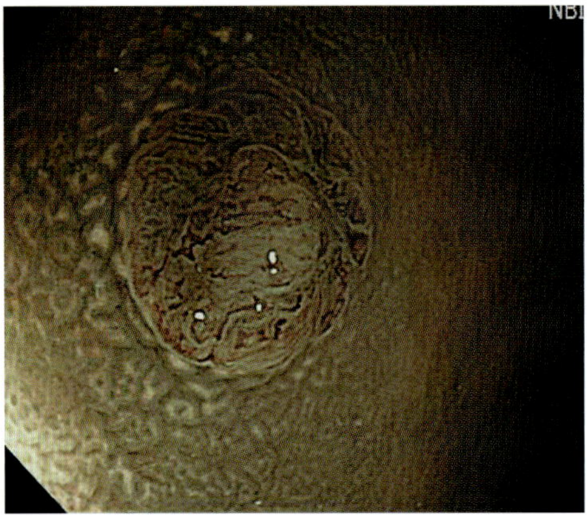

图3 ◆ NBI观察

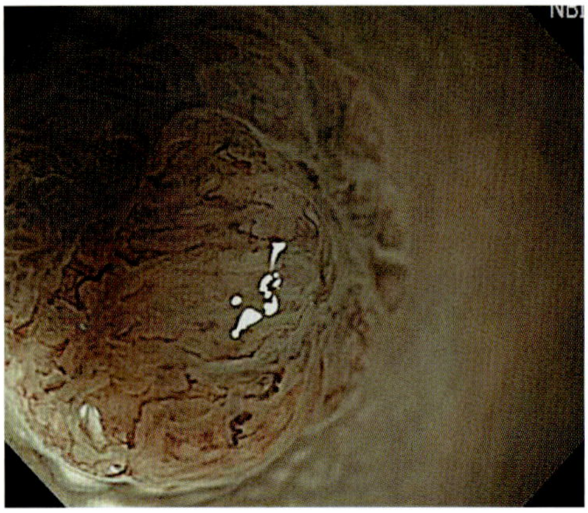

图4 ◆ NBI放大观察

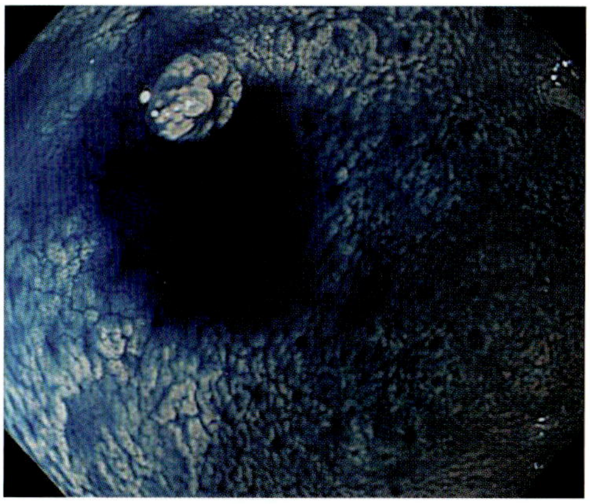

图5 ◆ 靛胭脂染色观察

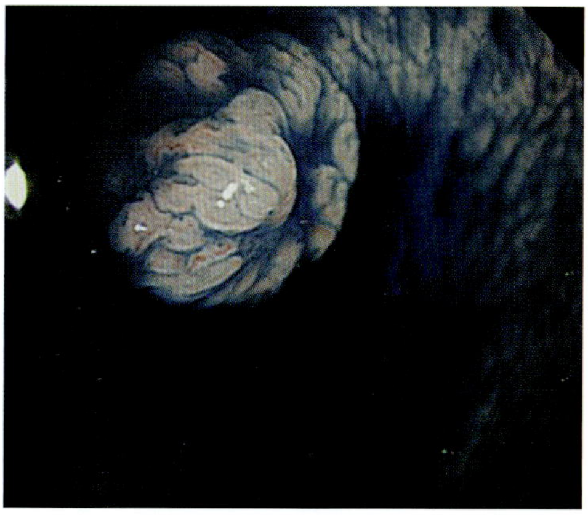

图6 ◆ 靛胭脂染色放大观察

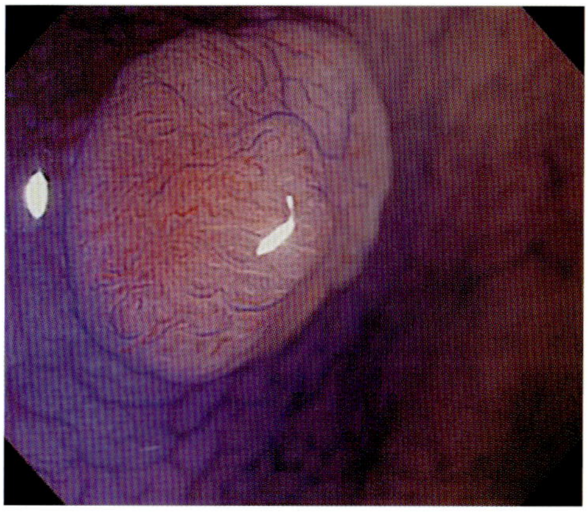

图7 ◆ 结晶紫染色放大观察



## 解 读

普通内镜下（图1，图2）见伴有周边白斑的3mm大小的Ⅱa型病变，难以鉴别肿瘤与非肿瘤，因此接下来进行NBI观察（图3）。NBI放大观察（图4）可见不规则的表面结构，血管呈不规则的网格样形态，大小及分布比较均一，诊断为NBI广岛分类的C1型。C1型对应于$V_I$轻度不规则的隐窝形态[1]，为癌，尤其是M癌~SM癌浅层浸润癌的表现。靛胭脂染色（图5，图6）及结晶紫染色（图7）下的放大观察见隐窝的大小及排列不规则，根据箱根共识意见（表1）[2]诊断为$V_I$型隐窝形态。$V_I$型隐窝主要是反映癌腺管的隐窝形态，进一步分为轻度不规则及高度不规则。$V_I$型高度不规则的定义是指隐窝形态被破坏、废弃的状态，参考是否存在腺管内腔狭小、边缘不规则、轮廓不清等表现（表2）[3]进行诊断。表现为$V_I$轻度不规则的病变多为M癌~SM癌浸润深度小于1000μm的病变，为EMR的适应证病变，因此对于$V_I$轻度不规则的放大内镜下的诊断很重要。

**表1 ◆ 箱根共识**

| |
|---|
| ① 将不规则的腺管称为$V_I$ |
| ② 明显的无结构称为$V_N$ |
| ③ 也可附记提示SM癌的指标，包括浸润的形态 、高度不规则的腺管、猫抓征 |

引自参考文献1

**表2 ◆ $V_I$高度不规则的定义**

| |
|---|
| $V_I$高度不规则的定义：既存的隐窝形态被破坏、废弃 |
| [表现]内腔狭小、轮廓不清、间质区域（表层被覆上皮）染色性低下或消失，猫抓征 |

引自参考文献2

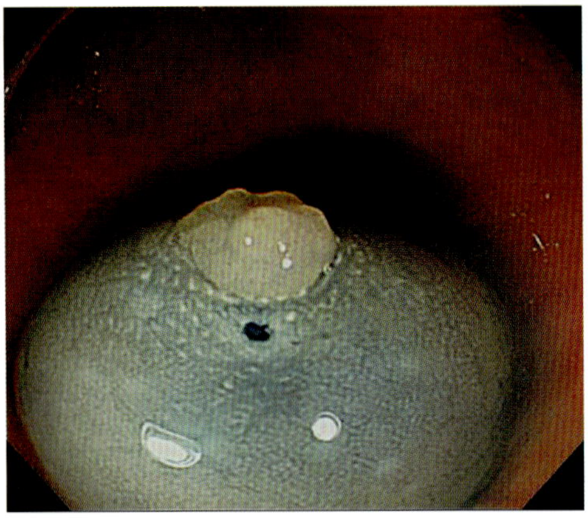

图8 ◆ EMR（局部注射形成的隆起）

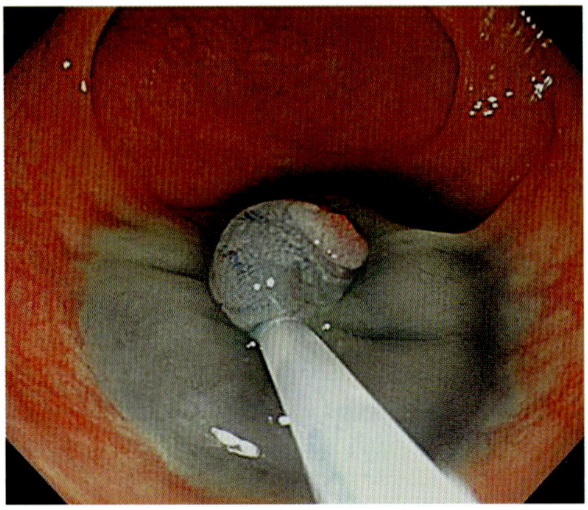

图9 ◆ EMR（圈套）

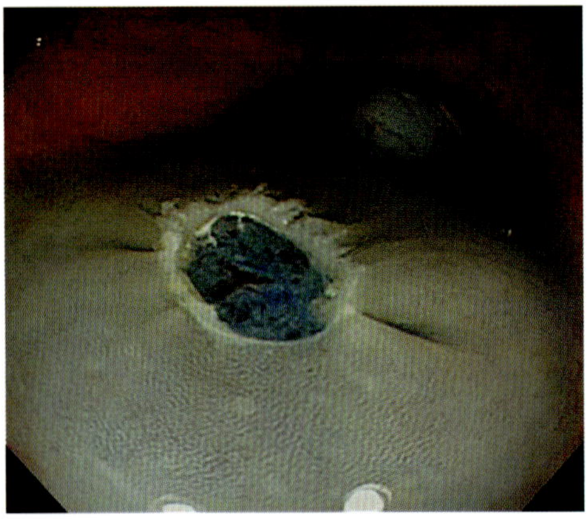

图10 ◆ EMR（切除后溃疡底）

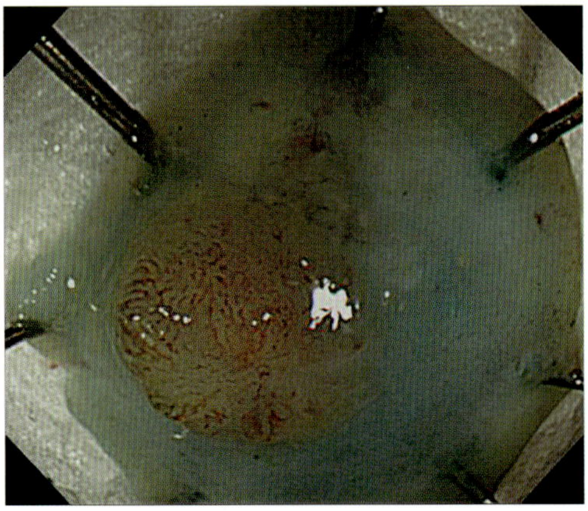

图11 ◆ EMR标本

本病例隐窝边缘规则，轮廓清楚，隐窝间间质染色性良好（未见不染），诊断为$V_I$轻度不规则。根据以上特点，这个3mm的病变为Ⅱa型，NBI广岛分类为C1型，隐窝呈$V_I$轻度不规则，判定为内镜治疗的适应证[1]而行EMR治疗（图8~图11）。如果对于像本病变这样很小的病变做了活检，会妨碍下次内镜检查时找到该病变，因此不应该做活检，要用放大内镜做出诊断。本病例切除后的组织学诊断为黏膜内高分化管状腺癌（图12）。

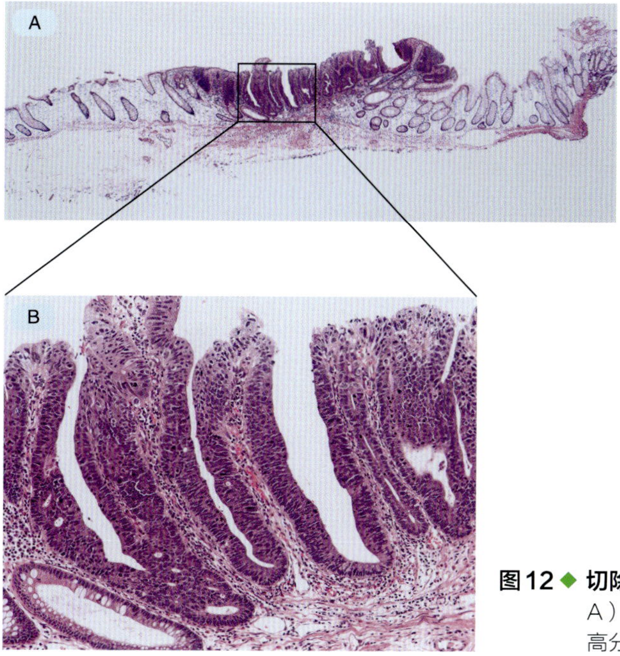


**图12◆ 切除标本的病理图片**
A）低倍全景图片　B）病理组织学图像
高分化管状腺癌，pTis（M），ly0，v0，HM0，VM0

## A

**1.　①$V_I$型轻度不规则**
**2. 黏膜内癌，EMR**

**参考文献**

[1] Hayashi N, et al：Relationship between narrow-band imaging magnifying observation and pit pattern diagnosis in colorectal tumors. Digestion, 87：53-58, 2013.
[2] 工藤進英, 他：大腸腫瘍に対する拡大内視鏡観察と深達度診断：箱根シンポジウムにおけるＶ型亜分類の合意. 胃と腸, 39：747-752, 2004.
[3] 工藤進英, 他：大腸腫瘍の拡大観察：$V_I$型 pit pattern の分析および診断に関するコンセンサス　工藤班研究成果を踏まえて. 胃と腸, 41：1751-1761, 2006.

# 4. 放大内镜诊断 Case ②

平賀裕子

Q

【病　例】80余岁，女性
【主　诉】便潜血阳性
【既往史】1年前因胃溃疡穿孔行大网膜填充术，发现食管下段癌行放疗后CR。2年前开始出现认知障碍（药物治疗中）
【现病史】发现2次便潜血阳性行结肠镜检查，发现降乙交界病变，从病变一侧活检提示管状腺瘤（group 3），为进一步检查来院

**1. 根据前一家医院的内镜图片（图1）做出的诊断及为了决定治疗方针需要进一步做哪些检查?**
**2. 图2C的隐窝形态诊断是什么？是否需要结晶紫染色?**
**3. 根据内镜诊断决定的治疗方针是什么?**

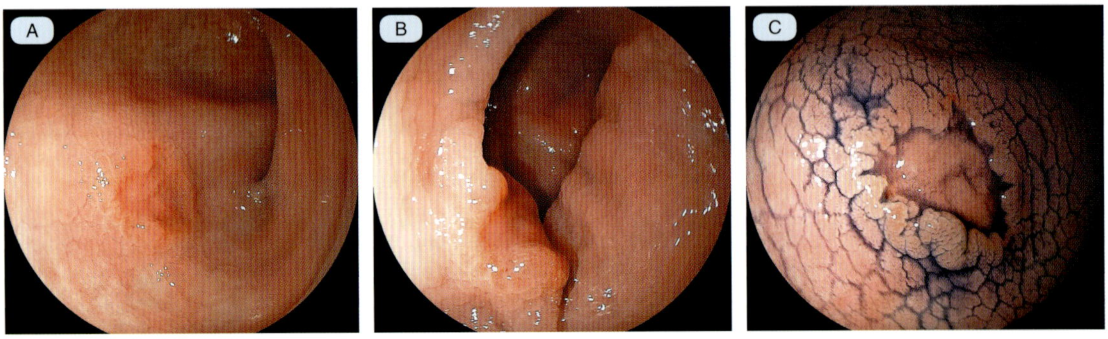


**图1 ◆ 发现时的内镜图像（非放大）**
A）普通内镜图像　B）吸气后的变形情况　C）靛胭脂染色图像

## 解　读

根据前一家医院的内镜图片（图1）见直径接近10mm的凹陷，为0-Ⅱc型病变，凹陷面比较均一，未见凹陷内隆起。吸气后病变没有变形，感觉肿瘤具有一定的厚度，怀疑SM深部浸润癌。为了明确浸润深度，进一步行精查内镜检查（放大内镜、超声内镜），当对于浸润的深度有疑虑时也可以做钡灌肠，可以从病变侧面进一步观察病变硬度，有必要为了明确是否存在淋巴结转移进行CT检查。

色素内镜下的放大观察（图2）见凹陷并非明显的无结构，可见隐窝形态，可以明确

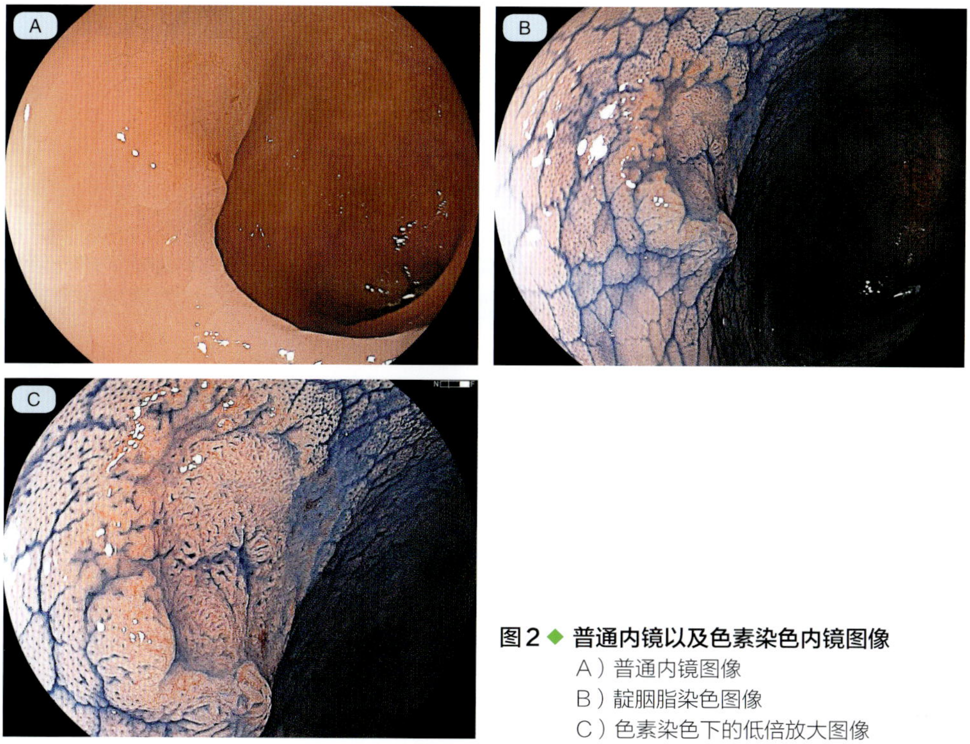


**图2 ◆ 普通内镜以及色素染色内镜图像**
A）普通内镜图像
B）靛胭脂染色图像
C）色素染色下的低倍放大图像

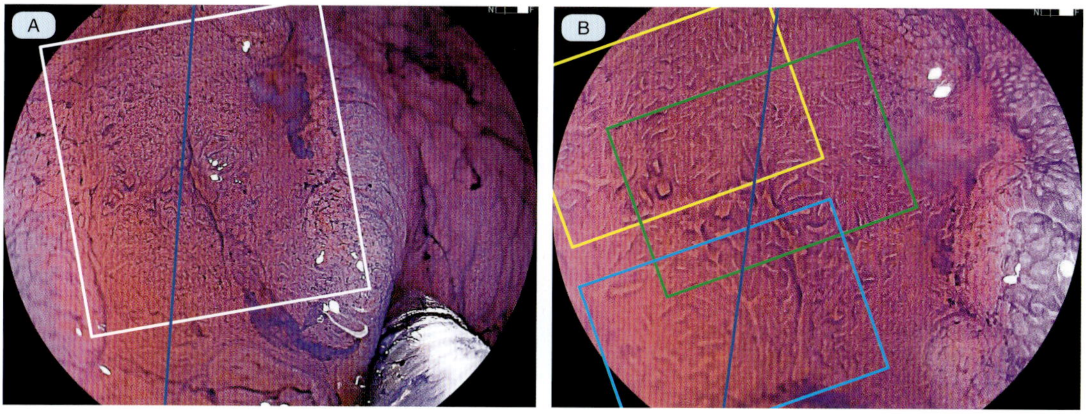


**图3 ◆ 结晶紫染色下的放大观察图像**（下页续）
A）与图2C相同的放大倍率　B）A的白框内的低倍放大

的是隐窝并非Ⅲ$_L$以及Ⅳ型之类规则的形态。病变中央可见裂孔样沟状结构，是否为猫抓征“V$_I$型隐窝形态[1]见到的在表面出现的猫抓样结构，组织学上出现间质龟裂，多见于T1b（SM2）以深的癌”是很重要的，因此进行结晶紫染色下的放大观察是绝对必要的（图3、图4）。

根据在普通观察下没有皱襞集中及可疑深部浸润的僵硬感，放大内镜下凹陷整体为V$_I$轻度不规则，诊断为没有腺瘤成分的黏膜内癌~SM浅层浸润癌，为内镜下治疗的适应证。为了做好浸润深度的诊断，需要采用能够切除充分的黏膜下层的整块切除方法。虽然从病变的大小判断是可以EMR切除的，但是注射透明质酸后病变中央出现了相对凹陷，为了确保切除的深度而行杂交ESD（hybride ESD）。

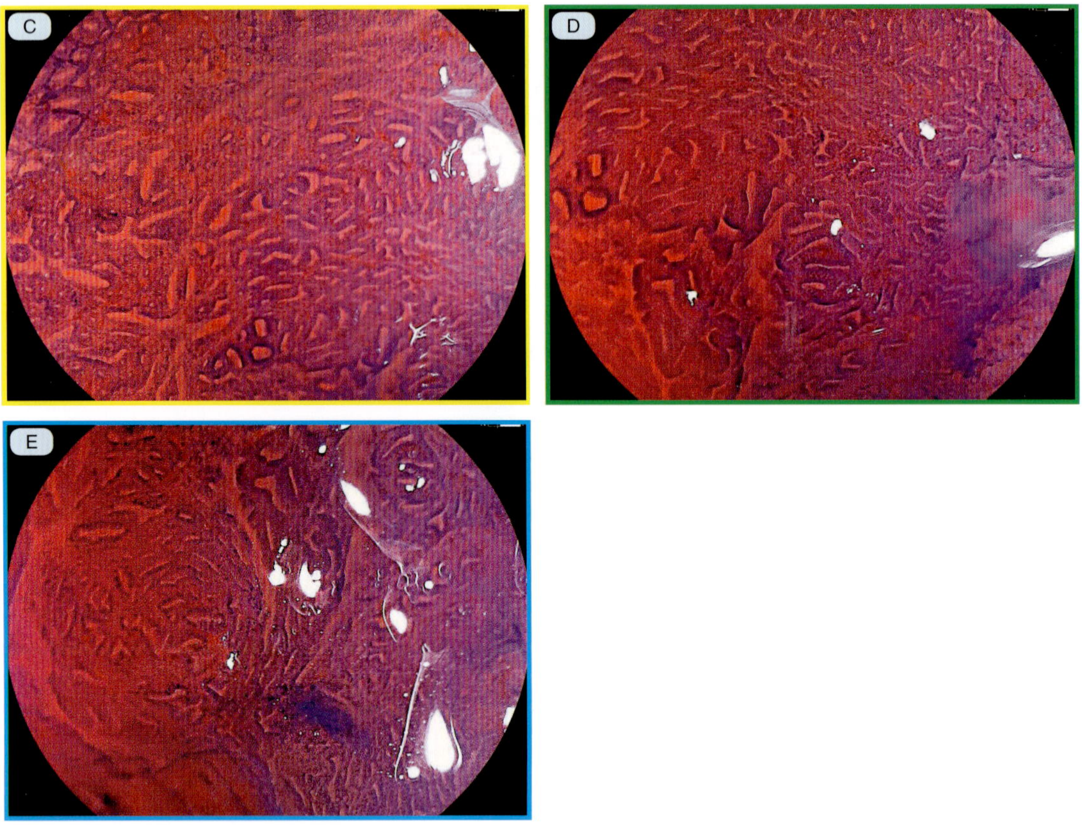


**图3 ◆ 结晶紫染色下的放大观察图像**（接上页）

C）B的□的放大观察　D）B的□内的放大观察　E）B的□内的放大观察

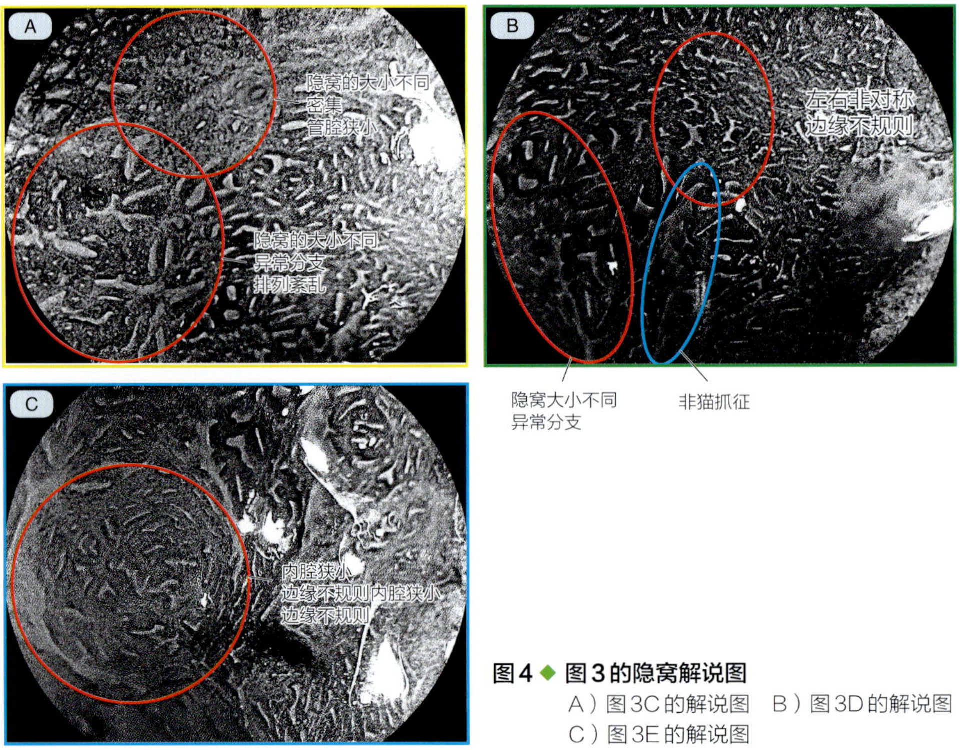


**图4 ◆ 图3的隐窝解说图**

A）图3C的解说图　B）图3D的解说图

C）图3E的解说图

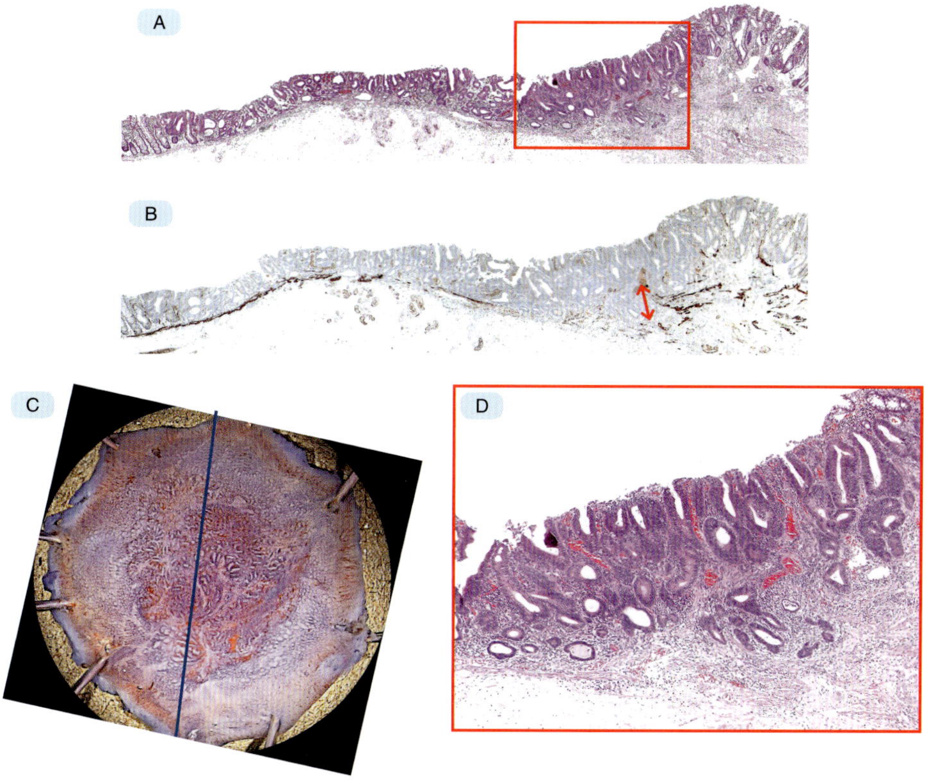


**图5◆ ESD切除的新鲜标本、低倍全景图以及病理组织学图像**

A）HE染色的低倍全景图（C的蓝色线，图3A、B的蓝线部分）
B）结合蛋白染色的低倍全景图
C）ESD切除新鲜标本
D）A的□内的放大图像

病理组织学诊断为高分化管状腺癌，可见黏膜肌层向下方的压迫及断片化不连续，最深部（图3E区域）从黏膜肌层浸润深度为200μm，浸润深度为T1a，ly0，v0（图5）。

**A**

**1.最大直径接近10mm的0-IIc型病变，可疑SM浸润。需要做精查内镜检查（放大内镜、超声内镜），根据需要行钡灌肠和CT检查**
**2.$V_I$型隐窝形态轻度不规则。$V_I$型隐窝形态的诊断需要做结晶紫染色**
**3.没有腺瘤成分的黏膜内癌~SM浅层浸润癌，为内镜治疗适应证，必须做使切除断端阴性的整块切除。最终为最大直径8mm的0-IIc，SM浸润深度200μm，脉管浸润阴性**

**参考文献**

[1]工藤進英：第3章 大腸のpit pattern分類.「Color Atlas大腸拡大内視鏡」，pp23-49，日本メディカルセンター，2009.

# 4. 放大内镜诊断 Case ③

金尾浩幸，林 奈那，田中信治

## Q

【病 例】50余岁，男性
【主 诉】便潜血阳性
【既往史】高血压病
【现病史】因便潜血阳性行结肠镜检查发现直肠（Rb）病变（图1~图3）

1. 隐窝形态诊断是什么？
2. 治疗方针是什么？

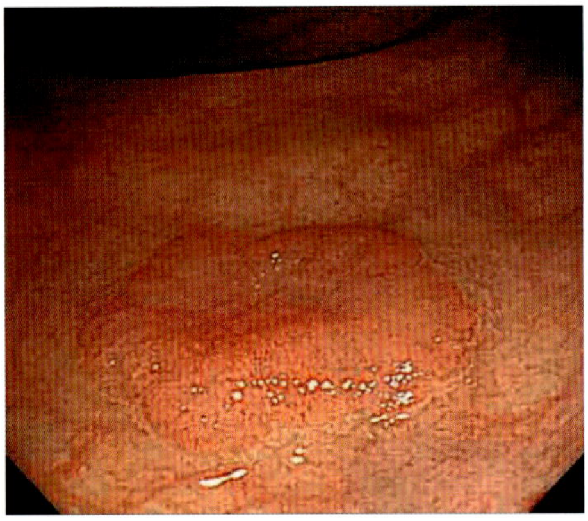

图1 ◆ 普通内镜观察

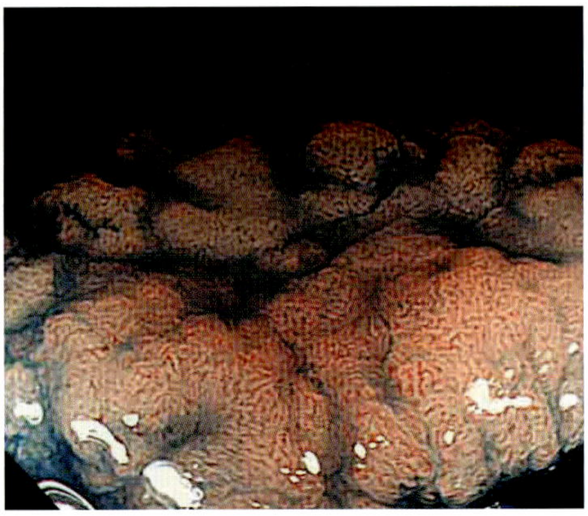

图2 ◆ 靛胭脂染色下放大观察

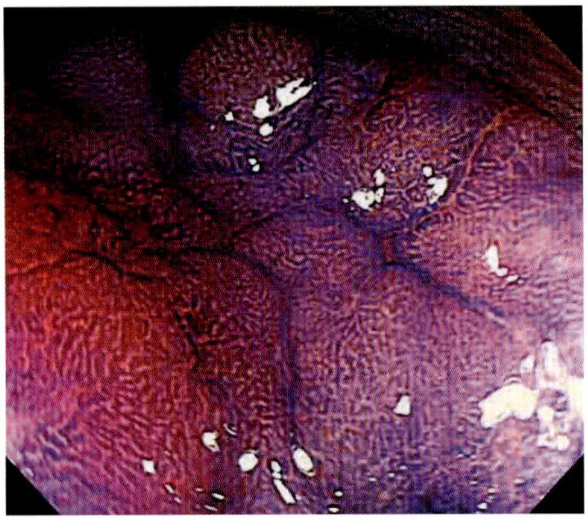

图3 ◆ 结晶紫染色下放大观察

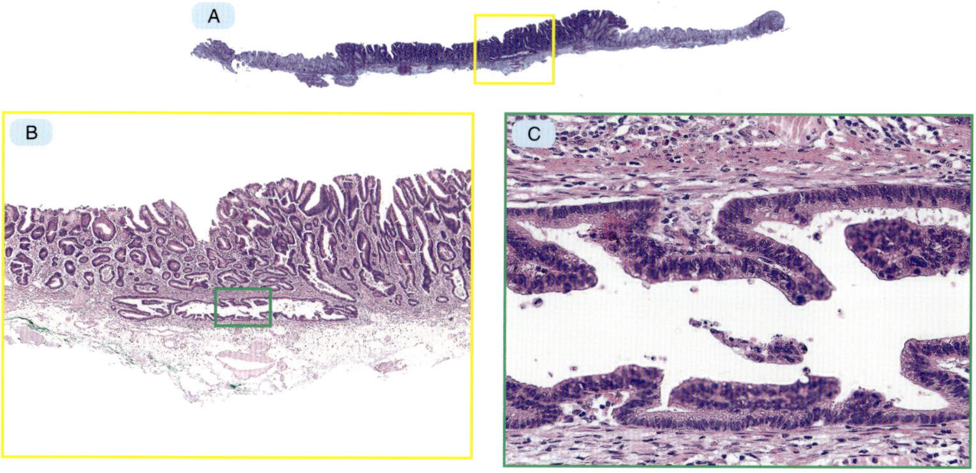


**图4◆ 病理组织学图像**

A）低倍全景图片　B）低倍放大图像　C）高倍放大图像

直肠腺癌，ESD

tub1，pSM（100μm），ly0，v0，pHM0，pVM0

## 解　读

普通内镜下观察（图1）在直肠（Rb）发现15mm大小的略发红的扁平隆起，靛胭脂染色下（图2）见病变中心有靛胭脂沉积，但是未见明显的凹陷面，因此肉眼分型为0-Ⅱa型，也就是LST-NG“扁平隆起型（flat elevated type）”。对于有靛胭脂沉积的部位放大观察（图3）可见隐窝大小不等、排列紊乱，未见隐窝边缘不规则等破坏的表现，诊断为$V_I$型轻度不规则。通过普通内镜及放大观察未见SM深部浸润的证据，术前诊断为黏膜内癌~SM1浅层浸润癌。本病变通过ESD整块切除，中心部有很少部分的黏膜下层浸润（图4）。在浸润到SM的部分黏膜表层腺管结构未被破坏（图4B），因此通过观察表层的腺管就可能难以诊断SM浸润。

人们常常说对于SM浅层浸润癌在术前难以做出诊断，但是如果在放大内镜下观察隐窝形态在一定程度上是可以做出SM深部浸润的诊断的。在2004年箱根共识中将$V_N$型隐窝形态作为SM深部浸润癌的指标，虽然对于$V_I$型隐窝形态尚存在一定的分歧，但是$V_I$型轻度不规则的隐窝形态出现SM深部浸润的可能性很低[3]，也就是在放大内镜下呈现$V_I$型轻度不规则时SM深部浸润癌的可能性低，可以选择内镜下切除。

**A**

**1. $V_I$型轻度不规则**

**2. 内镜治疗**

**参考文献**

［1］Kudo S, et al：Diagnosis of colorectal tumorous lesions by manifying endoscopy. Gastrointest Endosc, 44：8-14, 1996.

［2］Tanaka S, et al：High-magnification colonoscopy（with videos）. Gastrointest Endosc, 64：604-613, 2006.

［3］金尾浩幸ら：$V_I$型pitの亜分類困難例に対する取扱い―NBI拡大観察併用の有用性を含めて. 早期大腸癌, 11（5）：427-433, 2007.

# 4. 放大内镜诊断 Case ④

永田信二

Q

【病　例】60余岁，男性
【主　诉】无特殊
【既往史】无特殊
【现病史】因结肠癌筛查发现便潜血阳性而行结肠镜检查发现升结肠病变（图1~图11）

1. 本结肠肿瘤的NBI诊断是什么？
2. 本结肠肿瘤的隐窝形态诊断是什么？
3. 治疗方针是什么？

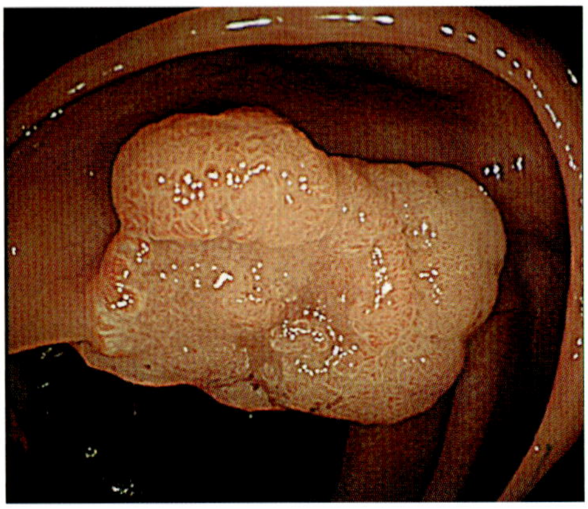

图1 ◆ 普通内镜观察

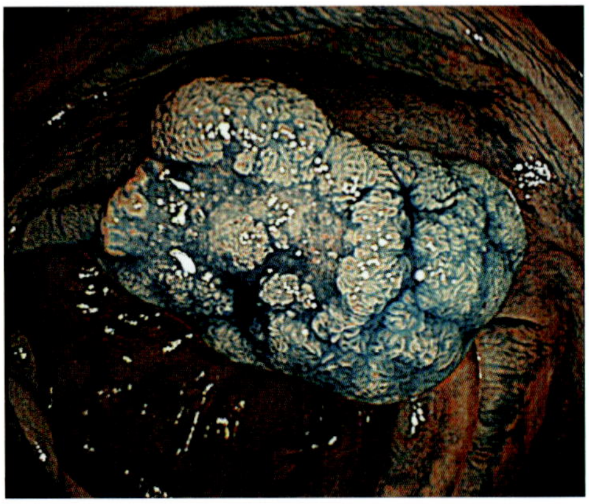

图2 ◆ 靛胭脂染色喷洒像

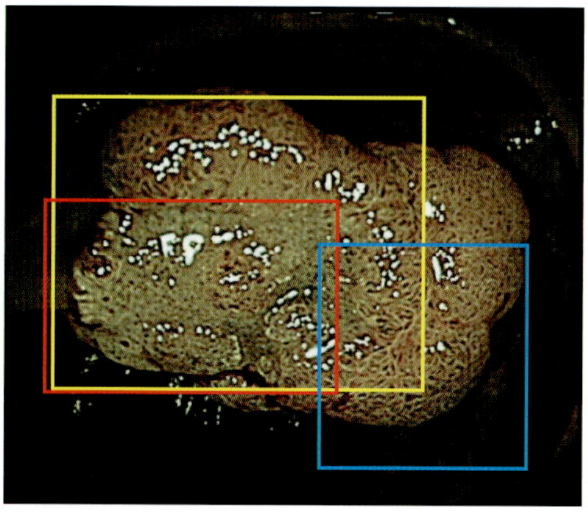

图3 ◆ NBI观察

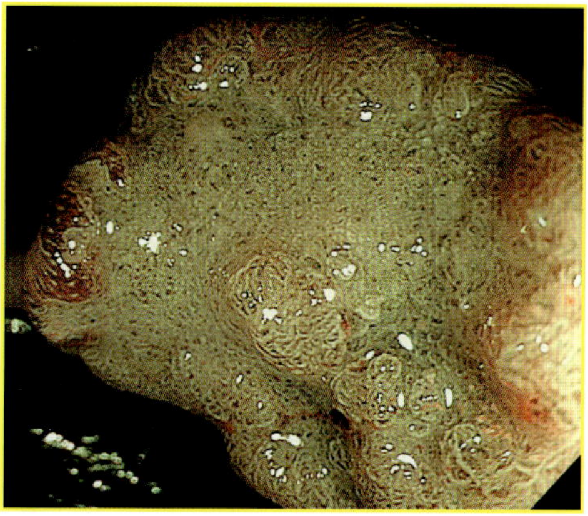

图4 ◆ NBI放大观察（低倍放大）

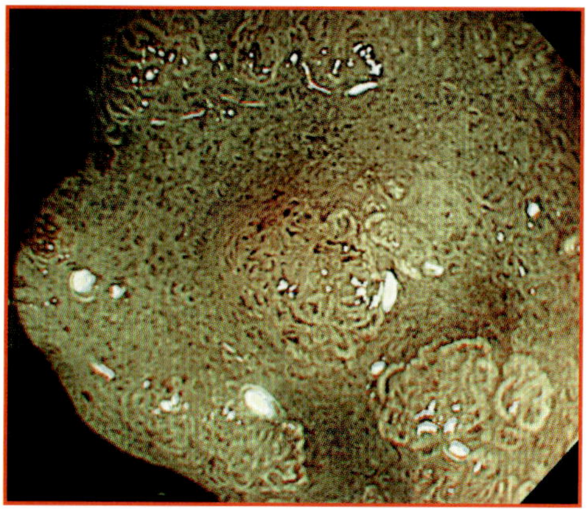

图5 ◆ NBI放大观察（中倍放大）

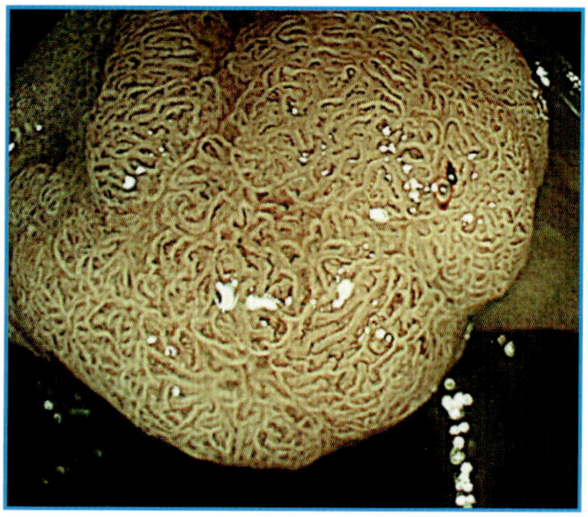

图6 ◆ NBI放大观察（中倍放大）

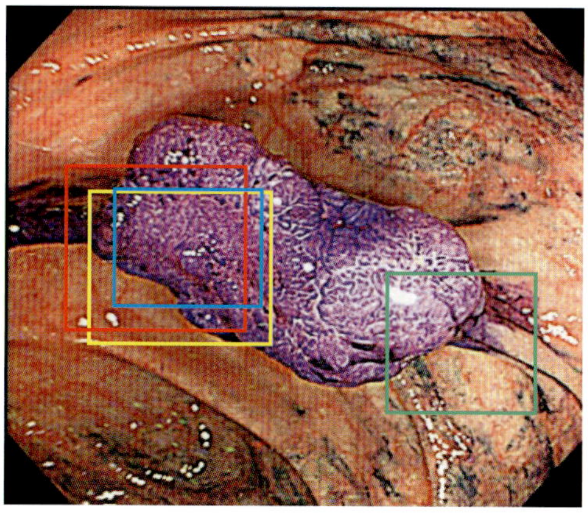

图7 ◆ 结晶紫染色

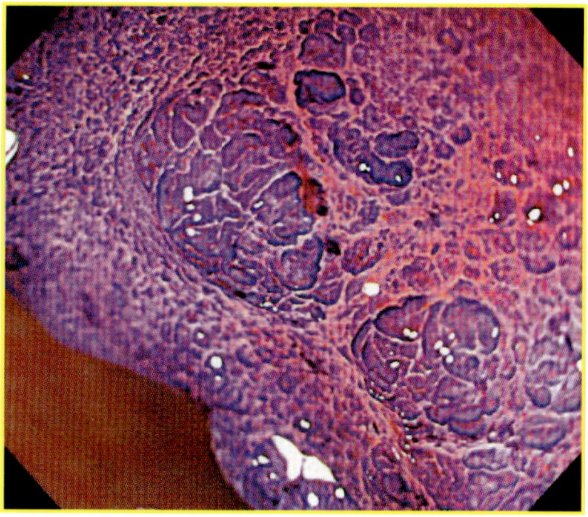

图8 ◆ 结晶紫染色下放大观察（低倍放大）

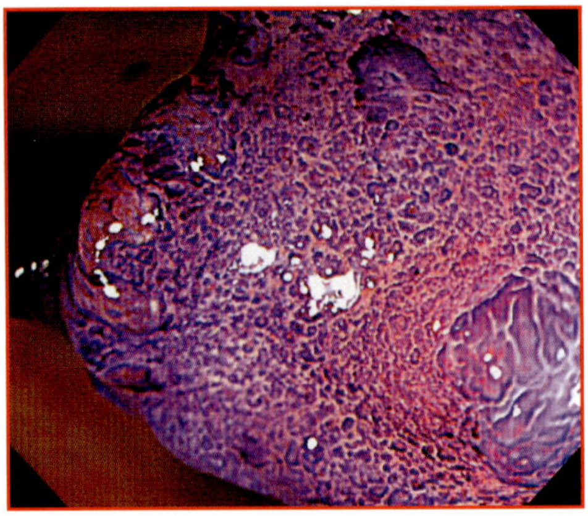

图9 ◆ 结晶紫染色下放大观察（中倍放大）

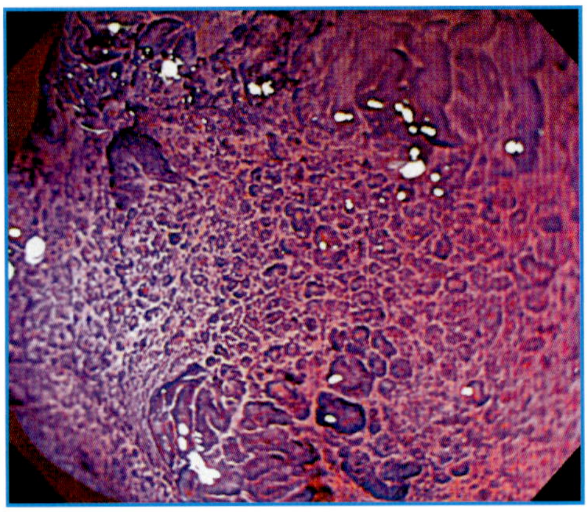

图10 ◆ 结晶紫染色下放大观察（中倍放大）

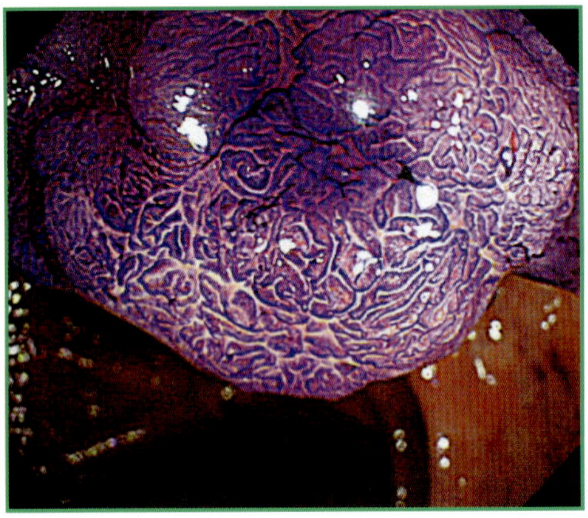

图11 ◆ 结晶紫染色下放大观察（低倍放大）

## 解　读

普通内镜下观察（图1）见升结肠大小20mm的伴有凹陷的隆起型病变，在靛胭脂染色下（图2）清楚地观察到凹陷面及凹陷内隆起，可见隆起部分的表面结构规则，凹陷部分表面结构粗糙且不规则。NBI放大观察（图3~图6）见凹陷部分的表面结构不规则，血管形态也不规则，部分血管中断，呈点状，因此诊断为NBI广岛分类的C2型，凹陷内隆起部分与周围凹陷部分比较不规则程度轻，诊断为广岛分类的C1型。而隆起部分无论表面结构还是血管形态都是规则的，诊断为NBI广岛分类的B型。结晶紫染色下的放大观察（图7~图11）见凹陷部分的隐窝不规则，出现腺管管腔狭小、边缘不规则、轮廓不清、间质部（表层被覆上皮）染色性低下及消失，因此诊断为$\mathrm{V_I}$型高度不规则的隐窝形态。隆起部分的隐窝形态为$\mathrm{III_L}$型。

根据以上的表现，术前综合判断浸润深度为SM浸润癌（中度），为了将病变完整切除而行ESD。

病理组织学检查示凹陷部呈假复层化的极性紊乱的乳头状异型性病变，为乳头状腺癌。凹陷内隆起部分的黏膜肌层不清，从表层测量的浸润深度为1300μm。最终诊断为T1b（SM 1300μm），ly0，v0，LM0，VM0，判断为局部根治（图12）。

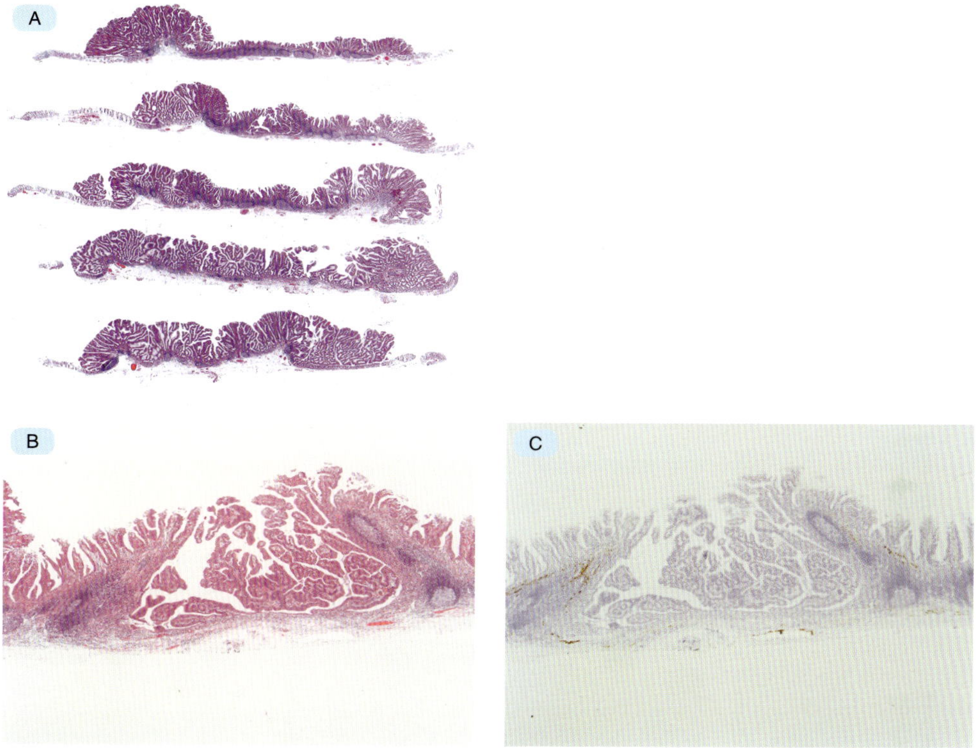


图12 ◆ 低倍全景图片（A），病理组织学图像（HE染色 低倍放大图像，B），病理组织学图像（蛋白染色 高倍放大图像，C）

**A**

1. 凹陷部分：NBI广岛分类C2型
   凹陷内小隆起部分：NBI广岛分类C1型
   隆起部分：NBI广岛分类B型
2. 凹陷部分：$V_I$型高度不规则隐窝形态
   隆起部分：$III_L$型隐窝形态
3. 以内镜下完整切除为目的行ESD

# 4. 放大内镜诊断 Case ⑤

樫田博史

Q

【症　例】60余岁，男性
【主　诉】便潜血阳性
【既往史】心房颤动（服用华法令），膀胱癌术后
【现病史】因便潜血阳性行结肠镜检查发现结肠脾曲病变（图1~图6）

1. 这个病变的隐窝形态诊断是什么？
2. 浸润深度到哪一层？

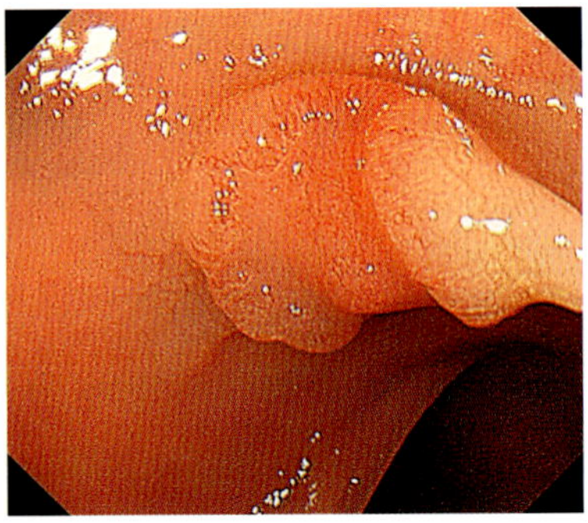
图1 ◆ 普通内镜图像

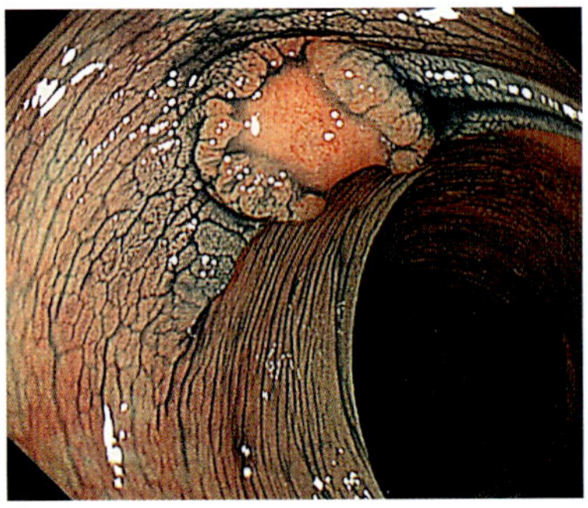
图2 ◆ 靛胭脂染色图像

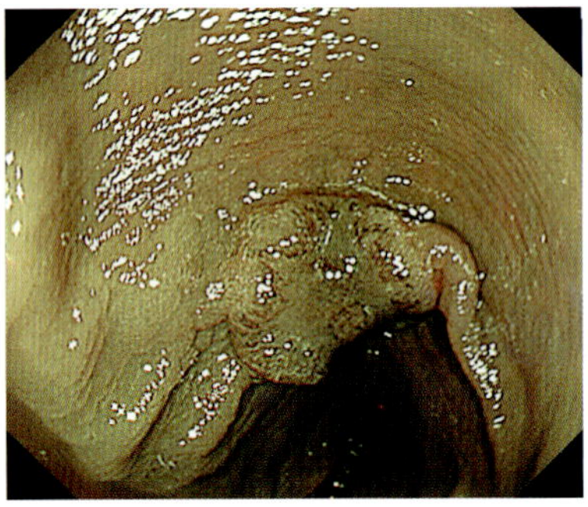
图3 ◆ NBI图像

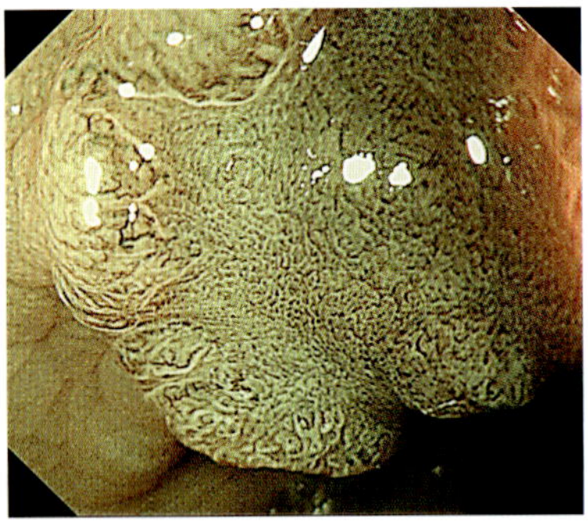
图4 ◆ NBI放大图像

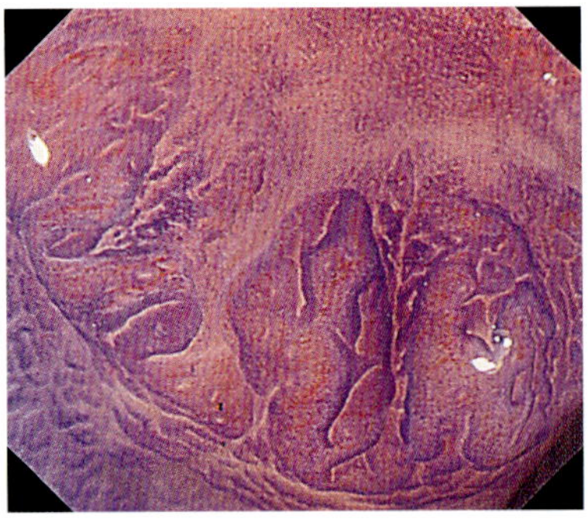
图5 ◆ 结晶紫染色放大图像（边缘隆起部）

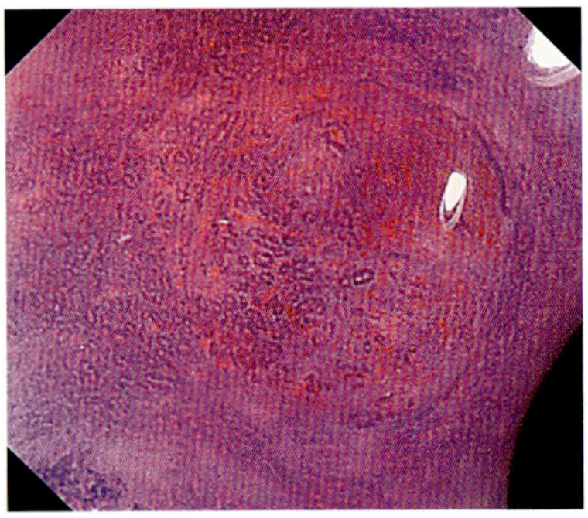
图6 ◆ 结晶紫染色放大图像（凹陷部）

## 解 读

普通内镜下（图1）见大小9mm的Ⅱa+Ⅱc型病变，在普通观察也可以明确边缘的隆起被覆非肿瘤性上皮。靛胭脂染色下（图2）可见凹陷部呈平面状，NBI 观察的图3是稍微吸气后的观察，与注气的图1、图2比较凹陷的形态没有发生变化。NBI放大观察（图4）可见凹陷内存在血管网，但是粗细及走行紊乱。结晶紫染色下放大观察见病变边缘部分（图5）有Ⅰ型隐窝形态残存，可以推测这个病变是由Ⅱc型病变而来的。在凹陷部发现凹陷内隆起，隐窝残存的部分呈Ⅲ$_{S}$或者V$_{I}$型轻度不规则，凹陷内隆起部分的隐窝呈现隐窝内腔狭小，表现为V$_{I}$型高度不规则。

虽然是可疑T1b的病变，但是由于病变较小，患者合并其他疾病，应患者的意愿决定先行内镜下切除。为了确切地切除而选择了杂交ESD。对于切除标本的病理学检查结果（图7、图8）为管状腺癌，高分化，pT1b（1100μm），ly0，v0，出芽1级，HM0，VM0。病变虽然切除了，但是结果为SM深部浸润癌。由于患者有基础疾病而不希望手术，目前在随访中。病理标本显示黏膜内的病变基本没有被破坏，也未见SM癌从黏膜表面露出，因此可以解释在NBI下未见明确的无血管区域，隐窝形态也没有显示为V$_{N}$型。



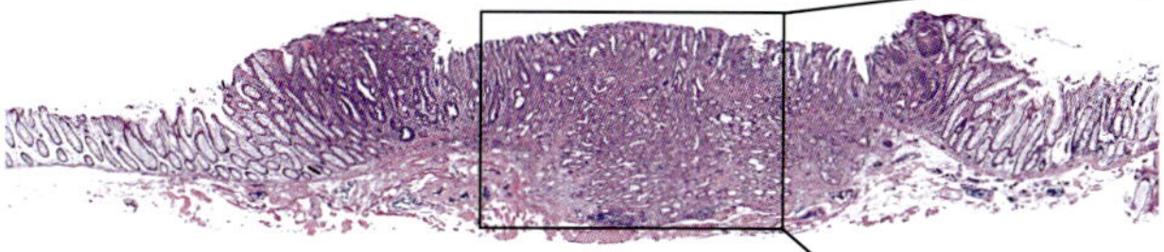

图7 ◆ 病理组织学图像（低倍全景图）

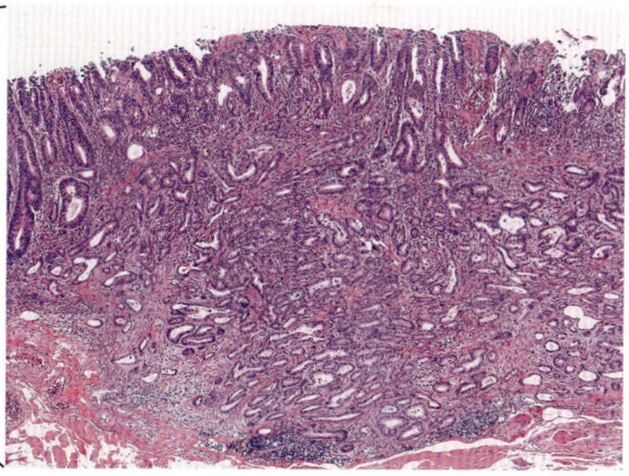

图8 ◆ 病理组织学图像（中倍放大）

**A**

1. V$_{I}$高度不规则
2. T1b

# 5. NBI放大观察 Case ①

佐野　亘，佐野　寧

Q

【病　例】55岁，男性

【主　诉】便潜血阳性

【既往史】无特殊

【现病史】因便潜血阳性行结肠镜检查发现直肠下段3mm大小的隆起型病变（图1~图4）

1. 这个病变的微血管形态（佐野分类）是什么？
   ① Ⅰ型　② Ⅱ型　③ ⅢA型　④ ⅢB型
2. 这个病变的诊断是什么？
   ① 增生性息肉　② 腺瘤　③ 癌

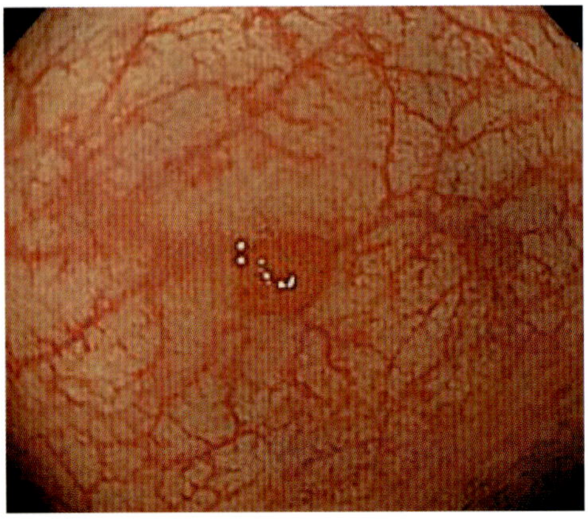

图1 ◆ 普通内镜观察

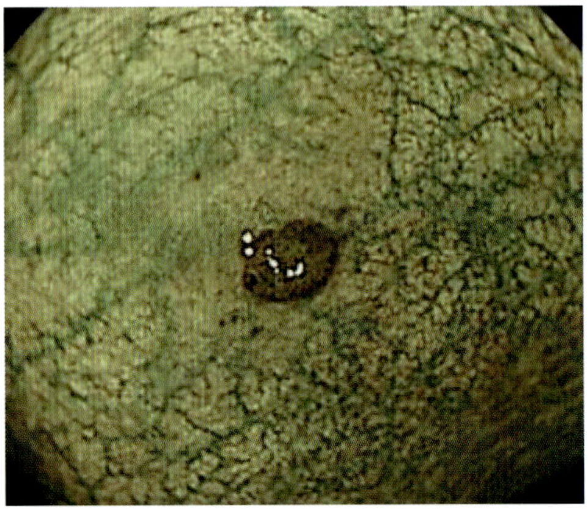

图2 ◆ NBI观察

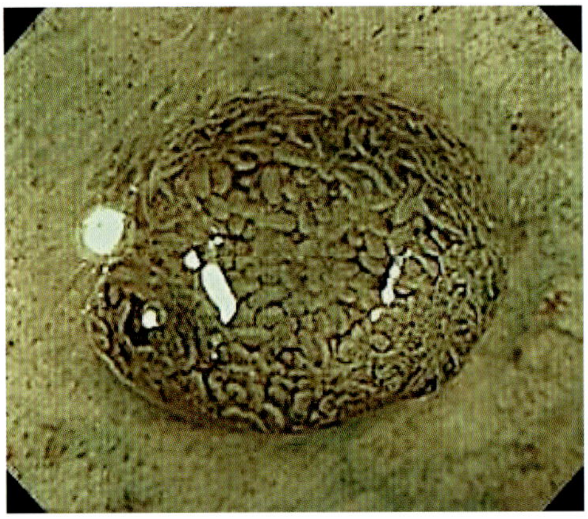

图3 ◆ NBI放大观察

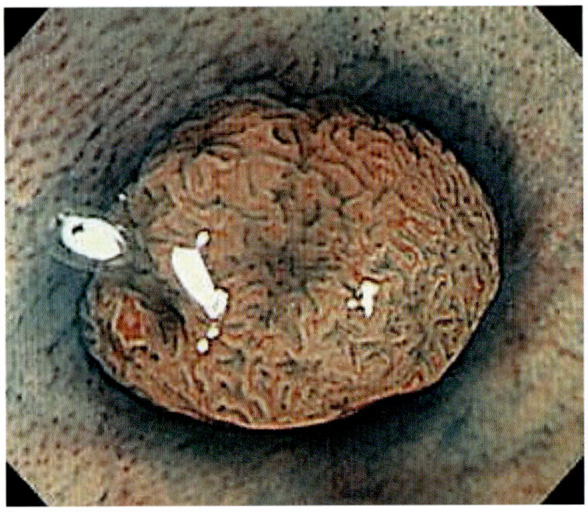

图4 ◆ 色素放大观察

## 解 读

### 1. NBI观察

**NBI（非放大）观察：**正常黏膜的腺管周围围绕着六角形或者蜂巢样血管，当出现肿瘤时，这一血管增粗并随着异型度增强出现血管中断、粗细不均及密度增加[1]。NBI模式是用滤光片调整照射光波长为415nm及540nm，这一波长被Hb吸收，因此如果血管丰富，照射光被在这些血管内流动的Hb吸收而呈现棕色区域（brownish area）（图2）。也就是当看到棕色区域时，这个病变为肿瘤性病变，如果没有棕色区域则为非肿瘤性病变（增生性息肉）。

**NBI放大观察（capillary pattern的观察）：**一般在肿瘤性病变的表面会出现血管扩张及肿瘤性血管，而除了炎性息肉以外的增生性息肉等非肿瘤性病变一般不会出现血管的变化。用NBI放大模式观察肿瘤性病变就可以观察到更加明显扩张的网格状血管［meshed capillary vessel（以下称MC血管）］（图3）[1]。根据这一MC血管的有无、粗细、形状将包绕腺管周围的毛细血管形态［（capillary pattern（以下称CP）］分为3型（表1）（佐野分类）[1-3]。也就是MC血管不可见的CP Ⅰ型为非肿瘤性病变（主要是增生性息肉），可以观察到MC血管的Ⅱ型、Ⅲ型为肿瘤性病变，Ⅱ型为腺瘤，Ⅲ型为癌。Ⅲ型的ⅢB亚型相当于SM2以深的癌。

### 2. 病例解读

这个病变在普通观察下（图1）为3mm大小的略发红的隆起型病变，NBI（非放大）观察（图2）下见呈现棕色区域，更容易识别。在这一节点我们可以推测为肿瘤性病变。在NBI放大观察（图3）下见围绕腺管的血管较周围正常黏膜明显扩张，呈网格状改变（MC 血管），血管粗细均一，排列规则，为CPⅡ型。结晶紫染色放大观察（图4）可见线状、细长的隐窝，为$Ⅲ_L$型隐窝形态。根据以上的内镜观察诊断为管状腺瘤。组织学上也诊断为管状腺瘤（轻度异型）（图5）。

### 3. NICE分类（NBI International Colorectal Endoscopic classification）

基于NBI观察下结肠病变的分类除了佐野分类，还有广岛分类、昭和分类、慈惠分类等，为了结肠镜下诊断治疗的进步，需要国际上统一的分类。因此，由包括日本医生在

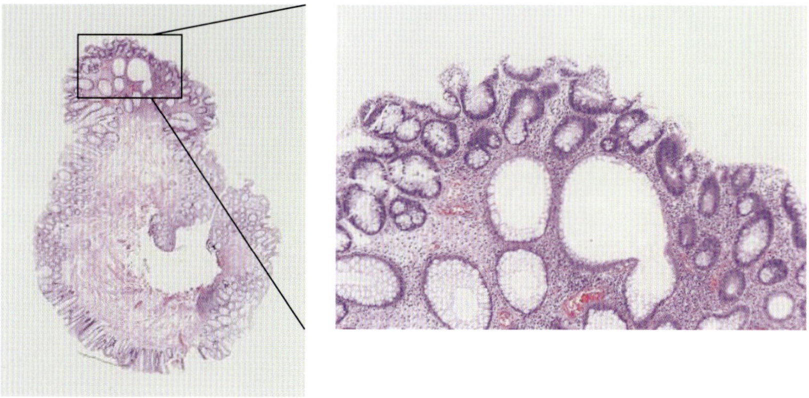

**图5** ◆ **病理图片**

**表1 ◆ 结肠病变的毛细血管形态（佐野分类）**

**A）血管结构的模式图**

| | 微血管结构模式图 | 毛细血管特征 | 血管直径（μm）<br>（最小值~最大值） | NBI下可见度<br>（毛细血管形态分类） |
|---|---|---|---|---|
| 正常黏膜 | 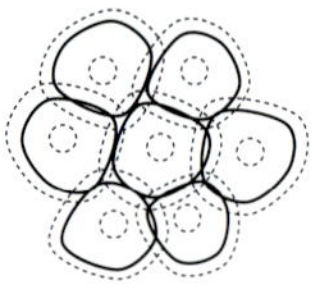 | 毛细血管呈蜂窝状（网状）排列 | （8.6±1.8）~<br>（12.4±1.9）<br>（6.4~20.9） | 网格状毛细血管：不可见~隐约可见<br>（type Ⅰ） |
| 增生性病变 | 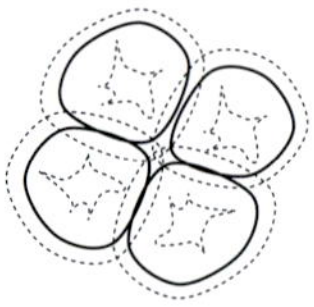 | 在黏膜腺周围 | ＜10 | 网格状毛细血管：不可见~隐约可见<br>（type Ⅰ） |
| 腺瘤 | 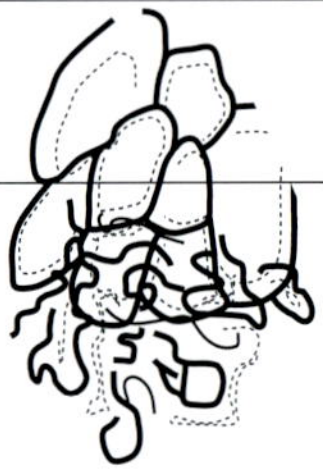 | 微血管组织与正常结肠相似，但毛细血管延长，直径增加 | 13.1＋3.3 | 网格状毛细血管：清晰可见，略粗大，毛细血管密度疏松<br>（type Ⅱ） |
| 癌 | 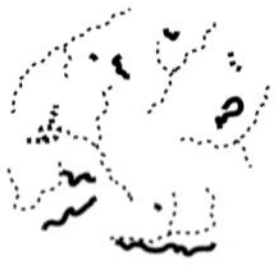 | 微血管结构紊乱，密度增加，形成结节状毛细血管簇 | （18.3±0.1）~<br>（19.8±7.6）<br>（2.2~84.5） | 清晰可见较粗的毛细血管，大小不均，存在分支和突然中断的不规则表现<br>（type ⅢA）<br><br>网格状毛细血管：由于基层组织促纤维增生化，存在几乎无血管或松散的微血管区域<br>（type ⅢB） |

**B）微血管形态与内镜下表现**

| | Ⅰ | Ⅱ | ⅢA | ⅢB |
|---|---|---|---|---|
| 内镜表现 | 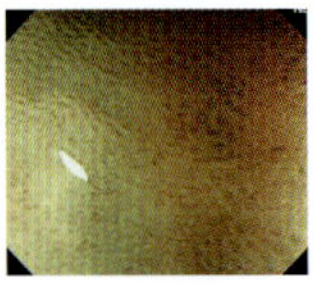<br>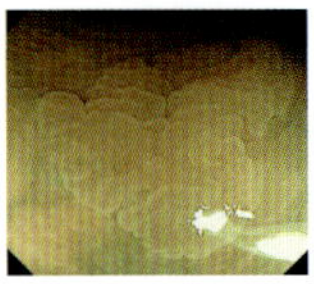 | 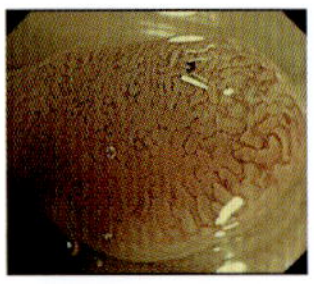<br>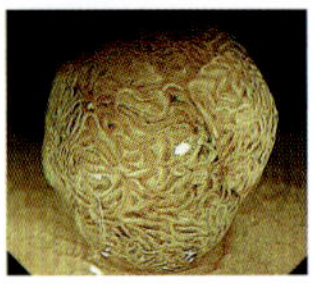 | 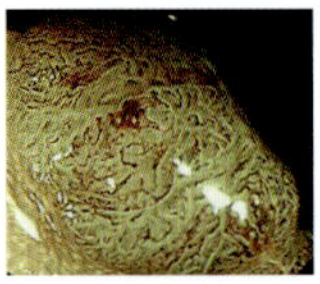<br>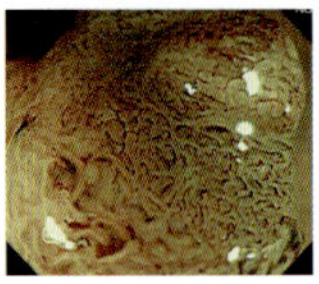 | 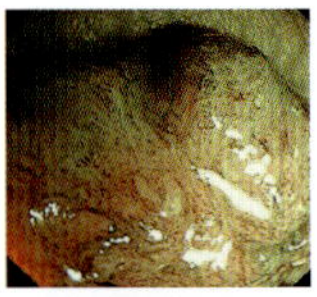<br>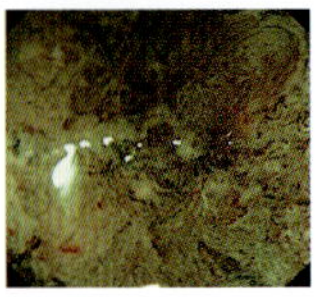 |
| | 网络状毛细血管（－） | 网格状毛细血管（＋） | 网格状毛细血管特征分支、缩窄、不规则和盲端 | |
| | | 毛细血管围绕黏膜腺周围 | 毛细血管密度不均/增高 | 几乎无血管或松散微血管 |
| 组织学 | 正常黏膜<br>增生性息肉 | 腺瘤，*黏膜内癌及黏膜下浅层癌 | | #黏膜下深层癌 |
| 治疗策略 | 无须治疗 | 内镜治疗（息肉切除/EMR/ESD） | | 外科治疗 |

＊：黏膜内癌（Intramucosal cancer）；＊＊：黏膜下浅层癌（Sm superficial invasion）（＜1000μm）；#：黏膜下深层癌（Sm deep invasion）（≥1000μm）

引自参考文献[3]

**表2 ◆ 结肠病变的NICE分类（NBI 国际结肠）**

| | type 1 | type 2 | type 3 |
|---|---|---|---|
| 色调 | 与背景黏膜相近或更亮 | 相对背景黏膜偏棕色（需确认色调变化是由血管所致） | 相对背景黏膜呈棕色或深棕色，有时伴有片状白色区域 |
| 血管 | 无血管或可能仅有孤立的丝状血管 | 增粗的棕色血管围绕白色结构*1 | 部分区域血管破碎不规则或缺失 |
| 表面结构 | 均一的黑色或白色圆点，或均一的无结构区域 | 环绕棕色血管的卵圆形、管状或分支白色结构*2 | 不规则或缺失 |
| 最可能的病理类型 | 增生性病变 | 腺瘤*3 | 黏膜下深层浸润癌 |

*1 适用于放大内镜和非放大内镜
*2 这些结构（规则或不规则）可能代表pits和隐窝开口的上皮
*3 type 2包括了Vienna分类3型、4型和表浅5型（伴有高度或低度异型增生或表浅黏膜下癌的腺瘤），高度异型增生或表浅黏膜下癌可由不规则血管或表面结构反映出来，通常具有不典型形态（例如凹陷区域等）
引自参考文献[5]

内的各国内镜医生组成的Colon Tumor NBI Interest Group（CTNIG）提出了NBI国际分类——NICE分类（表2）[2，3]，这一分类不必须做放大观察。从诊断上，1型为非肿瘤，2型、3型为肿瘤性病变，3型为SM2以深的癌。治疗方面，1型不需要治疗，2型可内镜切除，3型需外科治疗。因此这一分类简单，适用于诊断以及治疗的过程，目前正在进一步验证其有效性[4，5]。

**A**

**1. ②Ⅱ型**
**2. ②腺瘤**

**参考文献**


[1] Sano Y, et al：Magnifying observation of microvascular architecture of colorectal lesions using a narrow band imaging system. Dig Endosc, 18（Suppl.）：S44-S51, 2006.
[2] Oba S, et al：Current status of narrow-band imaging magnifying colonoscopy for colorectal neoplasia in Japan. Digestion, 83：167-172, 2011.
[3] Tanaka S & Sano Y：Aim to unify the narrow band imaging（NBI）magnifying classification for colorectal tumors：current status in Japan from a summary of the consensus symposium in the 79th Annual Meeting of the Japan Gastroenterological Endoscopy Society. Dig Endosc, 23 Suppl 1：131-139, 2011.
[4] Hewett D G, et al：Validation of a simple classification system for endoscopic diagnosis of small colorectal polyps using narrow-band imaging. Gastroenterology, 143：599-607. e1, 2012.
[5] Hayashi N, et al：Endoscopic prediction of deep submucosal invasive carcinoma：validation of the narrow-band imaging international colorectal endoscopic（NICE）classification. Gastrointest Endosc, 78：625-632, 2013.

# 5. NBI放大观察Case ②

林　奈那，田中信治

**Q**

【病　例】60余岁，男性
【主　诉】无特殊
【既往史】无特殊
【现病史】因便潜血阳性行结肠镜检查发现乙状结肠病变（图1~图2）

**这个结肠肿瘤的浸润深度及治疗方针是什么？**

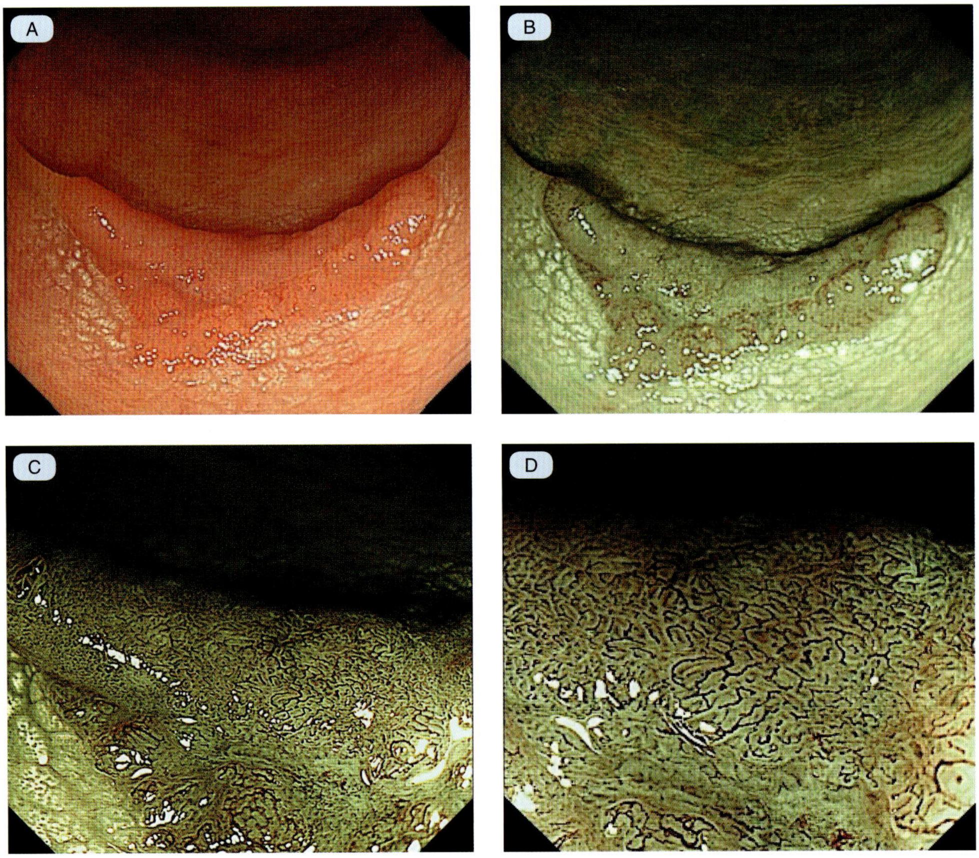


**图1◆ 乙状结肠30mm大小0-Ⅱa（假凹陷型）**（下页续）
A）普通观察　B）NBI非放大观察
C）NBI放大观察（低倍放大）　D）NBI放大观察（高倍放大）

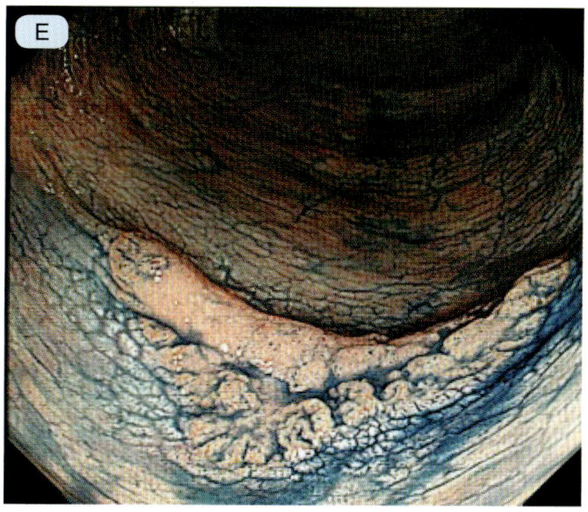

**图1 ◆ 乙状结肠30mm大小 0－Ⅱa（假凹陷型）**（接前一页）
E）靛胭脂染色观察（非放大）

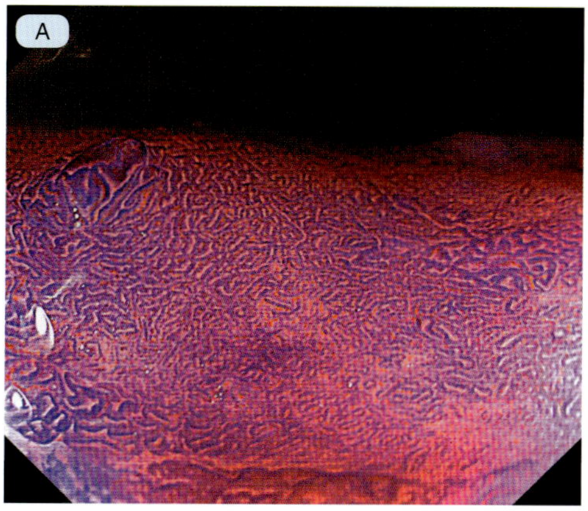

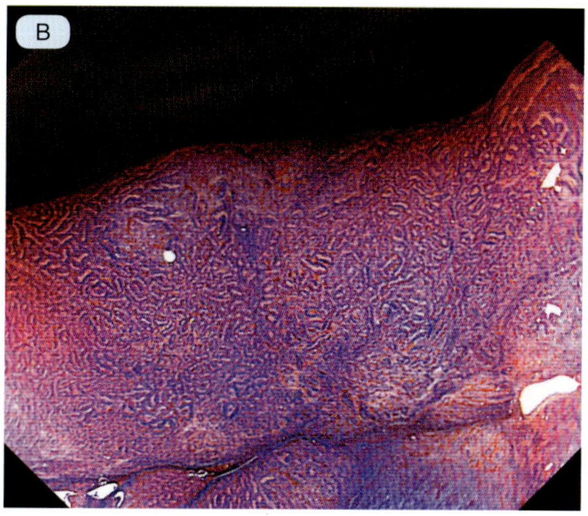

**图2 ◆ 结晶紫染色放大观察**



## 解　读

在普通内镜下（图1A）观察见病变大小30mm，为伴有凹陷的发红的扁平隆起型病变。NBI观察下呈棕色（图1B），NBI放大观察（低倍放大）见病变整体呈略不规则的表面结构（图1C）。将其放大观察可见表面结构略不规则，血管粗细、分布也略不规则（图1D）。靛胭脂染色见扁平隆起中伴有平缓的盆状凹陷（图1E）。因此诊断为LST-NG，假凹陷型（PD）。

NBI放大观察下的广岛分类[1，2]综合考虑表面结构及血管形态分为A型、B型、C型。A型为不能观察到明显微血管的增生性病变，与腺瘤最大的鉴别之处在于隐窝内腔呈现黑点状。B型主要是规则的表面结构及围绕腺管的网格状血管，主要为腺瘤。C型为表面结构不规则或者消失，相当于隐窝结构的V型，为癌的表现。C1型表现为不规则的表面结构，血管粗细、分布不均一。C3型的表面结构不清楚或者消失，出现无血管区域（avaslular area：AVA），血管常断片化。根据以上的定义，C1型为腺瘤~SM浅层浸润癌，C3型几乎全部为SM浸润深度超过1000μm的SM深部浸润癌。

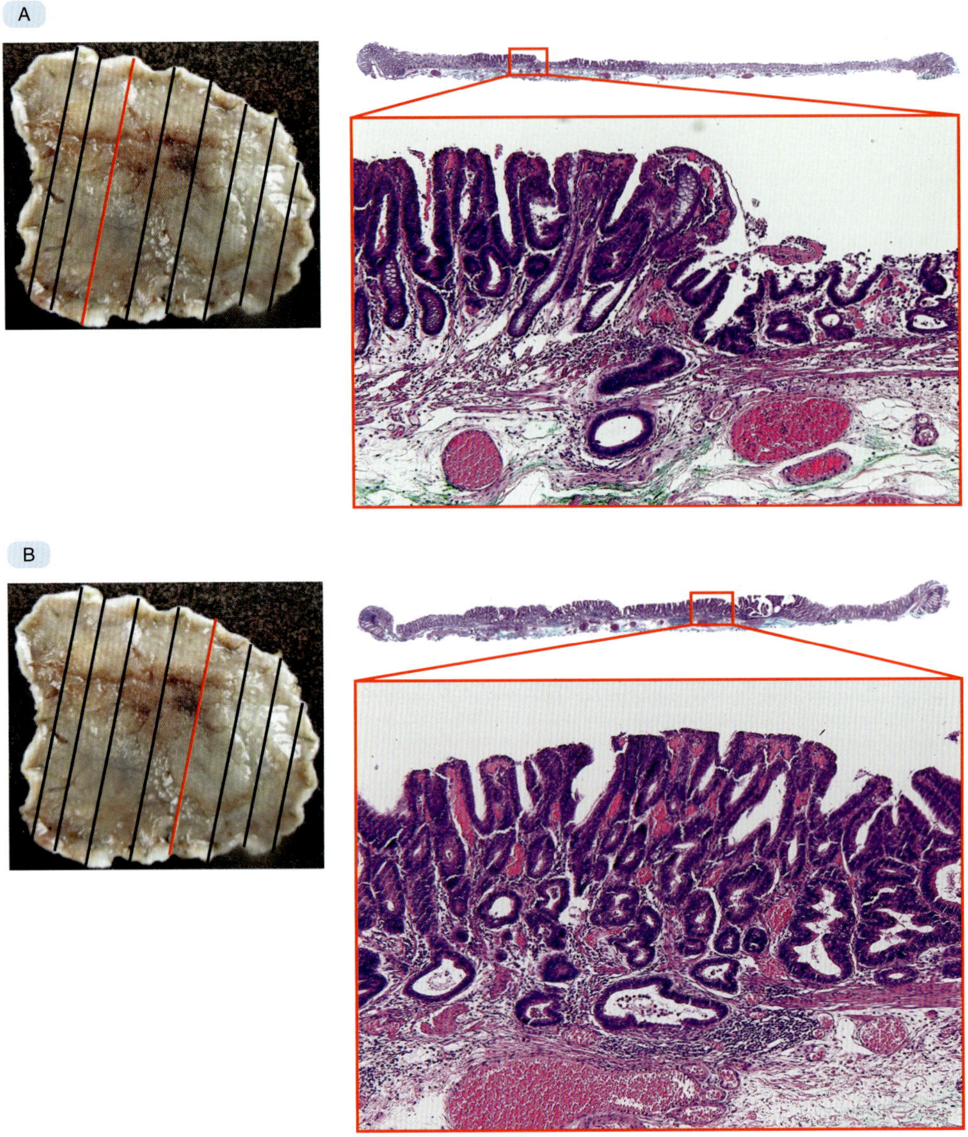


**图3 ◆ ESD切除标本与病理组织学图像（HE）**

腺瘤内高分化管状腺癌，pT1a（SM 120μm），ly0，v0，HM0，VM0

本病例在NBI放大观察下呈现C1型，未见明显的SM浸润的表现，但是由于①有可能M~SM浅层浸润，②肉眼形态呈现LST-NG，在假凹陷（PD）中有较高的与表面形态无关的多灶性SM浸润癌的可能性。根据①②需要将病变完整切除进行病理学评估，因此对本病变行ESD治疗。最终病理结果为高分化腺癌，pT1a（SM 120μm），未见脉管浸润（图3，图4）。这个病理靠隐窝形态及NBI放大观察未能确认SM微小浸润的部位。

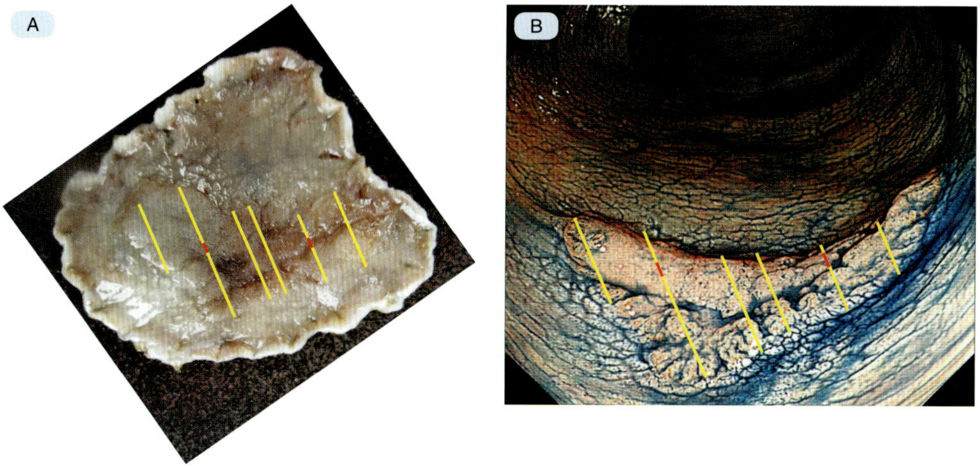


**图4 ◆ 重建图与内镜的对比**
—— M，—— SM



## A SM微小浸润癌，ESD

**参考文献**

[1] 田中信治，他：大腸腫瘍の診断·治療におけるNarrow Band Imaging（NBI）の役割. Gastroenterol Endosc，50：1289-1297，2008.

[2] Kanao H，et al：Narrow-band imaging magnification predicts the histology and invasion depth of colorectal tumors. Gastrointest Endosc，69：631-636，2009.

# 5. NBI放大观察 Case ③

猪又寛子，田尻久雄，池上雅博

## Q

【病　例】61岁，男性

【主　诉】无特殊

【既往史】横结肠癌术后（59岁）

【现病史】59岁发现横结肠癌肝转移而行结肠部分切除术及化疗的患者，每年一次的结肠镜检查发现直肠上段（Rs）新的病变（图1，图2）

1. 普通内镜下的肉眼分型及浸润深度诊断是什么？
2. 从色素内镜及NBI放大观察下的表现考虑组织学及浸润深度诊断是什么？

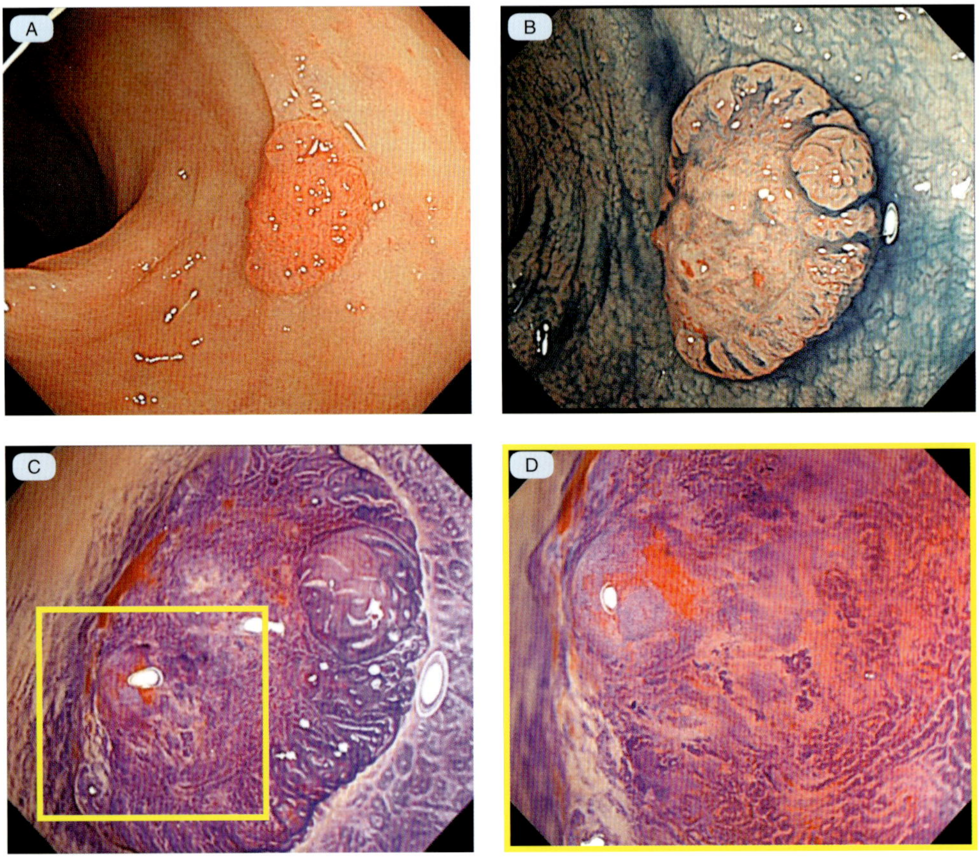


图1 ◆ 普通内镜及色素内镜图像

A）普通内镜观察　B）靛胭脂染色图像　C）结晶紫染色图像　D）结晶紫染色放大观察图像

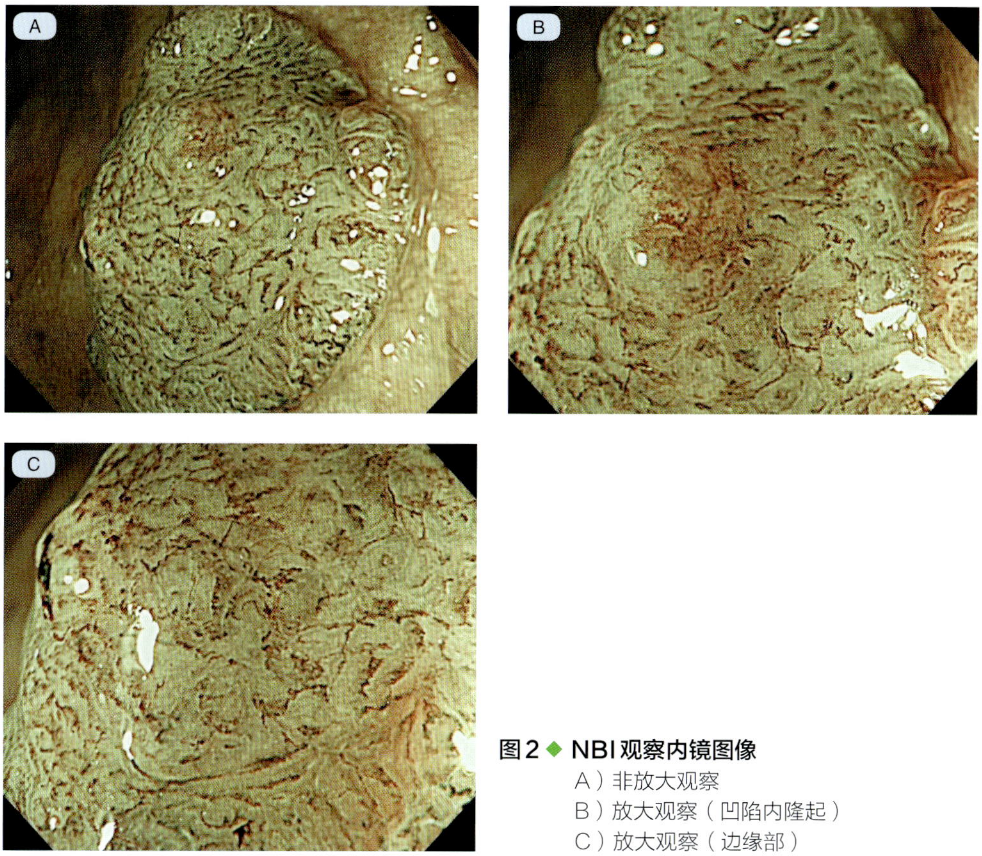

图2 ◆ NBI观察内镜图像
A）非放大观察
B）放大观察（凹陷内隆起）
C）放大观察（边缘部）



## 解　读

### 1. 普通内镜及色素内镜下表现（图1）

**普通内镜观察：** 整体呈红色、隆起型病变，具有膨胀感，可见轻微的皱襞集中及伸展不良（图1A）。

**靛胭脂染色：** 病变边缘见凹陷面，凹陷内隆起更清楚，因此考虑为出现SM深部浸润的Ⅰs+Ⅱc型病变（图1B）。

**结晶紫染色：** 在肿瘤边缘见呈$Ⅲ_L$型隐窝的小结节（图1C）。

**结晶紫染色放大观察：** 凹陷内隆起部（图1C□）的放大观察，一部分染色不良，大部分腺管结构不清，因此考虑隐窝形态的$V_N$型（图1D）。

### 2. NBI下内镜表现（图2）

在非放大观察下见病变整体呈扩张、走行不规则的异常血管（图2A）。

NBI放大观察所见：凹陷内隆起部见扩张的异常血管不规则排列（图2B）。

血管分布稀疏，有些区域不能观察到血管走行，相当于我们科室提出的NBI放大观察下血管形态分类的4型，根据我们的研究，4型血管96.8%为SM深部浸润癌[1]。结合隐窝形态应该行外科手术治疗，但是考虑到患者的全身状况，选择ESD治疗（图2C）。

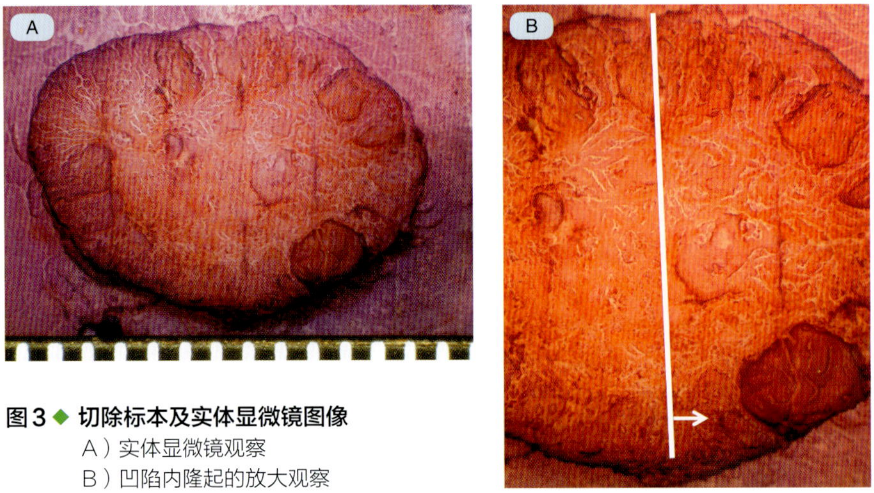


**图3 ◆ 切除标本及实体显微镜图像**
A）实体显微镜观察
B）凹陷内隆起的放大观察

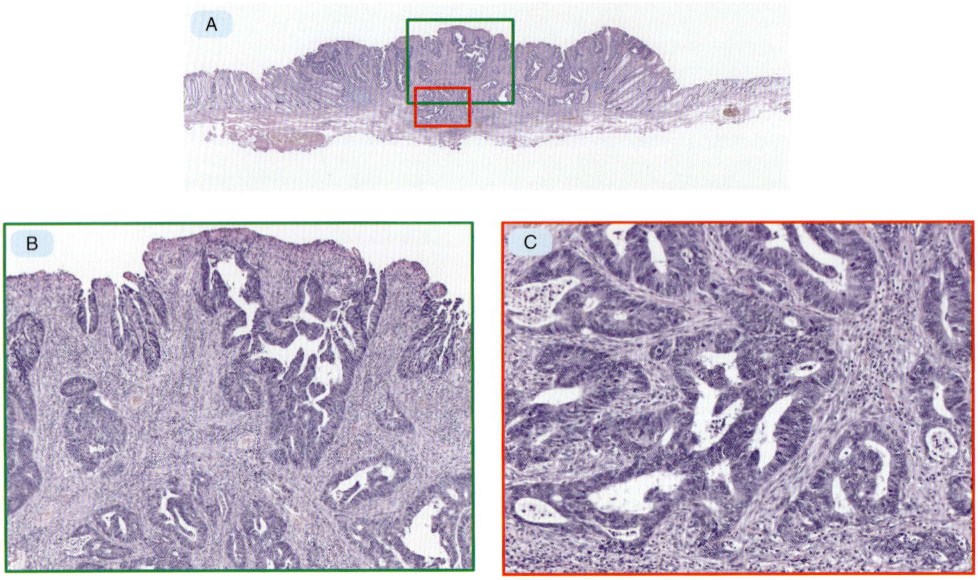


**图4 ◆ 病理组织学图像**
A）低倍全景图，B）表层的低倍放大，C）浸润最深部的高倍放大

### 3. 切除标本及实体显微镜表现（图3）

**实体显微镜下观察：** 12mm×8mm的Ⅰs+Ⅱc型病变（图3A）。

在凹陷内隆起可见部分腺管结构消失的区域，相对于$V_N$型隐窝形态（图3B ⇒ 取材方向）。

### 4. 病理组织学所见（图4）

**病变的低倍全景图像：** 在凹陷内隆起部分肿瘤腺管突破黏膜肌层浸润到SM深层（图4A）。

**凹陷内隆起的表层低倍放大：** 可见伴有显著的间质反应的肿瘤腺管的增生，SM浸润部从表层露出，黏膜内病变消失（图4B）。

凹陷内隆起的最深部的高倍放大观察：可见N/C比增大的核密集的肿瘤腺管增生。结构异型性明显，为以中分化腺癌为主体的SM浸润癌，实测浸润深度为1980μm，未见淋巴管浸润，但是出现了脉管转移（ly0，v1）（图4C）。

**A**

**1. Ⅰs+Ⅱc型。SM深部浸润癌**

**2. $V_N$型隐窝，间质反应露出到表层的SM深部浸润癌**

**参考文献**


[1] Saito S, et al：Imaging by Magnifying Endoscopy with NBI Implicates the Remnant Capillary Network As an Indication for Endoscopic Resection in Early Colon Cancer. Int J Surg Oncol, 2011：242608, 2011.

# 6. BLI放大观察Case①

吉田直久，内藤裕二，伊藤義人

Q

【病　例】80余岁，男性

【主　诉】肿瘤筛查

【既往史】无特殊

【现病史】因便秘行结肠镜检查，发现升结肠2型进展期癌，直肠Ra发现15mm的肿瘤性病变，以治疗直肠病变为目的来我院（图1~图3）

**1. 病变浸润深度的放大内镜诊断为**

① A型（广岛分类）

② B型（广岛分类）

③ C1型（广岛分类）

**2. 放大内镜下的隐窝形态为**

① $Ⅲ_L$型

② Ⅳ型

③ $V_I$高度不规则

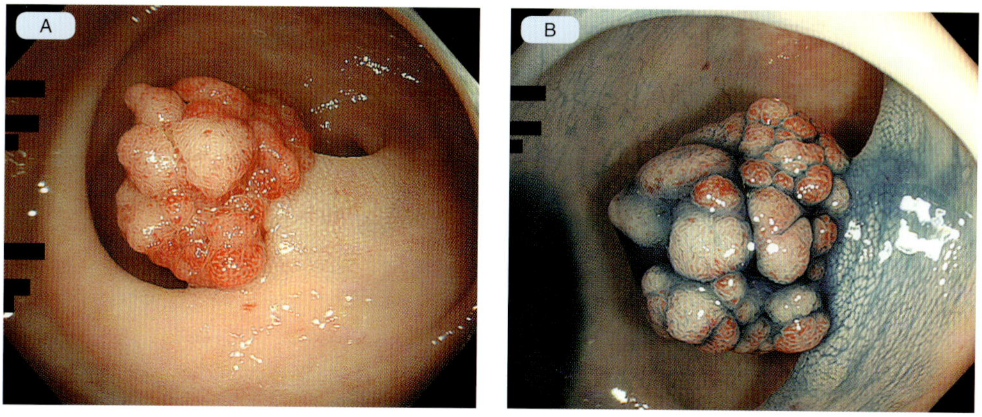


**图1 ◆ 白光下观察**

A）白光观察
B）靛胭脂染色观察

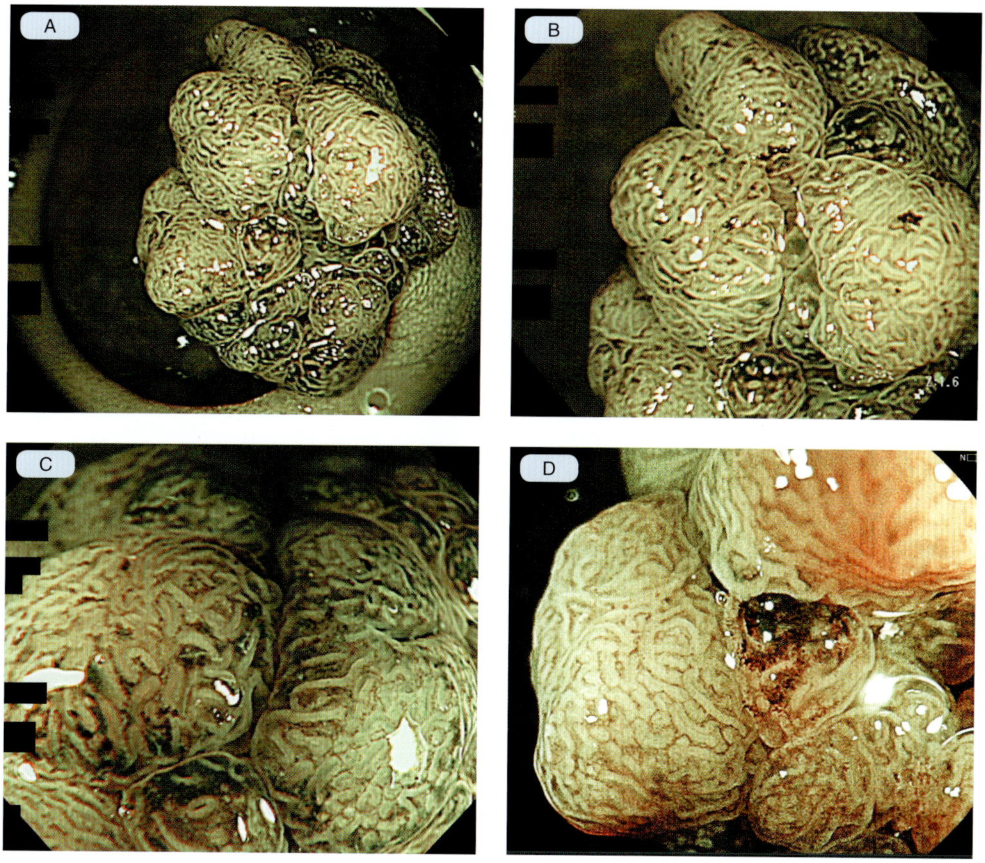


**图2 ◆ NBI及BLI放大观察**

A）CF-HQ290的NBI放大观察（近焦45倍）
B）CF-290HQ的NBI放大观察（近焦70倍）
C）CF-H260AZI的放大观察（90倍）
D）BLI放大观察（90倍，和C为同一部位）

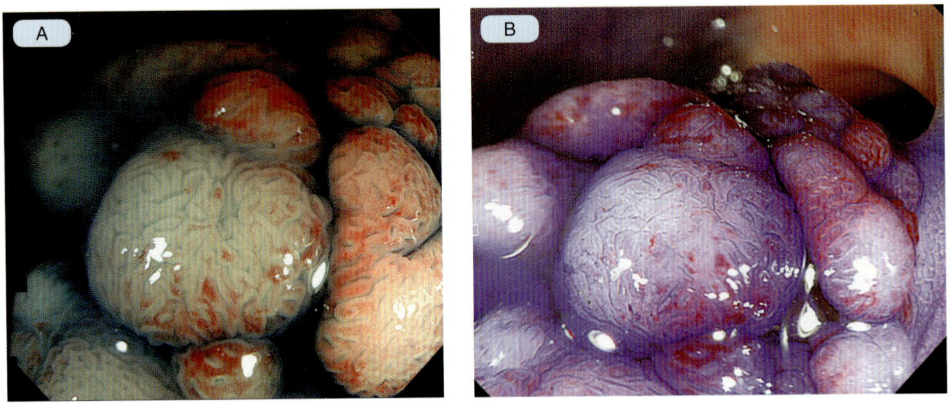


**图3◆ 色素染色观察**
A）靛胭脂染色放大观察（与图2C为相同部位）
B）结晶紫染色放大观察

## 解 读

普通内镜下为长径15mm的亚蒂型病变，表面呈大小不同的绒毛状结节，顶端未见明显的凹陷及破坏，没有明显的膨胀感，蒂部也未见黏膜下隆起样改变，活检钳触之活动良好（图1）。

使用Elite系统的CF-HQ290近焦模式NBI放大观察（45倍及70倍）显示肿瘤表面呈Ⅳ型隐窝形态（图2A、B），未见明显的不规则。再用常规使用的放大内镜CF-H260AZI 放大（90倍）可以观察到微细的表面结构及微血管形态（图2C）。表面结构呈Ⅳ型隐窝结构以及部分$Ⅲ_L$型隐窝结构，未见不规则表现。血管形态见间质弥漫性棕色改变，血管部分扭曲及网格状改变。根据以上诊断为广岛分类的B型。BLI放大观察下（90倍）的表面结构较NBI发白，其边缘更鲜明，可见$Ⅲ_L$型隐窝以及Ⅳ型隐窝结构（图2D）。靛胭脂染色放大观察显示Ⅳ型隐窝，结晶紫染色也看到相同的表现（图3）。因此诊断为腺瘤而行内镜下切除。

整块切除的标本大小为18mm×11mm。整体为中等结构异型的腺管，未见明确的癌腺管（图4）。

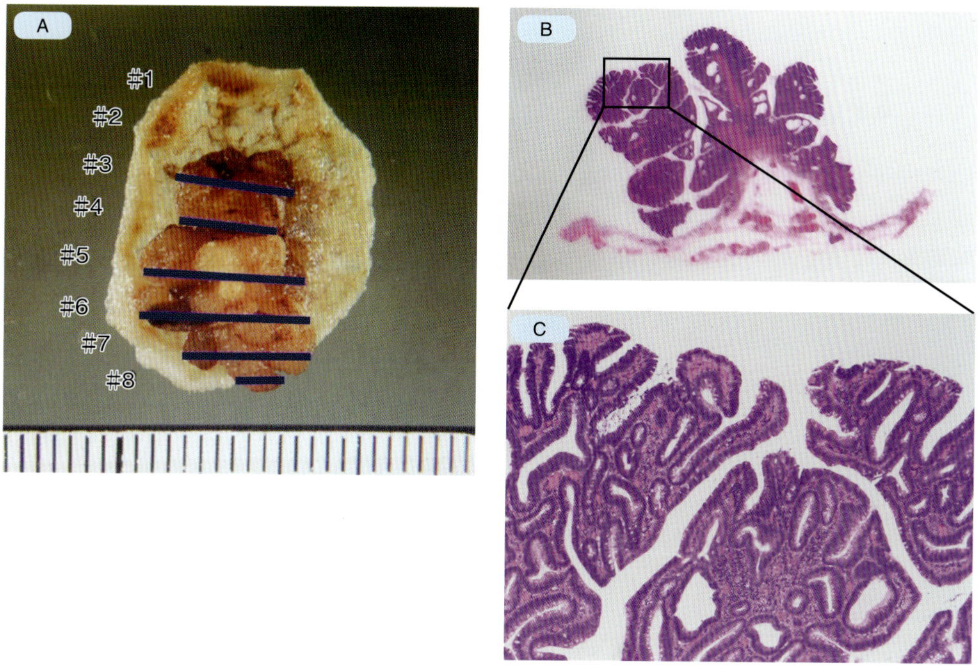


**图4 ◆ 组织标本**

A）切除标本

B）HE标本（低倍全景图）（＃5切片）

C）HE标本（高倍放大）（＃5切片）

**A**

**1. ①type B（广岛分类）**

**2. ②Ⅳ型隐窝形态**

# 6. BLI放大观察 Case②

根本大樹，歌野健一，冨樫一智

**Q**

【病　例】70余岁，女性

【主　诉】免疫法便潜血阳性

【既往史】2次子宫切开术，53岁开始因高血压病服用钙离子拮抗剂

【现病史】体检发现便潜血阳性，行结肠镜检查发现乙状结肠2cm大小的凹陷型病变而来我院

**我院检查的内镜图片如下（图1~图5）。请做出形态学、浸润深度诊断并说明理由**

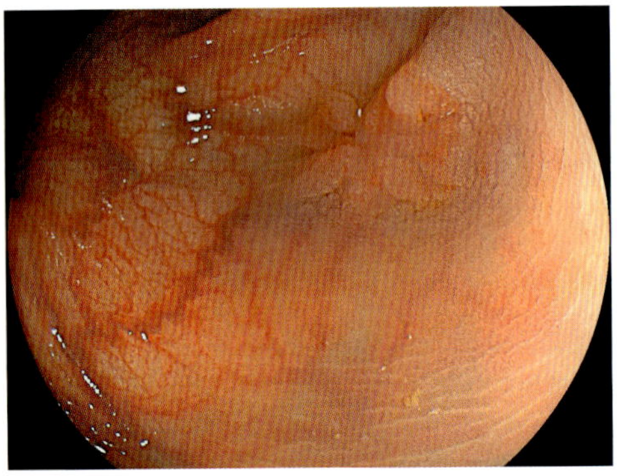

图1 ◆ 普通内镜图像

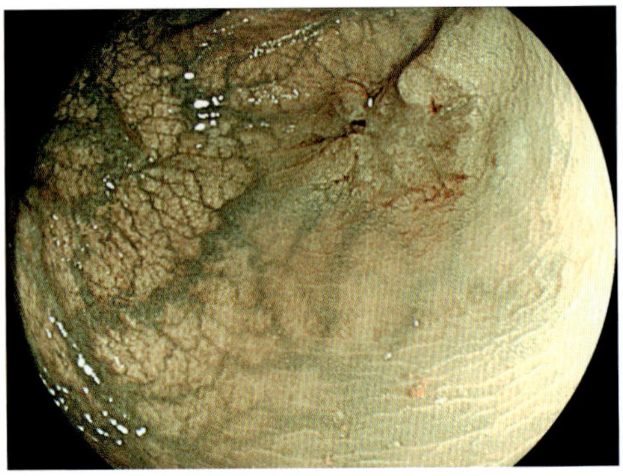

图2 ◆ BLI-bright图像

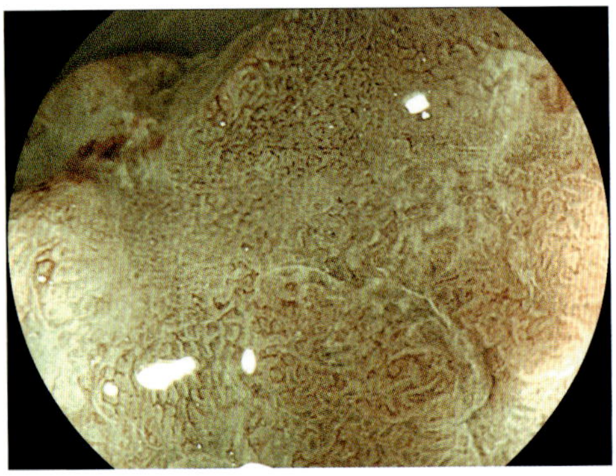

图3 ◆ BLI低倍放大图像

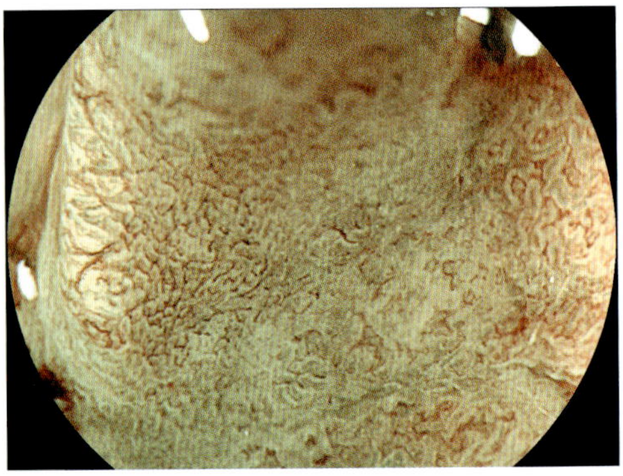

图4 ◆ BLI高倍放大图像

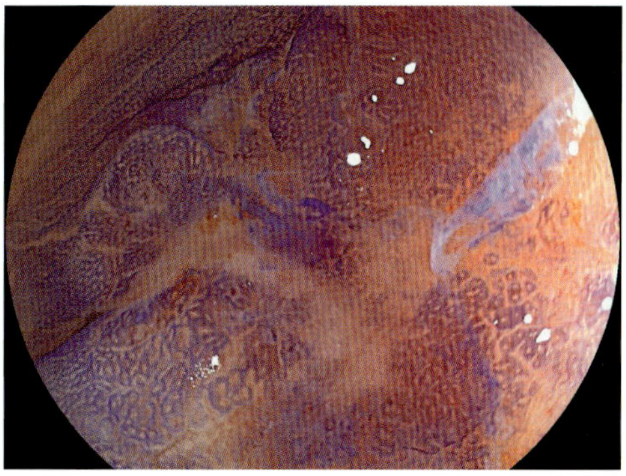

图5 ◆ 结晶紫染色放大观察

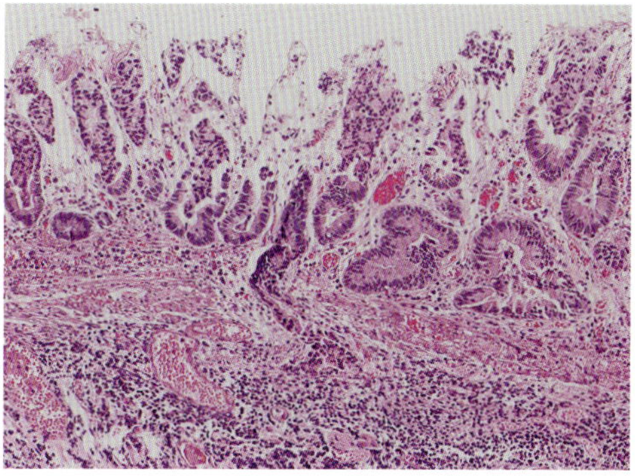

图6 ◆ 病理组织学图像

## 解　读

典型的0－Ⅱc，LST－NG，PD的病变。普通内镜下（图1）见凹陷型呈淡红色病变，BLI－bright 模式下（图2）呈棕色，病变更容易识别。BLI 放大观察（图3，图4）见凹陷的一部分腺管呈排列不规则的表面结构，血管粗细、分布均一（广岛分类C1型，佐野分类ⅢA型）。结晶紫染色放大观察（图5）见一部分呈$Ⅲ_L$型隐窝，但是不规则表面结构的区域有黏液附着，未能充分评价。综合以上表现浸润深度诊断为M~SM浅层浸润癌，行ESD完整切除病变（病变18mm×15mm）。病理组织学检查见3个部位出现SM浅层浸润癌（图6），最终病理诊断为tub1，pT1a（100μm），出芽G0，INFa，ly0（D2－40），v0（EM，CD34），pHM0，pVM0。

**A**

- **0－Ⅱc，LST－NG，PD**
- **广岛分类C1，佐野分类ⅢA**
- **M~SM浅层浸润癌**

# 6. BLI放大观察 Case ③

林　芳和，山本博德

**Q**

【病　例】70岁，男性

【主　诉】腹胀

【既往史】无特殊

【现病史】为诊断腹胀的原因行结肠镜检查，发现直肠病变（图1~图3）

**请根据普通内镜、色素染色内镜以及BLI放大内镜诊断肉眼分型、组织异型度及浸润深度**

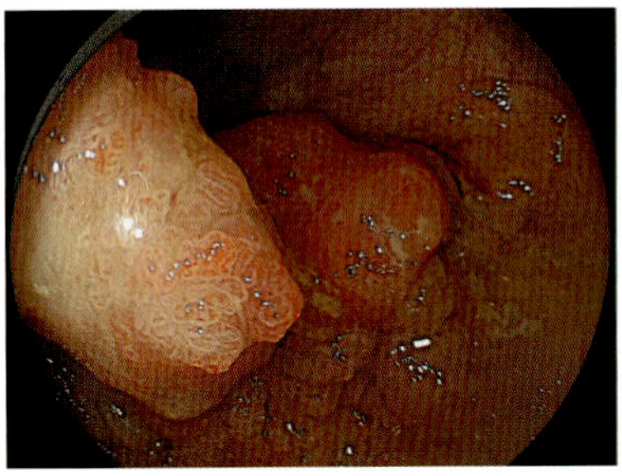

**图1 ◆ 普通内镜图像**

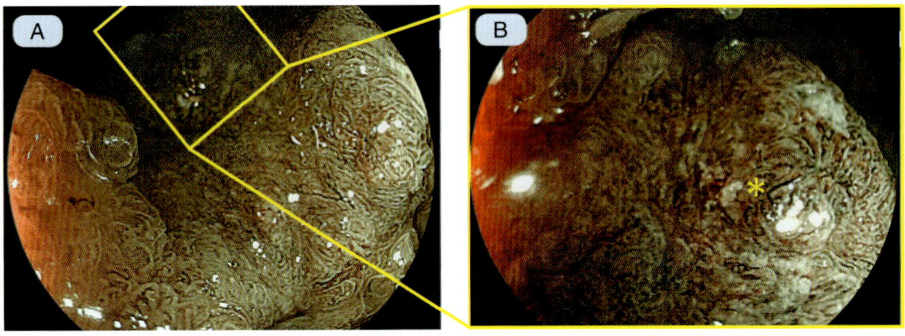


**图2 ◆ BLI模式内镜图像**

A）BLI-bright低倍放大观察

B）BLI高倍放大观察图像

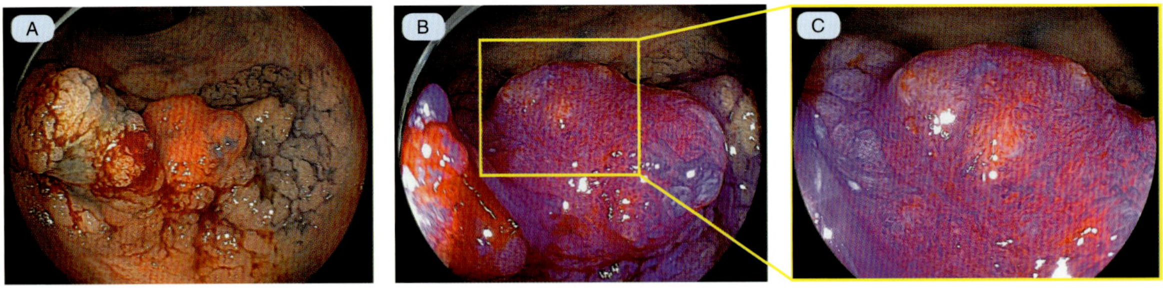


**图3 ◆ 色素染色内镜图像**

A）靛胭脂染色图像

B）结晶紫染色放大观察

C）B的凹陷内小结节部分（□）的放大观察

## 解　读

普通内镜下表现为伴有红色结节的平坦型病变。结节位于病变中央，有发红的凹陷面（图1）。BLI低倍放大观察下（图2A），与结节以外的部分比较，结节凹陷部的微血管不可见。BLI高倍放大（图2B）下血管粗细不均、中断、扭曲。凹陷内小结节部分（*）血管变稀疏，不规则，诊断为佐野分类的ⅢB型。该部位的隐窝结构不清，但是还可识别，为广岛分类的C2型。

靛胭脂染色（图3A）下周围的Ⅱa部分边界清楚，诊断为Ⅱa+Ⅰs（LST-G，结节混合型），结晶紫染色放大观察下（图3B、C）结节凹陷部大部分为$V_I$型高度不规则的隐窝形态。前面提到的凹陷内小结节未被染色，范围虽然不大，诊断为$V_N$型隐窝形态。

结合这些图像，SM深部浸润癌的可能性大，行直肠低位前方切除术。病理标本（图4）以乳头状腺癌为主，中心部有管状腺癌成分（pap＞tub2＞tub1）。癌浸润到黏膜下层，从黏膜肌层的浸润深度为2000μm。出芽2级，脉管转移为ly1，v1，未见淋巴结转移。

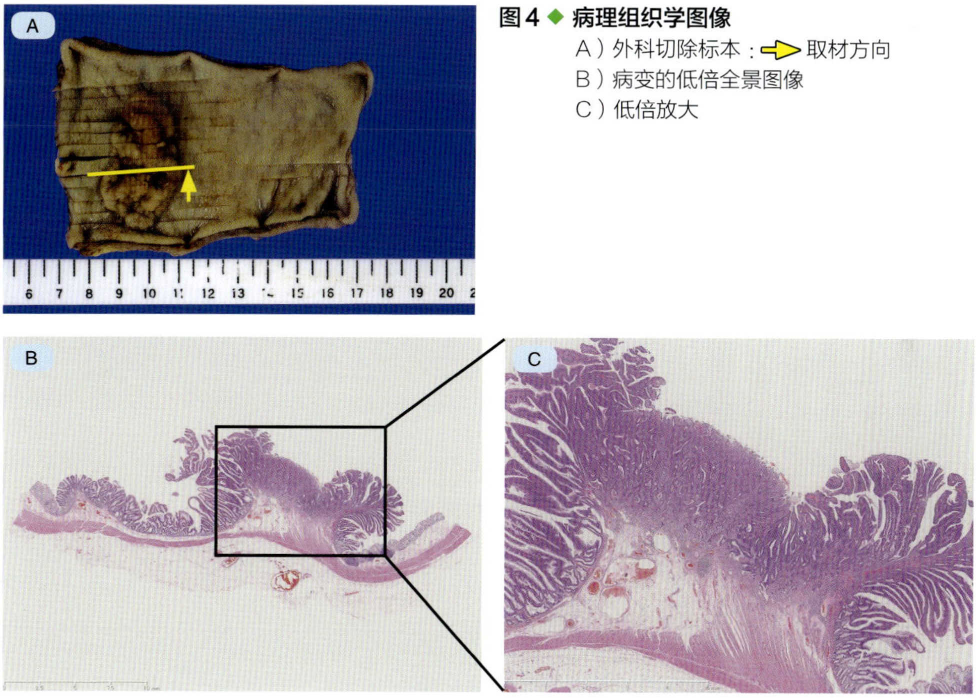

**图4 ◆ 病理组织学图像**
A）外科切除标本：⇨取材方向
B）病变的低倍全景图像
C）低倍放大

**A　Ⅰs+Ⅱa型（LST-G结节混合型）SM深部浸润癌（SM 2000μm）**

# 7. 超声内镜诊断 Case ①

清水誠治

Q

【病　例】73岁，女性

【主　诉】便潜血阳性

【既往史】无特殊

【现病史】因便潜血阳性行结肠镜检查，发现直肠Ra的病变（图1~图3）

1. 针对这个病变行EUS检查，浸润深度为

   ①M癌　②SM浅层浸润癌　③SM深部浸润癌

2. 治疗方针

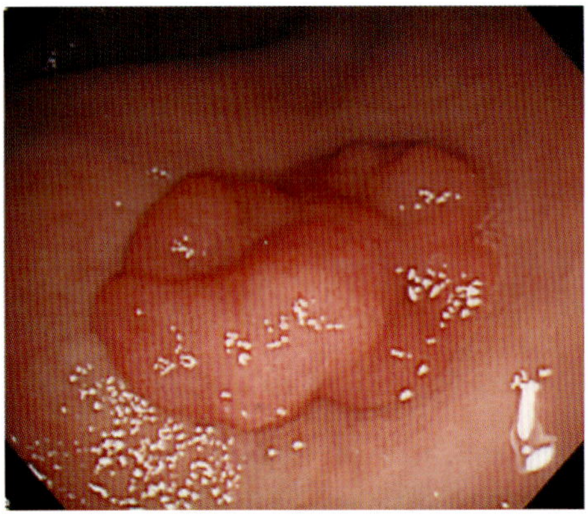

图1 ◆ 普通内镜

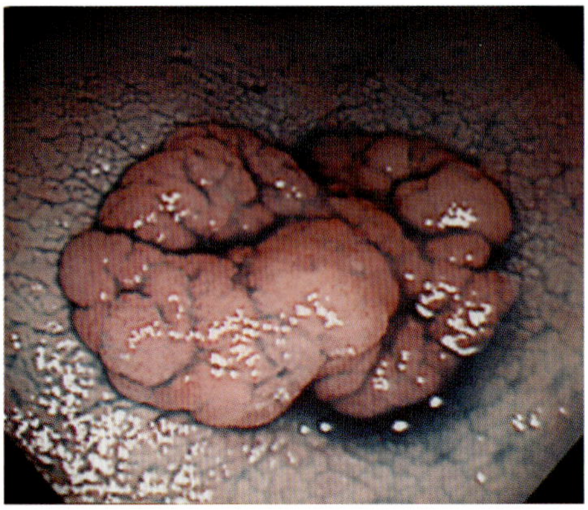

图2 ◆ 靛胭脂染色

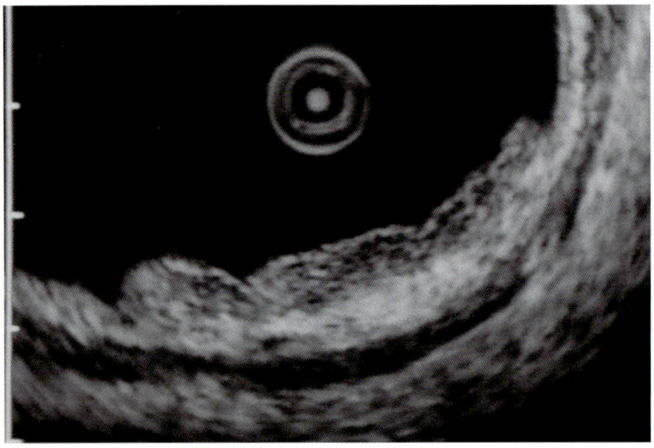

图3 ◆ EUS 图像（20MHz 的小探头）

## 解 读

内镜下表现为侧向发育型肿瘤（LST），表面呈结节状，中央可见略大的结节（图1，图2）。用超声小探头检查见整个病变第3层的厚度均一，可以排除SM深部浸润癌（图3）。病变大小为25mm，符合内镜下切除适应证而行EMR。病理诊断为伴有腺瘤的高分化腺癌，中央极少的SM浸润（800μm）（图4，图5）。复盘EUS图像，发现病变中央很少一部分第3层浅层1mm左右的凹槽样低回声，对应于SM深部浸润的部分（图6）。

早期结肠癌SM浸润深度在1000μm 以内为内镜治疗适应证，受病变的形态以及癌浸润的影响，SM层会出现一些变形，在EUS下诊断SM浸润的根据是对第3层形态的识别[1~3]。无蒂型、表浅型病变第3层管腔侧光滑的为M癌，出现1mm以下的缺损时为SM浅层浸润癌，除此之外的表现均为SM深部浸润癌。对于SM浅层浸润距离的测量在一定程度上是可以实现的，在高频率的超声小探头下500μm以内的SM浸润是难以扫查到的，但是到了1000μm程度就可以扫查到。当出现SM浅层浸润时很少伴随间质炎症反应，因此测得值应该是具有相当的可信度。由于SM浅层浸润癌在水平及垂直方向上都是在很小的范围内发生黏膜下层浸润，因此如果不能连续地扫查整体病变就不好识别出浸润的范围，也不能做出正确的诊断。但是从治疗的角度来讲，只要鉴别出病变是SM浅层浸润以内和以上就足够了。即使今后1000μm的标准发生变化，由于EUS可以测量浸润距离，仍可以作为一个评价指标而不受标准变化的影响。另外，有时候淋巴滤泡和纤维化也可能造成SM层的低回声改变，干扰浸润深度诊断，需要充分注意。

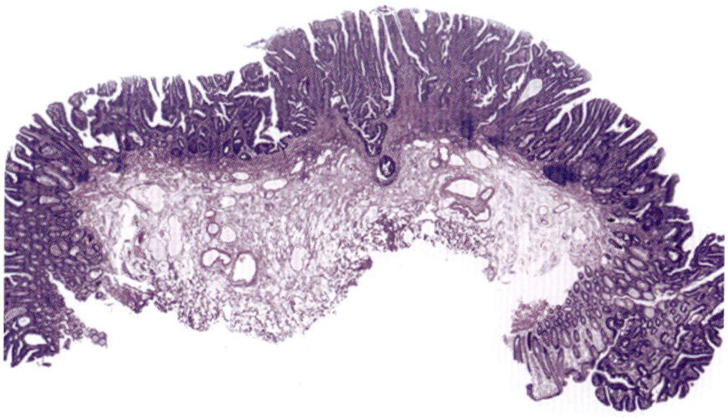

图4 ◆ EMR标本的低倍全景图

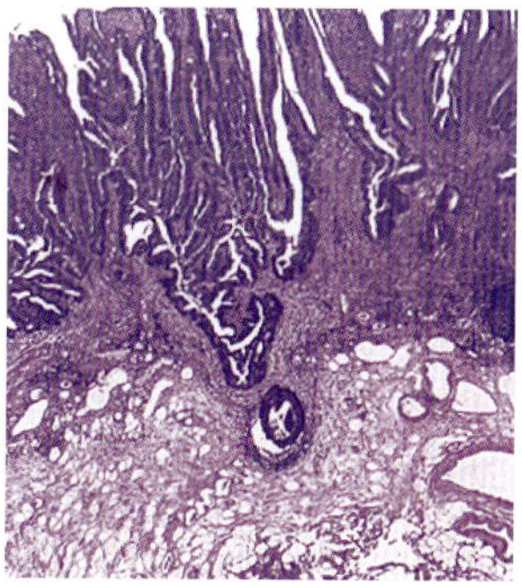

图5 ◆ SM浸润部的放大观察

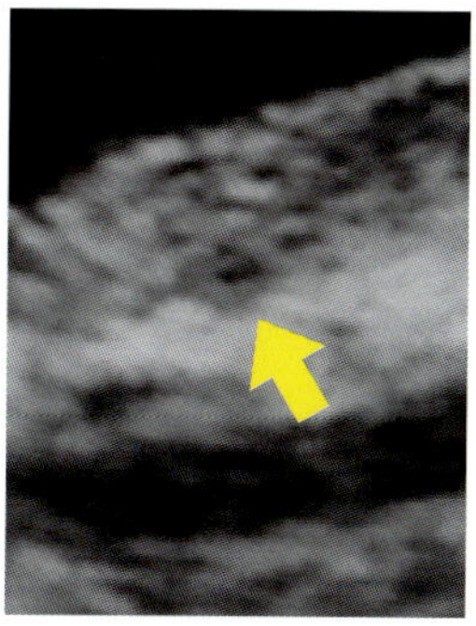

图6 ◆ 对应的EUS图像

**Q**
1. ②SM浅层浸润癌
2. EMR


**参考文献**

[1] 清水誠治：EUSによる早期大腸癌の深達度診断．Gastroenterol. Endosc，45：553-558，2003.

[2] 清水誠治，他：下部消化管超音波内視鏡の手技と読影の要点．Gastroenterol. Endosc，48：2664-2673，2006.

[3] 清水誠治，他：深達度診断からみた側方発育型大腸腫瘍（LST）の分類と意義．胃と腸 45：981-988，2010.

# 7. 超声内镜诊断Case ②

吉田成人

**Q**

【病　例】62岁，男性
【主　诉】便潜血阳性
【既往史】无特殊
【现病史】因便潜血阳性行结肠镜检查，发现直肠Rb的病变（图1~图5）

1. 这个结肠肿瘤的浸润深度到哪层？
2. 采取什么治疗方针？

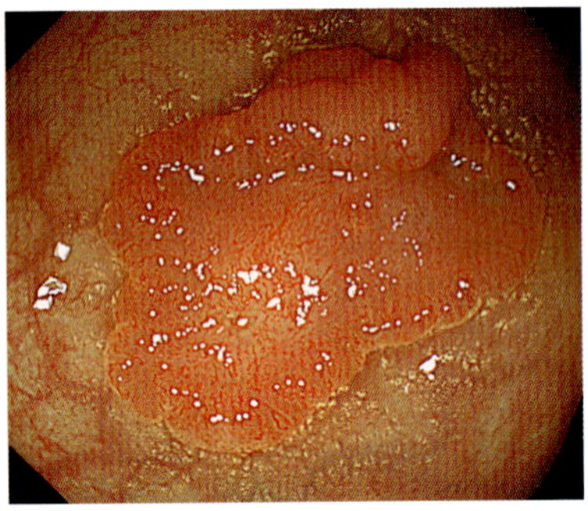

图1◆ 普通观察

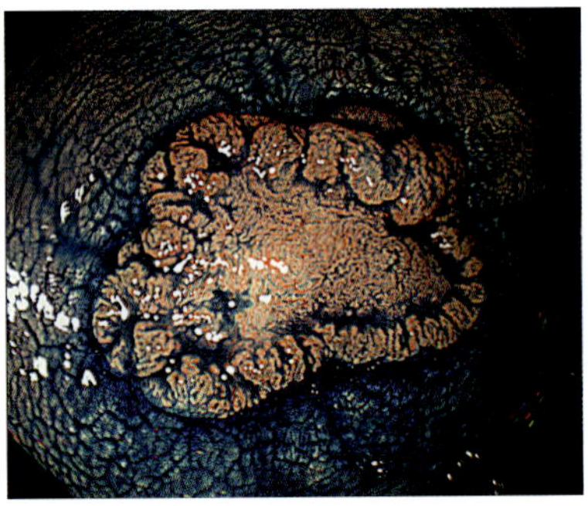

图2◆ 靛胭脂染色观察

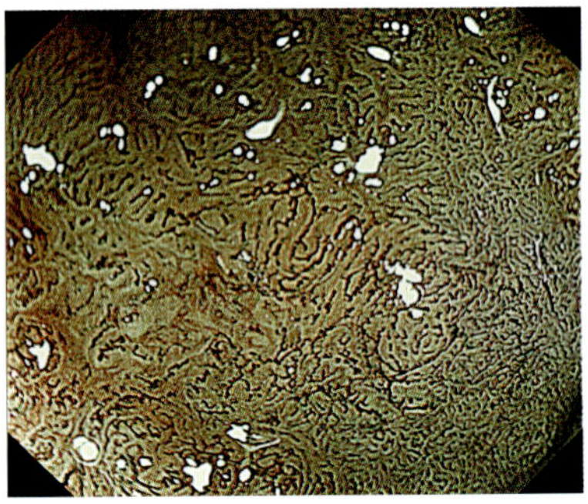

图3◆ NBI放大观察

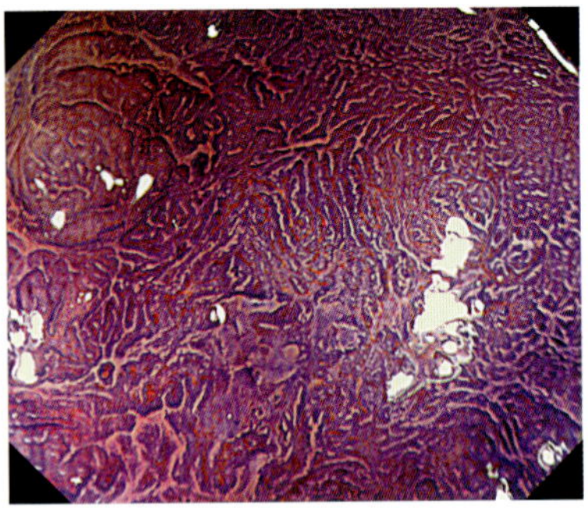

图4◆ 结晶紫染色放大观察

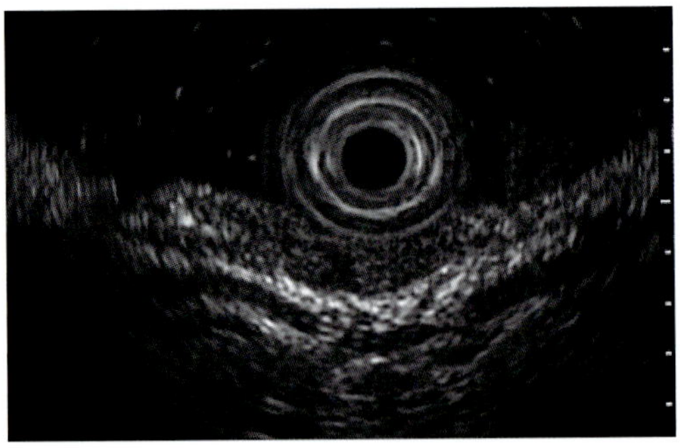

图5◆ 超声内镜检查（20MHz小探头）

## 解 读

白光下普通观察（图1）在直肠Rb发现接近20mm的伴有边缘隆起的凹陷型病变。靛胭脂染色观察（图2）病变边界及表面结构清楚，肉眼分型为0-Ⅱa+Ⅱc。NBI 放大观察（图3）见不规则的表面结构，血管粗细及分布不均，NBI放大分类（广岛分类）为type C2型，结晶紫染色下放大观察（图4）见呈现边缘明显不规则的$V_I$高度不规则隐窝。

在EUS下呈现低回声，诊断浸润深度是根据层结构的变化进行的。本例在EUS下黏膜下层呈现低回声并向外凸出，可以诊断黏膜下层深部浸润癌（图5）。对于黏膜下层浸润深度在1000μm 左右的病变，为了取得详细的病理组织学诊断，可以进行以诊断为目的的完整切除，但是对于在EUS下诊断为浸润深度明显大于1mm时，可能大概率为黏膜下层深部浸润癌，为外科切除的适应证[1-5]。本病例的病理组织学诊断的SM浸润深度为1600μm，EUS图像和低倍病理全景图类似（图6）。为了明确结肠癌的治疗方针，当NBI放大观察下呈现C2型时，需要色素内镜下隐窝形态的诊断并结合EUS下的综合判断[4]。本病例在NBI放大观察下为C2型，结晶紫染色放大观察为$V_I$高度不规则，EUS下黏膜下层出现1mm以上的低回声凸向黏膜下层，诊断为SM深部浸润癌，基于结肠癌治疗指南而行外科手术切除[5]。

**A**

1. **SM深部浸润癌**
2. **外科切除**

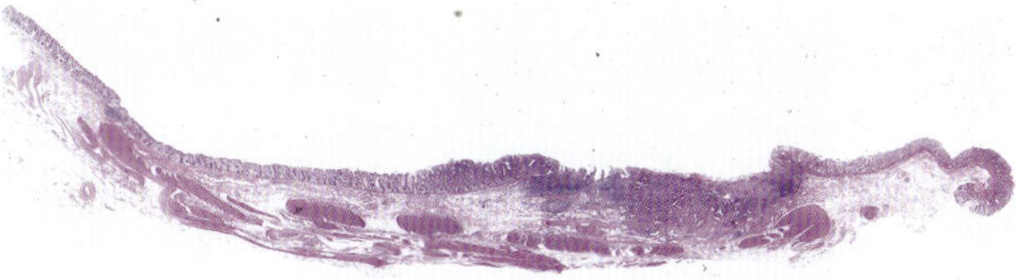

**图6◆ 低倍病理全景图片**

高分化~中分化管状腺癌，tub1 > tub2，p T1b（SM:1600μm），med，INF a，ly1，v1，budding grade 1，pPM0，pDM0，pRM0


**参考文献**

[1] 毛利律生，他：超音波内視鏡（EUS）診断の実際　EUSによる早期大腸癌の術前深達度診断．消化器の臨床，9：594-599，2006.

[2] 斉藤裕輔，他：超音波内視鏡を用いた大腸SM癌に対する深達度診断および内視鏡治療適応拡大の可能性．胃と腸，47：491-502，2012.

[3] Ozawa S，et al：Risk factors for vertical incomplete resection in endoscopic submucosal dissection as total excisional biopsy for submucosal invasive colorectal carcinoma. Int J Colorectal Dis，28：1247-1256，2013.

[4] 田中信治，他：大腸癌の質的·量的診断　NBI拡大観察　広島大学分類　微小血管構築とpit様構造の総合評価．INTESTINE，13：188-194，2009.

[5]「大腸癌治療ガイドライン—医師用2014年版」（大腸癌研究会/編），金原出版，2014.

# 7. 超声内镜诊断 Case ③

井出大資，田尻久雄，池上雅博

**Q**

【病　例】58岁，女性
【主　诉】便潜血阳性
【既往史】无特殊
【现病史】因便潜血阳性行结肠镜检查，发现回盲瓣对侧10mm大小的表浅型肿物（图1~图6）

---

1. 对于这个病变，我们需要重点对哪个部位行EUS扫查？
   ① 病变右侧红色边缘隆起部分　②病变中央的凹陷部分　③病变左侧边缘隆起部分
2. 超声内镜下结肠肿瘤的浸润深度为
   ① M 癌　② SM浅层浸润癌　③ SM深部浸润癌
3. 治疗方针
   ① EMR　② ESD　③ 腹腔镜下辅助回盲部切除术

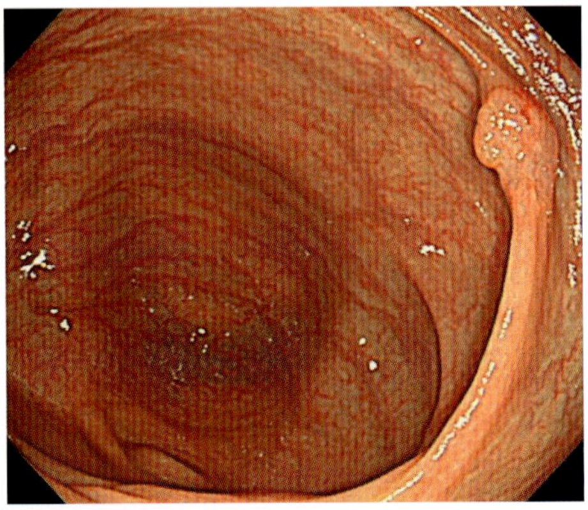

图1 ◆ 普通内镜图像（远景观察）

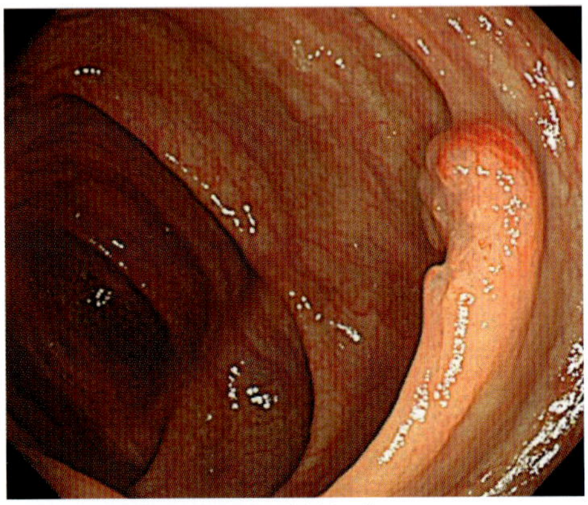

图2 ◆ 普通内镜图像（接近）

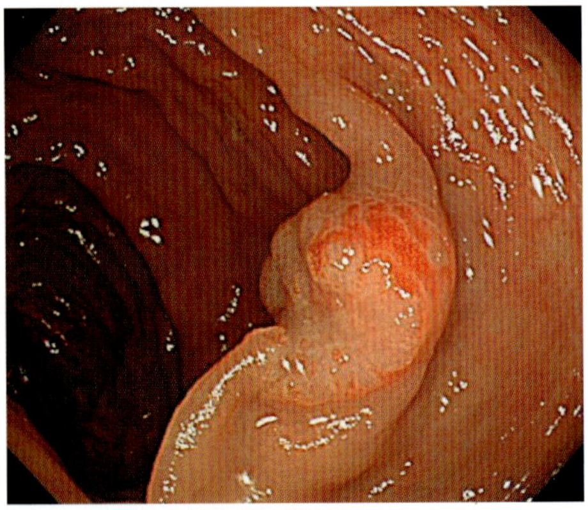

图3 ◆ 普通内镜图像（吸气时）

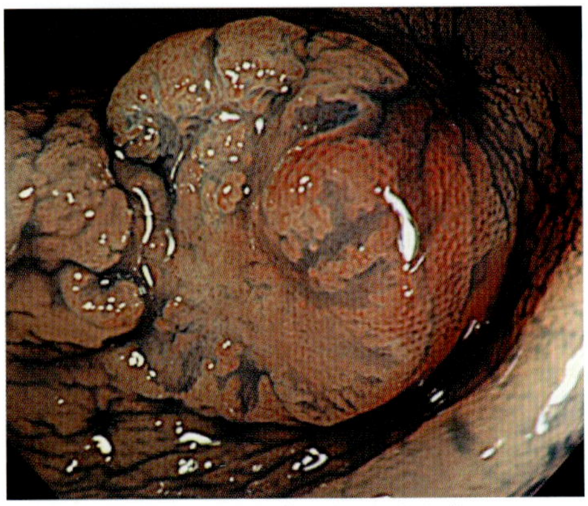

图4 ◆ 色素放大观察（靛胭脂染色）

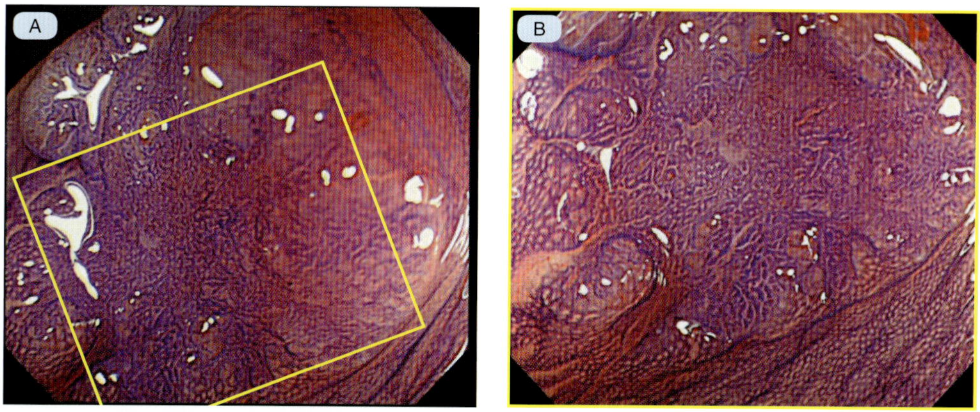


图5 ◆ 色素放大观察（结晶紫染色）

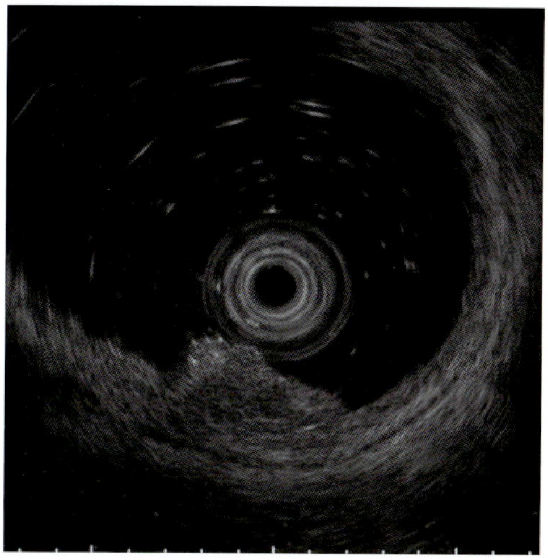

图6 ◆ 超声内镜所见（20MHz）



## 解　读

普通内镜观察（图1~图3）见回盲瓣对侧10mm大小的表浅型肿瘤，病变右侧边缘隆起呈红色，为伴有中央凹陷的Ⅱa+Ⅱc型。由于是跨越半月瓣的病变，难以评价其伸展性，但是充分注气后观察未见病变的伸展。本病变是具有明显的凹陷面的病变，其右侧红色边缘隆起胀满感。从以上结果看存在SM深部浸润可能性。色素染色放大观察（图4，图5）见边缘隆起部的一部分以Ⅲ$_L$型隐窝为主，凹陷面为Ⅲ$_S$~Ⅴ$_I$轻度不规则，由于浸润深度的诊断不是很确定而行EUS检查。

正常结肠壁在EUS下呈5层结构，第1层的高回声及第2层的低回声为黏膜层（M），第3层的高回声为黏膜下层（SM），第4层的低回声为固有肌层（MP），第5层高回声为浆膜下及浆膜[1，2]。

本病例采用20MHz的高频超声探头（图6），第1~2层可见肥厚的低回声肿瘤，第3层变薄。根据普通内镜及EUS下的表现考虑为SM深部浸润癌，行腹腔镜辅助回盲部切除术（图7A）。图7B 为实体显微镜图像，沿着白色实线做成切面。

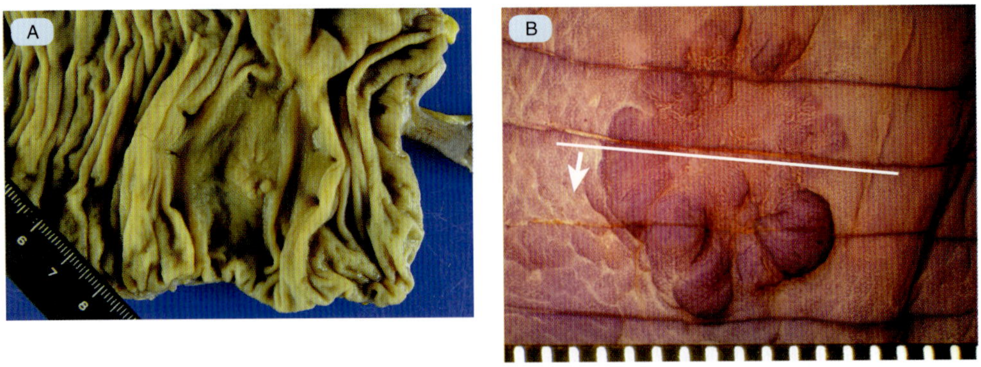


**图7◆ 切除标本**

A）切除标本图像（固定标本）

B）实体显微镜像

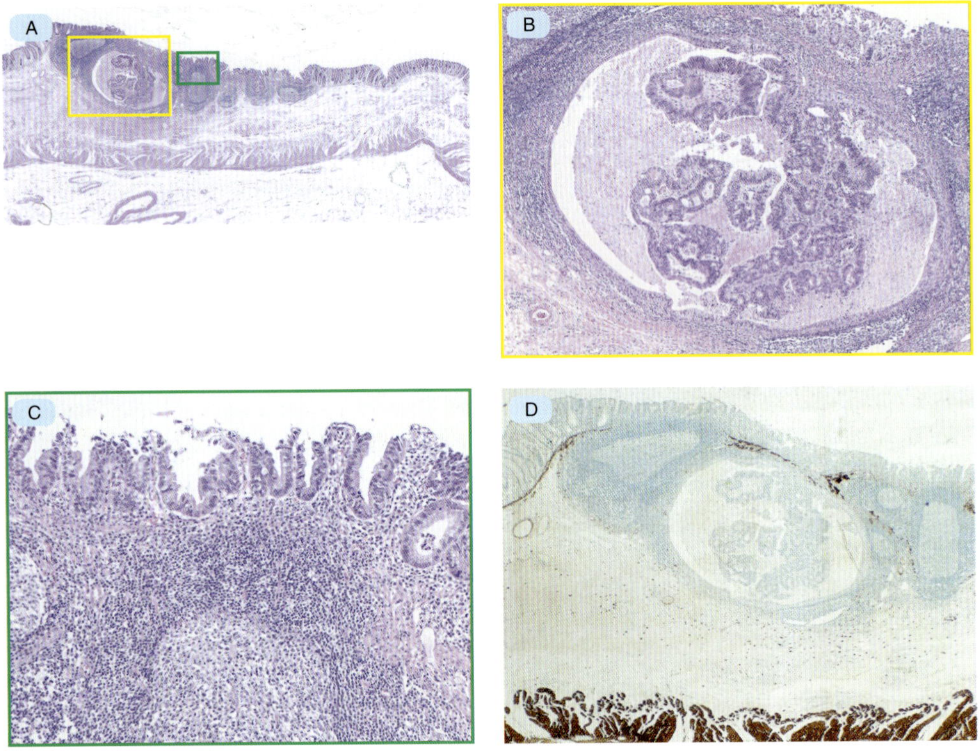


**图8◆ 病理组织像**

A）低倍全景病理图像

B）HE染色

C）HE染色

D）结合蛋白染色

病理组织学诊断（图8A、B）中可见病变开始隆起处就有腺管的增生，病变边缘隆起是以黏膜内癌为主的黏膜内病变，发红的隆起明显的部位为黏膜下层的淋巴滤泡增生（图8A~C）。在凹陷部位增生的肿瘤腺管下方，部分黏膜肌层破坏并浸润到黏膜下层。结合蛋白染色后测量黏膜下层浸润深度约为1350μm，未见脉管浸润及出芽（图8D）。

**A**

**1. ① 病变右侧红色边缘隆起部分和②病变中央的凹陷部分**
**2. ③ SM深部浸润癌**
**3. ③ 腹腔镜下辅助回盲部切除术**

**参考文献**


[1] 辻雄一郎，他：表面型大腸腫瘍の深達度診断における高周波超音波細径プローブの有用性．消化器内視鏡，11：35-42，1999.

[2] 趙栄済，他：大腸　超音波内視鏡．Gastroenterological Endoscopy Handbook：341-346，2012.

# 7. 超声内镜诊断 Case ④

斉藤裕輔

Q

【病　例】60余岁，女性

【主　诉】无特殊

【既往史】无特殊

【现病史】无自觉症状，因便潜血阳性行结肠镜检查，发现盲肠异常而介绍到我科。展示钡灌肠检查（图1），结肠镜检查（图2），超声小探头检查（HFUP）（图3）图片

1. 本病例的最终诊断为下面哪一项？
   ① Tis 癌　② T1a 癌　③ T1b 癌　④ T2癌
2. 由于上一次活检是印戒细胞癌，应选择下面哪一种治疗？
   ① EMR　② ESD　③外科手术　④ 抗肿瘤药物化疗

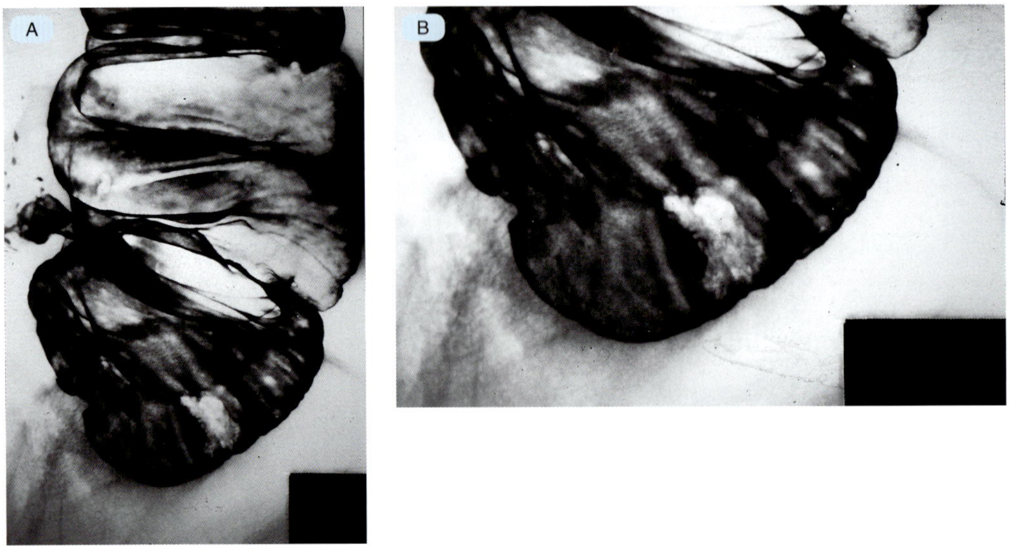


图1 ◆ 钡灌肠检查

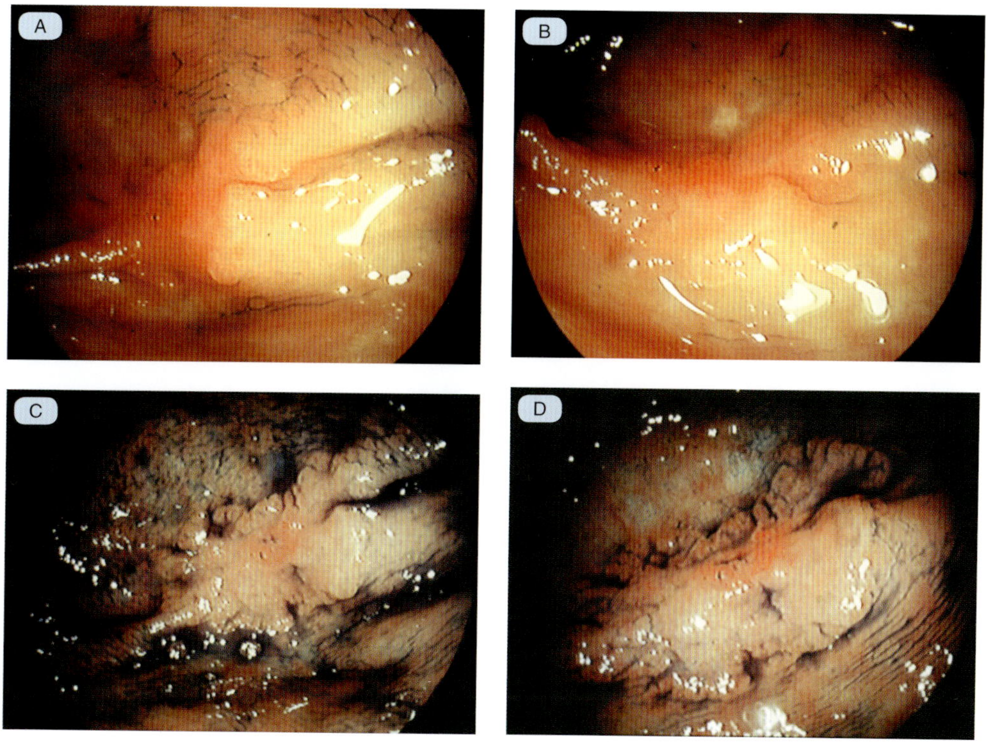


**图2 ◆ 结肠镜检查**

A）普通观察（近景观察）
B）普通观察（远景观察）
C）靛胭脂染色观察（远景观察）
D）靛胭脂染色观察（近景观察）

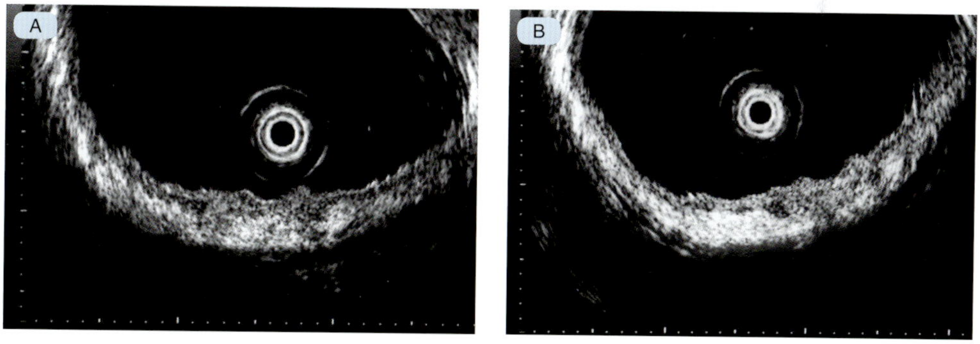


**图3 ◆ HFUP 检查**

A）病变中央
B）病变边缘

## 解 读

### 1. 影像学所见

钡灌肠见盲肠19mm × 12mm的低平隆起（图1A），病变中央伴有不规则的浅凹陷，肛侧部分呈SMT样平缓的隆起（图1B）。

结肠镜下见盲肠扁平隆起，部分呈褪色改变（图2A、B）。与钡灌肠一样，病变肛侧为平缓的隆起（图2C、D）。

HFUP下为低回声肿瘤，出现明显的SM层浸润（图3A），在X线以及内镜下观察到平缓的隆起部分出现了大量的SM浸润（图3B）。

外科切除标本的实体显微镜下见扁平病变，部分呈现平缓的隆起（图4A）。

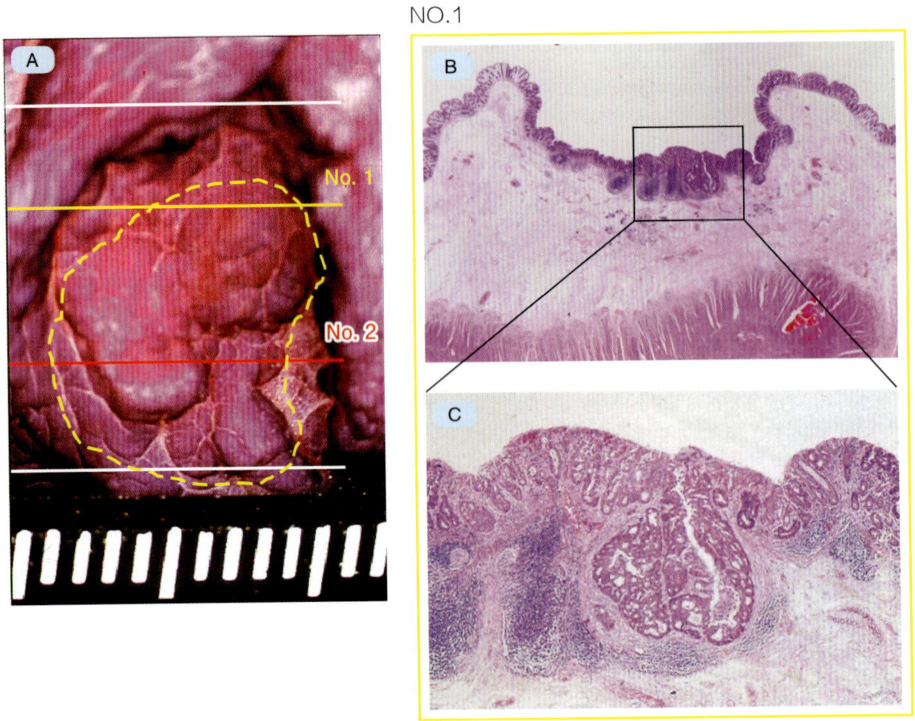


**图4 ◆ 实体显微镜与病理组织学所见对比**（接下页）
A）实体显微镜图像（——和——为取材部位）
B）从No.1取材的病理组织学图像
C）中倍放大图像
转载自参考文献[1]

## 2. 病理组织学所见

病变从黏膜面露出部分与扁平隆起部分一致，主要为高分化腺癌（图4B、C），病变肛侧平缓的隆起部分黏膜内见印戒细胞癌（图4D~G），黏膜下层广泛的印戒细胞癌浸润。在实体显微镜图片上用虚线画出印戒细胞癌的黏膜下层浸润范围（图4A）。

本病变为结肠癌中罕见的表浅型印戒细胞癌，为Ⅰ期，术后未行辅助化疗等。

## 3. 最终诊断

盲肠T1b癌（SM深部浸润癌）。

Ⅱc＋Ⅱa；印戒细胞癌（3000μm），Ly2，v0，出芽1级，n0。

NO. 2

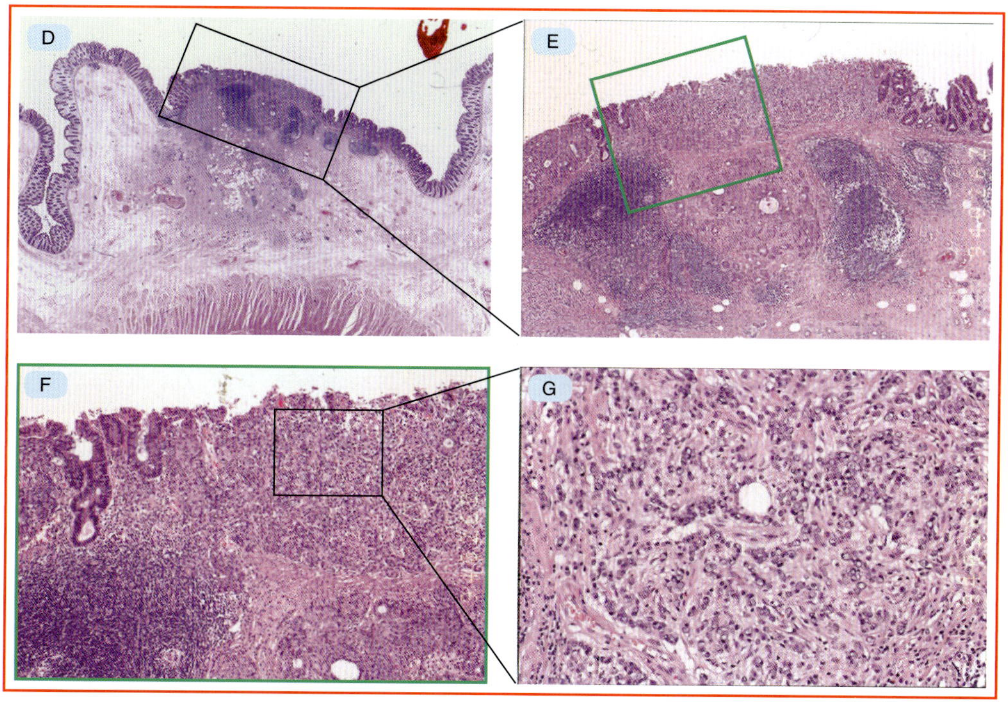


**图4 ◆ 实体显微镜与病理组织学所见的对比**（接前页）

D）从No.2取材的病理组织学图像
E）低倍放大图像
F）中倍放大图像
G）高倍放大图像
转载自参考文献[1]

**A**

**1. ③ T1b癌**
**2. ③ 外科手术**

**参考文献**

[1] 斉藤裕輔：〔早期胃癌研究会における提示の基本〕提示前の準備と画像構成. 胃と腸, 38：374-378, 2003.

# 8. 治疗的选择 Case ①

冈　志郎，田中信治

**Q**

【病　例】70余岁，女性

【主　诉】便潜血阳性

【既往史】无特殊

【现病史】因便潜血阳性做结肠镜，发现乙状结肠4/5周占位性病变（图1）

**本病例的治疗方针是什么？**

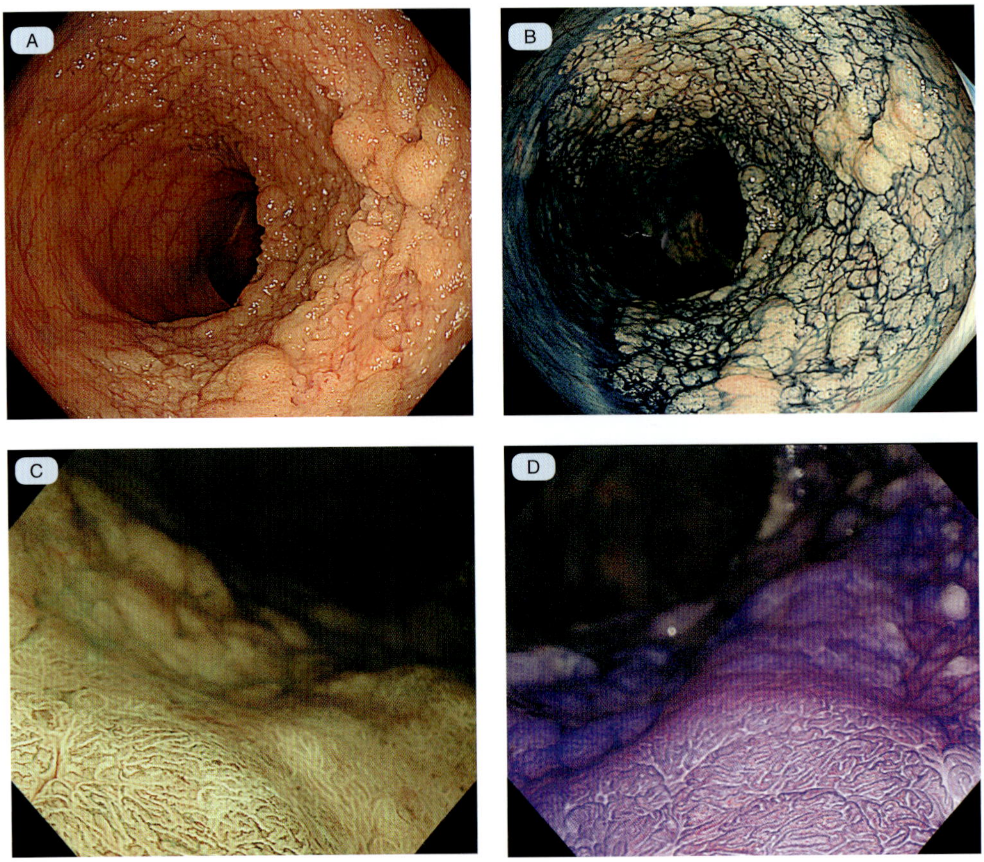


**图1 ◆ 内镜图像**

A）普通观察

B）靛胭脂染色

C）NBI放大观察（结节处）

D）结晶紫染色放大观察（结节处）

## 解 读

在普通观察（图1A）、靛胭脂染色（图1B）下以隆起高度低平的颗粒状病变为主，伴有扁平结节，为所谓的LST-G，即结节混合型病变，未见胀满感及管壁僵硬等SM浸润的表现。NBI放大观察为不规则的表面结构，血管呈现不规则的网格状改变，粗细、分布尚均一（广岛分类 C1型[1]）。色素染色放大观察见$V_I$型轻度不规则隐窝结构（图1C、D）。根据以上表现诊断为以腺瘤为主体的黏膜内病变。

直径大于20mm的肿瘤多为以腺瘤为主体的侧向发育型肿瘤（laterally spreading tumor：LST[2]），尤其是表浅型颗粒结节状LST-G的SM浸润发生率相对于肿瘤大小较低，可以通过放大内镜观察隐窝形态，在术前对于异型度高的部位以及SM浸润部位做出诊断，以便在切除前设计好切除线，避免将组织异型度高的部位以及可能存在SM浸润的部位切开，在尽可能少的块数下有计划地分片EMR切除（图2，图3）[4, 5]。有报道分片次数越高局部复发率越高[6]，LST- G中SM浸润部位几乎都会呈现V型隐窝形态，但是需要注意在非V型隐窝形态部位也会出现SM浸润（表），因此对于病变整体形成大结节的LST- G结节混合型原则上要做包括ESD在内的整块切除。

本例因为肿瘤比较大，有些医院也可能选择外科手术，但是当在术前检查诊断为黏膜内病变为主，结节范围广，预测EMR会出现多块分片切除的可能性时，适合ESD治疗。本例经ESD完整切除病变，最终为高异型度管状腺瘤（图4）。

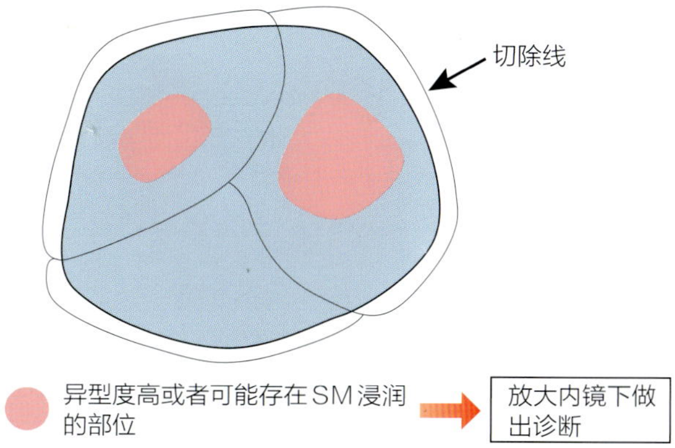


**图2 ◆ 计划性分片切除**
事先计划好切除线，避免将放大观察考虑组织异型度高或者可能有SM浸润的部分分片切除

**表 ◆ LST-G（SM癌）SM浸润与肉眼形态、隐窝形态之间的关系**

| 肉眼形态 | SM浸润部位 | 隐窝形态 | | | 合计（%） |
|---|---|---|---|---|---|
| | | Non V | $V_I$ | $V_N$ | |
| 颗粒均一型 | | | 2（67） | 1（33） | 3（100） |
| 结节混合型 | 非结节部 | | 1（25） | 3（75） | 4（100） |
| | 结节部 | 5（42） | 6（50） | 1（ 8） | 12（100） |

对于可以做到实体显微镜与HE标本的隐窝形态与病理组织学所见进行对比的伴有浸润的19例LST-G的分析
引自参考文献[5]

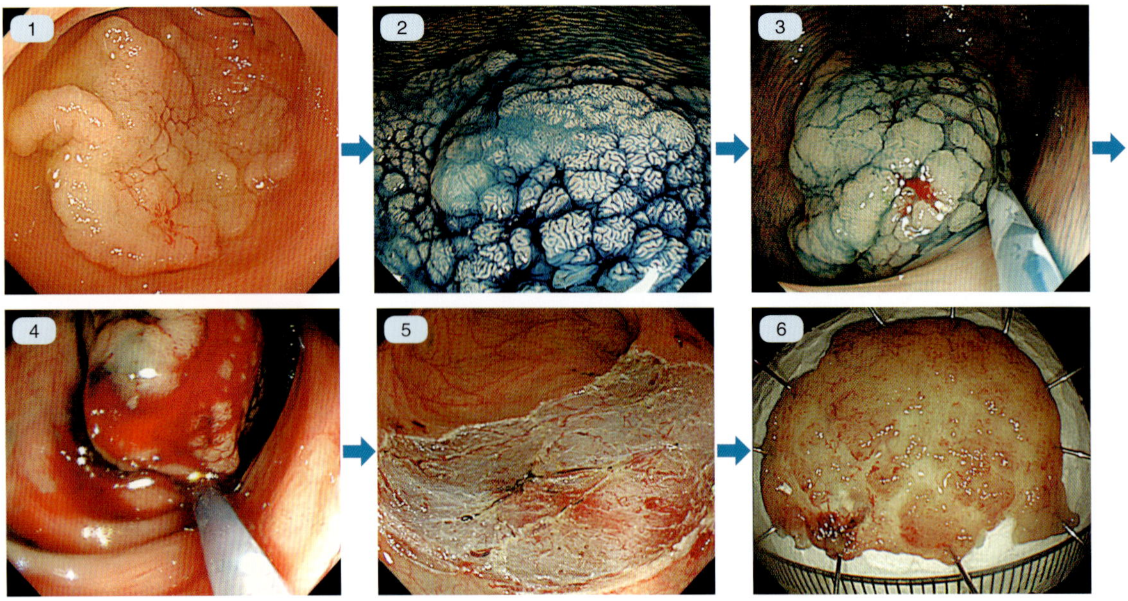

**图3◆ 参考病例：实施分片EMR的LST-G病例**

① 普通观察：乙状结肠，直径50mm的LST-G
② 靛胭脂染色图像
③ 放大观察标本整体为均一的Ⅲ$_L$型隐窝形态，实施了分片EMR
④ 局部注射后
⑤ 分片EMR（分4块）
⑥ 切除后的溃疡底部
⑦ 切除标本病理组织学诊断为低异型度腺瘤

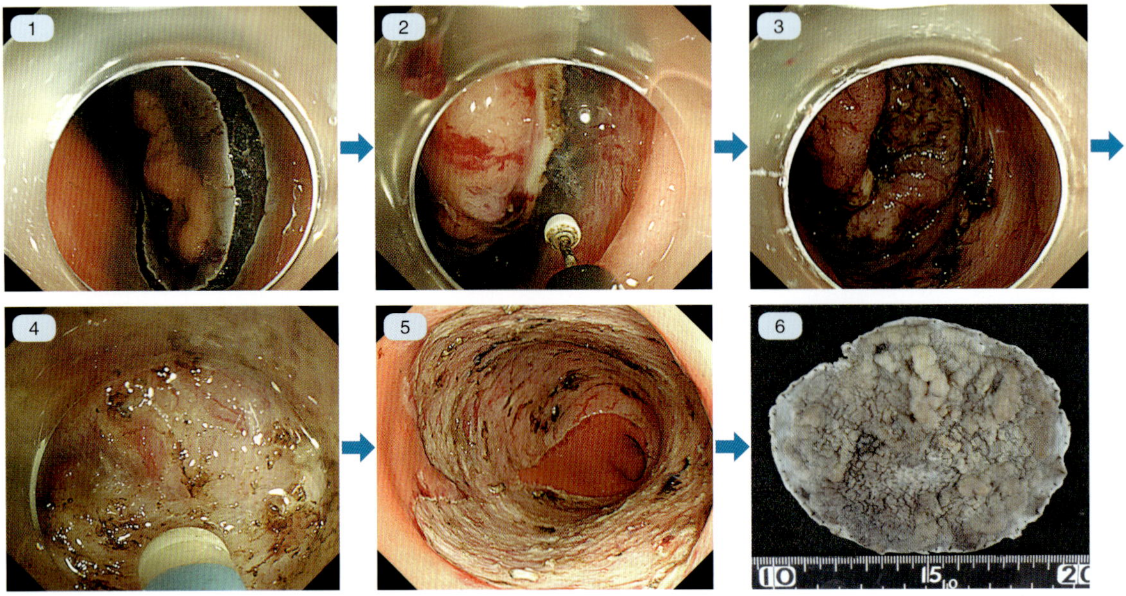

**图4◆ 本病例的ESD所见**

① 用Dual刀切开病变环周
② 用IT-nano刀进行黏膜下层剥离
③ 变换体位调整视野
④ 对瘢痕明显的部位用Dual刀剥离
⑤ 切除后的溃疡底部
⑥ 切除标本（福尔马林固定后）

# A ESD


**参考文献**

［1］Kanao H，et al：Narrow-band imaging magnification predicts the histology and invasion depth of colorectal tumors. Gastrointest Endosc，69：631-636，2009.

［2］Kudo S，et al：Nonpolypoid neoplastic lesions of the colorectal mucosa. Gastrointest Endosc, 68：S3-47，2008.

［3］田中信治，他：大腸腫瘍に対する内視鏡的分割切除の有用性と問題点．早期大腸癌，2：695-700, 1998.

［4］岡志郎，他：大腸腫瘍の臨床病理学的特性からみたスネアEMRとESDの適応と実際　ESDを中心に．胃と腸，42：1061-1072，2007.

［5］Oka S，et al：Therapeutic strategy for colorectal laterally spreading tumor. Dig Endosc，29：S43-46，2009.

［6］Terasaki M，et al：Clinical outcomes of endoscopic submucosal dissection and endoscopic mucosal resection for laterally spreading tumors larger than 20mm. J Gastroenterol Hepatol, 27：734-740，2012.

# 8. 治疗的选择 Case ②

坂本　琢，斎藤　豊

**Q**

【病　例】50余岁，男性

【主　诉】无

【既往史】结肠癌

【现病史】1年前因直肠癌行低位前方切除术，随访中发现降结肠病变（图1，图2）

1. **这个病变的内镜诊断是什么?**
2. **治疗方针是什么?**

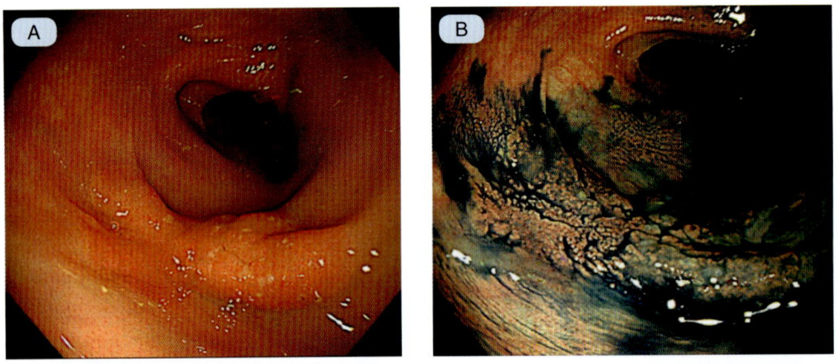

图1 ◆ 内镜图像（普通内镜）

A）普通内镜观察

B）靛胭脂染色观察

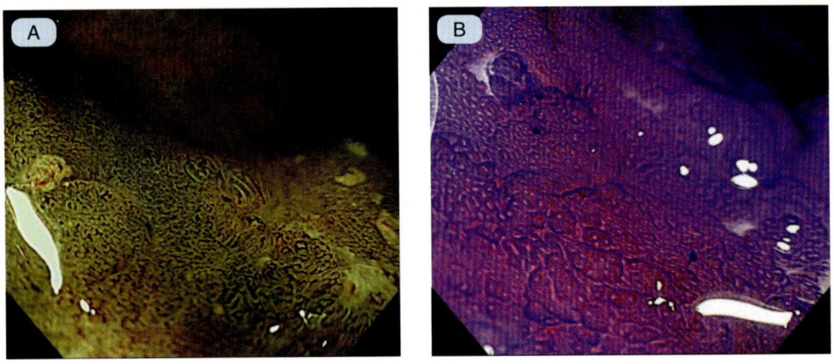

图2 ◆ 内镜图像（放大观察）

A）NBI放大观察

B）结晶紫染色放大观察

## 解　读

普通内镜下发现与非肿瘤黏膜界限清楚的红色平坦型隆起，边界有些不规则，为肿瘤性病变。调整空气量后观察病变有一定的可伸展性，伴有皱襞集中（图1A）。从靛胭脂染色后的表面形态观察为25mm大小的0-Ⅱa+Ⅱc（LST-NG假凹陷型），根据上述表现以及肿瘤大小，要考虑存在黏膜下层浸润癌的可能性，需进一步放大观察（图1B）。皱襞集中基本上是朝向病变的中心部，因此对中心部放大观察※，肿瘤大小、肉眼形态以

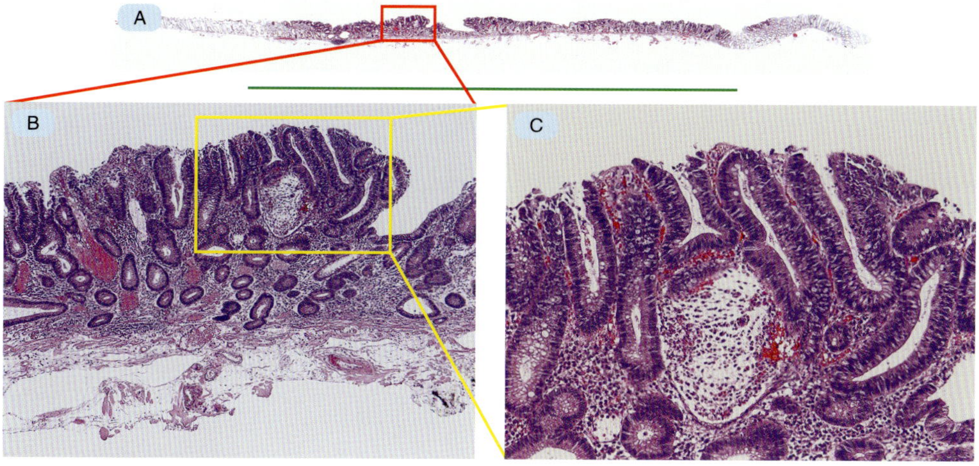


**图3◆ 病理组织学图像**



及SM浸润比例为“LST-NG，≥20mm”“LST-G结节混合型，≥30mm”，有报道这种病变SM浸润的可能性大[1, 2]。

对于中心部NBI放大观察见排列不规则的微细血管密集排列（图2A），血管表现为中断，没有典型的管状腺瘤样网格状血管，并可见长度变短的小型腺管且密集排列。在LST-NG的假凹陷型有时候会有上述的表现。NBI下观察的组织结构较结晶紫染色更清楚（图2B）。NBI下表现为小圆形或者略拉长的圆形隐窝，以$Ⅲ_S$或者$Ⅲ_L$型隐窝为主（图2）。但是，由于隐窝排列不规则，也有人会认为是$V_I$型轻度不规则。无论如何，根据放大观察和并未见SM深部浸润的表现，为可以内镜治疗的病变。

本例推荐ESD进行治疗。LST-NG，尤其是假凹陷型，即使是黏膜内病变，在黏膜下层注射时经常会出现隆起不良的表现。由于20mm以上LST-NG的组织学特性，需要整块切除进行正确的病理学诊断及是否为治愈性切除（R0）的评价。但是对于技术难度较高的病变，在开始ESD初期需要请教经验丰富的医生或者介绍到其他医院。

本例顺利地行ESD切除，病理组织学诊断为“管状腺瘤，高级别”（图3）。

※在放大观察凹陷面时，要着眼于凹陷内发红、病变内黏膜下肿瘤样形态等在非放大观察下怀疑SM浸润的部位，对于这些部位进行详细的观察很重要。

## A

1. 黏膜内肿瘤性病变或者黏膜下层浅层浸润癌
2. ESD

### 参考文献

[1] Uraoka T, et al：Endoscopic indications for endoscopic mucosal resection of laterally spreading tumours in the colorectum. Gut, 55：1592-1597, 2006.

[2] 斎藤豊, 他：治療法選択からみた側方発育型大腸腫瘍（LST）の分類と意義—ESDの立場から. 胃と腸, 45：1001-1010, 2010.

# 8. 治疗的选择 Case ③

中村尚志，山村彰彦

## Q

【病　例】70余岁，男性
【主　诉】无特殊
【既往史】无特殊
【现病史】间隔2年的随访全结肠镜检查发现乙状结肠9mm大小的Ⅰsp型病变（图1～图11）

1. 从内镜表现（普通・NBI放大・色素染色放大）诊断的病变性质及浸润深度
   ① 腺瘤
   ② 黏膜内癌~SM浅层浸润癌
   ③ 不能确定是SM浅层浸润癌还是SM深部浸润癌
   ④ SM深部浸润癌
2. 适合的治疗方针是什么？

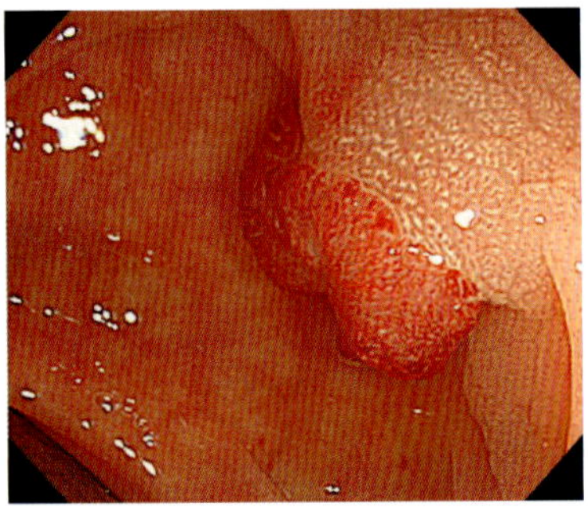
图1◆普通内镜近景观察

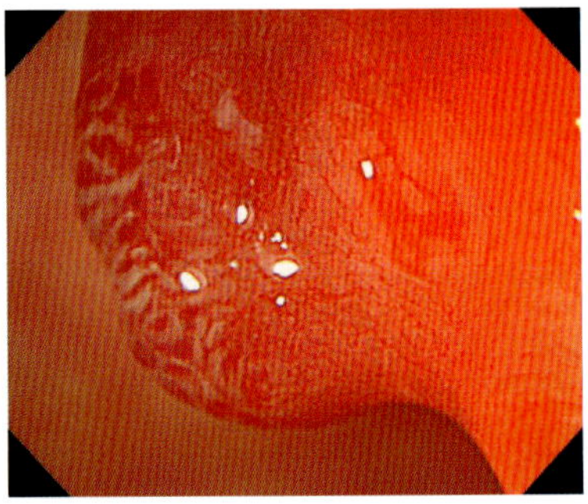
图2◆高倍放大观察

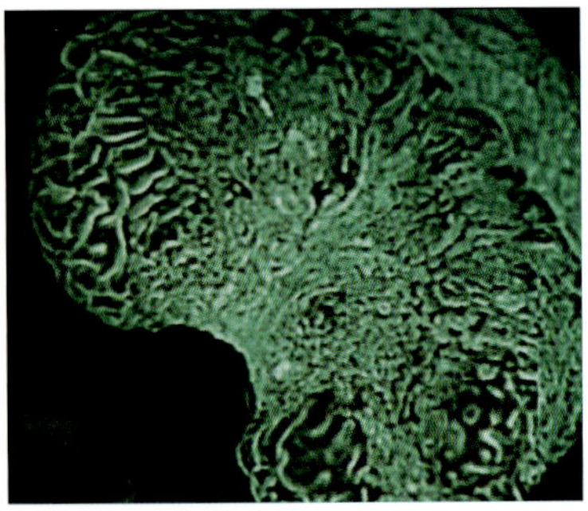
图3◆水下NBI低倍放大观察

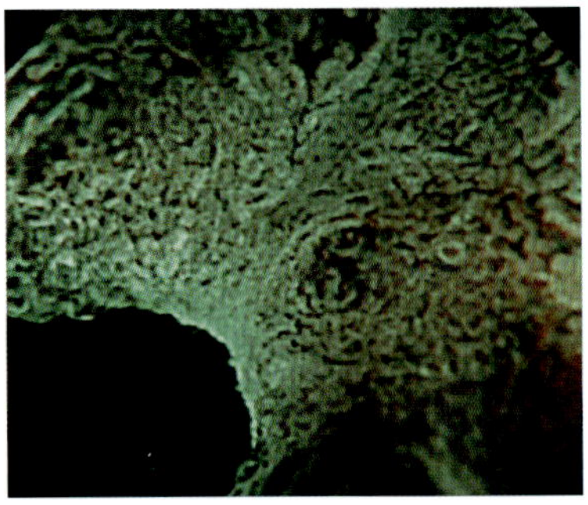
图4◆水下NBI高倍放大观察

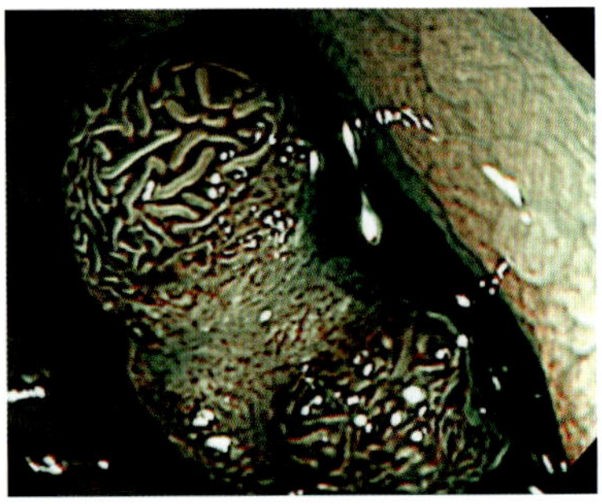
图5◆NBI低倍放大观察

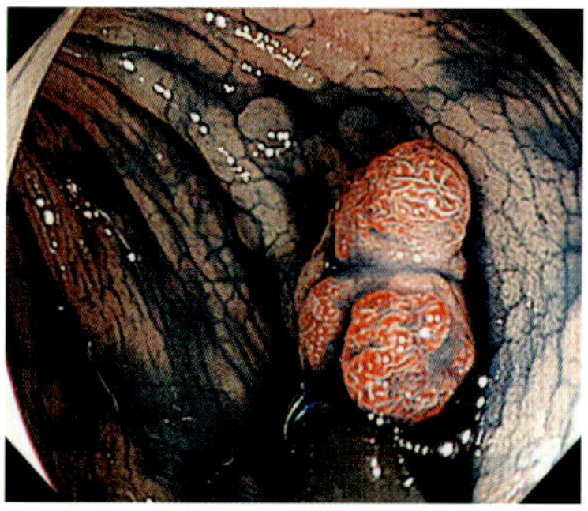

图6◆ 靛胭脂染色近景观察

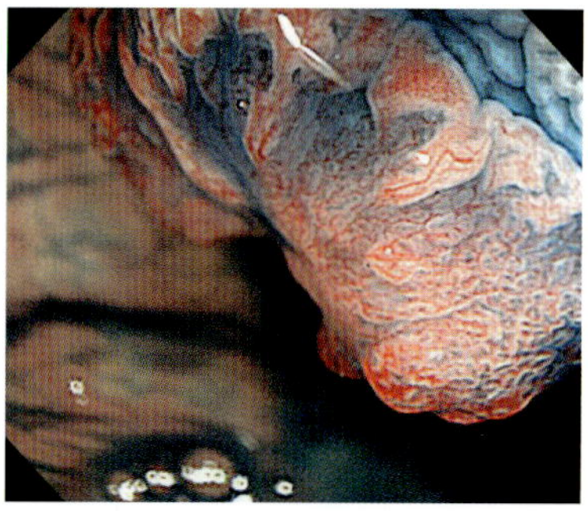

图7◆ 色素染色低倍放大观察（靛胭脂染色）

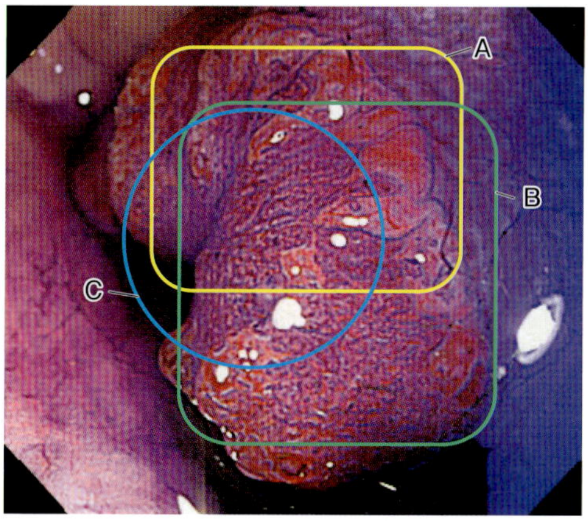


图8◆ 色素内镜低倍放大观察（CV观察）

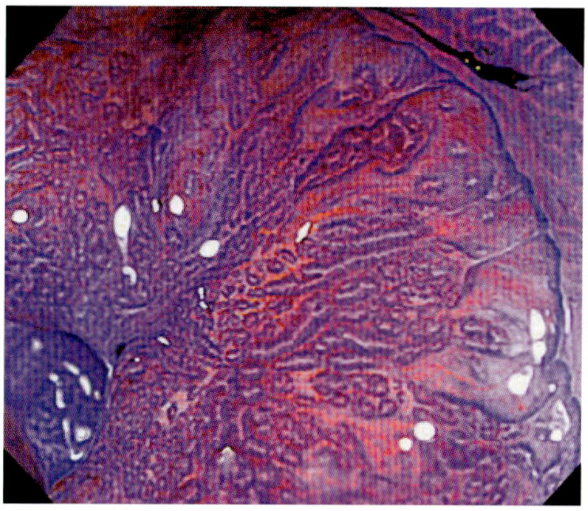

图9◆ 图8的A的色素内镜中倍放大观察

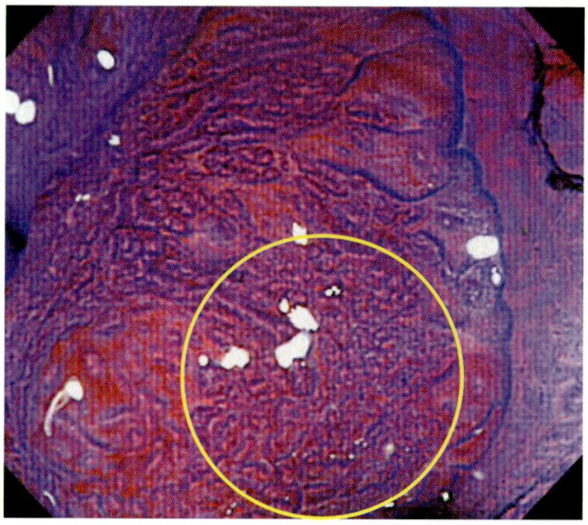

图10◆ 图8B的色素内镜中倍放大观察（结晶紫染色观察）

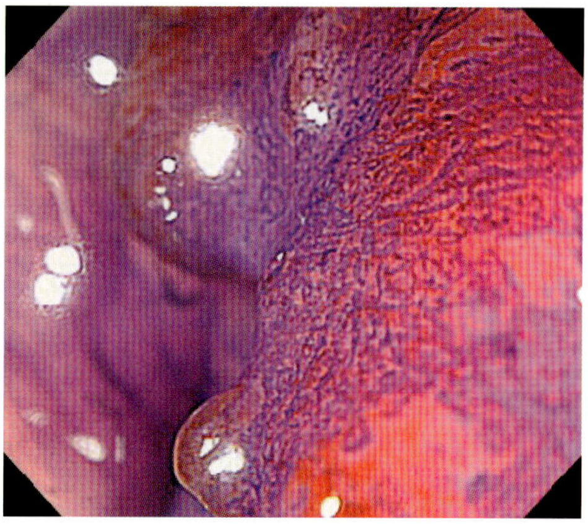

图11◆ 图8C的色素内镜高倍放大观察（结晶紫染色观察）

# 解 读

## 1. 诊断

图1为在空气量稍微多的状态下普通内镜近景观察，病变顶部出现红色与褪色混杂的凹陷面并存在阶梯样改变，周围正常黏膜广泛存在白斑，还可以看到黏膜下肿瘤样膨隆。凹陷部的高倍放大图像（图2）见凹陷内部增粗的血管及其周围无结构改变，诊断凹陷部为癌，浸润深度为SM深部浸润癌的可能性大。

NBI放大内镜（图3）见病变顶部凹陷呈棕色，微血管形态不均，分布不规则，粗细不均，可见血管中断及断裂，出现粗大血管等表现，诊断微血管为不规则形态。在凹陷中心（图4）出现不规则、断片化血管，排列稀疏，并出现无血管区域，为佐野分类微血管（capillary pattern1：CP）ⅢB型[2]。表面结构并未观察到Ⅲ型、Ⅳ型隐窝结构，因此判断为表面结构不清。

用染色管[3]按压病变基底部变换角度观察，在NBI低倍放大下（图5）凹陷部微血管形态为CPⅢB型，边缘隆起部分为CPⅡ型，表面微结构呈现$Ⅲ_L$型、Ⅳ型隐窝结构，可见白区。

根据以上的NBI放大观察，边缘部隆起诊断为腺瘤，凹陷部怀疑存在SM深部浸润癌的可能性。

0.2%靛胭脂（以下略称IC）染色内镜（图6，图7）采用染色导管观察病变，病变基底、起始部活动性良好，判断并无SM深部浸润造成的黏膜下隆起。病变大小约10mm，与普通观察一样存在凹陷面及阶梯样改变，凹陷边界清楚，边缘隆起部呈$Ⅲ_L$型、Ⅳ型隐窝形态，诊断为腺瘤。而凹陷面可见Ⅴ型隐窝形态，但是不能确定其程度（轻度不规则或高度不规则）[4]。继而进行了0.02%的结晶紫染色（以下简称CV）（图8）。在CV放大观察（图9，图10）下见边缘不规则、内腔狭小、轮廓不清等表现的隐窝形态，诊断为$Ⅴ_I$型高度不规则，部位与凹陷部的区域是一致的，诊断为$Ⅴ_I$浸润型表现[5]，浸润深度为SM深部浸润癌。再次对于这两个部位的凹陷进行详细观察，发现在图10很少一部分的凹陷以及凹陷中心部在放大观察（图11）下呈现$Ⅴ_I$型高度不规则的区域内出现粗细不均的微血管不规则排列，也就是我们所说的不规则微小隐窝形态（IM pit pattern）[6]，但是不规则微小隐窝（IM pit pattern）的范围小于5mm。

我们总结了表现为$Ⅴ_I$型高度不规则隐窝形态的113例病变[7]，微小隐窝形态55例（48.7%），这55例中，微小隐窝的范围、区域小于5mm（以下简称IM-A）的13例（23.6%），5mm以上（以下简称IM-B）者42例（76.4%）。讨论IM-A和IM-B与浸润深度及组织学类型之间的关系，结果显示IM-B全部为SM深部浸润以深的癌，95.2%（40/42）的病例为中分化腺癌。而IM-A中69.2%（9/13）的病例为SM浅层浸润癌，92.3%（12/13）的病例为高分化管状腺癌。基于这些结果，对于本病变2个部位的IM隐窝形态的范围小于5mm的表现，对于浸润深度是SM浅层浸润还是深部浸润产生疑问。预测组织学类型为高~中分化腺癌，根据并没有SA形态消失的表现[8]，预测即使存在黏膜肌层破坏、断裂，也是在黏膜内的癌腺管在尚残留的状态下浸润到了黏膜下层的病变。

## 2. 治疗方针

根据上述内镜下表现，浸润深度在SM浅层浸润或者深层浸润之间不能明确。在病变基底部以及起始部可见可移动的大小约10mm的腺瘤成分的息肉样生长（polypoid growth，以下简称PG）[9]的0-Ⅰsp型癌，不能确定就是需要外科切除的SM深部浸润癌。根据以上的结果，兼顾诊断及治疗选择了EMR。为了做出准确的病理学诊断，做了在病变周围进行局部注射后完整切除病变的EMR，将切除标本回收送检（图12）。回收时采用网篮式异物钳以免损伤切除标本（图13）。要注意取材后制作的标本能够准确评估在实体显微镜观察下可疑SM浸润的隆起及凹陷部分，切除标本大小为9mm×9mm×7mm（图14）。

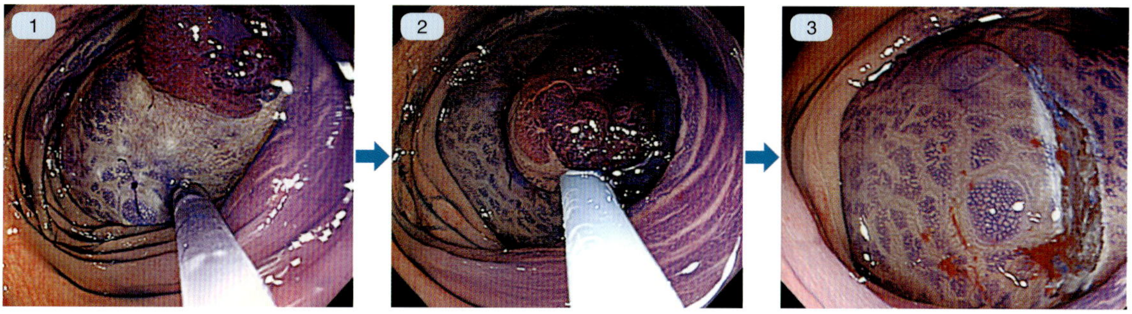


**图12 ◆ EMR**

① 局部注射
② 圈套
③ 整块切除EMR，内镜下确认断端阴性

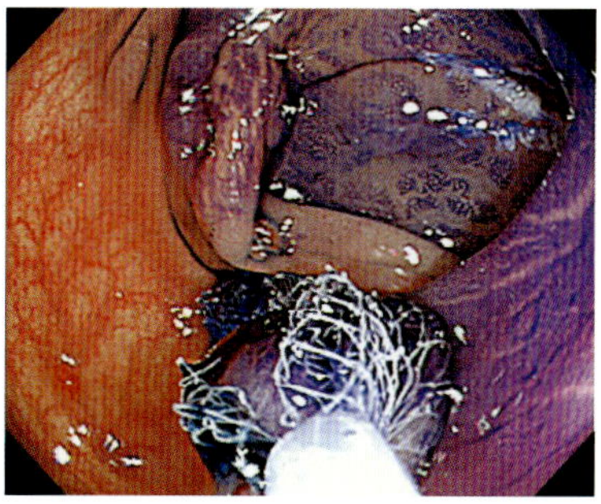

**图13 ◆ 用网篮状异物钳取出标本**

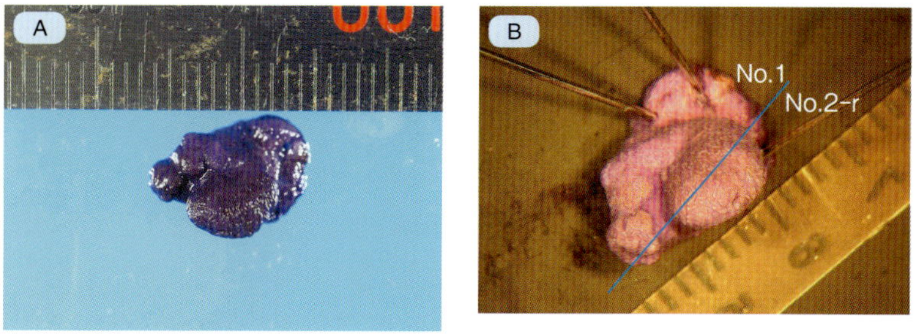


**图14 ◆ 组织标本**

A）固定标本　B）实体显微镜

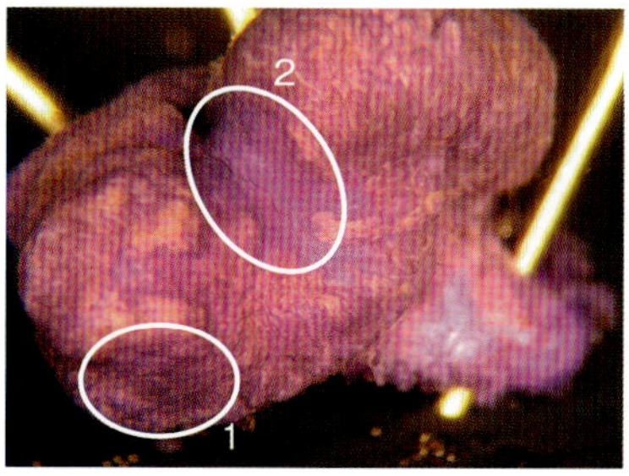


**图15 ◆ 实体显微镜所见**

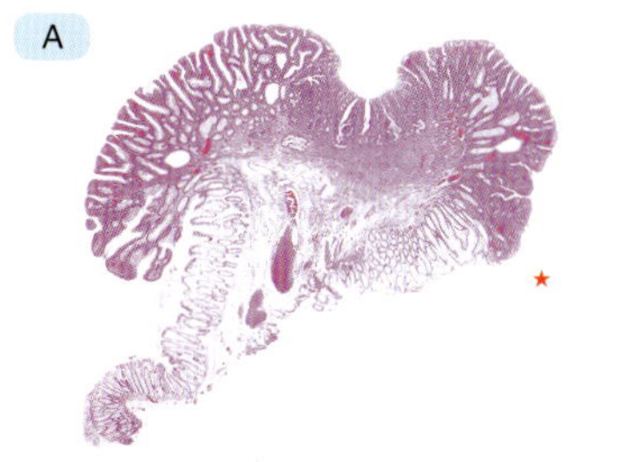


**图16 ◆ 图14BNo.2-r的低倍病理全景图（HE染色）**

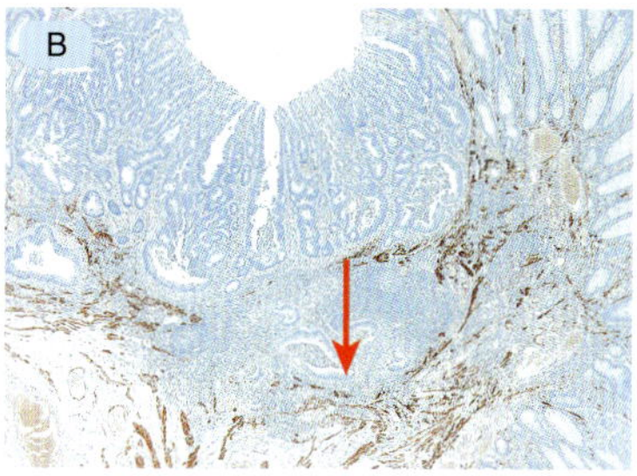


**图17 ◆ 图14BNo. 2 的结合蛋白染色**

→：pT1a（SM 640μm）

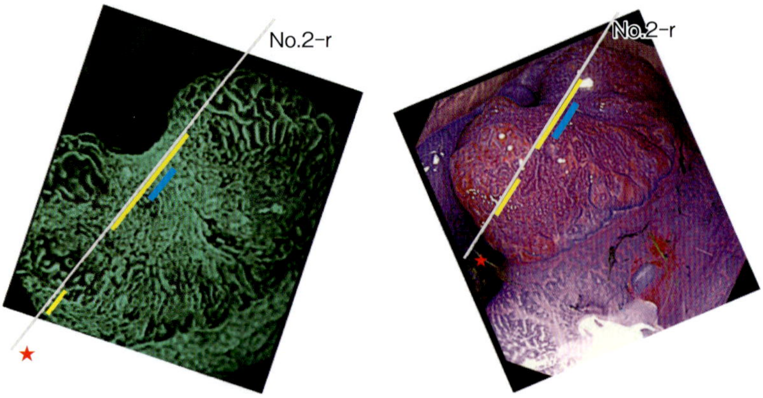


**图18 ◆ 重建图1：NBI图像与结晶紫染色**

▬pTis　▬pT1a（SM 640μm）

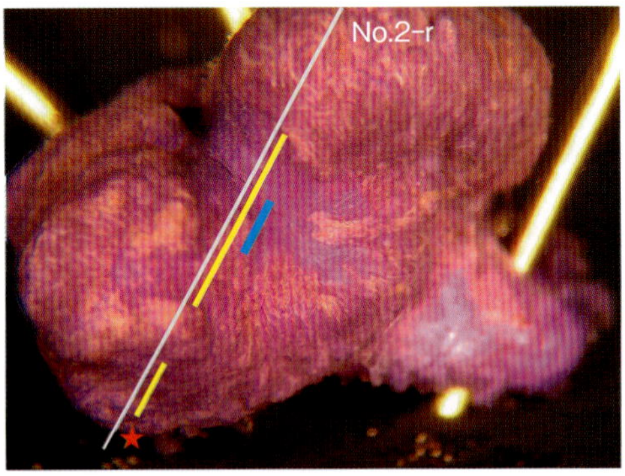


**图19 ◆ 重建图2：实体显微镜图像**

▬pTis　▬pT1a（SM 640μm）

实体下显微镜下表现（图15）也与术前隐窝形态的诊断相同，在与凹陷一致的$V_{I}$型高度不规则的隐窝形态区域内出现IM隐窝形态，其范围小于5mm（图15◎）。

病理组织学诊断（图16，图17）浸润深度为pT1a（SM 640μm），ly0，v0，出芽1级，HM0，VM0。病变中央与凹陷一致的$V_{I}$型高度不规则的隐窝形态区域内IM隐窝形态的部分为高~中分化腺癌的黏膜内增殖及SM浸润。病变边缘部的凹陷面$V_{I}$型高度不规则的隐窝形态内的IM隐窝形态部分为中分化管状腺癌黏膜内增殖。另外，病变起始部到隆起部为管状腺瘤，正常黏膜与肿瘤的移行部隆起为PG。重建图与内镜图像、实体显微镜图像见图18、图19。

本次提出的病例术前可以诊断为SM癌，但是未能确认是SM浅层浸润还是深部浸润，因此采取了EMR切除病变。为了做好准确的病理组织学诊断，对于切除标本的处理是非常重要的。

**A**

**1. ③ 不能确定是SM浅层浸润癌还是SM深部浸润癌**

**2. 选择兼顾诊断及治疗的EMR**

## 参考文献


[1] 佐野寧，他：狭帯化RGB filter内蔵narrow band imaging（NBI）systemの開発·臨床応用．胃と腸，36；1283-1287，2001.

[2] Ikematsu H，et al：Efficacy of capillary pattern type IIIA/IIIB by magnifying narrow band imaging for estimating depth of invasion of early colorectal neoplasms. BMC Gastroenterol，10：33，2010.

[3]「大腸内視鏡診断アトラス」（藤井隆広/編），医学書院，2004.

[4] 工藤進英，他：大腸腫瘍の拡大観察-$V_I$型pit patternの分析および診断に関するコンセンサス-工藤班研究成果を踏まえて．胃と腸，41：1751-1761，2006.

[5] 藤井隆広，他：早期大腸癌の深達度診断におけるEUSと拡大内視鏡の位置づけ-拡大内視鏡を重要視する立場から．胃と腸，36：817-827，2001.

[6] 中村尚志，他：Irregular micro pit patternを呈した大きさ7 mmの0-IIa＋IIc型大腸SM癌の1例．早期大腸癌，12：491-499，2008.

[7] Nakamura H，et al：Irregular micro round pit pattern for prediction of histology and invasion depth in colorectal cancers. Endosc，42（Suppl 1）：A72，2010.

[8] 林俊壱，他：病変表層の組織構築からみたsm massive癌の診断-pit patternとSA patternを中心に．胃と腸，39：753-767，2004.

[9] Ikegami M：A pathological study on colorectal cancer. From de novo carcinoma to advanced carcinoma. Acta Pathol Jpn，37：21-37，1987.

# 8. 治疗的选择 Case ④

松本健史，寺井　毅，渡辺純夫

## Q

【病　例】74岁，女性

【主　诉】便潜血阳性

【既往史】心房颤动，卵巢囊肿

【现病史】体检发现便潜血阳性行结肠镜检查，发现乙状结肠病变（图1~图7）

1. 普通内镜检查下浸润深度诊断到哪一层?
2. NBI下的表现
3. 根据隐窝形态诊断
4. 浸润深度诊断
5. 治疗方针

   ① EMR　② ESD　③ LAC（surgical resection）

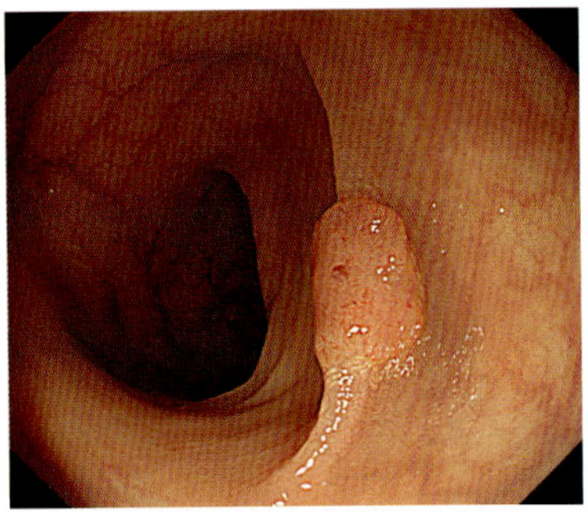

图1 ◆ 普通内镜观察

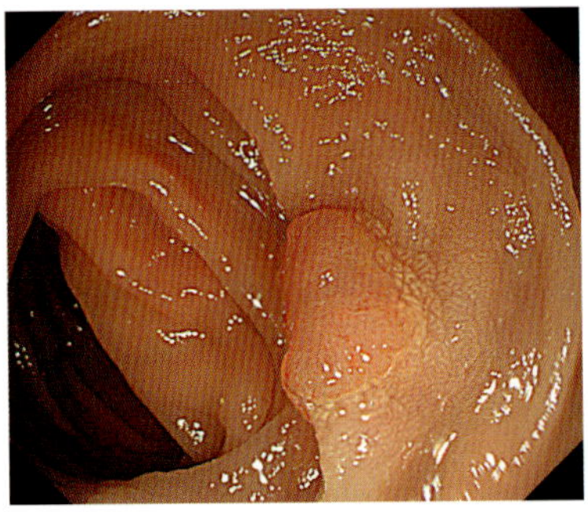

图2 ◆ 普通内镜观察（减少空气量）

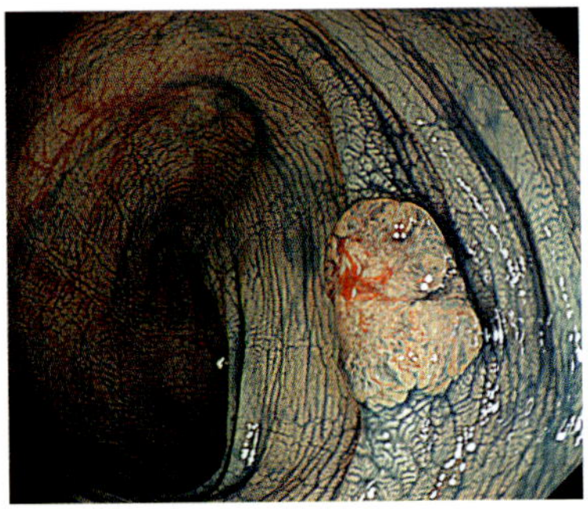

图3 ◆ 靛胭脂染色

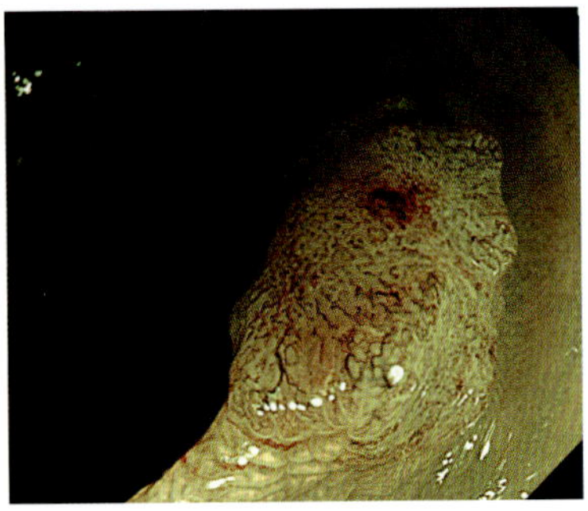

图4 ◆ NBI（近景观察）

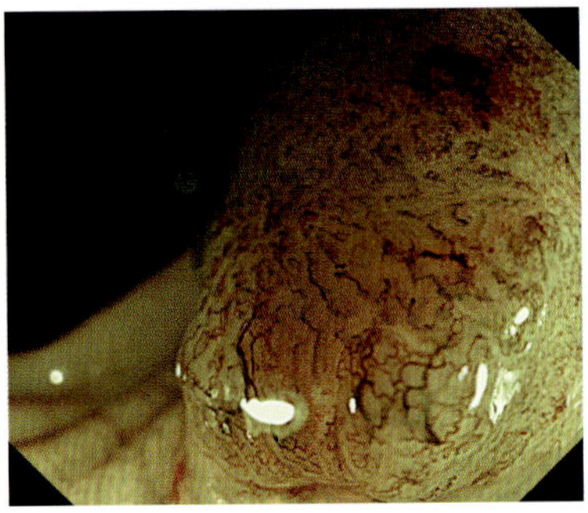

图5 ◆ NBI（放大）

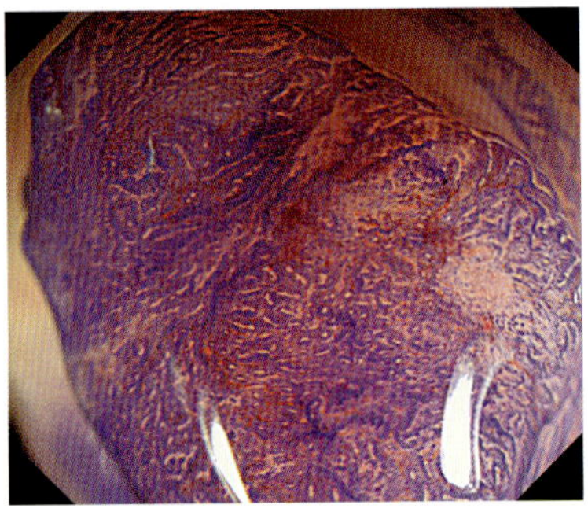

图6 ◆ 结晶紫染色放大内镜观察

## 解 读

乙状结肠8mm大小的略发红的扁平隆起型病变（图1）。当减少空气量后（图2）病变没有变形，整体僵硬。靛胭脂染色（图3）下肿瘤的肉眼形态更清楚，诊断为Ⅱa+Ⅱc。

NBI近景观察（图4）可以观察到表面结构，NBI放大观察下（图5）未见中断的血管及明显的无血管区，在肿瘤边缘可见不规则走行的扩张血管。根据这些走行不规则的血管诊断为恶性病变。出现扩张血管要考虑存在SM浸润的可能性，但是没有SM深部浸润的周围血管明显扩张、直行以及无血管区域，因此判断SM中度浸润可能性大。

结晶紫染色下放大观察见部分边缘不规则，$V_I$型高度不规则的部分没有明确的范围（图6），也未见类似废弃的接近$V_N$的表现。整体是极性紊乱、轮廓清楚、可以追踪起点到终点的小圆形隐窝，大部分为$V_I$轻度不规则（不规则排列）（图6，图7）。

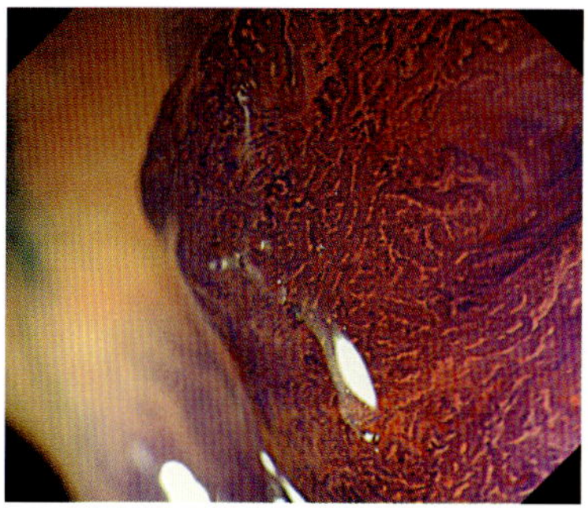
图7 ◆ 结晶紫染色下的放大观察

本病例在普通内镜观察下表现僵硬，不能排除SM深部浸润的可能性，但是病变仅为8mm，隐窝形态大部分为$V_I$轻度不规则，因此考虑为SM中度浸润可能性大。

根据以上结果有可能经内镜下完整切除。从病变大小考虑可以通过EMR完整切除。

病理所见为表面结构没有被破坏，部分黏膜肌层被破坏，癌浸润到黏膜下层，诊断为tub1，SM（800μm），ly0，v0，pHM0，pVM0，出芽1级（图8~图10）。

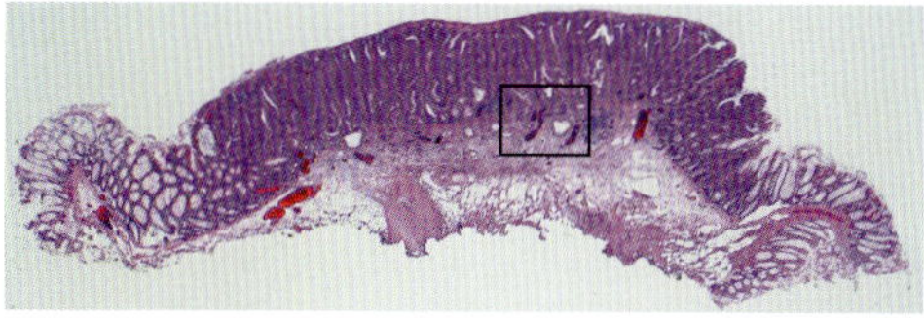
图8 ◆ 病理组织低倍全景图（低倍放大）

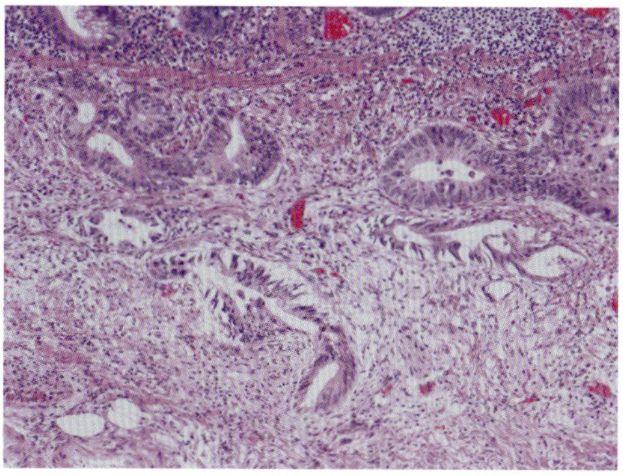
图9 ◆ 病理组织图（高倍放大）

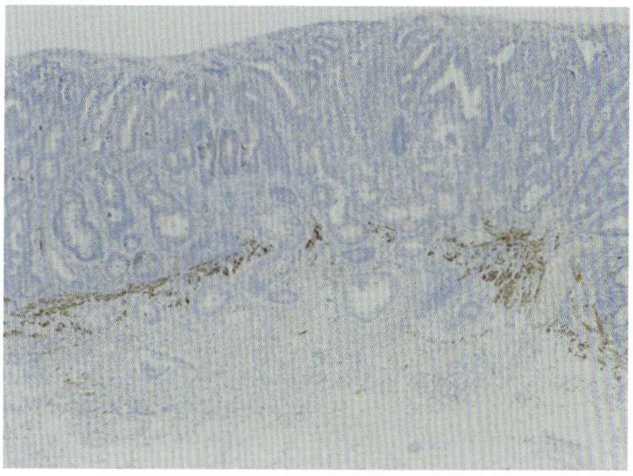
图10 ◆ 结合蛋白染色（低倍放大）

**A** 1. Ⅱa+Ⅱc型病变 2. 参考解读第5行 3. $V_I$轻度不规则（排列不规则）
4. SM中度浸润癌 5. ①EMR

# 8. 治疗的选择 Case ⑤

藤井隆広，藤盛孝博

Q

【病　例】53岁，男性
【主　诉】无特殊
【既往史】膀胱肿瘤外科手术
【现病史】体检钡灌肠发现息肉，推荐结肠镜检查（图1~图5）

1. 普通观察（色度染色）下病变浸润深度的诊断为
   ① 腺瘤~M
   ② M~SM1
   ③ SM1~SM2
   ④ SM2 以深
2. 放大内镜下隐窝形态诊断为
   ① $Ⅲ_L$ 型隐窝
   ② Ⅳ型隐窝
   ③ $V_I$ 型轻度不规则隐窝
   ④ $V_I$ 型高度不规则隐窝
3. 包括放大观察术前最终浸润深度诊断为
   ① 腺瘤~M
   ② M~SM1
   ③ SM1~SM2
   ④ SM2以深
4. 选择合适的治疗方针
   ① EMR
   ② ESD
   ③ 外科手术

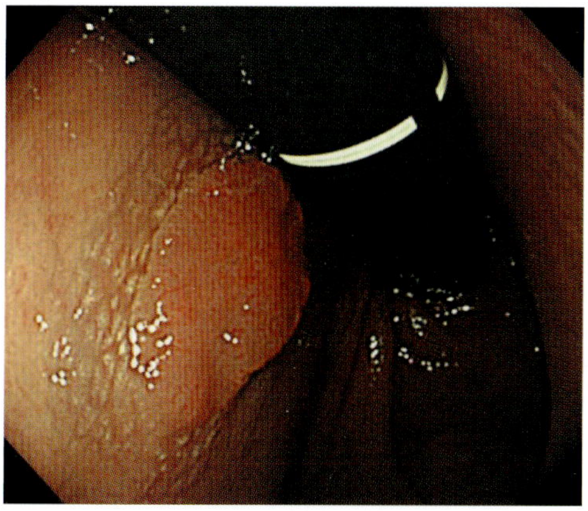

图1 ◆ 普通内镜观察（反转，远景）

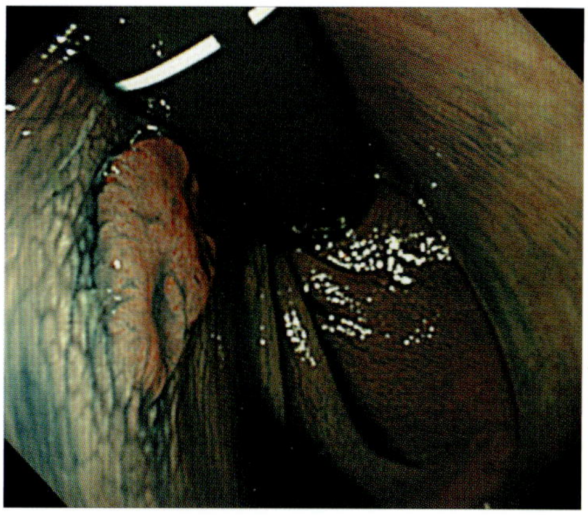

图2 ◆ 染色内镜观察（反转）

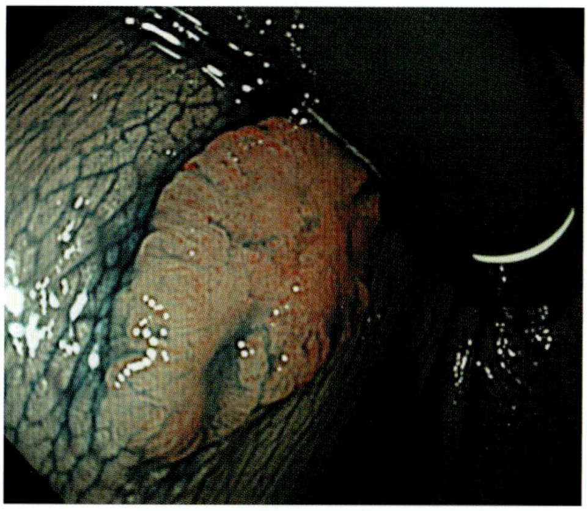

图3 ◆ 色素染色内镜观察（反转，接近）

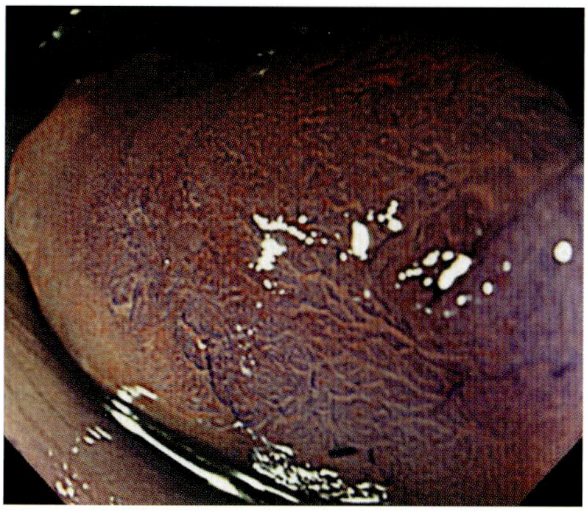

图4 ◆ 结晶紫染色下的放大观察（反转）

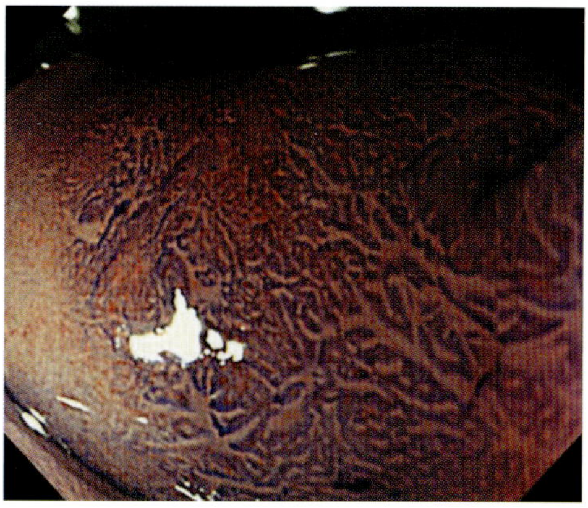

图5 ◆ 结晶紫染色下的放大观察（反转，接近）

## 解 读

直肠（Ra）13mm大小的肿瘤性病变，病变整体僵硬，表面伴有轻微的凹凸不平，病变周围黏膜可见白斑，因此从第1张图片就考虑早期癌可能性大于良性腺瘤性息肉（图1）。其次我们需要考虑与治疗相关的病变浸润深度的诊断。靛胭脂染色图像（图2，图3）可见肿瘤表面凹凸不平的凹陷样改变，凹陷边界线不清，为Ⅱa型早期癌。根据包括色素染色在内的普通观察下病变本身有一些僵硬的表现，但是伸展性良好，也没有明确的凹陷面，可以排除SM深部以上（SM2以深癌）的浸润癌，因此正确答案是②M~SM1。

结晶紫染色下的放大观察（图4）可见明显的$V_I$型高度不规则的隐窝，因此希望了解一下这种$V_I$型高度不规则的隐窝是否具有一定的区域性。图5中混有$Ⅲ_L$型隐窝，对病变整体观察发现$V_I$型高度不规则的隐窝的范围没有一定的区域性，不能确认是非浸润型还是浸润型表面结构[1]。因此，对于浸润深度的综合诊断为SM1或者SM2。在诊断过程中，假如在色素放大观察下出现明显的浸润型表面结构，即使普通观察下考虑为SM1~SM2，最终也要诊断SM2以深的癌而行外科手术治疗。

但是本病变大小为13mm，比较小，可以用普通EMR完整切除，且浸润深度诊断为SM1或者SM2，因此选择了EMR整块切除病变。

由于切除的标本没有做展平固定而卷曲，难以测量垂直浸润距离（图6）。像这样在内镜下可疑SM癌的内镜切除的标本，需要认真慎重地处理以获得准确的病理学诊断。本病例让我们再次感受到其重要性。

本病变的SM浸润部分为高分化腺癌（高异型度癌），SM浸润深度为1000~1500μm，脉管浸润阴性。SM浸润部以外的区域为黏膜内低异型度癌。

在SM浸润部的黏膜下层伴有重度纤维化以及淋巴细胞浸润，可以理解表面结构呈$V_I$高度不规则，而黏膜内癌的区域腺管呈现$Ⅲ_L$型隐窝（图7）。

一般浸润深度的诊断中鉴别M和SM1是困难的，也没有必要鉴别。但是随着ESD治疗的兴起，原来需要分片切除的病变可以做到完整切除，对于本病变一样浸润深度在SM1和SM2之间不能确定的病变，如果能够整块切除就应该优先考虑内镜下切除。到底选择EMR还是ESD需要根据可以整块切除的大小决定的肿瘤长径（20mm以上还是以下）、病变部位（EMR容易部位）等条件决定。本病变13mm，位于直肠（Ra），可以通过反转内

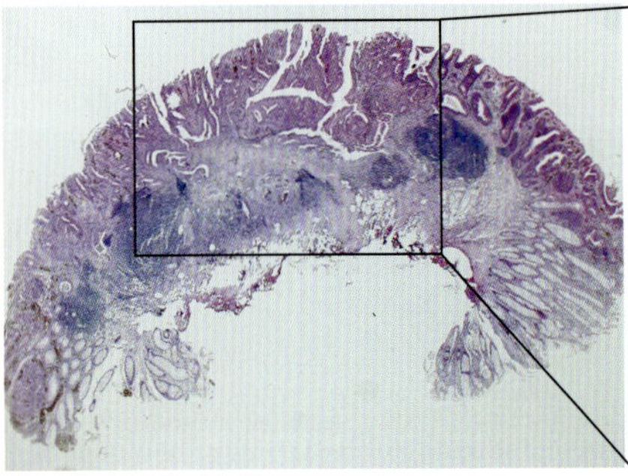

图6 ◆ HE染色（低倍全景图）

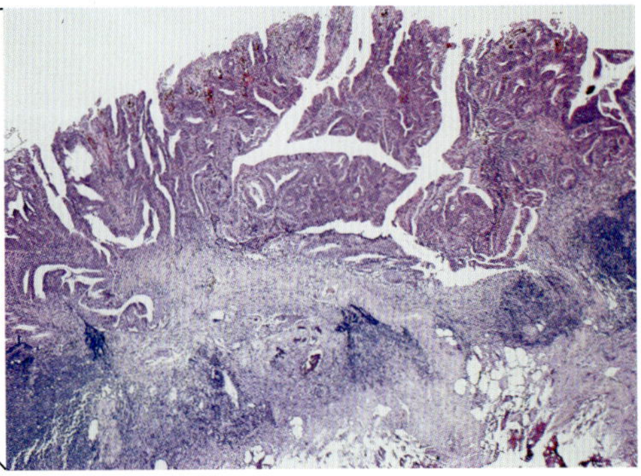

图7 ◆ HE染色（中倍放大）

镜观察病变全貌，是可以EMR整块切除的病变。这个患者最终追加了手术治疗，在切除的肠管未见肿瘤残留，也未见淋巴结转移。

**A**

**1. ②M~SM1**
**2. ④$V_I$型高度不规则隐窝**
**3. ③SM1~SM2**
**4. ①EMR**


**参考文献**

[1]「国立がんセンター大腸内視鏡診断アトラス」(藤井隆広/編)，医学書院，2004.

# 8. 治疗的选择 Case ⑥

和田祥城，大塚和朗，渡辺　守

**Q**

【病　例】70余岁，男性
【主　诉】便血
【既往史】冠心病
【现病史】3个月前开始出现便血行结肠镜检查，发现直肠病变（图1~图3）

1. 普通观察（包括靛胭脂染色）下的浸润深度诊断
   ① M~SM1　② SM1~SM2　③ SM2以深
2. 放大观察下的浸润深度诊断
   ① M~SM1　② SM1~SM2　③ SM2以深
3. 适合的治疗方针
   ① EMR　② ESD　③手术

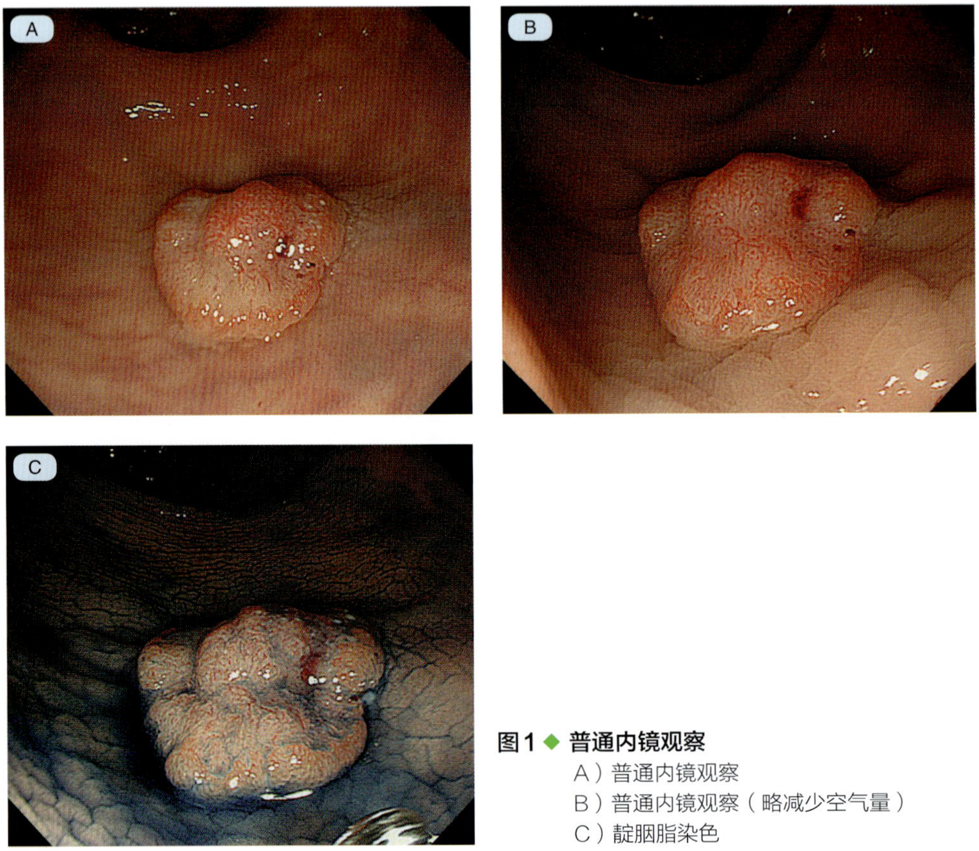


图1 ◆ 普通内镜观察
A）普通内镜观察
B）普通内镜观察（略减少空气量）
C）靛胭脂染色

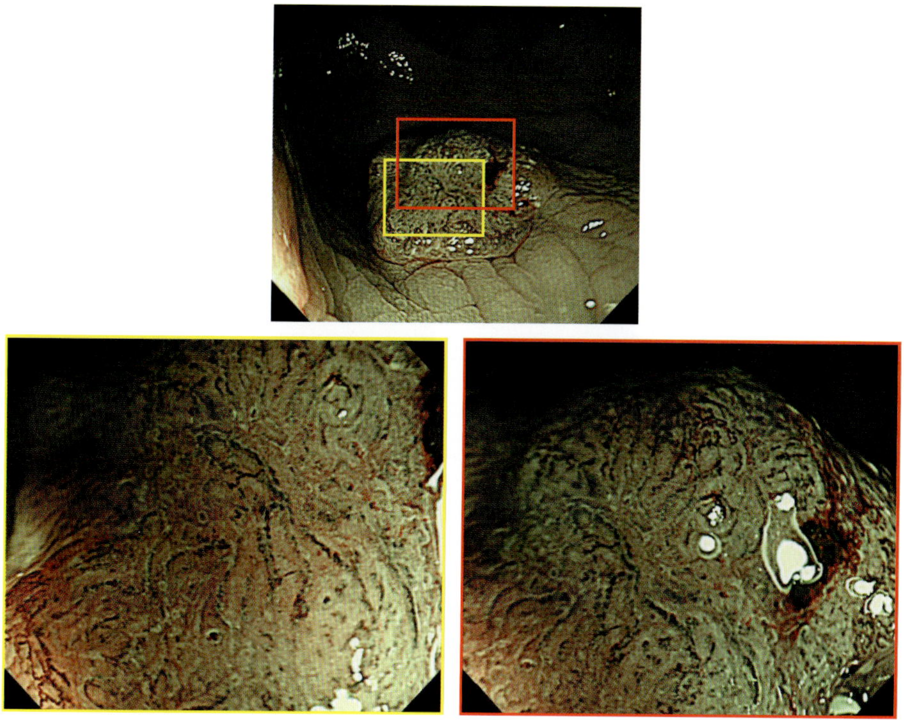

图2 ◆ NBI放大观察

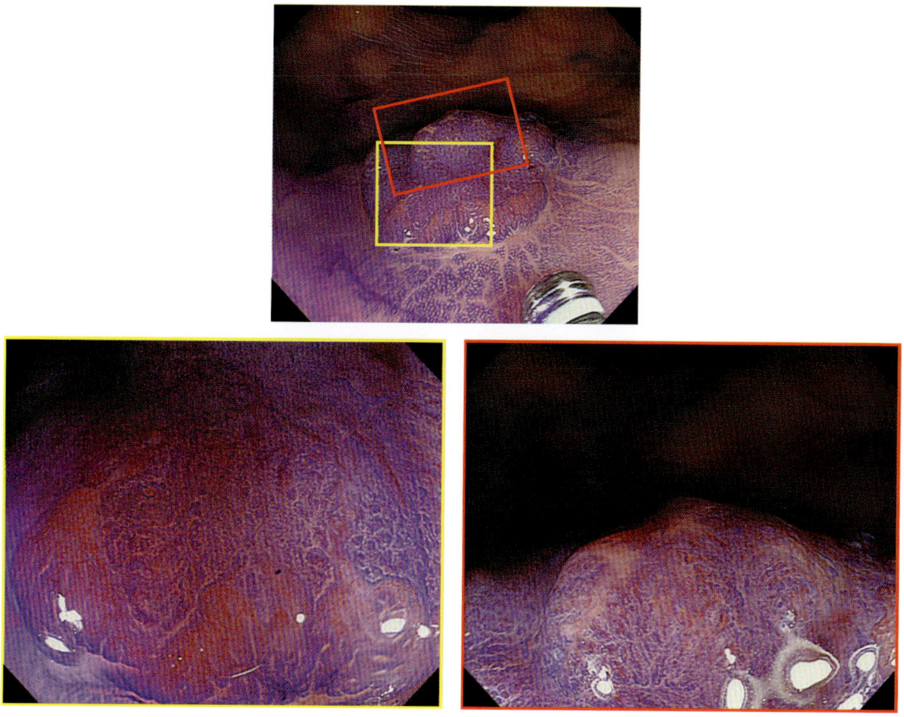

图3 ◆ 结晶紫染色放大观察

## 解 读

位于直肠Rb的15mm大小的隆起型病变，隆起较急剧，病变中央在隆起上还有一个明显的隆起。充分注气后病变肛侧的皱襞仍然没有充分伸展（图1A）。减少空气量后病变的形态，尤其是凹陷面及内部的隆起没有发生变化，因此在内镜下呈现僵硬的明显发红、胀满感（图1B），为SM深部浸润癌的表现。

靛胭脂染色后可见明显的凹陷面，中央可见隆起，肉眼分型为Ⅰs+Ⅱc（图1C）。

NBI 放大观察见显著扩张的微血管粗细不均，中断。血管之间开大，可见无血管的稀疏区[1]。表面结构观察不清，提示SM深部浸润癌可能性大（图2）。

结晶紫染色内镜下见边缘呈拉伸、扩张的Ⅰ型隐窝结构，凹陷内可见边缘不规则、内腔狭小的$V_I$型高度不规则的隐窝结构。凹陷内隆起的起始部隐窝结构消失，呈无结构，诊断为$V_N$型隐窝形态。从隐窝形态的观察也是高度怀疑SM深部浸润癌（图3），行腹腔镜辅助下低位前方切除术。

病理组织学诊断为以高分化管状腺癌（tub1）为主，浸润部为中分化（tub2），癌浸润到接近固有肌层（图4）。结合蛋白染色未能确认黏膜肌层，因此从表层测量的黏膜下层浸润深度为3000μm（图5）。VB染色未见脉管浸润（图6），最终诊断为腺癌（tub1>tub2），SM 3000μm，ly0（D2-40），v1（VB），出芽：（-），N0。

本病变无论在普通观察、NBI，还是在色素染色放大观察下均提示SM深部浸润癌，并随着观察越详细诊断信心越足。

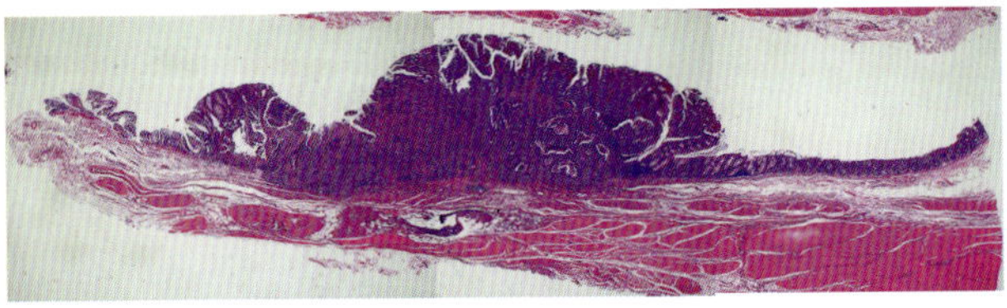

图4◆HE 染色（病理组织低倍全景图）

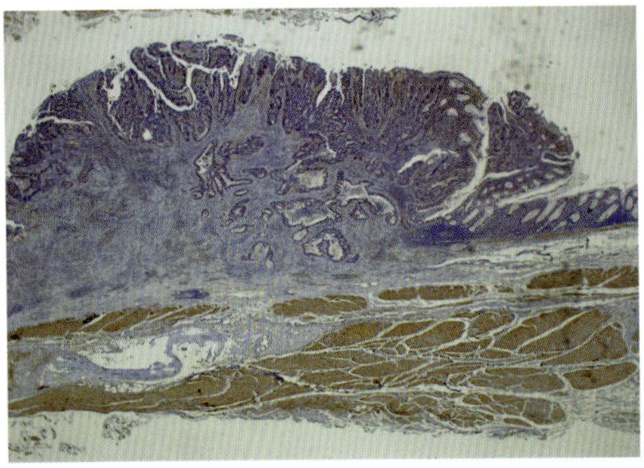

图5◆结合蛋白染色

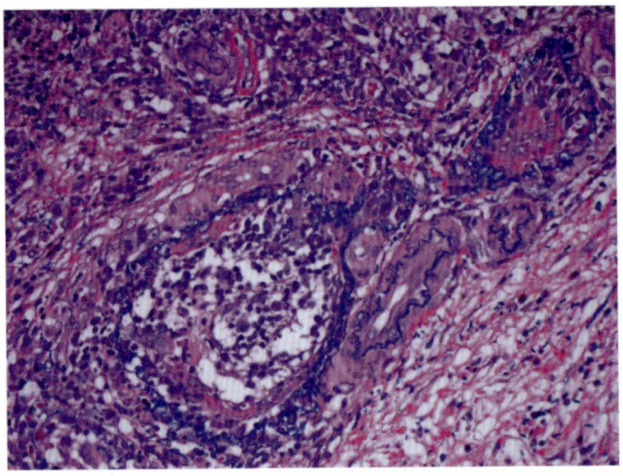

图6◆VB 染色

A

1. ③ SM2 以深
2. ③ SM2以深
3. ③手术


**参考文献**

[1] Wada Y，et al：Diagnosis of colorectal lesions with the magnifying narrow-band imaging system. Gastrointest Endosc，70：522-531，2009.

# 内镜治疗方针（结肠癌治疗指南2014年版）

田中信治

早期结肠癌的内镜治疗原则是对几乎没有淋巴结转移可能性的病变整块切除，早期结肠癌与腺瘤不同，存在浸润的可能性，需要正确评价浸润深度及脉管转移等，明显的SM深部浸润癌（cT1b癌）不应该行内镜下切除。早期结肠癌内镜治疗的适应证为黏膜内癌（cTis癌），黏膜下层浅层浸润癌（cT1a癌），无论肉眼形态及大小（图）。

由于圈套器所限，EMR可整块切除的病变大小为2cm左右，但是伴有腺瘤成分的腺瘤内癌，在腺瘤部分进行有计划的分片EMR（癌的部分整块切除）也可以达到根治性切除，长径2cm以上所谓的LST（laterally spreading tumor）的一部分（尤其是非V型隐窝形态的颗粒均一型LST-G）是很好的分片切除的适应证。但是，需要注意的是分块切除需要很高的圈套技术，另外要尽量避免难以进行组织学评估的过多次的分片切除。

对于腺瘤和癌的鉴别诊断方法包括靛胭脂染色下的色素染色内镜以及放大内镜下的隐窝形态观察、NBI/BLI等图像增强放大观察等。采用ESD可以整块切除长径2cm以上的病变，但是技术难度高，非熟练者操作有较高的穿孔等并发症的发生率，需要充分注意。ESD是2012年4月开始获准用于“早期结肠恶性肿瘤”的治疗中的。

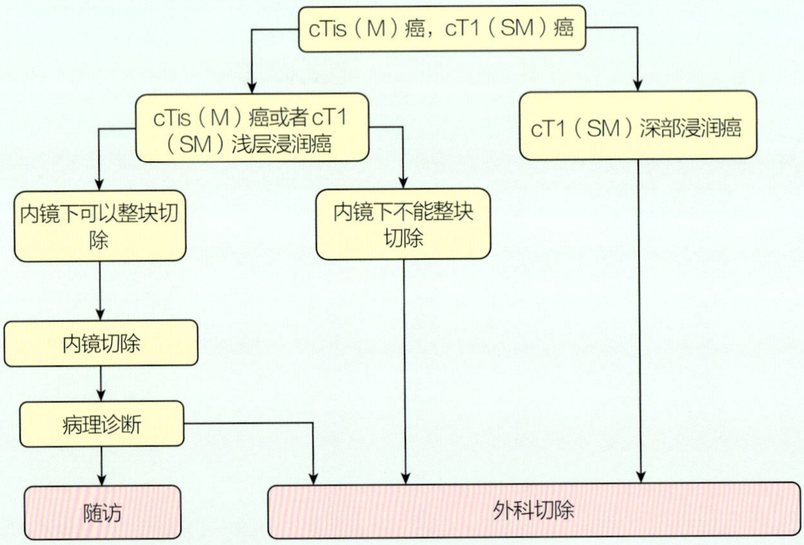


图◆ cTis（M）癌或者cT1（SM）癌的治疗方针
引自参考文献[1]

**参考文献**

[1]「大腸癌治療ガイドライン医師用2014年版」（大腸癌研究会/編），金原出版，2014.

[2] 田中信治：大腸ESDの適応と実際．胃と腸，48：129-132，2013.

[3] Tanaka S，et al：Warning for unprincipled colorectal endoscopic submucosal dissection：Accurate diagnosis and reasonable treatment strategy. Dig Endosc，25：107-116，2013.

[4] 田中信治，他：大腸ESD/EMRガイドライン．Gastroenterol Endosc，56：1598-1617，2014.

[5]「大腸ポリープ診療ガイドライン」（日本消化器病学会/編），南江堂，2014.

# SM浸润深度的测量方法及要点

味岡洋一

测量SM浸润深度要明确

①是否真的不到1000μm？
②确实是1000μm以上?
③ 1000μm左右（根据基准线的不同测量值在1000μm上下出现差异）?

SM浸润深度并不要求很精确的数据（例如SM浸润深度850μm、1560μm、5840μm等），1000μm是判断淋巴结转移阴性的阈值，具有临床意义，因此记录SM浸润深度只要用“SM浸润＜1000μm”“SM浸润≥1000μm”“浸润在1000μm左右”就足够了。对于SM浸润距离在1000μm左右的病变没有必要强求测定一个精确的数值，这时候要结合其他组织学因素决定治疗方针。

测量SM浸润深度的方法上是从病变最深部向病变表层方向测量（图）。从这个部位开始1000μm表层有明显的SM浸润的表现（残存的黏膜肌层下，黏膜肌层消失区域，黏膜肌层残留但存在变形、中断，癌周围存在间质反应等）就可以判断SM浸润深度为1000μm以上。如果在1000μm处是明显的黏膜内，则SM浸润深度小于1000μm。

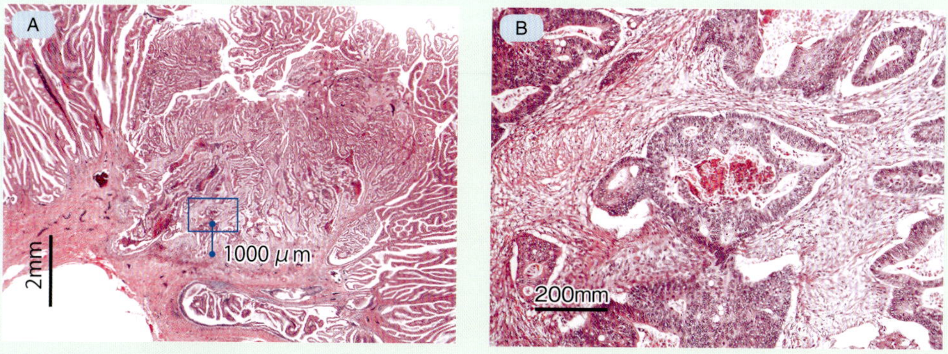


**图◆SM浸润深度测量**

观察以SM最深部位为起点向病变表层1000μm处的组织（A的方框部分：□）。该部位黏膜肌层消失，癌周围存在间质反应，判断为SM的间质（B）。因此该病变的浸润距离为1000μm以上

# 切除标本的根治度判断（结肠癌治疗指南2014年版）

田中信治

pTis（M）结肠癌没有转移的报道，只要完整切除就可以判定为根治性治疗。而pT1（SM）癌存在10%左右的淋巴结转移，内镜切除后要对切除标本进行组织学检查，判断治疗的根治度以及追加外科手术的必要性（淋巴结清扫）[1]。

在2014年版结肠癌治疗指南[1]中对于结肠pT1（SM）癌内镜切除术后追加治疗的标准记载如下（图）。

（1）垂直断端阳性时，需要外科切除

（2）切除标本的组织学检查中存在以下一项者，需要淋巴结清扫加上肠切除

① SM浸润深度大于1000μm

② 脉管浸润阳性

③ 低分化腺癌、印戒细胞癌、黏液癌

④ 浸润前端有出芽（budding）分级在2/3以上

但是标准（2）并不是强烈推荐外科切除，需要综合评价各种影响淋巴结转移的因素来评估基于淋巴结转移的根治度与患者背景（本人的意愿、年龄、身体状况、有无并发症等），在充分的知情同意的基础上谨慎地决定外科追加手术，很重要的一点是要避免做不必要的过大创伤的手术。

在临床上十分关注浸润深度（SM浸润1000μm）的原因是在外科手术前能够获得的基于内镜切除标本判断根治度的因素只有浸润深度。随着近年来病例数的积累，逐渐清楚内镜切除的pT1b癌（SM浸润大于1000μm）也不是追加手术进行淋巴结清扫的绝对必要条件[2, 3]。

在我科的数据显示如果没有①脉管浸润阳性，②低分化腺癌、印戒细胞癌、黏液癌，③浸润最深部位的出芽（budding）分级2/3的条件，pT1癌的淋巴结转移率为1%左右，与SM浸润深度无关[2]。Yoshii等的报告也有同样的结果，并做了影响预后的因素分析[3]。外科手术的风险也不是零，在外科手术病例随访研究报告中，不伴有淋巴结转移的SM癌的复发率在结肠为0.8%，

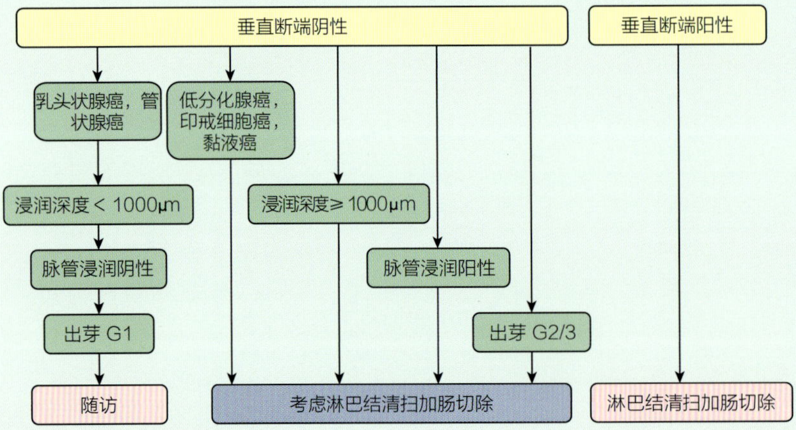


**图◆ 内镜切除后pT1（SM）的治疗方针**
引自参考文献[1]

直肠为4.1％[4]。而且在高龄化社会，需要在综合考虑患者的年龄、基础疾病、身体状况、患者意愿、是否拒绝造口等因素后，再探讨外科手术的必要性。尤其是直肠下段的Miles手术对患者性机能、排尿障碍等QOL的影响。另外，结肠癌研究会针对会员进行的“SM癌诊疗动向调查”结果显示，人们不会为了百分之几的淋巴结转移率而追加手术（数据投稿中）。当然是否追加手术取决于患者本人。在临床中，先做以活检为目的的内镜切除后正确评价淋巴结转移风险，并以此为依据判断是否追加手术应该是更有意义的做法。

现在结肠癌研究会正在进行一项基于大样本的循证医学研究，就是关于内镜切除的pT1b癌在什么样的病理学条件下（包括已经介绍的因素以外，黏膜肌层破坏的形态、癌的异型度、浸润方式、浸润最深处的分化度、肉眼分型等）会出现哪种程度的淋巴结转移率的研究，得到的结果和我们的结果几乎一样，现在处于最终的数据整理阶段。在决定治疗方针时还要充分考虑直肠下段癌的特性[5]。

**参考文献**


[1]「大腸癌治療ガイドライン医師用2014年版」(大腸癌研究会/編)，金原出版，2014.

[2] Nakadoi K，et al：Management of T1 colorectal carcinoma with special reference to criteria for curative endoscopic resection. J Gastroenterol Hepatol，27：1057-1062，2011.

[3] Yoshii S，et al：Factors associated with risk for colorectal cancer recurrence after endoscopic resection of T1 tumors. Clin Gastroenterol Hepatol，12：292-302，2014.

[4] 樋口哲郎，他：Stage Ⅰ大腸癌のフォローアップについて．日本大腸肛門病学会雜誌，59：857-862，2006.

[5] Ikematsu H，et al：Long-term outcomes after resection for submucosal invasive colorectal cancers. Gastroenterology，144：551-559，2013.

## ※ JNET分类发布于2016年，敬请参考

### 表1　JNET分类[1]

| NBI | 1型 | 2A型 | 2B型 | 3型 |
|---|---|---|---|---|
| 血管形态 | ・不可见※1 | ・粗细均匀<br>・分布均匀<br>（网状／螺旋状）※2 | ・粗细不等<br>・分布不均 | ・血管稀疏的区域<br>・粗大的血管中断 |
| 表面结构 | ・规则的黑点或白点<br>・与周围正常黏膜相似 | ・规则<br>（管状／分支状／乳头状） | ・不规则或模糊 | ・无结构区域 |
| 最可能的病理类型 | 增生性息肉／无蒂锯齿状息肉 | 低级别上皮内瘤变※4 | 高级别上皮内瘤变※5/黏膜下浅层浸润癌※3 | 黏膜下层深部浸润癌 |
| 示例 | 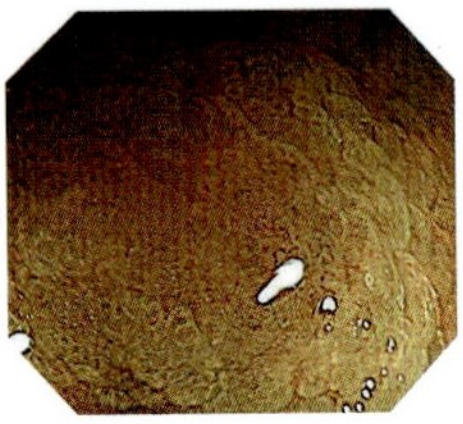 | 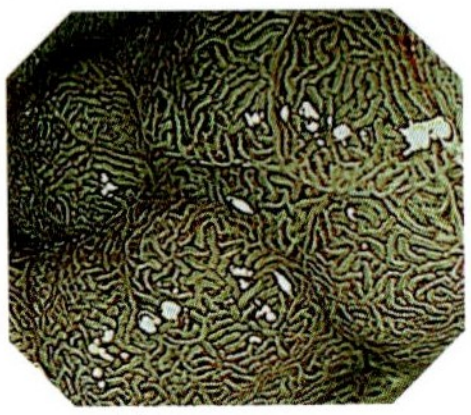 | 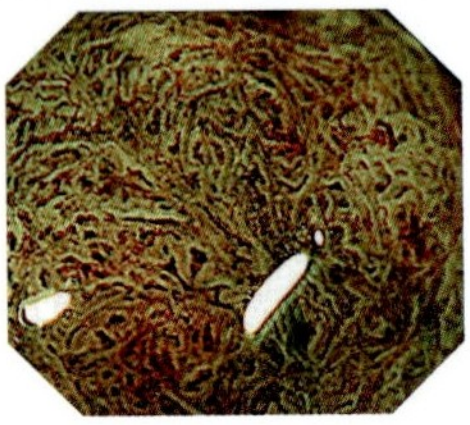 | 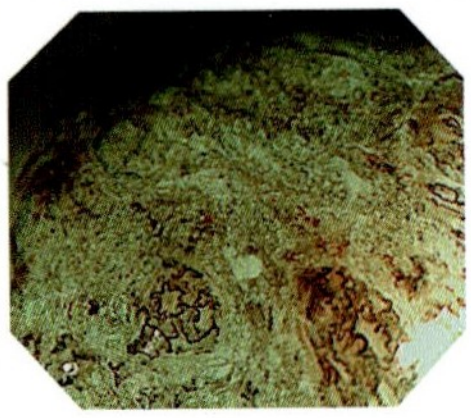 |

※1 如果可见，病灶内血管口径与周围正常黏膜相似。
※2 微血管常呈点状分布，在凹陷型病变中难以观察到排列整齐的网状或螺旋状血管。
※3 可能包括黏膜下层深部浸润癌。
※4 低级别上皮内瘤变：轻度异型增生。
※5 高级别上皮内瘤变：重度异型增生。

### 表2　JNET分类与病理组织学所见的关系[2]

| JNET分类 | *n*（%） | 病理组织学所见 | | | | |
|---|---|---|---|---|---|---|
| | | HP / SSP | TA | M | SM-s | SM-d |
| 1型 | 122（100） | 119（98） | 3（2） | | | |
| 2A型 | 1888（100） | 17（1） | 1626（86） | 230（12） | 15（1） | |
| 2B型 | 799（100） | | 297（37） | 340（43） | 67（8） | 95（12） |
| 3型 | 124（100） | | | 1（1） | 5（4） | 118（95） |
| 合计 | 2933 | 136 | 1926 | 571 | 87 | 213 |

HP：增生性病变；SSP：无蒂锯齿状息肉；TA：管状腺瘤／管状绒毛状腺瘤；M：黏膜内癌；SM-s：SM浅层浸润癌（＜1000μm）；SM-d：SM深部浸润癌（≥1000μm）

### 表3　JNET分类不同类型的诊断效果评价[2]

| JNET分类 | 敏感性（%）（95%CI） | 特异性（%）（95%CI） | PPV（%）（95%CI） | NPV（%）（95%CI） | 准确率（%）（95%CI） |
|---|---|---|---|---|---|
| 1型 | 87.5（81.9~93.1） | 99.9（99.8~100.0） | 97.5（94.8~100.3） | 99.4（99.1~99.7） | 99.3（99.0~99.6） |
| 2A型 | 74.3（72.6~76.0） | 92.7（90.2~95.1） | 98.3（97.7~98.9） | 38.7（35.7~41.6） | 77.1（75.5~78.6） |
| 2B型 | 61.9（58.1~65.6） | 82.8（81.2~84.3） | 50.9（47.5~54.4） | 88.2（86.9~89.6） | 78.1（76.6~79.6） |
| 3型 | 55.4（48.7~62.1） | 99.8（99.6~100.0） | 95.2（91.4~98.9） | 96.6（95.9~97.3） | 96.6（95.9~97.2） |

JNET：日本NBI专家组；CI：可信区间；PPV：阳性预测值；NPV：阴性预测值

■ 参考文献

[1] Sano Y, et al：Narrow-band imaging（NBI）magnifying endoscopic classification of colorectal tumors proposed by the Japan NBI Expert Team. Dig Endosc, 28：526-533, 2016.

[2] Sumimoto K, et al：Clinical impact and characteristics of the narrow-band imaging magnifying endoscopic classification of colorectal tumors proposed by the Japan NBI Expert Team. Gastrointest Endosc, 85：816-821, 2017.